医院后勤院长实用操作手册

第2版

U0377194

主　　　编	诸葛立荣			
常务副主编	罗　蒙	陈　梅		
副　主　编	洪　震	魏建军	朱永松	靳建平	姜　桦
	方　强	盛　锋	奚益群	王　岚	虞　涛

编　　　委（以姓氏笔画排序）

王　岚	王振荣	方　强	尹远芳	朱永松
朱　斌	刘志伟	李　勇	吴雪良	余　雷
沈　理	张马忠	张建忠	陈　梅	陈　震
范晓盛	罗　蒙	胡高强	赵海鹏	钟　良
施裕新	姜　桦	洪　震	桂　律	贾万程
顾一阳	奚益群	高春辉	唐靖一	诸葛立荣
黄家祥	盛　锋	靳建平	虞　涛	谭　军
魏建军				

编　　校	宫晓川	刘晓晨	刘　杰	田　霞

复旦大學出版社

序

　　由复旦医院后勤管理研究院于2014年组织编写的《医院后勤院长实用操作手册》,科学实用,内容全面,可操作性强,是一本医院后勤院长培训和参考用书,受到了全国各地医院后勤院长的广泛欢迎。

　　时隔4年,《医院后勤院长实用操作手册》第二版和读者见面了。手册再版,对进一步推广医院后勤管理最新研究成果,促进医院后勤管理专业化、精细化、规范化具有积极作用。

　　2017年,国务院办公厅在《关于建立现代医院管理制度的指导意见》中提出:"健全后勤管理制度。强化医院发展建设规划编制和项目前期论证,落实基本建设项目法人责任制、招标投标制、合同管理制、工程监理制、质量责任终身制。合理配置适宜医学装备,建立采购、使用、维护、保养、处置全生命周期管理制度。探索医院'后勤一站式'服务模式,推进医院后勤服务社会化。"这对医院后勤管理工作提出了明确的要求。医院后勤管理是现代医院治理架构中不可或缺的重要组成部分,是支撑和保障医院正常运行的重要基础。医院后勤管理应不断完善和创新管理体制与机制,努力改善和提高后勤服务意识和质量,更好地服务于病人,更好地服务于医疗、教学、科研,适应医院现代化建设和发展的要求。

　　《医院后勤院长实用操作手册》第二版增加了国内外医院后勤管理的新进展、新理念、新技术、新设备,详细描述了医院后勤管理的各个阶段、各个环节和各项工作,系统展示了10余年来医院后勤管理的改革探索和实践创新成果。相信会更加受到医院后勤管理者的欢迎。

　　本书在编写过程中,复旦医院后勤管理研究院精心组织,各位编委认真撰写、仔细修订,现已圆满完成。在此,谨向参与本书编写的全体人员表示热烈祝贺和衷心感谢!

上海申康医院发展中心主任
上海市医院协会会长
2018年3月

第二版前言

《医院后勤院长实用操作手册》出版4年以来,我国经济与社会发生了巨大变化。尤其是党的十九大报告提出:"实施健康中国战略,深化医药卫生体制改革,全面建立中国特色基本医疗卫生制度、医疗保障制度和优质高效的医疗卫生服务体系,健全现代医院管理制度。强调人民的健康要建立在稳固的制度基础上。"医院后勤也由此进入了新时代,踏上了新征程,应有新作为——医院后勤要抓重点、补短板、强弱项,深入推进医院后勤管理精细化、规范化管理,健全医院后勤管理制度,探索医院"后勤一站式"服务模式,推进医院后勤服务社会化。

复旦医院后勤管理研究院作为医院后勤管理领域内的专业学术机构,自2010年成立以来,致力于医院后勤的科学化、标准化、专业化、精细化、智能化建设以及医院后勤服务社会化的探索,每年召开医院后勤管理上海论坛,交流国内外医院后勤管理经验,借鉴国外先进医院后勤管理的理念和方法,在医院安全、质量、绿色、节能等方面收获颇多。为方便医院后勤院长的管理工作,根据大家的建议,复旦医院后勤管理研究院成立编委会并编写《医院后勤院长实用操作手册》,第一版于2014年8月由复旦大学出版社出版。

第一版出版以来,受到医院后勤院长和管理干部的欢迎和广泛好评,给编者很大鼓励。为了进一步丰富、充实和完善手册内容,满足医院后勤院长和后勤管理同道的需求,复旦医院后勤管理研究院在第一版的基础上对《医院后勤院长实用操作手册》进行了修订再版。

在修订过程中,参照国家新发布的法律法规,引入科技创新成果以及医院后勤管理实践中的研究进展,增加了相关内容。例如,第二章第四节"建立医院后勤标准化管理体系的建立";第三章第六节"医院基本建设管理模式"、第七节"医疗工艺设计"、第八节"基于建筑信息模型技术项目管理"、第九节"医院基本建设项目绩效评价";第六章第三节"辐射防护安全管理"、第四节"其他污染防护管理";第八章第三节"治安管理";第十一章第三节"医院后勤人力资源的开发与管理";第十二章的附件招投标文件参考样本;第十三章"JCI认证中的医院后勤管理";第十四章"医院后勤新技术、新设备"。同时,第七章把医院物资管理、固定资产管理、房产管理、医院经营性资产管理等内容归为一章。

本手册编写和出版,一直得到上海申康医院发展中心、复旦大学医院管理研究所、上海市卫生基建管理中心的支持和指导,并得到复旦大学附属华山医院、复旦大学附属华山医院北院、复旦大学附属妇产科医院、复旦大学附属儿科医院、复旦大学附属肿瘤医院、复旦大学附属金山医院、复旦大学附属中山医院青浦分院、上海交通大学医学院附属第九人民医院、上海交通大学医学院附属仁济医院、上海交通大学医学院附属上海儿童医学中心、上海交通大学医学院附属新华医院崇明分院、上海中医药大学附属龙华医院、同济大学附属同济医院、上海市第六人民医院、上海市第六人民医院南院、华东医院、华东疗养院、上海市第十人民医院、上海市胸科医院、上海市儿童医院、上海市中医医院、上海市公共卫生临床中心、上海市质子重离子医院、上海市东方医院、上海市浦东医院、中国福利会国际和平妇幼保健院、苏州科技城医院、昆山市第一人民医院等单位的支持和帮助,尤其得到上海复旦医院管理有限公司、上海复医天健医疗服务产业股份有限公司的大力支持,在此一并表示衷心感谢!

　　由于我们水平有限,书中有些内容为医院后勤管理实践中的研究和总结,可能还不成熟,必然有缺点和不足,欢迎批评指正。

复旦医院后勤管理研究院院长

2018 年 3 月

目　录

第一章
医院后勤管理总论

医院后勤管理是围绕医院中心工作,组织后勤部门及所属人员,为保障医疗、教学、科研、预防和保健等工作正常进行而开展的工作。因此,医院后勤管理是医院管理的重要组成部分,是医院各项工作中的重要支柱,是医疗、教学和科研等工作得以顺利完成的可靠保障。摆正后勤在医院工作中的位置,提高后勤管理能力,加强后勤科学管理,是医院后勤院长的重要职能。

医院后勤管理是一门实践性很强的应用学科,是医院管理学的一个重要分支,是在自然科学和社会科学相互交叉、相互渗透、相互联系的基础上形成的一门重要管理学科。

医院后勤管理主要担负着管理、保障和服务3项职能,其工作内容和管理范围包括医院安全、医院建筑、后勤设备、物资供应、生活服务、环境与卫生等方面,涉及后勤管理、卫生经济、工程建筑、机械设备、卫生环境、营养膳食、通信网络和园艺绿化等多种学科领域,涵盖多方面的专业知识,具有较强的技术性和专业性。

第一节 医院后勤管理的地位和作用

实现医院后勤管理工作科学化、规范化、标准化、现代化、专业化、精细化,必须确立医院后勤管理的地位和作用。

一、医院后勤是医院运行与发展不可缺少的支持保障系统

医院后勤管理是医院的支持保障系统。医院在医疗、教学和科研等工作中,必须依靠后勤提供电、水、气、冷、暖、衣、食、住、行、用等方面的服务和物资保障。医院后勤工作的质量、效率和管理水平,直接影响医院工作能否正常开展和医疗质量的高低。随着社会进步和科技发展,医院运行与发展对后勤保障的依赖程度更大,医院后勤管理的地位与作用也越来越重要。

小贴士

医院后勤保障重要性的案例

2015 年 5 月开业的上海市质子重离子医院,引进国际肿瘤放疗最先进的质子重离子系统设备,它对医院的后勤支持保障要求高,整体系统复杂。在该设备运行中供电要求特别高,停电时间不超过 150 毫秒;设备运行环境必须恒温、恒湿;同时设备运行需要稳定的自控冷却水系统,对于进出水温度、压力、导电率等也有保障要求,并且确保开机率达 99%,全容量水循环 365 天 24 小时运转,以满足质子重离子设备在负荷变化时正常运行。所有运行控制系统 24 小时智能记录。医院除两路供电外,另设有柴油发电机和重要区域 UPS、EPS 等不间断电源。经过医院后勤保障部和工程师组的努力攻关,完全满足各项技术要求。总之,这套先进设备的正常运行对医院后勤保障的技术性和依赖性特别大。因此,后勤必须有专业的工程技术人员,以及严格的管理制度、岗位职责、操作规程;对后勤外包服务企业提供的物业服务也提出了较高的要求。从本案例可以看出,后勤保障的重要性和后勤管理的地位与作用。

二、医院后勤是病人恢复健康的必要条件

医院后勤建设绿色生态环境,为病人创造舒适、整洁、安全、温馨的治疗康复环境,能够调节病人情绪,有助于减轻心理负担。提供科学合理的营养膳食,对增强病人的体质、满足生理功能需要等起到一定的辅助治疗作用。实施严格规范的卫生管理制度,对被服、各类器械、餐饮器具实施消毒控制感染措施,防止院内交叉感染,有利于病人身心健康。因此,病人的医疗康复有赖于后勤服务创造良好的条件。

三、医院后勤是医务人员工作与生活的有力保证

医院后勤工作为工作人员提供全方位、多方面的供应和服务,有效地帮助医务人员解决工作和生活等方面的后顾之忧。在医院内营造团结、和谐、相互支持、相互关心的氛围,增强医院的凝聚力、向心力和感召力,以保证他们从日常烦琐的生活事务中解脱出来,全身心地投入医疗、教学、科研、预防和保健工作中去。

四、医院后勤是提升医院建设发展的重要基础

随着人们对医疗需求越来越高,建设现代化医院是医院发展的必经之路。那么,医院后勤现代化则是医院现代化建设必不可少的条件。没有现代化的医院后勤,就没有现代化的医院。建设现代化的医疗楼宇,引进先进的后勤设施设备和智能化管理系统,将现代科技广泛应用于后勤管理、安全管理、设施设备管理、能源管理、物资管理、固定资产管理和办公自

动化等领域,以满足现代化医疗、教学、科研、预防等功能需求和病人个性化就医需求,促进医院后勤建设和发展,以保障医院现代化建设的快速发展。

第二节 医院后勤管理的基本特点

医院的基本任务是向社会提供优质、价廉的医疗服务,医院后勤管理应围绕医院的中心任务,体现以下特点。

一、连续性

医院后勤管理具有与医疗活动相适应的连续性,是由医院诊疗工作的连续性所决定的。由于医疗工作的时间性、应急性和不确定性,后勤服务保障必须保持连续不间断。如供电,数秒中断就有可能危及病人的健康,甚至生命。对医院的一些特殊部门如抢救室、急诊科、手术室、重症监护室等,必须确保不停电。为此,医院后勤工作必须从设施配置、人员配备、规章制度等方面加强管理,确保后勤工作的连续性。在出现问题时能够启动应急预案,及时解决问题,确保医疗工作不受影响。

二、技术性

医院后勤管理具有与先进设施设备管理相适应的技术性。传统观念通常认为,医院后勤工作似乎专业性不强、技术含量不高、管理不够规范、人员素质偏低等。因此,后勤保障工作在医院没有得到应有的尊重和地位。随着社会的发展和科技的进步,现代化医院的后勤服务及其保障设施越来越具有技术性和专业性的特点,医院对服务保障的依赖程度越来越高,保障设施设备正常运行的技术性越来越先进,如后勤管理智能化系统、先进的给排水系统、空气净化系统、供配电自动监控系统、气动物流传输系统、病房温湿度智能调控系统、配餐流水线供应系统、消防安全监控系统等。这些高科技水平的后勤设施设备与管理系统,要求医院后勤管理工作必须重视后勤工作人员知识、技能和素质的培训和提高,改变落后的观念和管理模式,达到与技术性相适应的要求。

三、社会性

医院后勤管理具有与社会专业化分工相适应的社会性。长期以来,医院后勤工作采取的是"小而全"的模式,每个医院基本上都有自己的一套后勤保障系统,即"医院办社会",其资源得不到充分的利用,保障效率不高,后勤工作人员的积极性没有得到有效发挥。随着市场经济体制的建立,政府要求推进医院后勤服务社会化改革,实行医院后勤服务外包,改善服务质量、降低成本、提高效率;同时充分发挥社会资源效益,提高专业化服务水平。

小贴士

上海市 4 家郊区新建三级医院后勤服务社会化

2012 年 12 月启用的上海市 4 家郊区新建三级医院——复旦大学附属华山医院北院、上海交通大学医学院附属第六人民医院东院、上海交通大学医学院附属瑞金医院北院、上海交通大学医学院附属仁济医院南院,政府明确医院编制主要用于聘任医护专业技术人员,对非编制人员实行购买服务,推行后勤社会化管理。通过公开招标,医院后勤服务委托给有资质的社会专业服务机构。医院后勤技术工人和工勤人员全部由社会专业服务企业提供,从供电、锅炉、空调、机电维修、保安、餐饮、保洁、绿化、汽车驾驶等实现医院后勤服务全面社会化。4 家医院开业 5 年以来,医院运行安全,后勤管理平稳,后勤服务良好,后勤外包服务员工队伍稳定,后勤服务保障得到医院的充分肯定。

四、经济性

医院后勤管理具有与市场经济条件相适应的经济性。虽然医院后勤并不直接产生经济效益,但是高效率的后勤管理有助于医疗工作质量的提高,能间接地为医院创造效益。而低效的后勤管理,则会降低医院诊疗工作质量,增加医疗服务成本,从而降低医院的效益。因此,在后勤管理中必须合理配置后勤资源,提高后勤设施的使用率,避免资源闲置或浪费;在服务保障工作中,应注意做好维修保养工作,延长后勤设施的使用年限,并保证使用质量;同时加强节能降耗管理,使用节能降耗产品和设备,努力降低运行成本。

小贴士

医院后勤管理与经济性密切相关

公立医院在确保公益性前提下,应重视医院运行成本管理。通过绩效考核,促进医院降低成本、节约支出,为患者提供优质的医疗服务。后勤保障服务管理与经济性密切相关,主要体现在:①在医院后勤服务外包管理中,通过公开招标,选择价格合理、质量稳定、管理先进的外包企业来承担医院后勤服务。②在物资材料采购中,增加竞争性,要求对采购需求和价格进行评估论证,科学比价、减少库存,并认真做好合同签订和管理工作。③在动力设备运行中,做好设备维修保养,提高设备设施完好率和使用率;同时重视能源消耗,采用合同能源管理,实施管理节能和技术节能,以减少能源费用的支出。④在房屋维修中,制订维修计划,确定维修标准,防止豪华装饰;公开招标施工队伍,加强维修费用审计。⑤通过信息化手段,开展后勤管理中的经济分析,为管理决策提供数据和建议。

五、服务性

医院后勤管理具有与人性化相适应的服务性。医院后勤工作是为医疗、教学、科研、预防、保健提供服务保障的,是为病人和职工的需求提供优质服务的。良好的后勤服务保障不仅是一流医院服务的必备条件,还可推动医疗服务品质的提升,促进医院良好品牌的树立,是形成医院竞争力的重要因素。必须以提高后勤服务质量和水平为宗旨,通过更新服务理念、拓展服务内涵、完善服务机制、改进服务手段、规范服务行为、改善服务环境等方式,推行个性化、超值化、人性化服务,有效提高医院后勤服务水平,促进医院综合服务能力的持续提升。

六、安全性

医院后勤管理具有与社会稳定相适应的安全性。医院后勤管理的安全性有 3 个层次的含义:一是人员的安全,包括工作人员自身安全和来院就诊病人的安全,消防安全是最重要的安全之一;二是设备的安全,包括用电安全、锅炉安全、消防设备安全、电梯及车辆等设施设备的安全;三是环境安全,包括就诊环境、办公环境、院区环境等。医院安全与医院后勤管理密不可分。因此,要树立"严格管理保安全"的观念,加强教育,规范制度,严格管理,落实岗位责任,确保每项安全措施的落实。

小贴士

医院火灾事故的部分案例

2018 年,韩国庆南密阳市某医院火灾,死亡 39 人;

2014 年,湖北省黄石市某医院火灾,死亡 4 人;

2013 年,日本福冈市某医院火灾,死亡 10 人;

2013 年,俄罗斯某医院火灾,死亡 37 人;

2012 年,台湾地区台南市某医院火灾,死亡 12 人;

2011 年,印度加尔各答某医院火灾,死亡 89 人;

2011 年,上海市某医院火灾,死亡 1 人;

2006 年,江苏省南京市某医院火灾,死亡 3 人;

2005 年,吉林省辽源市某医院火灾,死亡 37 人;

2004 年,湖北省武汉市某医院火灾,死亡 7 人;

2003 年,江苏省淮阴市某医院火灾,死亡 5 人。

第三节 医院后勤管理机构设置及职责

　　随着现代医院的快速发展，以及医院后勤服务社会化改革的推进，社会对医疗需求增加；先进医学设备不断涌现，医院床位规模日益扩大，对后勤保障任务和资产管理的要求不断提高，原有后勤管理的机构设置和职责已不适应医院发展需求。按照科学合理、精简高效的原则，调整并完善三级医院后勤管理机构的设置和职责十分迫切。

一、床位规模在 1 000 张以下的医院

（一）机构设置

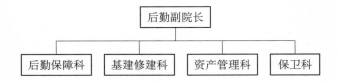

（二）职责

　　1. 后勤保障科的职责　①医院安全管理；②医院能源管理；③后勤设施设备运行、维修与保养管理；④后勤服务外包管理；⑤医院爱卫会工作；⑥医院生活（膳食）、环境、绿化、车库等管理。

　　2. 基建修建科的职责　①医院新建与改扩建管理；②建筑大修管理；③建筑施工安全管理。

　　3. 资产管理科的职责　①医院房产管理；②医院固定资产管理；③医院经营性资产管理（三产企业）；④医疗设备管理；⑤医院物资供应管理（包括机电设备）。

　　4. 保卫科的职责　①消防安全管理；②治安安全管理；③中央监控管理；④平安医院建设。

二、床位规模在 1 000 张以上的医院

（一）机构设置

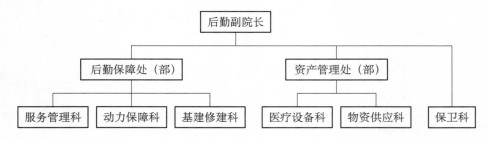

（二）职责

1. 后勤保障处（部）的职责 协助后勤副院长抓好后勤服务保障管理工作，以及医院安全管理、医院能源管理、医院爱卫会工作、后勤服务外包管理。

（1）服务管理科的职责：①后勤服务外包管理（合同、质量、风险管理）；②医院生活（膳食）、环境、运输、通信、绿化、车库等管理。

（2）动力保障科的职责：①后勤设施设备运行、维修与保养管理；②后勤设施设备安全管理；③后勤智能化管理平台。

（3）基建修建科的职责：①医院新建与改扩建管理；②建筑大修管理；③建筑施工安全管理。

2. 资产管理处（部）的职责 协助后勤副院长抓好医院国有资产管理和物资、设备管理，医院固定资产管理，医院房地产管理，医院经营性资产管理（三产企业）。

（1）医疗设备科（医学装备科）的职责：①医用设备采购管理；②医用设备运行、安全、维修、保养管理；③档案管理。

（2）物资供应科（物流中心）的职责：①医用耗材、试剂采购供应；②其他物资采购供应（包括机电设备）。

3. 保卫科的职责 ①消防安全管理；②治安安全管理；③中央监控室管理；④平安医院建设。

三、后勤管理机构设置说明

（1）目前三级医院后勤管理机构的设置，较大规模医院（1 000 张床以上），在后勤保障处（部）下增设动力保障科。考虑到保卫科职责任务特殊，需与地区公安、警署经常性联系，拟由后勤副院长直接分管较为合适。

（2）根据国有资产管理的要求，拟设置资产管理科，较大规模医院拟设资产管理处（部），把分散在财务、后勤、设备等部门的资产管理内容归口集中管理。

（3）关于医疗设备科（医学装备科），各医院设置不相同，有的医院由后勤副院长分管，有的医院由医疗副院长分管。宜划入资产管理处（部），全院设备物资由一个部门管理。

（4）关于三产企业管理，大部分医院由后勤副院长分管，宜划入资产管理处（部），属于经营性资产管理。

（5）后勤管理机构的设置可在实践中逐步调整完善。

第四节 医院后勤院长的基本要求

医院后勤支持保障工作要求高，必须为医疗、教学、科研等提供安全、优质、高效的后勤保障服务。因此，后勤院长不但要具有一定的理论知识，还要具有较强的组织管理能力，这是后勤院长的基本要求。在实际的后勤管理中，后勤院长的工作能力应体现在许多方面，如科学决策能力、统筹规划能力、组织指挥能力、沟通协调能力、把关定向能力等。

一、科学决策能力

科学决策是领导者的基本技能,也是管理者最本质、最高级的职能。提高医院后勤科学决策能力,是提高医院后勤管理水平的重要环节,也是检验领导能力和水平的重要标志。在医院后勤管理工作中,贯穿着一系列的决策活动,要求后勤院长必须从全局的角度,从更高层次,通过周密的方案论证和严密的技术分析,作出科学、合理的决策,避免决策失误带来的影响和损失。同时,后勤院长应处理好科学决策与执行"三重一大"规定的关系。

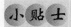

医院"三重一大"制度摘要

"三重一大"规定的目的是必须集体决策制度,贯彻落实民主集中制,进一步推进党风廉政建设,健全和完善党内监督制度。

一、"三重一大"规定涉及医院后勤院长的职责范围

(1) 重大决策:①职责范围内的重大改革方案、改革措施、重要工作任务;②涉及后勤员工切身利益的重大事项;③国有资产产权变更和对外投资、融资项目;④职责范围内其他重大事项。

(2) 重要干部任免奖惩。

(3) 重大项目安排:①医院基本建设规划;②医院改建扩建项目;③大修项目;④重大设备购置或更新。

(4) 大额度资金使用:医院后勤本年度支出预算方案和预算外大额资金的使用。

二、主要程序

(1) 酝酿决策:事项决策前应深入广泛调查研究,充分听取各方意见;对专业性、技术性较强事项,应事先进行专家论证、技术咨询、决策评估。涉及改革、发展稳定和切身利益的重大问题,应事先经职代会审议通过或充分听取职工代表的意见和建议。除遇重大突发事件和紧急情况外,不得临时动议。

(2) 集体决策:必须有2/3以上领导班子成员出席方可举行。在班子成员充分发表意见的基础上,班子主要负责人汇总情况,并提出决策意见或提请班子成员表决。

(3) 执行决策:"三重一大"规定经领导班子集体决策后,由分管领导及有关职能部门分工组织实施。集体决策的结果必须坚决执行,任何人不得擅自改变。

二、统筹规划能力

医院的后勤建设和发展是医院全面建设的重要组成部分,其建设发展的规模、速度、质量等直接影响医院的发展全局。因此,后勤院长要在充分论证的基础上,对各方面供应保障

需求应统筹兼顾,防止后勤管理资源被过度挤占。对未来工作的发展规划、建设任务、工作标准、经费安排、保障要求等,应作出切合实际的筹划。

三、组织指挥能力

随着医院的快速发展,要求后勤保障多元化、保障队伍社会化、保障设备现代化、后勤管理规范化。因此,后勤院长必须构建一个便于组织、可有效指挥的后勤工作系统,将后勤保障的各个要素、各个部门、各个环节合理地组织起来,形成一个有机的整体。在这个组织系统中,结构要合理、能级要清楚、职责要分明、指挥要顺畅。后勤院长的组织指挥能力将直接影响医院后勤管理工作的水平。

四、沟通协调能力

医院是一个开放社会,与外界的联系广泛,医院的发展离不开政府的支持和相关单位的帮助。因此,医院后勤院长的沟通协调能力非常重要。例如,在征地、规划、建设、治安等方面都需要与政府部门进行协调,以取得相关部门的理解、支持和配合。要善于在复杂的环境面前,在盘根错节的关系中,发挥医院与外界接触多、联系广的优势,提高办事效率。

小贴士

医院建设发展中的沟通协调

某市级医院分管基本建设的副院长,为了医院建设发展和安全运行,默默无闻地做了大量沟通、协调工作,得到了政府相关部门和单位的支持帮助。在征地工作中,得到区政府支持及区相关部门协助落实;规划容积率需要调整,得到区相关部门支持,获得市规划部门批准。在医院供电扩容的申请不受理的情况下,他积极沟通,取得理解,结果在医疗综合楼竣工启用时,3.5万伏用户站同步建成供电。然而,好事多磨,使用不久,用户站其中一台变压器故障,医院两路供电只剩下一路供电。尽管医院重要部门如手术室、重症监护室等有UPS,可供2小时不间断电源,但杯水车薪,医疗安全运行风险太大。经过努力,供电单位派了2辆发电车和电工,24小时30多天值守在医院,直到用户站变压器故障排除,这支供电单位的"生命守护队"才撤走。有人问:他完成那么多工作靠什么?他说:靠政府部门和市级重大项目管理办公室的支持,靠社会各单位的理解支持!当然也靠他积极耐心、真诚的态度和沟通协调,以及他全天候提供及时的服务,赢得了社会的认同。

五、把关定向能力

任何工作在落实中难免会出现偏差,医院后勤工作同样如此。后勤院长应通过组织调研、检查、考核、讲评等方式,及时发现工作中的偏差和失误,查找原因、找到对策、制订措施,控制好工作局面,调整好工作方向,确保医院后勤工作不会出现大的偏差和失误,确保工作有序开展,确保各项后勤管理目标的实现。

第五节 医院后勤院长的工作任务

医院后勤工作任务繁重,后勤院长应根据政府卫生工作要求和医院发展规划,围绕医院中心工作,完成以下各项工作任务。

一、坚持改革创新

认真贯彻国家关于深化公立医院改革精神和有关方针政策,在加快建立现代医院管理制度中健全后勤管理制度,积极探索医院"后勤一站式"服务模式,推进医院后勤服务社会化,创新管理机制。同时,在智慧医院建设中,运用互联网、大数据、人工智能等先进技术,创新管理,提升医院后勤为医疗、教学、科研服务保障工作的水平和品质,适应医院建设发展的需要。

二、加强廉政建设

贯彻廉政建设精神,落实"三重一大"制度,把握职权范围内决策和医院领导班子集体决策的界限,把握批准的年度支出预算执行和预算外大额度资金使用的界限。对医院基本建设和大修项目管理,要成立"创双优"(工程优质、干部优秀)工作领导小组,要邀请所在区的检察机关派员参加,制订"创双优"工作目标、重点任务、工作进度等,并组织实施。后勤院长除了管好个人廉洁自律外,还要抓好后勤部门的反腐倡廉工作。

小 贴 士

市级医院基本建设创"双优"活动

在推进上海市市级医院基本建设10多年时间中,为防止"大楼建成,院长倒下",上海申康医院发展中心高度重视市级医院基本建设领域廉政建设,与上海市人民检察院职务犯罪预防处共同成立市级医院基本建设创"双优"领导小组,在上海市卫生基建管理中心设创"双优"办公室。在市级医院基本建设中全面开展"工程优质、干部优秀"的创"双优"活动,制订一系列监督制度和工作规范,开展案例警示教育、法制专题辅导报告、参观监狱、编印《工程建设廉政管理资料汇编》组织学习。同时,要求各医院与所在区的检察院预防部门建立创"双优"小组,加大对建设项目重要岗位、重要环节的监督等。经过10多年的不懈努力,60多个规划建设项目建成,"没有院长倒下!"尽管创"双优"活动取得阶段性成果,但医院基建领域的反腐败廉政建设必须不断深化,运用"制度加科技",预防工作永不停步。

三、编制规划计划

在总体规划指导下,编制未来5年发展规划,经过严格论证,确定改造、扩建项目的规模和内容。根据发展规划,制订后勤年度工作计划,编制基本建设、房屋修缮、设备购置、设备维修保养、能源消耗、物资材料等后勤支出预算。

小贴士

"十三五"期间医院基本建设后勤发展规划(2016—2020年)

一、"十二五"期间医院发展回顾

1. 医院基本情况

(1) 医院概况。

(2) 医疗业务。

(3) 学科人才。

(4) 科研、教学。

(5) 医院改革。

(6) 精神文明。

2. 基本建设后勤情况

(1) 规划项目发展。

(2) 大修项目。

(3) 设备购置。

二、"十三五"医院发展面临困难

(1) 基本医疗设施困难。

(2) 科研设施困难。

(3) 项目推进迟缓问题。

三、"十三五"医院基本建设后勤发展规划

(1) 指导思想。

（2）功能定位。

（3）发展目标。

（4）主要任务：①规划项目；②结转项目；③大修项目；④后勤设备更新。

（5）保障措施,资金筹措。

四、加强安全管理

医院安全管理工作是后勤院长的重要工作任务之一,要有底线思维,注重风险防范。确保不发生安全事故,是医疗、教学、科研各项工作顺利开展的重要保证。严格按照国家相关法律法规,执行标准,落实责任,加强组织领导,加强医院安全生产管理、消防安全管理、技防管理、食品卫生安全管理、后勤服务外包风险管理,严格检查落实整改,严格考核奖惩。

小贴士

消防安全特别警示

必须认真贯彻落实国家卫生计生委、公安部、国家中医药管理局在2015年《关于医疗机构消防安全管理九项规定的通知》,"守法遵规,严格执行标准;落实责任,加强组织领导;防患未然,坚持日常巡查;检查整改,及时消除隐患;划定红线,严禁违规行为;群防群治,狠抓培训演练;加大投入,改善设备设施;建章立制,加强队伍建设;强化管理,严格考核奖惩。"

通知中的"5条红线"是：①严禁使用未经消防行政许可或者不符合消防技术标准要求的建筑物及场所,严禁违规新建、扩建、改建不符合消防安全标准的构筑物；②严禁采用夹芯材料燃烧性能低于A级的彩钢板作为室内分隔或搭建临时建筑；③严禁擅自停用关闭消防设施以及埋压圈占消防栓,严禁设置影响疏散逃生和灭火救援的铁栅栏,严禁锁闭堵塞安全出口、占用消防通道和扑救场地；④严禁违规储存、使用易燃易爆危险品,严禁在病房楼内使用液化石油气和天然气,严禁在室内吸烟和违规使用明火等；⑤严禁私拉乱接电气线路、超负荷用电,严禁使用非医疗需要的电炉、热得快等大功率电器。

五、搞好运行管理

必须严格各项规章制度、岗位职责、操作规程,认真执行国家卫生计生委关于《医院电力系统运行管理》等 4 项强制性卫生行业标准的要求,建立后勤管理绩效考核机制,确保为医疗、教学、科研提供优质高效的水、电、风、气和生活服务、物资供应等各项保障。同时,高度重视节约支出,降低运行成本。运用后勤智能化管理平台,开展管理节能和技术节能工作,为实现医院后勤质量、安全、高效、低耗的运行作出贡献。

六、重视环保管理

要高度重视医院环境保护和绿化工作,严格污物、污水、医疗废弃物的收集、运送、储存和处置管理工作,高度重视放射性废物处置管理。加强检查督促工作,为病人和员工创造舒适、优美的绿色环境。

七、国有资产管理

搞好医院物资管理是医院医疗活动的基础,提高物资管理的科学性、有效性,减少浪费,降低库存,加快周转,降低运行成本。搞好固定资产管理,加强国有资产处置的管理,严格履行审批手续,防止资产处置中的违纪行为,确保国有资产保值有效。同时,加强经营性资产管理,加强对外投资单位的运营管理和财务监管。

八、教育培训工作

要重视后勤管理团队建设,搞好医院后勤管理团队的教育培训工作,制订团队培养目标和计划,建立管理岗位培训机制,提高后勤管理干部的思想素质、知识素质、技术能力和管理水平,积极参加市级医院后勤管理和基本建设管理的专项培训班学习。

小贴士

医院后勤管理干部岗位培训班

从 2013 年起,由上海申康医院发展中心、上海市卫生基建管理中心、复旦医院后勤管理研究院联合举办了医院基建后勤管理干部岗位培训班,要求医院后勤院长必须参加培训,每期 100 学时,修满学分并考核合格者获得《复旦大学非学历教育证书》与《国家级继续医学教育项目 1 类学分》。学员主要为上海的医院后勤院长和管理干部,近两年已有江苏、浙江、山东、四川等医院的后勤院长参加培训,取得很好效果。

九、基本建设管理

医院基本建设管理包含 3 个方面内容:①基建程序管理。按照国家规定的基建程序,组织实施。②工程技术管理。对建筑设计和施工进行协调和管理,使建筑设计满足医院使用功能的要求,使工程质量达到设计预期的要求。③工程经济管理。在基建过程中对经济活动监督和管理,并通过招投标、预决算审查等降低工程造价。

加强医院基本建设管理,对建设规模、造价标准必须按批准的投资计划,实行限额设计,强化投资监理,严格变更设计管理,实行动态监管,控制规模,控制投资,全面实现质量、安全、廉政、规模、投资控制目标。

第六节 医院后勤院长的工作方法

医院后勤院长的工作方法包括调查研究、具体指导、合理授权、规范管理、绩效考核、关心员工、信息交流 7 个方面。

一、调查研究

调查研究是后勤院长的基本工作方法。深入服务保障一线,进行调查研究,虚心听取专家意见以及一线员工的意见和建议,掌握真实情况,取得后勤领导工作主动权,更好行使管理职能。在调查研究基础上,编制规划、制订计划,才是有基础、可信的,才能有效实施。

小贴士

调查研究是后勤院长的基本工作方法

后勤院长应经常组织对医院后勤管理、保障、服务的某一方面情况、事件、问题开展调查研究,制订调查研究提纲,深入医疗临床一线或后勤服务一线。通过座谈、访谈、问卷等方式,听取员工和病人的意见和诉求,耐心了解,细致观察,摸清现状和存在的问题,分析原因,研究完善和改进工作。根据调查研究结果,提出工作方案,制订工作计划、远期目标、近期打算、时间进度及保障措施。例如,医院用房情况调查、医院能源管理情况调查、医院消防安全情况调查、医院安全生产情况调查、医院后勤服务外包情况调查、医院汽车停车情况调查等。

二、具体指导

后勤院长在工作中,应注意抓全局、抓方向、抓重点、抓难点、抓薄弱环节。对关键工作和问题应点面结合,具体指导,督促落实。同时建立后勤工作会议制度,定期分析形势,研究解决存在问题,落实工作计划。

三、合理授权

后勤院长在工作中不可能面面俱到,必须按层级加强领导,搞好管理。根据不同的层级,明确不同的职责,授予不同的权力,各司其职,各负其责。这样,既减轻自身负担,又能锻炼下级的工作能力,实现管理最佳效益。

四、规范管理

完善的规章制度是医院后勤处于良好状态的基本保证。医院后勤管理中的问题,归根到底是制度问题,制度规范了工作才会有效率。不善于用制度管理的干部,工作累死也不会有成绩。因此,一流的后勤管理必须有严格的制度来规范,每项制度必须严格地执行和落实。医院的规模越大、人员越多、成分越复杂、设备越先进,就越需要用严格的制度来规范。

小贴士

医院后勤规章制度

一、医院后勤管理制度

(1) 后勤安全生产管理制度。

(2) 后勤廉政建设管理制度。

(3) 重大问题报告制度。

(4) 后勤管理会议制度。

(5) 节能管理制度。

(6) 外包企业管理制度。

(7) 外来施工人员管理制度。

(8) 地下室使用管理制度。

(9) 变配电所安全管理制度。

(10) 变配电所运行管理制度。

(11) 变配电所交接班制度。

(12) 变配电所外来人员进出制度。

(13) 中央空调安全管理制度。

(14) 中央空调值班制度。

(15) 中央空调设备维修保养制度。

(16) 锅炉房安全管理制度。

(17) 锅炉房交接班制度。

(18) 锅炉房设备巡视检查制度。

(19) 锅炉设备维修保养制度。

（20）医用气体站防火制度。

（21）医用气体供应管理制度。

（22）医用气体站交接班制度。

（23）医用气体设备维护保养制度。

（24）真空吸引站巡视检查制度。

（25）压力容器管理制度。

（26）电梯安全管理制度。

（27）电梯机房管理制度。

（28）电梯巡视监控管理制度。

（29）电梯维修保养制度。

（30）污水处理站安全管理制度。

（31）污水处理站巡视检查制度。

（32）污水处理站交接班制度。

（33）污水处理站值班记录制度。

（34）污水处理站设备维护保养制度。

（35）污水处理站来访登记制度。

（36）污水水质监测管理制度。

（37）医疗废弃物处理管理制度。

（38）放射性废物处置管理制度。

（39）车辆安全管理制度。

（40）医院停车管理制度。

（41）医院环境卫生管理制度。

（42）绿化工作管理制度。

（43）医院太平间管理制度。

（44）煤气使用管理制度。

（45）电话通信广播管理制度。

（46）职工食堂安全管理制度。

（47）职工食堂采购供应管理制度。

（48）职工食堂卫生制度。

二、医院基建管理制度

（1）工程项目廉政建设管理制度。

（2）工程项目负责人廉政责任制度。

（3）工程项目安全生产管理制度。

（4）工程合同管理制度。

（5）工程设计管理制度。

（6）施工现场管理制度。

（7）施工协调会议制度。

（8）物资设备采购管理制度。

（9）工程质量验收制度。

（10）工程档案管理制度。

三、医院资产管理制度

（1）房产管理制度。

（2）固定资产管理制度。

（3）资产廉政建设制度。

（4）物资采购管理制度。

（5）物资配送管理制度。

（6）仓库管理制度。

（7）医用设备采购管理制度。

（8）医用耗材、试剂采购管理制度。

（9）医院经营性资产管理制度。

四、医院消防治安管理制度

（1）消防安全管理制度。

（2）消防安全例会制度。

（3）消防组织管理制度。

（4）消防安全教育、培训制度。

（5）防火巡视、检查制度。

（6）火灾隐患整改制度。

（7）消防（控制室）值班制度。

（8）消防设施器材维护管理制度。

（9）消防安全工作考评和奖惩制度。

（10）消防应急疏散预案演练制度。

（11）门卫安全管理制度。

（12）安保交接班制度。

（13）治安巡查制度。

（14）中央监控室管理制度。

（15）钥匙和门禁卡管理制度。

五、绩效考核

运用绩效考核方法，正向引导后勤管理干部和员工，激发员工潜能，调动员工积极性、主动性、创造性。促进员工创新工作，提高服务和保障的质量与效率，把绩效考核评价机制与员工奖励、岗位流动、个人进步结合起来，使后勤成为先进的管理团队。

小贴士

医院后勤绩效考核指标

医院后勤院长对后勤部门和负责人的绩效考核,包括服务态度、工作质量、业务能力、管理监督、效率业绩5个方面,并采用定量指标和定性指标相结合的考核方式。

一、绩效考核定量指标

(1)满意率:听取临床一线医务人员意见,听取门诊急诊和住院病人、家属的意见。

(2)优良率:现场检查,确定服务质量和保障质量等级,如服务保障工作创新、效果显著可加分。

(3)完成率:包括年度计划完成情况、预算支出完成情况。如遇到特殊困难,延缓完成,必须评估认定。

(4)控制率:通过数据分析,考核后勤运行费用使用控制状况,以及能源使用及节能情况。

(5)完好率:检查后勤机电设备、设施使用和故障等情况,以及相关台账和记录。

(6)及时率:按照相关管理制度规定,对后勤急修、普通维修规定响应时间,查询相关记录和后勤智能化管理平台记录修理的时间,同时检查后勤物资、材料供应的时间是否符合规定的时间。

(7)达标率:通过现场和台账检查,以及相关的检测报告,评定污水、污物、医疗废物等处理的达标率。

二、绩效考核定性指标

(1)安全生产事故:(有)(无)。

(2)食品安全事故:(有)(无)。

(3)火灾事故:(有)(无)。

三、后勤部门绩效考核表

医院后勤部门的绩效考核内容见表1-1。

表1-1　绩效考核表

序号	考核指标	权重	绩效目标值	考核得分
1	满意率	25%	达到95%以上	
2	优良率	15%	达到100%以上	
3	完成率	……	……	
4	控制率	……	……	
5	……	……	……	
本次考核得分:				
被考核科责任人: 日期:		考核人: 日期:		复核人: 日期:

六、关心员工

要管好后勤,注重团队建设,关注员工职业发展,充分尊重后勤员工,团结和处处关心后勤员工,调动积极性,发挥他们的聪明才智。正确对待他们的合理需求和实际困难,切实解决他们最关心、最现实的利益问题,努力维护广大员工的合法权益。

七、信息交流

信息交流是后勤院长了解国内外医院后勤管理领域最新发展的方法之一。随着现代医院快速发展,应重视关注医院后勤管理和医院建筑方面的新经验、新方法、新技术、新设备、新进展、新信息。积极参加全国和本市的医院后勤管理和医院建设方面的培训班、论坛、研讨会,学习交流医院后勤管理的创新思路、管理模式和经验,不断完善本院的后勤管理,提高管理和保障水平。

第七节　医院后勤管理趋势

了解和研究医院后勤管理的趋势,有助于医院后勤院长对医院后勤发展方向、管理模式、内涵建设、保障任务、科技创新、质量效率、风险控制等有更多的探索和前瞻性思考。

一、医院后勤服务趋势——社会化

2017年7月国务院办公厅《关于建立现代医院管理制度的指导意见》中提出:完善医院管理制度,健全后勤管理制度,探索医院"后勤一站式"服务模式,推进医院后勤服务社会化的要求。医院必须认真学习贯彻,坚持改革创新,积极探索,提升后勤服务质量与效率,实现医院后勤新发展。

医院后勤服务社会化改革是医院后勤管理体制改革的重要内容,是医院后勤管理领域的一场深刻革命。改变了几十年来传统的"医院办后勤,医院办社会"的理念,改变了医院后勤服务的传统体制与模式,逐步建立起新型社会化、专业化的市场服务体系。因此,后勤服务向社会购买是医院未来发展的必由之路。

同时,随着医院后勤服务由社会外包服务企业承担这一趋势,对外包服务质量管理和风险控制显得尤为重要。医院后勤管理者对外包企业选择、服务质量、目标考核、成本核算、风险评估与控制应高度重视,尤其应关注外包企业的员工危机、财务危机和意外事件处置,建立标准化的安全质量管理系统,加强对外包企业的监督,关心外包员工的工作,建立快速、正确的反应机制,制订应对风险控制的预案,避免因外包服务管理疏忽,给医院和社会带来不稳定的负面影响。

二、医院后勤队伍建设趋势——管理团队

随着医院后勤服务社会化改革的不断深入,政府部门明确公立医院不再招收后勤工人,在新建公立医院的人员编制中,取消了后勤工人的核定;明确要求后勤服务社会化(包括技术工人和后勤人员),只保留后勤管理干部行政编制。医院后勤管理团队必须具有思想品德、文化素质、业务素质、知识技能等较高的综合素质,是保障运行的必要条件。

因此,医院主要领导应高度重视后勤管理团队建设,加强后勤管理团队有计划的教育培训工作,应积极参加医院后勤管理干部培训班等学习,提高管理团队技能和管理水平。同时,除了正规学习、在职学习外,通过短期培训和参加国内外各种后勤管理专业学术会议,实地参观学习,借鉴同行业的管理办法和成功经验。

医院后勤高级管理人才的需求非常迫切,建议相关大学举办既懂管理、又懂后勤相关专业技能的医院后勤管理专业班,达到本科或硕士学历以上,成为医院未来后勤管理专业团队主要管理干部的来源之一。

三、医院后勤质量管理趋势——标准化

随着现代医院的快速发展,医院对后勤保障服务的要求日益增高,后勤管理不再是事务性、经验性管理,而是科学化、专业化、精细化管理。目前,国际、国内的质量认证逐渐成为医院管理的新趋势。因此,医院后勤管理的标准化是医院后勤管理所面临的首要问题和必然趋势。中国医院协会后勤管理专业委员会编制的《医院评价标准——后勤保障》试行稿(共 9 章,1 000 分),是目前试行全国二级甲等以上综合性医院的后勤等级评审标准。同时,国家卫生计生委发布关于《医院电力系统运行管理》等 4 项强制性卫生行业标准,医院后勤院长应认真学习、检查对照,运用标准来规范医院后勤管理和行为,是医院后勤改善服务和保障质量、提高后勤综合管理能力的有效手段。据了解,目前我国医院后勤管理领域还没有完整的医院后勤管理标准,有关单位正在研究和编制中。

四、医院后勤信息化建设趋势——智能化

随着科技快速发展,互联网、人工智能等技术的广泛应用。医院后勤管理信息化不是简单的计算机化,也不仅仅局限于后勤管理部门内部,而是以信息共享为核心,利用计算机技术、网络通信技术、自动化技术等信息技术,创新医院后勤管理模式,充分发挥信息技术在后勤管理中的应用价值,提升后勤管理服务水平。为转变传统医院后勤管理方式,提高建筑与设备运行管理的科学化、精细化、专业化水平,上海申康医院发展中心自 2010 年起开始试点建设医院后勤智能化管理平台,目前已完成 20 家市级医院,项目建成和运行以来,在医院安全预警和节能管理方面发挥了很大的作用。

后勤智能化管理平台是指通过现代通信技术、网络信息技术、行业技术与智能控制技术的集成,对医院支持保障系统相关设施和业务的动静态数据进行定期采集、录入和分析,并在此基础上建立集医院建筑与能源监控、后勤业务管理与决策支持功能于一体的运行管理

平台。平台能够提供及时有效的专业化安全告警、基础信息查询和准确可靠的运行数据，保障设备运行安全和高效管理，为医院用能分析、节能改造、舒适运行等提供管理依据，同时也能为医院后勤管理从传统模式向科学化、精细化、专业化、集约化方向发展，提供技术支撑。

随着医院后勤智能化管理平台建设工作的不断推进，覆盖医院设备也越来越多，使医院运行安全得到本质上的保障。同时基于海量数据的分析和研究，平台实时监测、故障告警及诊断支持系统的标准将会日趋完善，未来还能和基于建筑信息模型（BIM）的运维管理系统进行对接，在后勤设备数字化和专业化管理方面发挥更大作用。

2016年5月，上海市质量技术监督局发布上海市地方标准《医院后勤设备智能化管理系统建设技术规范》（DB31/T984 - 2016）。2017年，上海申康医院发展中心下发了《上海市级医院建筑信息模型应用指南》。

五、医院能源管理趋势——专业化

随着国家对建设资源节约型、环境友好型社会的要求，医院后勤如何提高运行效率、节约资源、保护环境并持续改进，已成为医院发展的重点工作任务，而科学的能源管理是提高能源利用效率、节约资源的重要保证。

社会化、专业化是现代医院后勤管理的发展方向。合同能源管理作为一种新兴的市场化节能机制在医院节能管理中日益受到重视，但其应用尚处于摸索阶段，需要探索、建立适应医院后勤管理实际的合同能源管理模式，同时医院需要规范合同能源管理的实施，重点加强能源审计、节能改造设计与实施、基准能耗测定、节能量计算和运行管理等环节的监管工作。医院通过节能改造项目提高能源利用效率，减少能源浪费，还需要专业技术人员对技改或更新后的设备进行有效的运行管理，包括设备维护保养和日常运行操作，才能保证设备运行一直处于安全、稳定、低耗的状态，以获得最佳的节能效益。

由于医院后勤和一般物业公司均缺乏节能管理的专业水平，故可以委托专业节能服务公司充当医院"能源管家"的角色，通过能源费用托底、节能效益分享、设备运行和维修保养委托管理的方式实施合同能源管理，即托管型合同能源管理。该模式具有设备全部由节能服务公司投入并负责管理运行、能源费用与节能服务公司绩效挂钩的优势，可以综合解决大多数医院建筑设施设备老化、能效不高与能源浪费、设备运行与节能专业人员匮乏并存等问题。

六、医院建设发展趋势——绿色医院

随着全球绿色潮流和我国政府对于建设资源节约型、环境友好型社会的要求，认真贯彻绿色发展理念，坚持绿色发展，着力改善生态环境，绿色建筑成为我国建筑发展的新要求。同时，绿色医院已成为国际公认的现代医院建设和发展新趋势。未来医院建设发展应该按照绿色规划、绿色设计、绿色施工、绿色运行的要求，在医院建筑全生命周期按照绿色医院建筑标准来实施。

2015年12月，国家住建部发布国家标准《绿色医院建筑评价标准》（GB/T51153 -

2015)。标准要求在建筑的全生命周期内,最大限度地节约资源(节能、节地、节水、节材),保护环境和减少污染,提供健康适用和高效的使用空间,以及自然和谐共生的医院建筑。2014年11月,由中国医院协会医院建筑系统研究分会编写的《绿色医院运行评价标准》作为行业标准发布,是指医院通过绩效管理和成本控制,使医院的医疗服务、人力资源、资产利用、后勤保障等运行效率持续提高,达到舒适便捷、低碳、环保、高效安全的目标。

因此,绿色医院是医院建设发展的必然趋势,需要医院高度重视,加快绿色医院建设步伐。从现在做起,在新建、改扩建的项目建设中,医院和设计师应遵循"四节一环保"的要求,开展绿色医院建筑设计,确保新建医院是绿色、节能、高效的绿色医院建筑。在医院运行中,重视绿色、高效、安全。

七、医院安全管理趋势——标准化

医院安全管理标准化是医院安全管理的必然趋势,是医院正常运行的前提,是医院后勤管理重要的工作任务之一,是有效防范安全事故发生的重要手段。制订医院安全管理标准化手册,主要包括以下 5 个方面的内容。

1. 安全管理设施设备标准　坚持预防原则,按照国家和地方政府的相关规定,运用现代科技手段,配置标准化的医院安全生产、消防安全、安全保卫等设施和设备,并把医院后勤智能化管理平台和医院自动报警系统、视频系统、门禁系统等构成一个医院综合安全管理系统。

2. 安全管理标准　包括安全生产管理制度、消防安全管理制度、设施设备运行管理制度、安全管理教育培训制度等,以及岗位职责、操作规程。

3. 按照标准检查　要求班组自查,对重点设备、设施、区域组织院级检查;查找问题隐患,及时整改;加强医院中央监控和后勤智能化管理平台值班,建立安全预测警示机制,消除安全管理盲区。

4. 应急预案　根据不同突发事件,如火灾及意外停电、停水、停气等,制订相应的标准化应急预案,降低风险事故损失。定期开展消防安全演练,组织员工学习使用灭火技能,提高员工自救自防能力。针对公共卫生突发事件,对可能出现的保障需求,及时采取措施,提供支持和服务保障。

5. 考核奖惩　实行安全管理"一票否决",严格考核奖惩机制,确保病人和医务人员生命财产安全,实现标准化安全管理目标。

八、医院物资管理趋势——集约化

随着现代医院的快速发展,以及国内外医学科技、工程学、材料学的发展,医院物资品种数量急剧增加,医院在提高质量、改善服务的同时,更加关注运行效率和运行成本。因此,医院物资管理趋势是院内建立集约化物流管理系统,并设立成本控制和安全控制岗位,确保系统管理安全可靠;在院外物资采购中,建立集约化第三方物流平台,由医院联合体或采购联盟搭建第三方物流平台,或由制造商(或总代理)搭建的第三方物流平台。

在大型医院内建立高效、便捷、准确的智能物流传输装置,可以有效降低医院成本,提高效益,降低差错,优化流程,提升管理,实现医院物流的高效、便捷、准确、安全、可靠。常用物流传输系统有:气动物流传输系统(PTS)、轨道物流传输系统(ETVS)、高载重自动导航车传输系统(AGVS)、垃圾/被服动力收集系统(AWLS)、智能仓储系统等现代化物流传送系统。

(诸葛立荣)

第二章

医院后勤服务管理

医院后勤服务是为保障医院的医疗、教学、科研等核心业务正常运行,为医院员工、病人及相关人员提供全方位、多角度保障和支持性服务。医院后勤工作按其从事的内容不同,可细分为后勤管理和后勤服务。后勤管理应与医疗、教学、科研管理同步,并运用现代技术,通过科学管理,有效控制后勤运行成本,提高后勤运行效率,为医院提供优质、便捷和人性化的后勤服务,实现医院安全、高效运行的目标。后勤服务是为医院正常运行所提供的直接具体的各项服务,其特点是具有连续性、技术性、社会性、经济性、服务性和安全性。伴随着我国深化医疗卫生体制改革的步伐,医院后勤服务社会化改革不断推进,医院后勤服务由社会服务企业承担的比例日益提升。同时也因为现代化医院对后勤服务专业、高效要求不断提高,医院后勤服务质量管理和风险控制更显重要。社会服务机构如何更好地融入被服务医院的管理和文化,需要管理者和服务者双方的共同努力。

第一节 服务外包管理

2000 年 2 月国务院体改办等八部委在《关于城镇医疗卫生体制改革的指导意见》中明确提出:"为了加强医院的经济管理,成本核算,有效利用人力、物力、财力等资源,提高效率,降低成本,必须实行医院后勤服务社会化。"医院后勤服务社会化是将后勤服务从医院剥离出来,向市场开放,由社会服务机构与医院签订服务合同,并与医院形成供需关系。在服务体系社会化的过程中,更加要求管理体系科学化、精细化,提高整体服务水平和综合效益。

一、医院后勤的职能

医院后勤职能主要分为 6 个方面:①根据医院整体运行情况和发展规划制定基本建设、房屋设施改造等年度计划、近期规划、中长期规划等,并负责落实;②为医院提供保障服务,包括物资保障和水、电、气等能源保障,确保设备设施安全、正常、高效运行,做到绿色节能;③为医院提供环境服务,包括卫生保洁、餐饮服务、被服供应和洗涤、绿化养护、消防、安全保卫等;④为医院提供医疗辅助性服务,包括病人运送、护工以及医疗便民服务等;⑤推进后勤服务社会化改革,代表医院对外包服务项目进行管理与考核,按照相关法律、法规,督促社会机构合法合理用工;⑥组织对院内后勤相关突发应急事件的处置。

随着事业单位劳动人事制度改革的推进,医院后勤服务的很多职能已经由社会服务机构承担,外包后勤人员的技术水准、服务意识、行为规范等直接影响到服务质量与满意度。因此,在后勤服务社会化背景下,对外包公司的规范化、精细化管理和考核已经成为医院后勤管理的主题。

二、医院后勤外包管理内容

根据后勤服务范围,医院后勤服务外包主要有以下内容。

(1)保洁运送:病区保洁、外环境整体保洁、病人检查运送、标本送检、手术室保洁和手术病人运送服务等。

(2)安保:车辆管理、消防管理、治安管理、安全保卫等。

(3)餐饮:职工餐饮、病人饮食。

(4)绿化:绿化养护、美化环境。

(5)物业维修:动力设备操作与维护、建筑单体内房屋设施完好。

(6)护工:病人生活看护。

(7)设备运行:配电、锅炉、冷冻机、电梯、医用气体等安全运行。

(8)专业设备检测、维修保养:电梯、空调、锅炉、冷却塔、水泵等设备的检测、维修保养。

(9)专业设备运行与管理:中央变电站、中央空调机房、污水处理中心等项目的运行与管理。

(10)车辆及驾驶员外包服务。

(11)基本建设项目代建管理。

(12)其他服务:合同能源管理、智能化管理平台运行、太平间服务等。

三、外包管理在医院后勤管理中的意义

自1990年 G. Hamel 和 C. K. Prahaoad 提出服务"外包"概念以来,外包一直被认为是降低管理成本、提高管理效率、增强核心竞争力的有力工具。国内于1999年率先在高校系统实行后勤服务社会化改革,2000年国务院体改办等八部委在《关于城镇医疗卫生体制改革的指导意见》中要求医院系统推行后勤服务社会化,全国各地医院结合行政事业单位人事改革制度,开始探索后勤服务社会化模式。2003年卫生部下发了《关于医疗卫生机构后勤服务社会化改革的指导意见》,此后逐步以人事改革为导向的后勤服务社会化发展到以提高核心竞争力为导向的业务外包。

(一)有利于医院推进人事制度改革

公立医院是事业单位,各家医院的人员编制数无法达到与医疗、教学、研科、预防和保健等任务匹配的要求。后勤服务需要一支庞大的队伍,后勤服务外包能把医院有限的编制腾出,有利于医院引进核心业务人才,推进人事制度改革。

(二)有利于医院更好地关注核心业务,提高核心竞争力

实施医院后勤服务社会化,使医院可以充分利用社会在信息、资源和服务方面的各种优势,把许多可以也应该由社会承担的服务职能还给社会,医院则可通过市场,选择最有利于自身需求的专业化服务。医院管理者可以花更多的精力关注医疗、教学、科研综合发展,关注核心业务和病人需求,提高核心竞争力。

(三)有利于降低后勤服务运营成本

由于专业公司的介入,打破了医院小而全的后勤运行体系,选择最有利于自身需求的服务以减少医院在人员和管理上的支出,降低运营成本。后勤服务外包以后,医院将该部分的经营权与财务分配权通过合同的形式交由企业承担,可以合理地将员工劳动人事关系和后勤服务经营风险转移外包,医院起到监管作用。

(四)有利于提高医院财力、物力的运作能力

医院后勤服务外包管理,通过成本核算、效率核算、计算医院的投入与产出比例,使医院盘活后勤服务方面的资产,使医院后勤的财力、物力得到更大的利用。医院庞大的后勤服务体系的各项开支、各种闲置的储存物资和经费,都可以省下来用于医疗、教学、科研第一线的发展。

(五)有利于提高医院后勤管理专业化水平

医院后勤服务外包管理,通过市场专业化服务、专业技术人才、专业设备维护等现代化专业管理手段,提高医院后勤管理效率、服务水平,最大限度地减少医院对后勤人力、物力、财力的投入,提高了医院后勤管理专业化水平。

四、后勤外包服务存在的问题

(一)后勤管理干部的认识水平及应对能力亟待提高

社会企业成了后勤服务的主体,临床需要后勤提供高素质、规范的服务,后勤管理承担着对外包服务考核、管理、协调的责任,医院从以前小而全办后勤到现阶段全面服务社会化,后勤干部认识水平、应对能力的提高是推进后勤改革成功的关键,临床对后勤服务的认可度也是对后勤管理工作能力的考核。

(二)医疗总需求大于总供给的矛盾非常突出

病人对医疗服务的需求不断增高,医疗总需求大于总供给的矛盾非常突出,广大病人在呼唤健康的同时,也对医院后勤工作提出了更高的要求。病人的医疗需求已经不单是医疗本身,他们对医院的就医场所、休养场所、生活环境、起居、饮食,甚至临终关怀等诸多方面都有非常具体的要求。

（三）只求岗位有人，不求服务质量

目前，社会服务企业发展较快，医院有选择社会服务公司的空间，但在部分区域范围内可能存在社会服务公司不足的问题；同时部分社会服务公司对医院业务、流程不够熟悉，特别是对医院文化背景和服务要求缺乏深入研究。劳动力的紧缺，使人员招聘渠道更加狭窄，所以存在只求岗位有人、不求服务质量的现象。

（四）应加强中标企业人员针对性培训

由于医院服务人群的特殊性，如手术室运送、病人检查运送等，必须熟悉医院情况、运作模式、工作规律等。一旦确定新的服务公司及人员后，新的公司新的人员需要培训后才能上岗，否则势必会引起医疗服务的质量降低，以及临床科室的意见。因此，医院后勤管理部门必须充分考虑中标企业的管理人员、技术人员的培训以及培训机制和内容的针对性。

以上这些问题和矛盾的存在，究其原因，管理粗放式是原因之一。有些医院管理者认为服务外包了，管理责任应该由公司承担，风险也由公司承担。但外包服务的主体对象是医院，后勤服务作为医院整体运行不可或缺的部分，其服务质量和安全直接影响到医院的质量、安全与效率。很多医院在内部实行 ISO 认证、JCI 认证、等级医院评审等，对后勤服务质量和要求都有明确的细则。因此，规范化、精细化管理越来越被医院管理者认可和重视。

五、外包服务精细化管理的要点

卫生部在 2011 版《三级综合医院评审标准实施细则》中提出了对外包服务质量与安全实施监督管理的要求，其中 A 级标准要求做到：有年度外包业务管理的质量安全评估报告、有年度外包业务管理的内部审计报告、有改进外包业务质量的机制与案例。因此在对社会企业管理过程中，需要健全分析、评估、遴选、监督、奖惩管理体制，制定标准化管理体系并进行风险控制。精细化管理可进行过程控制，使外包公司按照医院的要求运行。精细化管理的要点如下。

（一）确定合理的人员编制及劳动力岗位

后勤岗位多，工种杂，精细化管理必须对每一个岗位的工作任务、工作量、工作标准、工作时间按医院运行要求设置，因此以量定岗、以岗定人、以满负荷工作量确定服务人员编制是基础工作。在明确人员编制后，明确每个岗位的工作职责与要求，建立管理评审程序和服务控制程序，明确质量保证体系，建立奖惩机制。

（二）服务能力及技术水准达到专业化要求

在设备运行的精细化管理中，始终围绕安全、高效、节能运行为宗旨。如果服务是外包的，首先应根据其服务能力、技术水准、以往成功案例等进行招标筛选，明确医院运行标准与要求，设定节能降耗目标，建立督察监管机制，对中标企业进行全面管理。

(三) 医院文化融合于企业文化,建立激励机制

在社会机构中开展年度评优活动,公司优秀员工评比与医院服务明星评比相结合,在后勤范围内建立后勤示范岗和星级服务;把后勤示范岗、星级服务的评比与精神文明满意率考核结合起来,制订相关评选条件及奖励措施,企业与医院共同组织表彰,在一定范围内公示,可培养员工荣誉感和归属感,提高员工服务技能水平和工作积极性。

(四) 规范企业行为,督促企业合法经营

外包企业员工的劳动薪资、福利待遇等直接关系到医院服务质量的好坏,精细化管理应考虑确保企业员工福利保障。医院在服务项目外包招标时,要求投标单位明确对员工的薪酬、福利等。在平时运行过程中,医院可要求社会机构把每月为员工所缴纳的保险金凭据以及员工工资单复印件交给后勤管理部门备案,以确保员工利益。

(五) 提升后勤管理信息化水平,提高效率

在医院后勤管理活动中,由于本身业务的复杂性和易变动性,在部门内部上下之间、部门之间、与供应商之间进行信息交换时,大部分通过人工完成,导致信息交换效率低下,而且无法做到业务流程追踪。

信息管理系统的建立,可密切结合临床的实际需要,运用互联网、物联网、移动通信等现代信息技术,整合 HIS 系统相关信息,提高效率,提高后勤保障的时效性,降低运行成本;在医院内根据医联网梳理医疗支持系统运行流程,整合相关性服务,提高效率,使管理精细化。

目前用于医院后勤信息管理的系统有:①基于 HIS 系统的病人检查运送软件;②后勤智能化管理平台——自动化控制、能耗监测、统计分析;③物资管理平台;④住院病人点餐系统;⑤食堂成本核算系统;⑥被服清点软件;⑦设施设备生命周期全过程管理系统;⑧后勤管理软件系统;⑨一门式后勤报修平台;⑩移动巡检系统等。

后勤信息管理系统结合已有的 HIS、办公自动化等现代化手段,使医院各个部门之间的信息交流在网络中完成,这样不但减少了不必要的资源浪费,不再依靠传统方式传递信息,而且减少了操作的环节,为工作人员节省了时间,从而能更好地为病人服务;整个管理更加规范化、科学化,提高了工作效率,降低了管理成本,从而整体提高了全院的服务质量,使医院综合实力和核心竞争力得到明显增强。

小贴士

1. 有些医院在管理中建立了对驻地经理的奖惩机制,可考核到本人,可另行给予一定的奖励或惩罚;同时,让他们参与医院管理课题申报,在后勤服务中通过创新的方法提高工作效率。后勤服务还可运用医院的 HIS 信息系统,开发相关服务软件,提高效率,提高满意率。

2. 公立医院太平间可以服务外包吗?回答是可以。但是,医院太平间是公立医院体现公益性的一部分,服务外包了,管理责任还是在医院。院方应制订相关规章制度,加强监管,不能让外包单位随意收费,影响医院声誉。

第二节　服务质量管理与质量控制体系

判断服务外包的成功与否,可以有不同的视野和维度,其中服务质量的高低评价是至关重要的。医院后勤服务质量是临床及病人满意的前置因素,满意度形成过程中涵盖对服务态度、服务内容、服务过程、服务形式、服务质量等能感知到的认可度。

一、服务质量的定义

服务质量是指服务能够满足规定和潜在需求的特征和特性的总和,是服务工作能够满足被服务者需求的程度。服务质量具有感知性、主观性、过程性、瞬间性、可控性。服务方应遵循医院需要原则设置岗位与提供服务。理论上说,医院要求越明确、越细化,服务方越容易操作,满意率相对较高。

二、质量控制体系

(一) 构建外包决策体系

为保证服务外包的合适性,医院应构建外包决策体系。外包决策首先要对价值链进行分析与整合,确认医院服务内容中的非核心业务进行外包,或者是社会公司具备更专业服务能力的业务进行外包。外包决策体系包括但不限于确定外包内容和外包模式、分析相关环境、评价与选择外包商、评估外包风险、分析成本与收益等。

(二) 选择良好的外包服务商

选择良好的外包服务商是服务外包成功与否的关键。依据服务质量相关理论,为保证满意加惊喜的服务感受,服务商应实施后勤服务创新战略,构建后勤服务质量体系。良好的服务商能提高服务外包的执行力,强有力地保证外包合同的有效履约,进而达到双赢的目标。

(三) 推行有效的外包管理模式

外包管理模式有项目全部外包和管理委托外包两种模式。医院可根据服务内容、服务要求和重要性不同选择不同的外包管理模式。

1. 项目全部外包　由外包公司承担服务项目,医院对结果进行评价与考核,服务过程中发生的人、财、物等方面的内容与风险都由外包公司承担。

2. 管理委托外包　项目管理由外包公司承担,服务人员的劳动关系属于外包公司,但服务质量、服务模式、服务成本等由医院方面提供决策。

(四)强化外包合作关系管理

外包合作关系的建立只是双方合作的开始。在合作过程中需建立完善的激励机制、约束机制和信息共享机制,以达到防范风险、提高合作绩效的目的,保证外包战略的成功实施。每个医院都有自身的独特性,接包方很难对发包方的所有要求都能理解透彻,也不易全面了解发包方的具体情况,这可能会影响服务外包的实施效果。特别是当接包方的企业文化与医院相冲突时,如果沟通合作不力,可能导致服务外包的失败。因此,有效的反馈和沟通对于服务外包活动的进行格外重要。

(五)实施外包绩效评估系统

市场环境和经营环境的变化给医院和外包方都会带来一定的影响,为防止外包合同的执行异常,医院应建立有效的外包评估体系,及时对已实施的外包行为进行评估。在评估过程中,评估指标的选定是评估成功与否以及评估结果有效性的关键。评估指标应以定性化指标为主,定量化指标作参考。绩效评估包括外包服务商的工作评价、外包成本与收益分析、服务质量和满意度反馈等。

三、建立相关质量控制体系考核标准

为提高后勤管理部门的科学管理水平及外包单位服务水平,为医疗、教学、科研提供良好的后勤保障和支持服务,充分发挥后勤管理部门的检查、指导、协调和服务功能,医院可根据实际情况制订相关考核标准,对外包单位进行考核。

1. 考核内容与标准　精神文明建设指标、管理考核指标、工作质量指标。

2. 具体考核指标规定

(1)后勤服务机构对医院精神文明办公室及各临床、医技科室反映的问题和提出的要求应及时处理,重大问题应及时上报。

(2)后勤服务机构服从后勤管理处的监督管理,做到令行禁止。

(3)考核工作有年度计划、月计划并定期总结,考勤与考核记录齐全。

(4)每月召开协调会议,分别对考核内容进行通报和回复。

(5)严格遵守劳动纪律及医院各项规章制度,坚持制度学习;各部门间应团结协作,顾全大局,工作不推诿;不发生新闻单位披露或院部点名批评事件。

3. 考核结果的应用与处置

(1)通过考核检查服务质量,发现问题及时处理。

(2)考核结果应每月一次通报给被考核部门。

(3)根据考核标准,对考核未达标的部门进行扣罚。

4. 建立月度及年度考核标准　对后勤主要部门的考核标准见表2-1～表2-4,其他岗位考核还包括由挂号室考核标准、电梯运行考核标准、电梯维修考核标准、电话总机考核标准、宿舍管理考核标准、驾驶班考核标准、绿化考核标准、太平间考核标准、洗涤质量考核标准、餐饮服务送餐考核标准、设备机房考核标准、锅炉房考核标准、电话维修考核标准、病房卫生考核标准、接送调度考核标准、接送质量考核标准、医技卫生考核标准、外环境卫生考核标准、非医疗用房(辅助楼)卫生考核标准、配电房考核标准。

表2-1 餐饮服务机构考核标准

工作质量标准	扣罚标准	考核频率
有明确的岗位责任和考查制度并备录在案	未有1项扣1分	每月至少2次
工作人员持有效《健康证》与《食品法卫生知识培训合格证》上岗	发现1人次扣2分	
验收制度完整,每天有验收记录并存档备查	发现1次扣2分	
做好单品种成本核算,每月上报后勤管理部门并记录在案;按成本价收费,做好日报表、月报表,后勤管理部门随时抽查。月盈亏±<5%,年盈亏±<1%,并记录在案	未做好1项扣10分;超过盈亏百分率,在合同管理费中按50%扣除	
食品加工、烹调及食具清洗严格按规范操作	发现1次扣1分	
做好出售食品的48小时留样(留样200g)	发现1次扣1分	
个人卫生:严格执行"三白""四勤",佩戴工号牌上岗	发现1次扣1分	
内环境卫生:窗明地洁,厨房、餐厅清洁无害,泔脚桶上有盖、外清洁、日日清 餐厅环境卫生:整洁	发现1次扣1分	
服务态度做到"四热""四保"	发现1次扣1分	
供职工用餐价格须经后勤管理处确认,不得随意提价;若因副食品调价,须报后勤管理部门按有关程序审核认定后实施	发现1次扣10分,并没收调价所得	
保证菜肴色、香、味,午餐供应菜肴品种在15种以上,晚餐10种以上	少1种扣1分	
窗口有明确的菜肴品种及价格标识,准时开饭,并适时调整菜品种	发现1次扣2分	
不得有穿职工制服或病人制服的人员在餐厅内用餐	发现1人次扣1分	
精神文明考核满意率达70%以上,后勤考核评估合格(90分以上)	低于标准1%扣1分	

注:(1) 发现食物中毒事件,实行一票否决,停业整顿;若情节严重,医院有权终止合同。以上项目若重复发生,则加倍扣罚。
 (2)"三白":服装、口罩、帽子。
 (3)"四勤":理发、洗澡、换衣、剪指甲。
 (4)"四热":热饭、热菜、热汤、热心。
 (5)"四保":保质、保量、保证卫生、保证因抢救病人和手术误餐吃到可口饭菜。

表 2-2 对物业维修考核标准

工作质量标准	扣罚标准	考核频率
保证水、电、气设施的完好率达 95% 以上	每降低 1% 扣 1 分	每月 1 次
门窗等家具完好率达 95% 以上	每降低 1% 扣 1 分	
(1) 科室报修的小修项目在 8 小时内完成,急修在 10 分钟内到场; (2) 同一项目在 2 周内无返修; (3) 夜间和节假日修理随叫随到	未做到 1 项扣 2 分	
确保用电安全,防止用电浪费;定期检查插座、配电装置,确保完好率达 99%	未达到此项扣 2 分	
管道无滴、冒、跑、漏、堵现象,工作完毕及时清理现场	未达到此项扣 1 分	
遇到重大手术、抢救、外来媒体采访、拍摄、大型会议等情况,应根据医院通知主动配合并确保完成	未达到此项扣 1 分	每次检查
院内停电、水、气须上报后勤管理部门并经科室同意,保证维修期间正常的医疗秩序	未达到此项扣 2 分	抽查
医院组织大修、中修新改建项目时做好配合工作,在项目结束后配合做好验收工作	未达到此项扣 2 分	抽查
各维修项目要有台账记录,每月工作量应有总结	未达到此项扣 2 分	抽查
确保不因保养不到位或抢修不及时而导致设施设备损坏,影响医疗秩序	未做到此项扣 2 分	抽查

表 2-3 对物资供应考核标准

工作质量标准	扣罚标准	考核频率
严格遵守医院物资管理规定,不得违规采购或发放各类物资	发现违规 1 次扣 2 分	每月 2 次不定期考核
按时完成物资采购,一般物品 1 周内完成;特殊情况不能完成的,需在 1 周内向后勤管理部门说明;特殊物品,按科室要求完成	不能按照科室要求及时完成物资采购,发现 1 次扣 1 分	
一次性医用消耗品必须三证齐全,保证质量。如有质量问题,必须停止使用,并在 2 周内整改完毕;如未整改,加倍扣罚	三证不全且有质量问题,发现 1 次扣 4 分;自第二次起加倍递增扣罚	
同类产品的价格不得高于市场价,特殊情况下可调整价格,须报后勤管理部门核准同意后执行,并由后勤管理部门备案	同类产品价格超过市场价,发现 1 次扣 2 分;自第二次起加倍递增扣罚	
每月 5 日报库存及各科物品消耗报告(节假日顺延)	有延误扣 1 分	

续 表

工作质量标准	扣罚标准	考核频率
服务态度良好,无投诉;计划物品送货率90%,采购物品送货率95%	有投诉,经核实后1次扣1分,同一事件有再次投诉,加倍扣罚	
对报废物品及时销卡、销账,一般不得超过3天	发现1次扣1分	
常规物品保证率90%;发现质量问题,必须在48小时内整改,保证质量合格率100%	整改不及时扣1分	
精神文明考核满意率达标(90%)	每低1%扣1分	
医院爱国卫生检查达标	每低1%扣1分	
意见征询表合格率达标(90%)	每低1%扣1分	

表2-4 对门急诊卫生考核标准

工作质量标准	扣罚标准	考核频率
工作人员穿着规范服装,挂牌服务	发现1次扣1分	
工作人员必须经过专业保洁培训,持证上岗	发现1次扣1分	
地面:每天清扫走廊、地板、楼梯2次,确保无积灰、无垃圾、无积水、无污垢、无死角	发现1次扣1分	
厕所:厕所每小时打扫不少于1次,确保无污垢、无锈斑、无漏水、无臭味、无堵塞	发现1次扣1分	
玻璃:每月定期擦拭,保持明亮	发现1次扣1分	
室内:墙壁、门、灯及其他固定配置物品定时擦拭,确保无积灰、无吊尘、无污迹(每日2次)	发现1次扣1分	
阳台:保持干净、整洁、无污垢、无杂物(每日2次)	发现1次扣1分	
杂物间:物品按标识摆放有序,地面干净,污物及时倾倒,桶内外清洁干净,无垃圾、无污垢(每日清洗)	发现1次扣1分	每月2次
开水间:地面、门窗干净,无积水、无污迹(每日清洗)	发现1次扣1分	
垃圾筒:每天清洁垃圾筒,垃圾袋装化	发现1次扣1分	
公共区域(大厅、电梯厅、走廊通道、楼梯、公共卫生间):定时清扫,保持清洁,确保无污迹、无积水、无污迹、无异味(每日4次)并经常巡查	发现1次项扣1分	
每天负责清点被服(与护士做好交接工作)	差错1次扣1分	

工作质量标准	扣罚标准	考核频率
做好各类病人的入院护送、送检、领药等工作	护送不及时扣 2 分,态度不好引起投诉 1 次扣 4 分,不按规定护送 1 次扣 1 分	
人员更换必须培训,经后勤管理处同意后方可上岗	发现 1 次项扣 1 分	
上午 8 时后无长明灯、无长流水,水、电设施损坏应及时报修	长明灯、长流水 1 次扣 1 分,报修不及时扣 1 分	
每天保证供应开水 2 次	未做到 1 次扣 1 分	
精神文明办公室考核满意率达标(90%)	未做到 1 次扣 1 分	

第三节　医院后勤服务风险管理

在医院后勤服务管理中需要识别、控制管理服务中的风险,已经是业内普遍的共识。随着经济与社会的发展和医院后勤服务社会化的不断推进,后勤服务的风险管理问题日趋突出。在分析医院后勤服务风险管理现状的基础上,将医院后勤服务风险管理分解为风险识别、评价,风险控制、应急,风险管理监测,风险管理评审等子过程。

通过对医院后勤服务风险的剖析及对风险管理子过程的管理,配置必要资源,制定过程控制准则,对这些过程进行监视测量,持续改进这些过程的管理,使医院后勤服务管理的风险得以控制与降低,以改进和提升医院后勤服务管理的业绩。

一、后勤服务管理存在的管理风险

医院后勤服务外包以后,由于用工方式的改变、运行模式和管理方式的变化都给医院带来了一定的风险,存在着法律风险、成本控制风险、对于外包公司的依赖性、医院环境不稳定、医院文化冲突等多方面的风险和问题。

(一) 后勤服务管理中的法律风险

1. **安全生产方面的法律风险**　在医院的后勤服务管理中,医院与服务企业在安全生产管理上存在职责不清、责任难以落实的被动局面。在医院与服务企业的服务合同中,增加了"发生安全事故,由服务企业负全责"条款,以为可以规避自己在安全上的法律风险,其实这是对法律法规的误解。一旦发生安全生产事故,法律赋予医院的监管责任是推卸不了的。

2. **食品安全管理方面的法律风险**　不断出现的食品安全问题严重影响着我们的日常饮食,危害着我们的健康。有的医院后勤服务部门已经完全实现食堂的对外承包(餐饮服务外包),有的医院对食品采购上还有完全控制权……医院的后勤管理部门不管采用什么形式上的管理控制方式,在对提供这类服务的企业管理上也存在缺乏系统化科学的管理机制和法律规范上的严重不足。

3. 医疗废弃物管理方面存在的法律风险 国务院在 2003 年颁布了对医疗废物管理的法规,在国家层面上严格规定了对医疗废物的管理。然而,医院在这方面的法律意识同样不清晰,埋下了法律上的管理风险。例如,医院在对医疗废物处理的日常管理上,包括收集、运送、储存以及人员培训与感染防护等方面管理不到位,存在安全隐患;医院将医疗废物事故责任推卸给不具备资质的外包服务企业承担。

4. 保护隐私方面存在的法律风险 近些年来,个人信息与隐私的保护引起了社会的强烈反响,这是宪法以及相关法规对公民人权的尊重和保护。医院对病人个人信息与隐私的保护有责无旁贷的责任。但是存在对病人个人信息的管理意识淡薄;医院对保护病人个人信息未建立有效、适宜的系统管理机制,导致医院在病人个人信息保护责任方面存在法律风险。

5. 社会用工方面存在的法律风险 随着事业单位劳动人事制度的改革,医院后勤不再新招收在编员工,目前在医院工作的有社会公司人员、劳务派遣员工和原有在编员工。《劳动合同法》对劳务派遣工的解释对医院而言仍是模糊的概念,使得因社会机构不规范用工的责任最终转嫁到医院方,如社会公司存在缴金不到位、加班超时(超过每月 36 个小时)、辞退员工补偿不到位等问题。服务机构为追求利润最大化,法律意识淡薄;医院无专业人员研究法律法规方面的内容,留下用工风险。

(二)服务成本难以控制的风险

实施后勤服务社会化,成本上升的风险主要来自服务外包的社会公司利益最大化的内在需求。医院后勤服务成本,主要是指医院后勤服务的人力成本、管理费用和各类材料的费用。社会公司作为经济实体,利润最大化是目标,利润是其生存的前提。外包公司都是经公开招标产生,公司之间竞争激烈,为了占领市场,存在低价不合理竞标的可能。医院管理者为了最大限度地降低支出,也往往认可低价者中标,但纠纷或事故也往往由此而生。需要纠正这样的纠纷或事故,医院支出的成本难以控制。

(三)服务质量下降的风险

医院后勤服务外包缺少真正意义上的第三方评价。医院后勤的水、电、气、医用气体等供应将会直接影响到医院的医疗质量,发生故障,甚至会造成医疗事故。如果这些后勤保障质量不到位,很有可能会留下发生重大事故的隐患。

(四)医院环境不稳定的风险

医院后勤服务外包以后,社会公司在运行中出现的一些问题会对医院整个就医环境产生影响。

1. 医院仍然被认为是一切责任的主体 从理论上讲,外包公司在日常管理上产生的风险,随着业务外包,其风险就随之转移。但在日常业务工作中,仍然有外包单位的员工因工作辞退、劳资薪酬等原因,吵闹到医院管理部门。相关当事人仍然认为医院是最终承担一切责任的主体。

2. 在医院更换社会公司过程中产生的劳动纠纷带来的影响 医院在更换了社会公司以

后,肯定会对原社会公司员工的利益产生影响,如原社会公司的管理人员会鼓动原先下属员工,就一些经济待遇问题直接与医院进行交涉,对医院的正常工作次序可能产生不稳定因素。

3. 外包过程中人员的稳定性风险　社会公司之间人员的流动会带来不稳定性。被一个公司辞退的职工往往在另外一个公司上岗,公司之间有少许薪金方面的差异就会引起人员的流动,带来人员的稳定性风险。

4. 社会公司用工不规范的风险　社会公司为获得利润最大化,在用工方面存在不规范现象,如超时不按加班计、加班超过劳动法规定的最大限度、违反国家相关规定少缴金等。平时相安无事,一旦员工和公司发生矛盾,往往新账老账一起算,而公司常常会用各种借口拖延问题的解决,由此可能会引发群体性事件,影响正常医疗秩序,并给医院造成不好的社会影响。

5. 社会公司内部管理上存在的风险　社会公司在管理方式也会在某种程度上影响医院环境稳定,往往是采用人治的方式比较多,一些公司内部的规章制度形同虚设,管理人员可以随意将自己的亲属朋友安排舒适的岗位等,这样的管理方式成为医院后勤服务不稳定的隐患。

(五) 发生医疗纠纷的风险

后勤服务在设备维护上的不足,增加了医疗纠纷发生的概率与风险。由于现代医疗服务的发展,医疗设备已经越来越广泛地应用到医疗诊断与治疗服务中。从某种意义上说,医务人员或病人已经对这类智能化、高精尖的医疗设备产生了依赖性。因此,设备的维护与管理就显得越来越重要。医疗设备的维护与管理一般由医院的后勤部门(如设备科)来策划与实施,近些年来由于设备故障导致的医疗纠纷时有发生。

(六) 顾客投诉产生的赔偿风险

在后勤服务管理中"危险源控制"不到位,导致顾客投诉,产生赔偿风险。随着社会的发展,消费者的知情权及平等权利日益得到尊重,顾客的维权意识相比过去有了明显增强。

在医院的空间环境以及医疗服务过程中,病人及家属对医院的就医安全、环境安全、感染防护等越来越关注。许多发生的事故不属于直接的医疗纠纷,但却显现了后勤服务(如清扫的场地湿滑、安全秩序维护、电梯等设施设备故障、护工护理服务等)在管理上对危险源风险控制方面存在错位。此外,控制区域内的车辆通行管理、病人及其家属的私有财产安全等,都会涉及为医院提供服务的供应商对工作场所危险源的识别与控制管理。

(七) 招标与实施过程中潜藏的风险

按照招标活动的合同签订流程,投标社会企业策划的供货与服务方案(通常称为"标书")应作为合同的附件,具备与所签合同同样的法律效力。但是,医院除了在招标评审时关注投标供应商的策划方案外,中标后很难依照社会企业投标时的策划方案对供应商提供的产品与服务进行阶段性评价,导致医院获得的产品或服务遭受贬值,甚至隐藏风险。特别是服务供应商的投标方案存在对过程识别上的不足,同样给医院的后勤服务管理带来一定风险。

二、医院后勤服务的风险管理

医院后勤服务的风险管理主要包括风险识别与评价、风险控制与应急、风险检测与评审等。

（一）风险识别与评价

风险识别是开展风险管理的源头，应该依据适用的法律法规进行评价。例如，不同的医院可能在膳食服务方式、内容上存在不同，因此在食品安全控制方面的风险也会不尽相同。又如，突发公共卫生事件（如 SARS 控制）期间，应该采取不同于平常无突发公共卫生事件期间的风险管理与处置方法。

风险识别，一般是通过理顺医院的业务服务过程，找到动用资源多、难以控制、以往事故或潜在事故较易发生或对医疗服务存在重大影响的主要问题，作为风险控制的考虑环节。

对后勤服务中存在的管理风险应该进行评价，按风险程度进行排序，建立评价准则。风险评价管理是一个动态管理过程。

（二）风险控制与应急管理

对后勤服务管理的风险进行识别与评价，是为了对这些风险进行有效控制。

1. 风险控制的过程

（1）管理职责的确定：从事任何管理，首要的是管理职责的确定。职责的确定应尽量文件化。文件化的管理可以传载信息与追溯性等。

（2）风险识别与评价管理规范：通过对风险进行识别与评价，实施必要的控制措施，以降低风险，达到控制风险的目的。

（3）培训工作：面对专业化较强的风险管理，不断开展培训是必需的，适时还可以外聘专业人士到医院开展对内培训。

（4）监视与测量规范：通过监视和测量过程的实施，能够及时发现风险管理中的问题并及时纠正（包括预防）。

（5）风险管理评审与改进规范：风险管理应该进行阶段性评审，并及时进行总结，有利于风险管理的持续改进，不断提升风险管理的水平。

2. 应急管理　参见本书第八章。

小贴士

食品安全管理

国务院设立了专门的食品药品安全委员会，适时对影响食品安全的添加剂的生物性、物理性和化学性危害等风险进行评估，以制订相应的管理与应急措施。医院后勤管理部门应该清楚，能够提供餐饮服务的供应商应该具备《卫生许可》（涉及生产许可、流通许可、餐饮服务许可 3 类与许可范围核实），提供餐饮服务的人员应持有《健康证》（包括定期复核）以及与食品加工有关法规的诸多要求与限制，包括新取消的 28 种食品添加剂的使用、食品加工的废弃油脂回收及食品加工过程中的排放对环境的影响等。

第四节 建立医院后勤标准化管理体系

标准化是现代管理的重要手段和方法,随着医院后勤社会化改革的不断深入,外包公司提供的服务差异性大,质量、安全、管理上存在一定的隐患。越来越多的医院把推进标准化建设作为推动和深化后勤改革的着力点,外包专业公司也试图通过标准化建设加强自身竞争力,为医院提供更好的服务。通过引入标准化管理体系,不仅可以有效提高后勤管理水平和后勤服务质量,取得显著的社会效益和经济效益,而且可有力地提升后勤综合保障力和市场竞争力。

新时期医院后勤保障工作应满足临床医疗发展的新要求,后勤工作由粗放型、经验型管理转变为高质量、高效率、高水平管理,必须进行标准化建设。从目前情况来看,医院对后勤标准化建设重要性的认识在不断提高,越来越多的医院认识到标准化建设是规范工作流程和保证服务质量的有效手段。

后勤管理作为医院管理的一部分,国家卫生计生委、中国医院协会、各地卫生计生委和医院协会对医院管理与后勤管理非常重视,《医院管理学》2003版和2011版都有独立的分册论述医院后勤管理的理论、经验和方法;各家专业的服务外包商也出版相关专著,如《医管家——医院后勤作业指导》《公司内部管理手册(医院版)》。上海市第六人民医院在全面推动后勤社会化改革时实行管理与服务的分离,服务方于2000年进行了ISO9002论证,2001年出版了《质量保证手册》《程序文件》《作业指导书》等,都为标准化的建立与实践奠定了前期基础。

一、建立后勤标准化管理体系

建立后勤标准化管理体系,需要考虑以下6个方面:①形成医院后勤标准化制度和流程;②形成医院后勤运行方案编制方法;③形成后勤岗位编制方法(以量定岗、以岗定人原则);④确定每一岗位的工作职责与要求,实施目标化管理;⑤形成符合实际的标准服务管理模型;⑥建立后勤绩效考核体系。

以医院现有的后勤管理体系为基础,结合社会服务体系自循环的管理流程、绩效与服务评价等对体系进行完善,使后勤管理体系具有标准化实施科学依据,提高管理效率。

二、具体方法

(一)建立体系,形成后勤标准化制度和流程

1. 后勤服务范畴 包括保洁、运送、保安、病人送配餐、职工餐饮、病人膳食、物业维修、动力保障(中央空调、热力系统、电力系统等)、消防安全、被服洗涤、医疗废弃物处置、电梯运行、污水处理、绿化养护等等。

2. 明确标准化管理要求 明确岗位工作职责与要求,建立管理评审程序和服务控制程序,明确质量保证体系,制定作业指导文件。标准化涉及的内容有服务内容、质量标准、岗位、服务时间、人员编制、人员收入标准、物料费用等。

3. 标准化服务文件　包括程序文件、作业指导书和质量保证手册。

（二）形成医院后勤运行方案编制的方法及岗位编制方法

根据医院医疗、教学、科研运行的特性，医院地理及环境、建筑物分布情况以及后勤设施状况等确定后勤运行方案，确定岗位、编制、人员薪酬与绩效考核体系；按照使用性质，确定面积定额标准（病房、门诊、辅助等）、考核标准（内容、频度、奖惩、满意度、保洁示范病区等）。

充分考虑后勤智能化管理、先进工具使用、机械化替代人工等各方面的因素，结合后勤管理与保障科学化、规范化、智能化、绿色节能的要求。

（三）实施目标化管理

根据医院服务要求，向服务部门提出管理目标及服务标准化要求，内容包括内部质量体系审核结果、质量目标完成情况、预防措施的实施效果、服务质量的符合性、顾客的投诉和反馈情况。为确保服务质量体系处于受控状态，质量计划包括总体质量计划、分部质量计划、专项工作质量计划。质量计划编制原则：标准化、相关性、可操作性、协调性，明确任务与要求，明确完成任务所需的条件和因素，明确各类人员的职责和分工，任务完成的起止时间，达到的质量目标及保证措施。

（四）形成符合实际标准的服务提供商管理模型

通过对标分析，对服务机构提供的服务可进行全方位的评价，管理者可以不断完善管理标准与要求，形成符合实际标准的服务商管理模型。

（五）建立后勤绩效考核体系

后勤服务的对象包括医护、患者、患者家属及其他员工，被服务对象的认可度反映了服务质量与水平。对于后勤管理者的绩效考核，按 360°绩效考评更有效，其特点是评价维度多元化，适用于对中层以上的人员进行考核，对组织而言可以建立正确的导向。

【360°绩效考评】

（1）上级评价 700 分（一级指标：行为绩效 150、工作绩效 250、管理绩效 300）。

（2）同级评价 250 分（一级指标：科室互评 50、临床评价 200）。

（3）下级评价 50 分（一级指标：科员评价）。

（4）附加分值 50 分。

绩效考核指标体系

一级指标	二级指标	权重	指标作用	数据收集方法	标准和计分办法
上级评价 700 分					
行为绩效 150 分	解决问题	30	反映工作态度	部门综合评价	善于发现问题或缺陷，利用有效的方法选择行动或方法来解决
	主动积极	30			能主动采取行动来完成任务，圆满完成目标

一级指标	二级指标	权重	指标作用	数据收集方法	标准和计分办法
	客户导向	30			把临床第一线及其他科室的需要视为第一要务,主动与顾客建立良性互动及合作关系
	沟通协调	30			能利用不同的方式或场合,对他人清楚地表达自己的意愿
	开拓创新	30			善于创造新的方法、流程、制度来解决工作中的问题和缺陷
工作绩效 250分	年度计划完成率	50	反映工作效率	处内综合评定	实际完成任务数/应完成任务数
	配合各项任务按时完成,准时报告	50		处内综合评价	按期完成任务,准时递交报告
	科室、班组考核指标	150		处内考核小组	各科室分别制订考核指标
管理绩效 300分	管理制度健全并不断完善	30	反映管理情况	查看修订日期	制度修订及时,新建和修订制度均标明日期
	科室年度计划和总结	20		处内统计	及时上交,未上交一份扣10分
	出席院周会、培训和处内督导会	30		处内统计	出勤率应达到100%。合理缺勤并落实委托参加人的作客观因素剔除,每缺席一次扣5分,直至扣完。合理缺勤包括经审批同意的公务、病假(事后备案)、非预期突发事件等。未落实委托参加人的视作缺勤
	科主任1周工作报告	20		处内统计	督导会报告,每周一次,缺一次扣5分
	科主任外出请假	20		处内统计	履行外出请假制度,未履行一次扣5分
	工作质量持续改进	100		查看相关资料	有质量优化措施和持续质量改进计划,每缺一项扣除20分,扣完为止。当季科内发生质量事件、投诉或其他相关事件,科内无质量问题讨论(原因分析、改进措施)者本项为0分

续　表

一级指标	二级指标	权重	指标作用	数据收集方法	标准和计分办法
	落实处科二级考核	20		查看考核记录	有科室绩效方案并落实,按期完成科内绩效考核并有考核记录。无绩效考核方案本项为 0 分;记录不全或方案执行不完全,扣除 10 分
	遵守各项安全管理制度、科室禁烟宣传、节能管理制度	30		查看相关表单	下班前 5 分钟安全检查率 100%,遵守节能管理制度。安全检查记录不全、违反节能管理制度、违反院内安全制度,每项缺陷扣 10 分,直至扣完。发现科室人员有吸烟行为本项为 0 分
	日常考勤	30		处内统计	出勤率高,不迟到,不早退,遵守劳动纪律。违反规定一次扣 5 分,缺勤 1 天扣 10 分(事假、病假、产前假、延长产假)
同级评价 250 分					
科室互评	述职评价	50	反映配合协作	科室相互评价	处内述职及互评
临床评价	服务对象对科室服务满意率	200	反映服务意识	临床意见征询,精神文明测评	满意率:80%～85%计 50 分,85%～90%计 100 分,90%～95%计 160 分,≥95%计 200 分
下级评价 50 分					
科员评价	科员满意度测评	50	反映管理能力	科员进行测评	测评打分
附加评价 50 分					
附加分值	论文、课题、获奖	50	反映持续发展	按统计加分	有 1 项加 10 分

（陈　梅　王　岚　高春辉　贾万程）

第三章
医院基本建设管理

医院基本建设管理是一个整体、全面的系统过程,它是医学、工程、建筑、设备、安全、环保、社会、管理、经济、信息等方面结合的综合性管理,体现了专业化、规范化、科学化的管理理念和方法,是医院管理的一个重要组成部分。

随着社会经济的不断发展和医疗改革的不断深入,人民群众对医疗服务的需求呈现多层次、多样化的趋势和特点。医院建筑是医院开展医疗、教学、科研等工作的重要场所,几乎所有的医院都面临着改善医院就医条件和工作环境、提高诊疗效率和医疗质量的机遇和挑战。

第一节 管 理 原 则

一、概述

医院基本建设管理是一项综合性管理工作,具有政策性强、涉及部门多、技术要求高、实施周期长等特点。医院的建筑管理模式包括新医院建设、老医院改建、扩建和零星的大修改造项目等。在基本建设期间,既要保证医院医疗业务的正常开展,又要确保安全和质量,按进度计划完成建设任务。

二、管理原则

1. *严格基建程序管理的原则* 医院建筑管理的关键是程序管理。基本建设程序主要是指从项目决策、设计、施工至竣工验收的各项工作必须遵循先后顺序,主要包括项目建议书、可行性研究、初步设计、开工前准备、建设施工、竣工验收等环节。医院应严格按照国家有关规定和程序,组织实施项目建设,做好基本建设程序执行的监督和管理。根据医院项目的特殊性,建立健全管理制度和工作流程,增强医院基本建设项目管理的科学性、规范性和专业性,使医院建设过程符合政府建设计划和客观规律的要求。

2. *严格工程技术管理的原则* 工程技术管理是影响工程质量的重要因素之一,医院对建筑设计和施工进行协调管理,使医院建筑设计满足医院使用功能的要求,使工程质量和安全达到设计预期的目标。医院建筑管理要结合医院总体发展目标,做好整体建设规划,合理确定功能定位和建设规模,强调"以人为本"、"以病人为中心"的理念。建设项目需进行充分论证和可行性研究,设计方案的确定是保证项目顺利实施的前提条件。既要考虑到按不同功能科学合理的布局,体现医疗流程的便捷,又要考虑到患者隐私保护、环境创造、节能环保等各方面的要素,确保医院的可持续发展。

3. 严格工程经济管理的原则 工程经济管理是项目建设过程中计划、执行、检查和处理的全过程管理。在医院基本建设过程中,应加强对项目经济活动的监督和管理,合理确定项目总投资,做好建设项目成本控制,建立动态的投资控制管理,通过招投标、预决算审查等手段降低工程造价。明确投资控制和施工安全质量控制的责任主体,聘用相关专业人员参与项目管理,充分发挥监理单位的作用;重点抓好投资控制、招投标管理、财务管理、合同管理、进度管理、廉政建设等主要环节,正确处理好进度、质量、成本三大要素之间的关系,达到控制工程成本、提高投资效率的目的。

按照新一轮医药卫生体制改革的总体要求,医院建筑管理应着眼于病人,着眼于医务人员,突出整体规划,引入"以人为本"的设计理念和"注重效率"的管理思想,推动新技术、新理念、新装备的广泛应用,建设布局合理、流程便捷、管理智能、设施先进和绿色环保的现代化医院,体现医院文化内涵,提升市级医院的医疗服务能力和综合竞争能力,推进医院健康持续发展。

第二节 医院基本建设的基本程序

医院基本建设的基本程序,反映的是工程建设各个阶段、各个环节之间的内在联系,是客观规律性的反应。医院的基本建设程序是指工程项目从策划、立项、评估、决策、设计、施工至竣工验收、投入使用的整个建设过程。医院基本建设管理必须严格按照基本程序,遵循国家以及地方有关法规和制度,是建设工程项目科学决策和顺利实施的重要保证。

一、项目建议书阶段

项目建议书阶段是确定项目有否必要建设、是否具备建设条件的阶段。医院前期应做好充分论证和准备工作,提出拟建项目的设想,分析医院现状、发展方向,确定合理规模。建设项目规划应具有超前性、适应性和可持续发展。

医院委托具有相应资质的单位编制项目建议书,项目建议书内容主要包括建设项目的必要性和依据,建设规模和建设地点的初步设想,建设条件的初步分析、投资估算和资金筹措设想,经济效益和社会效益估计等。按照有关规定,项目建议书经上级主管部门批准后方可进行可行性研究工作。

二、可行性研究阶段

可行性研究是确定建设项目最终决策的重要依据。项目建议书批准后,医院根据项目建设内容,编制项目设计任务书,公开招标选择项目设计单位。委托具有相应资质的单位编制可行性研究报告,编制可行性研究报告主要内容包括项目建设的背景和依据,建设规模,占地面积,建设地点,平面布置方案,配套工程、环保节能、主要设备配置,基础设施条件,抗震,建设工期和实施进度,估算和资金筹措方式,经济效益和社会效益等,并获得项目选址意见、土地预审、环境保护评估等批复。按项目审批权限,可行性研究报告需报上级主管部门批准。

可行性研究报告由审批部门委托相关单位组织进行评估和论证,具体包括投资、建设方案、环境保护、节能和维稳等内容。可行性研究报告正式批准后,医院不得随意修改和变更。必须更改变动时,需经原审批部门批准。经批准的可行性报告是初步设计的依据。

三、设计阶段

设计阶段是整个工程建设的决定性环节,是组织施工的依据。按照国家有关工程设计招投标规定,择优选择设计单位。为确保总概算精确性,应大力推行限额设计,减少施工变更,做好投资控制。根据项目的建设情况,一般分为 3 个阶段,即方案设计(项目建议书批准后)、初步设计(可行性研究报告批准后)、施工图设计(初步设计批准后)。

1. **方案设计** 由于医院功能的复杂性和特殊性,医院建设项目强调总体规划,结合医院实际情况,从技术和经济上对项目作出详尽规划。注重医院运行管理与文化理念的整合,以病人为中心,着重体现医疗建筑的功能要求,合理设置流程布局和交通组织,确保各流线畅通、便捷,避免交叉感染和相互干扰。规划设计方案确定后,医院需征询规划、消防、民防办、卫生监督、环保、交警、绿化办等部门意见。

2. **初步设计** 根据批准的可行性研究报告,对项目进行初步设计。初步设计的内容主要包括设计依据、建设规模、主要设备选型和配置、占地面积、土地使用情况、配套条件、节能、环保和抗震措施,以及各项技术经济指标、总概算等。医院应仔细审核初步设计图与设计任务书要求是否相符,避免漏项缺项;同时组织医院各部门负责人、各科室主任对相关图纸确认并签字。初步设计完成后,需上报规划、环保、消防、民防、卫生、交警、绿化、抗震、环卫、上水、排水、供电、燃气和通讯等部门,由政府相关部门组织评审和审批。初步设计经批准后,项目总平面布置、工艺流程、主要设备、建筑面积和总概算等不得随意修改和变更。

3. **施工图设计** 根据批准的初步设计方案进行施工图设计。施工图纸应正确、完整、详尽,必须由施工图设计审查单位加盖审查图章后使用。确认后的施工图是具有法律效力的正式文件,是建筑工程重要的技术档案。设计人员通过施工图,表达设计意图和设计要求;施工人员通过熟悉图纸,理解设计意图,并按图施工。

四、建设实施阶段

1. **施工准备阶段** 建设项目开工之前应做好各项准备工作,主要包括征地、拆迁和场地平整;水、电、道路畅通;组织施工监理、施工总承包等招投标,签订施工合同和廉政协议;办理开工、规划和施工许可证、质量安全监督等手续。医院与勘察设计、施工、监理等单位签订的合同中,应约定双方的建设工程质量、工期和安全责任等。

2. **施工实施阶段** 是医院建筑管理中的关键阶段,对医院起到了至关重要的作用。医院应会同代建单位、监理单位、施工企业等,根据建设项目实际情况,落实责任,明确分工,规范操作,建立健全施工组织管理机构及技术、质量、安全和进度的保障体系,做到组织到位、管理到位、措施到位,实行有目标的组织协调控制,强调统筹协调、相互衔接的动态管理,确保工程项目的安全、质量和工期。同时,做好动态投资管理,严格控制设计变更,控制资金拨付进度;加强廉政建设,制订各项规章制度,规范各类设备材料招投标的流程,争创工程优质、干部优秀的"双优"工程。

五、竣工验收阶段

竣工验收前,应做好技术资料整理、编制竣工图纸和竣工报告,竣工报告需经施工监理负责人签署。按国家规定,根据项目规模大小和复杂程序,医院建设项目的验收可分为初步验收和竣工验收两个阶段进行。建设项目全部完成后,报有关部门申请验收,成立验收委员会或验收小组,审查各个环节,对建设项目设计、施工和质量等方面作出全面评价。工程竣工验收合格后可交付使用,同时做好工程结算审价、项目审计和财务决算,按决算金额登记固定资产账。

工程项目建设程序详见图3-1。

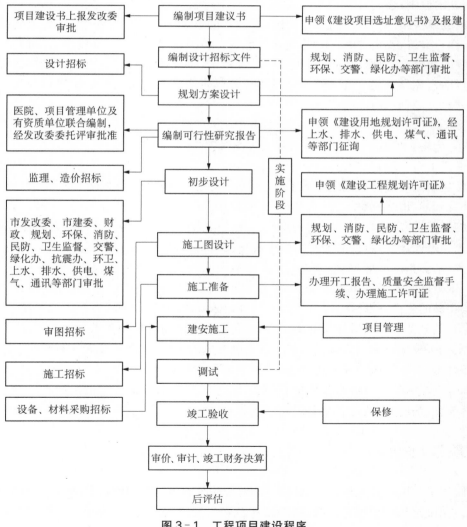

图3-1 工程项目建设程序

第三节 医院的总体规划

医院建筑是民用建筑中最为复杂的建筑类型,具有专业技术性强、使用功能复杂等特点。随着我国国民经济的快速发展和医疗改革的不断深入,人民群众对医疗服务的需求呈现多层次、多样化的趋势和特点,做好医院总体规划是建设现代化医院的前提。医院应根据所在区域卫生规划、医疗机构设置规划,以及医院总体发展规划、功能定位、医院文化和专科特色等,立足当前、兼顾发展,适度考虑医疗、教学、科研的可持续发展,制定医院建设发展总体规划,医院附近应同步规划社会公共停车场、银行、邮局、商场、餐饮、旅馆以及公交线路站点设置等社会配套设施。

医院建设发展总体规划牵涉多学科的知识,并受到政策、经济、管理、服务人群、工程技术水平等多种因素的影响,应体现完整性、科学性、可实施性和可持续性,突出公益性、功能性、实用性的原则;强调"以人为本、以病人为中心"理念,在满足各项医疗需要的同时,注重改善病人的就医条件和员工的工作环境,做到功能合理、便捷舒适、流程科学、规模适宜、装备适度、运行经济、安全卫生。因地制宜合理安排各类用房,功能相对独立,交通便利,营造室内外良好环境,并对医院的经济实力和融资情况,以及建成后的运行成本等作分析比较。医院建设应避免盲目建设、见缝插针的现象,各单体建筑建设应根据总体规划分期、分步骤完成,即"总体规划,分步实施"。

一、医院选址

医院建筑选址应符合当地区域卫生资源分布规划和城市总体发展规划要求,选择交通方便、环境安静、地形规整、工程水文地质条件较好、市政配套设施较完善的位置,并考虑土地使用的经济性、合理性。医院的首要任务是为病人提供医疗服务,因此,医院建筑选址首先要考虑交通便捷性,方便病人看病和家属探视等需求,根据医院所在地区的具体条件和交通状况等,结合布局的必要性、可行性,合理确定医院选址,并考虑预留医院发展用地。同时,医院服务的对象多为患者,选址前应充分考虑医疗功能的特殊性,选择避开污染源和易燃、易爆物品的生产、贮存场所,避免外界环境对医院的影响,合理设置医院与周边建筑的间距,根据相关规范要求设置绿化隔离带等,满足医院功能与环境的要求。

原则上医院建设用地宜选择形状比较规则方整的场地,且地势比较平坦略高,排水较为顺畅的地段。为保证医院安全正常运行,大型综合性医院宜设置两路供电电源、两个供水接口,其他煤气或天然气等市政管网应就近引入。此外,在选择医院建设用地时,还应听取交通、园林绿化、消防、市政等各个部门的意见。

二、医院总平面布局

医院用房一般包括急诊部、门诊部、住院部、医技科室、保障系统、行政管理和院内生活7项设施。医院建筑应根据建设内容、医院特色和当地气候条件,充分利用地形地貌,结合医院需求、学科设置和发展目标定位,在不影响使用功能且满足安全卫生要求的前提下,合理配置用房面积,设置布局与流程,安排设备空间。

为方便病人就医,提高效率,降低成本,节约土地资源,医院建筑总体布局应相对集中设置,充分利用地下空间,适当拓展地下建筑,采用半地下室、地下室等建筑结构形式。根据各个功能科室相关密切的程度,将各建筑单体有机地结合起来,科学地组织人流、车流和物流,既方便病人就医,缩短医疗流程,又提高医务人员工作效率,避免或减少交叉感染,做到功能分区明确、布局紧凑、条理分明。如医技科室宜放在急诊门诊和住院部之间,手术部应与中心供应室、血库和病理科相邻相近,锅炉房、污水处理应设置在下风向靠近污物出口处。尤其是重视具有传染病的诊室的总平面布置,防止病毒和病原体对人群的传染影响。

医院宜采用规整的建筑形体,立面设计应简洁、大方、流畅,体现医院建筑特征,建筑物的朝向、间距、采光应符合节能环保要求,医疗用房宜采用南北向布置,注重空间的色彩、采光、通风、节能,减少交叉感染。同时,根据医院设计规范和消防要求,设置人员和车辆出入口,以及足够停车位,确保医院道路便捷、畅通,营造良好的院区环境,为病人创造整洁、美丽、舒适、温馨的医疗环境,形成可持续发展的理念。

三、医院的交通组织

据调查,目前医院平均日门急诊流量最高已达近万人次,每个病人平均有两个人陪同前来就诊。医院的交通具有人流量、车流量大,且流程集中等特点。此外,医院还有营养饮食、衣服被单、药品、医疗器械、一次性用品(废弃物)等大量的物流量。

医院内部交通的组织应符合医疗流程的需要,对不同种类的人流、物流给予合理安排,做到各个部门各行其道、各有其所;总体设计上尽量避免迂回与交叉,避免交错混杂,路径尽量要短,避免徒劳往返。如门诊楼前应留出较大的广场集散人流、车流场地,有条件的设出租车、外来车辆的快速进出通道和出租车停车区域,急诊部设独立的紧急出入口等。根据洁污分流和消防要求,医院出入口应不少于 3 处。人流和物流组织和相应的空间变化在医院设计中显得极为重要,人流运输可采用电梯、自动扶梯和楼梯,可考虑引入医院主街和交通廊的概念;物流运输可采用货梯、污物梯和物流传输系统等,可大量减少人员的流动,为医院内部交通组织提供了更加广阔的思路。

四、医院建筑空间组合模式

医院建筑的空间组合模式应以满足医疗服务使用功能为主要前提,从医院的内在功能需要,从客观实际出发,不仅体现医疗流程的专业化,还要考虑医院今后的动态发展趋势。从平面上分类,一般医院建筑有工字形、王字形、五字形、指状、田字形、方格形等;从更加宏观模糊的概念划分,医院建筑空间组合形式还包括集中式、分散式和半集中式。

(1)集中式:是指医院规模大,但用地小,只能纵向高空方向发展。采用这种布局会造成对纵向交通的较大压力,医院运行费用较高。

(2)分散式:是医疗功能单体相对独立或分散,一般在用地相对宽松的地区,医院规模不大,可以分期建设,医院环境较好。缺点是医院交通路线、工程管线比较长,影响运行效率。

(3) 半集中式:能适应与满足不同规模的医疗机构,医院用地比较节约,内部交通路线相对短捷,也可创造医院优美环境。经过多年实践,目前采用此种形式的布局方式较多。

五、医院环境和景观规划

医院环境和景观规划是一个系统工程,应与医院建筑设计同步规划、整体考虑。医院是病人诊疗、修养、康复和生活活动的场所,也是医护人员医疗活动的场所。医院环境景观设计应充分体现对病人和医务人员的关怀和尊重,建立温馨、便捷的就医环境,可以让病人保持良好的心境,促进康复,又能使员工保持工作热情。环境景观设计应坚持因地制宜、合理规划的原则,结合医院特点,体现医院文化理念,做到合理安排、有序实施。

室内环境由空间形式、界面形式、色彩搭配、绿化等因素决定。门诊大厅是医院人流最集中、功能较繁杂的区域,是室内环境设计的最重要部门,应重视空间景观和环境的组织。在规划医院内部环境的同时,应综合考虑医院外部环境的设计,根据医院建筑绿化面积和容积率标准,设置不同规模和形式的景观绿化,创造室内外环境自然融合、亲切、舒适的医疗环境。针对建筑密度大、绿化面积有限的医院,可发展立体绿化。例如,根据医院建筑屋顶结构特点,考虑设置屋顶绿化。良好的医院环境,不仅为患者提供了散步、康复锻炼的场所,也有利于提升医院形象,增强医院核心竞争力。

六、医院建筑设计原则

医院建筑设计应贯彻安全实用、科学合理、技术先进的原则。根据建筑节能的各项规范要求,选用实用、耐磨、防滑、安全、易清洁和环保的材料。外饰面以朴素、简洁、大方为原则,充分考虑安全性、耐久性,原则上玻璃幕墙和石材幕墙应控制在 2 层以下。屋顶设计可结合当地建筑风貌和节能要求;严格控制窗墙面积比例;病房及其他病人活动区域内的窗户应安装限位器;医疗通道扶手以下墙面宜采用耐撞击、易清洗材料;诊室设计应体现以人为本的理念,尊重病人隐私,有条件的应设置单人诊室;住院部每病区宜设置病床 40 张左右,每病室设置床位 3~6 张。为确保医院运行安全,考虑到医院的业务发展,应做好医院后勤系统给排水、供电、消防、弱电等规划设计。手术室、重症监护病房、产房、婴儿室、抢救室、部分医技区域等可独立配置空调系统。医院发热门诊、肠道门急诊,抗震设计,建筑耐火等级和消防设施,医疗废物和污水处理,安全技术防范体系和无障碍设施等均须按照国家或行业有关标准设计。

第四节 医院的改扩建

近年来,随着医改的不断深入,政府对医疗卫生的资金投入不断增加,老百姓合理的医疗需求不断得到落实,为满足老百姓不断增长的就医需求,医院建设项目得到较快批准。目前,大多数建设项目是为提升服务能力的医院改扩建项目,其中包括原地改扩建项目、原址旁征地改扩建项目,还有异地重新选址的建设项目。

一、改扩建特点

（一）改扩建方案设计要求高

医院在改扩建方案设计时,由于是在现有基地基础上增加业务用房,势必造成原有流程的重新调整。新的布局设计要求流程更加合理、科学,服务更加便捷。因此,对改扩建方案的选择一定要适应医院的学科特点、现有建筑布局特点,结合未来业务发展需求实际制定,通过流程的重新优化,达到提高工作效率的目标。

新增医院建筑面积往往会有规划控制指标的变化,如建筑密度增加、容积率增加、绿化面积相对减少,这些都是对规划设计智慧的考验。

由于整体建筑面积的增加,也同样带来配套设施的需求增加,如锅炉、液氧、供电、给排水、污水处理能力等应统筹规划好,确保建设完成后能顺利运行,并体现在总体设计方案中。

（二）医院正常业务受影响

医院改扩建工程的多数模式是与医院现有建筑毗邻而建,而医院需要全天候不间断为病人服务。施工期间对医院正常业务的影响,主要是影响医疗活动的正常秩序,导致门诊、住院量下降,或者病人由此产生较大的怨气和不满情绪,严重的可能还会影响医疗效果。因此,在建设过程中不能影响医院正常业务的开展,要合理做好时间和空间的安排,合理制订切实可行的过渡方案,采取积极有效的文明施工措施来保障,同时尽量缩短建设周期。

二、改扩建原则

（一）坚持总体规划原则

医院的改扩建必须充分考虑医院的职能、科室特点及未来的发展等因素,结合当地经济社会发展、疾病谱变化情况,医院的服务半径、服务人群等,制订建设总体规划,在总体规划方案相对稳定的前提下开展建设,才能保障医院未来运行和发展的可持续性。总体规划一方面要具有一定的前瞻性、稳定性和先进性,同时为未来建设发展留出足够的空间。

（二）坚持合理布局原则

医院改扩建项目最难解决,也最应该解决好的就是建筑布局问题,建筑布局合理,流程设计科学,反之很难达到提高服务效率、让医患更加满意的建设目标。要根据医院的现有建筑和床位规模、服务容量、学科特点、未来服务重点,合理安排建筑的布局。规模较小的医院可采用集中布局方式,通过新建建筑与原有建筑功能的调整,实现流程的优化;规模大的医院,往往有实力较强的学科,可以将优势学科的门诊、医技、病房整体移出,建设学科大楼。同时,给原有的建筑腾出可利用的空间进行重新规划整合。

（三）坚持节能环保原则

随着全球绿色潮流的到来,以及我国建设资源节约型、环境友好型社会的需求,节能环保的绿色医院建设已成为具有共识的建设理念。因此,在建设中要最大限度地节约资源(节能、节地、节水、节材),保护环境和减少污染,提供健康舒适和高效的空间,建筑要与自然和谐共生。

(四) 坚持以人为本原则

医院的改扩建,必须体现以病人和医务人员为中心的建设思想。过去受制于建设资金的限制,当然也有设计理念的原因,在以往的医院建设中,没能很好地体现"以人为本"。即便近年大规模的医院改扩建,也仅仅是在服务病人、改善病人的就诊空间上采取了一定的措施,而在医务人员的生活空间上却考虑不多。因此在未来医院改扩建中,"以人为本"的理念要体现在为所有在医院中活动的人员考虑,而且要贯穿于建设的始终。

三、改扩建的工作程序

改扩建的基本工作程序是指建设项目从立项、设计、施工到竣工验收整个过程的工作程序。按照国家规定,分为 5 个阶段,即项目建议书阶段、可行性研究报告阶段、设计阶段、建设实施阶段和竣工验收阶段(详见本章第二节)。此处重点强调施工实施阶段的安全、质量、工期、投资控制和廉政建设的工作程序。

(一) 工程安全管理

在签订合同时就明确安全目标,健全安保体系。要求施工单位按规定配备安全员;加强安全教育,教育工人提高自我保护意识,特殊工种严格做到持证上岗。

在现场管理中,医院作为项目主体单位,应建立安全巡视制度,充分发挥工程监理和施工安全员作用,加大巡视检查力度和定期安全大检查,发现问题及时整改到位。对临边、洞口等关键部位加强安全防护措施,对临时用电、人货梯及其他大型机械设备作为检查重点,同时做好节假日和极端天气下的安全防范措施。

(二) 工程质量管理

工程监理是独立的第三方,受业主的委托对工程项目实施监督和管理,是工程项目现场的监督和质量管理核心。工程监理可独立行使检验权、签认权和否定权。

医院建筑涉及专业繁多,建筑工程中很多有特殊要求,需要监理工程师协调各方来控制质量。为此,监理工程师应采取一系列的措施实施全过程、全方位控制;在质量控制中设置质量控制点,针对影响质量控制的因素(人、机、料、方法、环境)采取事前、事中、事后控制。业主在项目实施中必须切实保障工程监理上述各项权利的有效实施。

在工程施工中,必须坚持按图施工的原则,规范操作规程,坚持建筑材料和预制构件、配件使用前的检测制度,监督检查每道工序、工种的质量,重点检查隐蔽工程和主要建筑结构,并按施工图纸和评定标准分段验收,上道合格后才能转入下道工序施工。参加给排水、暖通、电气和设备安装的试压、试水、试运转。

(三) 工程工期管理

要求施工单位制订科学的、切实可行的总进度计划表,作为整个工程建设周期的目标与参考。为了确保总工期目标实现,需每月制订月计划,每周制订周计划,合理安排工序衔接和施工流程。同时,科学合理地制订配套专业施工计划和时序,包括现场调度、材料安排等。尽可能避免交叉作业的"碰撞"造成工期延误。

在项目实施过程中,根据具体施工条件及时进行调整、优化计划,确保总进度计划的实施。预判工期滞后因素,针对性地加强工期滞后部位的作业力量,以达到如期竣工的目标。

(四) 工程投资控制

财务监理的投资控制工作应贯穿于项目的始终,协助业主切实做好投资控制工作。财务监理作为投资控制的第一责任人,主要完成资金监管、投资控制、财务管理、绩效评价 4 个方面的工作。财务监理应严格按照合同规定的比例拨付资金,同时对照施工图预算与项目概算进行动态调整和分析,确保投资控制得到有效落实。

(五) 工程廉政建设

在基本建设中必须重视干部队伍廉政建设,开展创"双优"活动(工程优质、干部优秀),制订和完善管理制度和流程,充分发挥医院纪检监察等部门的作用。强化风险预警机制,与有关单位签订勘察设计合同、建筑工程施工合同、材料设备供应合同等的同时应签订廉政协议,把党风廉政建设、工程建设领域突出问题专项治理工作、治理商业贿赂和腐败等相关工作有机结合,齐抓共管,形成合力。通过开展讲座、参观警示教育基地(巡展、监狱等)等多种形式的活动,在项目建设过程中形成制度建设、思想教育、监督防范为核心的预防腐败机制。

四、改扩建的模式

在选择改扩建方案时需反复论证、调研,综合考虑。中心城区很多医院因用地限制,只能因地制宜、就地改造;同时受到投资的限制,不可能在短时期内集中建设,只能是分期、分批逐步改善。为此,只能原地改扩建或在原址附近征地,在改造时特别注意在施工过程中对医院其他部门的干扰影响,或另在中心城区外异地新建分院,通过集团化管理,为病人提供良好医疗环境,提供优质服务。

(一) 原址改扩建模式

原址改扩建是在医院现有的用地范围之内建设,主要分为以下两种类型。

1. **整体改造型**　在现有医院的用地范围之内,分期拆除医院现有的建筑,重新规划建设。这种类型通常是一些历史较长、规模较大的医院改扩建项目。"历史长",意味着医院内有些几十年前的建筑,许多已经残旧或不适用于现代医疗功能的需求;"规模大",意味着这些医院已形成良好的品牌,服务的人口多,周边的居民已经形成固定的就医习惯,迁建较为困难。对于这种类型医院的改扩建,计划性是非常重要的,应根据投入资金的情况,有步骤、分阶段地实施改造。

2. **局部加建型**　在现有土地上局部增加一些医院的用房(最为常见的是加建住院综合楼),有效解决医院病房不足的问题,同时增设部分医疗设施。局部的加建要注意新旧建筑之间的有机联系,保持医院的整体性。这是目前绝大部分医院已经采取的建设模式,其主要优势是不需要新增土地。但是否能够实现该改造目标,受到现有地块的建设高度、建设密度、容积率以及绿化率等主要规划指标的制约。

(二)在原址附近征地扩建规划

为了满足医院业务量的增加、医疗设施的完善,在医院附近新征土地,增加业务用房,或者在医院周边收购城市现有的楼房,对其进行内部和外部的改造,包括内部结构、非承重的隔断、空调系统、消防系统、给排水以及外观等系列改造项目,使之成为功能较为合理的医院建筑。局部的加建要注意新旧部分之间的有机联系,保持医院的整体性,使规划从无序走向有序,逐步完成由老医院向现代化医院的转变。这种方式解决了规划指标的制约。但由于在中心城区,土地资源异常稀缺,出让土地价格高,巨额征地资金成为影响投资决策非常主要的因素。

(三)异地新建模式

由于老医院用地狭小、拥挤,或因技术条件限制无法进行原地扩建,或因城市规划要求,投资、土地、人口导入、医院管理等因素,可考虑异地新建。异地新建需考量服务人群、医院文化和专科特色等因素,按照区域卫生规划的要求,以及国家和地方的相关建设标准,做好医院发展总体规划,分期实施。这种方式是比较理想的模式,地处郊区,土地费用花费少,而且还可以争取政府的大力支持;并且在一块空白地块上建设,可以完全按照整体规划、分步实施的原则进行。但由于新园区建设往往地处郊区,要分析好需求与供给的关系;同时将医院的功能定位和承担的任务很好地结合,才能发挥新建医院的最大社会效益。

无论是医院的建设和改造均应先行做好总体规划,改变"见缝插针""头痛医头"的现象,避免造成功能分区的交叉及流程不畅等局面。规划首先应满足国家和地方规定的标准,根据自身情况,注重整体性和可持续发展,为病人和医务人员创造一个安全、人性化的诊疗和工作环境。为此,应广泛学习国内外医院建设的先进经验,明确医院的发展目标,并结合学科优势和实际,让规划具有前瞻性。

第五节　医院建筑大修管理

医院建筑大修主要包括因房屋建筑陈旧、破损,为保证其使用功能进行的修缮与加固工程;因医院医疗业务需求或质控以及运营标准调整而改变原建筑使用功能的改建工程、装饰装修工程、后勤相关设备设施改造工程等。

一、建筑大修的设计与预算

(一)建筑大修的设计

基本建设项目的设计分为3个阶段,即方案设计、扩初设计和施工图设计。医院建筑大修项目相比基本建设项目,其规模较小,一般采用2阶段设计和1阶段设计。

1. 规模较大、较复杂的大修项目　一般采用 2 阶段设计，分别为方案设计、施工图设计。

（1）方案设计：投资决策之后，在需求分析的基础上提出的具体开展建设的设计文件。

（2）施工图设计：主要内容是绘制正确、完整和尽可能详细的建筑、安装图纸，包括建设项目部分工程的详图、零部件结构明细表、验收标准与方法等。此设计文件应当满足设备材料采购、非标准设备制作和施工的需要，并注明建筑工程合理使用年限。

2. 规模较小、不复杂的大修项目　可以直接进行施工图设计。

（二）预算

2 个设计阶段分别对应方案设计投资估算和施工图预算。它们都是项目投资在不同设计阶段的体现，也是作为今后投资控制的目标值。

二、项目招投标

（一）必须招标项目的范围和规模标准

必须招标的项目，是指在法律规定的范围之内达到一定金额的项目，必须用招标方式进行采购。

根据《招标投标法》第三条规定，大型基础设施、公用事业等关系社会公共利益、公共安全的项目属于必须进行招标的范畴。因为医院建筑大修属于公用事业项目，所以是必须招标的项目。

按照《工程建设项目招标范围和规模标准规定》第七条规定，医院建筑大修项目设计、施工、监理以及与工程建设有关的重要设备、材料等的采购，达到下列标准之一的，必须进行招标：①施工单项合同估算价在 200 万元人民币以上的；②重要设备、材料等货物的采购，单项合同估算价在 100 万元人民币以上的；③勘察、设计、监理等服务的采购，单项合同估算价在 50 万元人民币以上的；④单项合同估算价低于第①、②、③项规定的标准，但项目总投资额在 3 000 万元人民币以上的。

按照《工程建设项目招标范围和规模标准规定》第九条规定，医院建筑大修项目符合以上规模标准的，全部使用国有资金投资或者国有资金投资占控股或者主导地位的，应当公开招标。

（二）招标方式

1. 公开招标　医院作为招标人，按照法定程序，在指定的报刊、电子网络和其他媒介上发布招标公告，向社会公众明示其招标项目要求，吸引众多潜在投标人参加投标竞争，招标人按事先规定的程序和办法从中择优选择中标人的招标方式。

2. 邀请招标　医院作为招标人，通过市场调查，根据承包商的资质、业绩等条件，选择一定数量单位（不能少于 3 家），向其发出投标邀请书，邀请其参加投标竞争，招标人按事先规定的程序和办法从中择优选择中标人的招标方式。

三、施工管理

(一) 安全管理

医院建筑大修项目与普通建设项目相似,存在以下通用的安全隐患,包括坍塌、触电、高处坠落、物体打击和机械伤害等;同时,由于医院建筑的特点,大修项目也可能对院内病人造成安全影响。所以一定要重视安全管理。

安全管理首先要制定安全管理目标及计划,然后根据目标和计划落实和实施安全技术措施。其程序一般为:①识别危险源;②确定项目的安全管理目标;③编制项目安全技术措施计划(或施工安全方案);④施工安全技术措施计划的落实和实施;⑤应急准备与响应;⑥施工安全检查。

(二) 质量管理

质量管理是指确立和实现质量方针的全部职能及工作内容,并对其实施效果进行评价和改进的一系列活动。质量管理的基本模式是策划、实施、检查和改进。因为医院建筑比较复杂,质量管理不仅仅是施工质量管理,还有设计质量管理。

1. 设计质量管理　①科学策划项目设计实施方案;②组织设计招标,优选设计方案及设计单位;③协调设计过程,正确详细地提出自己的需求;④控制设计深度,保证各阶段设计符合质量要求;⑤组织施工图图纸会审;⑥控制设计变更。

2. 施工质量管理　医院应运用施工全过程的质量监督管理和决策,保证项目达到合同确定的质量目标。医院可以通过施工监理单位监控施工单位的质量行为,协调施工关系,履行工程质量的监督责任。

(三) 投资控制

1. 合理确定投资控制目标　大修项目有很大的不确定性,需要大修的建筑一般已经使用了多年,结构条件一定不如新建建筑;同时,大修一般都伴随着先要拆除,较大比例的设备设施经过拆除不能再继续使用,等等。在确定大修范围、工程量时要合理考虑上述因素,正确估算,得到较合理的目标控制值。

2. 实施全过程动态控制　医院建筑大修项目的投资控制工作应从方案阶段开始,到实际造价的确定和项目审价后为止,贯穿项目的整个建设周期。

大修项目的建设周期虽然比基本建设项目的要短,但在预计工期内,许多影响工程投资的动态因素会发生变化,使得工程投资在整个建设过程中处于不确定状态,所以要实施动态控制。

四、竣工验收与审价

(一) 竣工验收

1. 验收条件　①施工单位完成工程设计和合同约定的各项内容;②监理单位对工程进行质量评估,具有完整的监理资料,并提出工程质量评估报告;③设计单位对设计文件及施工过程中由设计单位签署的设计变更通知书进行检查,并提出质量检查报告;④具有完整的技术档案和施工管理资料,工程使用的主要建筑材料、建筑构配件和设备的进场试验报告,以及施工单位签署的工程质量保修书;⑤建筑各系统联动调试合格。

2. 验收内容 ①检查工程是否按批准的设计文件建成;②检查工程质量是否符合国家相关设计规范及工程施工质量验收标准;③检查工程设备配套及设备安装、调试情况;④检查联调联试、动态检测、运行试验情况;⑤检查工程竣工文件编制完成情况,竣工文件是否齐全、准确。

(二) 审价

工程审价是建设工程全过程造价控制中的最后阶段,亦称之为工程造价事后控制阶段。在医院建筑大修项目中,一般由医院聘请有相关资质的第三方按合同约定及时审查施工单位递交的分部分项或整体工程价款结算,公正合理地确定单位工程的造价,并提供审查结果的书面报告(包括供料、设备价款,施工用水、用电的审核抵扣等)及相关汇总表。对应合同约定的结算原则,及时出具工程结算审核意见。

第六节 医院基本建设管理模式

随着社会主义市场经济体制的形成与完善,政府加大推进投资管理体制改革力度,积极建立规范的市场经济秩序,各地积极探索医院基本建设管理模式。回顾医院基本建设管理模式的发展,可分为医院自行管理的传统模式、设计总承包模式和代建制管理模式。

一、传统模式——医院自行管理

业主管理模式是传统的基本建设项目管理模式。我国医疗卫生系统基本建设在"十五"规划前实行的是医院自建、自管、自用的非专业化分散型管理模式。

1. 建设单位统揽模式 该模式主要在建国初期得到使用。在设计和施工力量十分薄弱和分散的情况下,建设单位自行组织设计及施工人员,自主招募工人和购置施工机械、材料、设备,自行组织项目工程建设。建设单位根据自身需求,自行完成前期论证工作,并就此向行政管理部门申请财政投资(如上海交通大学医学院附属新华医院的初期建设)。这种模式缺少约束性机制。

2. 基建处模式 该模式从20世纪80年代开始至今得到广泛应用。由医院基建处通过各种招标自行选择工程的设计、材料、设备供应、施工、安装、监理等单位,并分别与之签订合同。基建处负责全过程建设管理,通过各类合同管理达到项目管理的目的。这种模式代表部门或单位的利益,缺少专业化管理,而且将承担项目管理中的建设风险,容易造成投资超、工期拖、质量低等现象的发生。

二、设计总承包模式

为减少建设单位自行管理所承担的风险,将包括项目设计(包括概念设计)、设备采购、土建施工、设备安装、技术服务、技术培训直至整个项目建成投产的全过程均委托建设承包商负责,承包商将在固定工期、固定价格及保证性能质量的前提下完成项目的建设任务,即设计总承包模式(EPC),简称"交钥匙"工程。建设单位对建设功能、建设内容、交付时间等有明确要求,一般要严格控制变更。对承包商的监督和管理则通过合同管理来进行。对承包商而言,要求其对医院项目所涉及的工艺要求和技术装备有充分的理解与掌握,对项目施工要有很强的管理能力。承包商在合同范围内有较充分的自主权,建设单位不得干预。这种模式容易造成项目操作随意性较大。建设单位还要承担项目征地、项目报批、缴纳税费、筹措资金等项工作,并按合同支付相应的建设款项。因此,这种管理模式在一定程度上提高了工作效益。

三、代建制模式

随着我国投融资体制改革的不断深入,政府投资项目建设也从"投资、建设、管理、使用"一体化的形式向"投资、建设、管理、使用"四分开的模式转化。2004年7月,国家发改委发布《国务院关于投资体制改革的决定》,指出:"对非经营性政府投资项目加快推行'代建制',即通过招标等方式,选择专业的项目管理单位负责建设实施,严格控制项目投资、质量和工期,竣工验收后移交给使用单位。"其主要宗旨是为了解决在我国现有行政管理体制下,行政机关直接管理国家投资建设项目所形成的"投资、建设、管理、使用"四权合一的模式。

"代建制"就是以政府为主导,将由政府投资的非经营性项目通过专业化的建设项目管理,使"投资、建设、管理、使用"的职责分离,最终达到控制投资,提高投资效率和项目管理水平,使建设项目达到"双控"(控制建设规模,控制建设投资)、"双优"(工程优质,干部优秀)的目的。"代建制"是以分权和市场化的方式对政府机关的行政权力运行进行一定的限制,建立"各司其职、各有其权、各安其利"的责、权、利相互制约、相互作用的关系。"代建制"是我国政府投资项目建设管理模式的创新。在实施的效果上,主要表现为节省项目投资和工期、提高质量和预防工程建设领域腐败现象。所以,"代建制"或项目管理承包(PMC)是代表业主对工程项目进行全过程、全方位的项目管理,包括工程的总体规划、项目定义、工程招标,选择设计、采购、施工,并对设计、采购、施工进行全面管理。

EPC、设计-施工总承包(DB)是按照合同的约定承担工程项目设计和施工,并对承包工程的质量、安全、工期、造价等全面负责。工程项目总承包,即按照合同约定对工程项目的勘察、设计采购、施工、试运行(竣工验收)等实行全过程若干阶段的承包,与项目管理模式虽有近似之处,但也有较大差别,这也是其可以独立成为一种管理制度模式的主要原因。

(一) 上海模式

1. 上海代建组织结构　上海市政府投资工程管理体制改革于2001年启动。根据上海市人民政府关于建设体制要实行"政府组织、企业运作、市场竞争、形成合力"的要求,为了加快上海市市级医院投融资体制改革,尽快建立规范的市场经济秩序,并积极探索市级医院基本建设的新模式、新机制,先后成立了上海市卫生基建管理中心、上海申康卫生基建管理有限公司(简称"卫建"),以适应投资多元化、管理社会化、经营市场化的新形势。"卫建"是一家为医疗卫生系统基本建设提供咨询服务和项目管理的专业单位,在市级医院"十五""十一五""十二五"规划期间,"卫建"以代建制管理的模式,承担了市级医院基建工程规划项目 75项,已竣工完成 51 项,尚处在建设中的有 10 项,进入前期阶段项目的有 14 项。共投入资金256.4亿元,建设总面积近 300 万平方米。

代建制管理模式,使上海市市级医院建设项目实现了"投资、建设、运营、监理"四分开,切实提高了基本建设管理水平,提高了投资的社会效益与经济效益,最终使项目能按期、按质完成,并实现项目"双控""双优"的目的。在已竣工完成的项目中,被评为"鲁班奖"及"国优质奖"的有 8 项,评为"白玉兰奖"的有 35 项。这些基本建设从根本上改变了上海市市级医院的医容医貌,显著改善了老百姓的基本医疗条件。

上海代建组织结构见图 3-2。

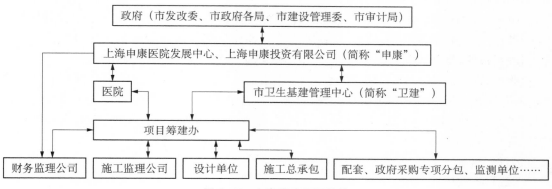

图 3-2　上海代建组织结构

2. 代建制项目管理实施模式

(1) 投资人:上海申康医院发展中心履行政府国有资产举办公立医疗机构职能,投资举办市级公立医疗机构,负责市级公立医疗机构重大决策、资产权益和经营者聘用,以及投资、建设、运营、管理与考核,确保政府办医宗旨的实现和国有资产的安全有效。作为国有资产管理与投资人,负责国有资金投资拨付计划与审批及财政资金落实。在《项目建议书》报相关部门审批前,要求使用人提交《建议项目投资控制标准控制承诺书》,包括承诺保证按照批准概况的投资和规模、批准和扩初设计平面布置的工艺流程进行建设,对于特殊情况和不可抗力引起的各种变更,超过投资 10 万元以上的必须报投资人进行研讨、审核、批准、备案后方可实施;对代建人、使用人与项目建设有关的各政府主管部门的关系给予协调;对项目筹建办组织人员配置进行审核批准;对财务监理单位进行考核、付款。投资人在代建工作完成后,组织对代建人进行客观、全面、公正的绩效评价。

(2) 使用人:医院方负责项目立项,提供医院现状情况、医院的总体发展规划以及项目用地、施工用地的周边各种配套及征询,提供医院资金使用的财务状况,落实项目自筹资金,提供医疗、科研、教学等使用要求。请"卫建"代理编制《项目建议书》《可行性研究报告》和《设计任务书》,并会同项目筹建办做好各项前期准备工作,确认项目工艺要求、方案扩初、施工图工作,并对各重要工作做好医院的"三重一大"台账登记。医院领导派员参加项目筹建办,并担任筹建办主任或副主任,参与建设项目的全过程管理,负责同医院各有关部门的沟通联系。

（3）代建人："卫建"是代建制管理的执行机构，以项目管理为龙头，以"双控""双优"为抓手，加强基本建设管理，严格遵守基本建设程序，提高基本建设管理水平，做好"三控制"。以科学合理、优质高效、优化资源、优势互补、资源共享，以制度加科技管理为立足之本，推进基本建设管理社会化。充分发挥整体优势，全面提高投资项目的全过程管理水平和基本建设投资效益，达到质量、投资、工期最佳组合，实现预定的功能，最优地实现代建制项目的总目标。

在《项目建议书》批准后，由投资人批准，"卫建"与医院成立联合筹建办，由"卫建"领导和医院领导分别任筹建办正、副主任，"卫建"派出专业技术人员参加筹建办工作。投资人、使用人签订代建合同，根据要求总体策划实施方案，编制《项目代建管理操作手册》。通过PM-C管理暨风险防控平台进行各阶段管理工作，建立好质量、投资、进度、安全、廉政控制体系。对新技术、新材料、新设备的应用进行推广，并对项目管理中好的经验进行交流。

（4）筹建办：筹建办是项目实施的具体管理实体。确立项目管理目标，成立筹建办，设立管理组织机构，制订筹建办的各项管理制度与操作手册。以建设方名义向当地行政管理部门进行报建，办理各项审批手续，同时组织做好项目各阶段的招标工作。办理开工前相关工程质量、安全监督手续，按照合同管理制度要求洽谈、签订各类经济合同，按程序进行审核，同时负责实施阶段的现场管理工作，对方案认证各类变更、各类会审及质量事故处理的协调工作。执行定期例会制度，负责资料管理，组织各专业阶段验收工作，做好审计的配合固定资产移交工作。

（二）深圳模式

深圳作为我国最早建立的经济特区、改革开放的窗口和试验地，在政府工程管理方式改革方面进行积极探索。20世纪80年代末期，深圳市政府设立建筑工务局，负责部分政府投资项目的建设管理。在2001年进行机构改革中，建筑工务局负责政府投资的市公共工程建设管理的专门机构，代表政府行使业主职能和管理职能。在工程中组织协调和监督管理工作，对承建的政府投资工程一律实行"交钥匙"工程。

深圳的建筑工务局相当于代建制方式下的政府委托的"代建方"，由它对政府投资项目进行管理，实质上是"代建制"的一种模式（图3-3）。其具体职责：①参与编制工程项目中长期建设规划和年度计划，医院主持编制工作。②参与建设项目的前期工作，医院主持前期工作。③根据市计划部门下达项目计划，组织施工图设计与审查，编制项目预算并分别报有关部门审批。④负责项目施工报建、招标、委托监理、签订合同、质量登记、安监登记等施工

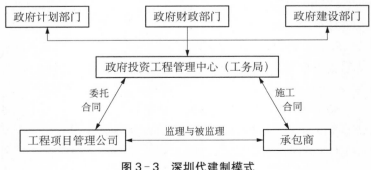

图3-3　深圳代建制模式

准备工作。⑤负责编制项目的结算、竣工决算送审,组织有关单位进行工程竣工验收,并办理产权登记和资产移交手续。

(三)北京模式

将社会公益性的政府投资项目委托给一些有实力的专业公司(房地产开发公司、监理公司、工程咨询公司、总承包企业),由这些公司代替业主对项目实施建设,并在改革中不断对这种方法加以完善,逐步发展成为现在的项目代建制度。从 2002 年,北京市发改委在医院、疾病预防控制中心等项目实行代建制试点。2004 年 3 月 1 日,北京市发布《北京市政府投资建设项目代建制管理办法(试行)》,并自发布之日起实施。它要求代建单位必须是具有相应资质并能够独立承担履约责任的法人。

项目业主在项目批准后,将整个建设项目的前期准备、实施、竣工、验收以及项目建设工程质量、投资控制全部工作任务委托给具有相应资质的单位进行建设管理,代业主履行工程建设管理职责,包括选择勘察、设计、施工、监理企业,并签订合同。代建单位经济报酬包括代建费用以及投资节余,可以将工程节余的 5% 奖励给代建单位,而突破投资的代建单位则要支付突破额的 2% 作为罚金。

第七节　医疗工艺设计

医疗工艺设计是根据医院医疗功能需求,对其医疗业务结构、功能、流程、相关技术条件及建筑、信息、医学装备等各类资源配置所进行的系统性专业设计。

现代医院建筑是跨专业的综合建筑,是对医学、医学装备工程学、建筑学、社会学、经济学、信息学等多领域科学技术的整合应用,集居住建筑、商业建筑、工业建筑属性于一体,具有系统综合性、复杂性的特点。而医疗工艺设计是医疗和建筑的桥梁,通过工艺设计将医疗指标和行为空间进行合理匹配,将医院相关的医疗指标转化为建筑设计所需的空间指标和技术指标。

医疗工艺设计为医院建筑设计提供依据,并与建筑设计的深化和完善过程相配合。通过医疗工艺设计,有利于编制既符合客观规律又具有可操作性的设计任务书和可行性研究报告指导建筑设计,减少医院建设在项目规模、功能、流程、投资等可能出现的偏差。《综合医院建筑设计规范》(GB51039—2014)特别在原规范的基础上增加了医院工艺设计章节,明确提出"医院建筑设计应满足医疗工艺要求"。

一、阶段划分

医疗工艺设计可分为前期设计和条件设计两个阶段。在目前国内外医疗工艺设计实际工作中,工艺前期设计又分为工艺规划设计和工艺方案设计。

一般民用建筑工程设计工作划分为方案设计、初步设计和施工图设计。医疗工艺是为相应的建筑设计提供依据的,因此其各阶段都早于对应的建筑设计阶段。例如,先进行医疗工艺规划设计,后开始建筑方案设计;先进行医疗工艺方案设计,后开始初步设计;在初步设计进行的同时,工艺完成条件设计内容,并在施工图设计阶段完善工艺条件设计。工艺设计与建筑设计交替进行,直至项目所有设计内容完成。工艺设计的各阶段成果也应在相应的建筑设计阶段开始前提交。例如,医疗工艺规划成果中的建筑设计任务书应在建筑方案设计之前提交,一级、二级流程设计应在方案设计的平面图设计之前提交;而工艺方案阶段的设计成果工艺设计报告和同一阶段的工程可行性研究报告需要在初步设计前提交。医疗工艺设计与建筑设计各阶段对应关系如表3-1所示。

表3-1 医疗工艺设计与建筑设计各阶段对应关系

建筑设计阶段	设计准备 (概念方案设计)	方案设计	初步设计	施工图设计
医疗工艺 设计阶段	工艺规划设计	工艺方案设计	工艺条件设计	工艺条件设计优化

二、内容与要求

医疗工艺前期设计(工艺规划设计和工艺方案设计)必须满足编制可行性研究报告、设计任务书及建筑方案设计的需要,包括医院项目定位、功能规划及医疗流程设计等,其设计成果是医疗工艺设计报告。医疗工艺条件设计是在前期设计的基础上,利用已完成的建筑方案设计图进行详细的医疗工艺图深化设计,并具体明确地提出水、电、空调、医用气体和防护设施等技术条件、技术指标参数,其设计成果是医疗工艺图及技术说明,与建筑初步设计阶段相对应,并为其提供设计依据。医疗工艺设计应提供医疗工艺系统说明、医疗任务量计算书、医疗工艺流程设计(一级、二级流程)、医学装备配置及说明(含技术条件及参数)、医疗用房配置要求(含用房条件)、医疗相关系统配置(医用气体、物流传输系统等)等文件。医疗工艺设计各阶段主要设计内容如表3-2所示。

表3-2 医疗工艺设计各阶段主要设计内容

工艺设计阶段	主要设计内容	标志性成果
工艺规划设计	医院定位、医疗指标测算、医院学科设置规划、医疗功能单元设置规划与任务量测算、建设规模测算、功能房型研究与面积分配、医学装备配置计划、医疗用房配置计划、医疗交通与物流规划、设计任务书编写	设计任务书
工艺方案设计	医疗任务量细化设定(门诊、住院、手术等)、医疗功能单元设置与任务量优化设计、一级医疗工艺流程设计、二级医疗工艺流程设计、医疗工艺相关专业设计方案(水、电、医用气源、净化等)、医疗交通与物流方案设计、医院信息流方案设计	工程可行性研究报告 (包括医疗工艺设计报告)
工艺条件设计	一级与二级医疗工艺流程优化、医学装备选型及技术规格、房间及设备点位布置要求、家具平面图设计、标识系统设计说明	医疗工艺图 及技术说明

（一）工艺规划设计的内容与要求

工艺规划设计是对医院功能的规划，目的是为了确定医院定位、医院学科设置、医疗工作量以及医疗功能单元规模等。需要分析广泛的信息条件，根据项目定位、医疗需求、国家（包含政府各级部门）的相关标准和规范等，通过分析、梳理、测算医院建设相关医疗指标，并最终完成设计任务书的编制，从而正确指导建筑设计。

工艺规划设计主要包含以下工作内容：医院定位、学科设置、医疗任务量测算、建设规模测算、医疗功能单元设置规划与任务量测算、功能房型研究及面积分配、医学装备配置计划、医疗用房配置计划和设计任务书。

（二）工艺方案设计的内容与要求

工艺方案设计主要目标是确定符合医院合理有效的功能空间关系。完成空间指标和空间资源的完整结合，为各个医疗功能单元提供医疗功能房间组合方案。工艺方案设计主要是落实医疗策划与功能需求，平衡建筑资源匹配，确保概念性方案能够满足医疗服务功能需求，设计理念与医疗要求不相矛盾。工艺方案设计是将空间指标和条件转化为图幅信息的过程。直接实现医疗流程、医疗设备、医疗资源的配置及匹配的目标。合理的工艺方案对策有助于提高和完善工艺设计体系。工艺方案设计主要与建筑方案设计相对应。该阶段的成果是工艺设计报告。

工艺方案设计主要包含以下工作内容：医疗任务量细化设定、医疗功能单元设置与任务量优化设计、一级医疗工艺流程设计、二级医疗工艺流程设计、医疗工艺相关专业设计方案（水、电、医用气源、净化等）、医疗物流方案设计和医院信息流方案设计。

（三）工艺条件设计的内容与要求

工艺条件设计是将医疗要求具体化、详细化的工作。主要是在工艺方案的基础上，确定每个功能房间内部的医疗工作流程，并根据医疗工作开展的要求确立与建筑实现有关的设计条件，最终将这些条件反应在专项图纸中。其他各专业应按照工艺条件对应满足相应的医疗需求。工艺条件设计时间跨度从初步设计开始直到施工图阶段完成。

医疗工艺条件设计的工作内容包括：一级与二级医疗工艺流程优化设计、医学装备选型及技术规格、房间及设备点位要求（包括房间、设备所需的医疗净化通风点位、给排水点位、医用气体点位、网络电话点位、功能插座等条件要求）、家具平面设计、标识系统设计说明等。该阶段最终成果是医疗工艺图及技术说明。

三、医疗工艺设计参数

在工艺设计的各个阶段，医疗工艺设计参数应根据不同医院的要求研究确定。当缺乏统计数据时，可根据每诊室日平均门诊次数、每护理单元病床数、医院主要诊断治疗设备日均检查数及分科门诊、住院比例等基础指标，初步估算医院各科室门急诊规模、床位规模、医学装备配置等，并结合区域中长期社会经济发展规划及医院实际情况加以修正。一些可用于工艺设计估算的参数见表 3-3～表 3-6。

表3-3　部分医学装备工作效率估算参数

医学装备名称	日均检查或治疗人次	医学装备名称	日均检查或治疗人次
数字减影血管造影机	3～5	彩色超声诊断仪	40～60
数字化拍片机	40～50	心脏彩色超声诊断仪	15～20
数字胃肠机	10～15	电子内镜	10～15
心电图	60～80		

表3-4　各临床科室门诊量占总门诊量比例估算参数

科别	占门诊总量比例(%)	科别	占门诊总量比例(%)
内科	28	儿科	8
外科	25	耳鼻喉科、眼科	10
妇科	15	中医	5
产科	3	其他	6

表3-5　各临床科室住院床位数占医院总床位数比例估算参数

科别	占医院总床位比例(%)	科别	占医院总床位比例(%)
内科	30	耳鼻喉科	6
外科	25	眼科	6
妇科	8	中医	6
产科	6	其他	7
儿科	6		

表3-6　部分医疗功能单元服务容量参数

医疗功能单元名称	单位	服务容量参数
护理单元	床	每单元40～50张
重症监护病房(ICU)	床	总床位数的2%～3%
急救抢救部	床	按照急救通过量测算
手术室	间	总床位数的1/50 或外科床位数的1/30～1/25
门诊诊室	间	日均门诊量的1/60～1/50

第八节　基于建筑信息模型技术的项目管理

　　建筑信息模型(building information modeling，BIM)是建筑行业在信息化进程中备受关注的技术，它是建筑设施数字化、空间化、可视化模型。BIM 模型与其他传统的三维建筑模型有着本质的区别，其兼具物理特性和功能特性。其中，物理特性可以理解为在三维空间的几何特性，功能特性则是指 BIM 模型包含与该建筑设施有关的所有信息。

医院建筑作为特殊的公共建筑,功能复杂,且社会影响性大,其全生命周期管理具有很大的挑战性,建设过程中存在各参建单位之间沟通协调困难、数据共享协同不畅,导致项目出现延误、浪费,甚至错误等现象。在目前项目管理技术中,尚无根本性解决办法。

BIM 技术在医院建筑全生命周期中的应用,则顺应了现代医院建筑施工与运维管理的需求。医院是医院建筑项目的总组织者、总领导者,基于医院自身的立场,将 BIM 引入项目管理中,对提高院方的项目管理水平具有积极作用。

目前多数情况下,国内医院基本建设 BIM 技术的应用主要还是集中在设计、施工阶段的点式应用,重在解决项目中的某些孤立的技术难点,这一趋势不利于医院建筑 BIM 应用的深入推广,也难以促成 BIM 技术在医疗卫生行业的可持续发展。为充分发挥 BIM 的功能,提升 BIM 应用成熟度,应将 BIM 技术嵌入项目管理(PM)的整个过程中,实现医院基本建设领域基于 BIM+PM 的全生命周期精细化管理。

一、BIM 应用与项目管理结合

BIM+PM 的应用模式可以解决生产协同和数据协同这两大难题,可以深入到成本管理、进度管理和质量管理等工程管理的各个方面。BIM 技术与 PM 的集成应用可从以下几方面发挥作用。

1. BIM 技术为综合项目管理提供数据集成的有效手段　BIM 是基于三维几何模型的应用技术,集成不同阶段、不同信息和不同专业的共享资源,为项目管理过程的数据集成提供了有效的手段。

2. BIM 技术为综合项目管理提供更加精准有效的分析数据　BIM 技术侧重于工程量的测算、变更算量和方案模拟优化等工程管理过程业务点的应用,为工程管理的流程审批提供了依据,有效提高了工作效率。

3. BIM 技术可以提高工程管理单元点间的数据协同和共享效率　BIM 技术与项目管理的集成应用,有助于提高各单元间的数据协同,也有助于提高彼此的共享效率。

4. BIM 技术与综合项目管理的集成信息化平台作为支撑　各参建方以 BIM 模型为中心,并且基于统一模型,完成业务数据与管理过程的高度协同。

BIM 技术能够实现工程项目全生命周期的信息交换,实现项目全过程的精细管理,为产业链贯通提供技术保障和有效管理模式,促进建筑领域生产和管理方式的变革,保证工程质量水平的提高,推动建筑产业化和可持续发展。

二、建设单位主导的 BIM 组织模式

随着 BIM 应用范围的扩大和应用深度的增加,全过程、全方位 BIM 应用逐渐成为医院建设项目的实际需求。BIM 最终解决了项目全生命周期所存在的信息管理问题,为项目全过程提供增值服务,而设计和施工单位在客观上无法解决 BIM 的全生命周期应用问题。

此外,医院是项目的总组织者、总协调者和总继承者,也只有医院方才能洞悉 BIM 的应用需求,整合各方资源和协调 BIM 应用,使 BIM 应用融合于前期决策管理、实施期项目管理和运营期设施管理。因此,建设单位为主的应用模式,能较好地满足医院建设项目管理的现

实需求。但是,由于建设单位的专业性和 BIM 应用经验往往不足,需要聘请专业的 BIM 咨询单位提供全过程、全方位的 BIM 应用支撑,建设单位、代建单位、BIM 咨询单位等共同构成了建设单位 BIM 应用团队,开展全生命周期 BIM 应用的策划、实施、组织和协调。

三、BIM 应用实施基础

1. 合同明确各参建单位 BIM 要求　在建设单位 BIM 应用主导的基础上采用基于 BIM 的 PM 模式,意味着需要医院聘请专业 BIM 咨询服务单位进行项目各阶段的 BIM 应用。但是,并不是 BIM 咨询服务单位单方面来完成 BIM 应用,而是医院及各参建方共同参与,形成合力来发挥 BIM 应用的最大价值。因此,在对各参建方招标时,需要以合同的形式要求各参建单位进行 BIM 应用。

2. BIM 咨询单位提前介入　BIM 应用切入越早,应用价值越大。为了更好地在设计阶段开展 BIM 技术的应用及让 BIM 应用在项目全生命周期中发挥更大的作用,建设单位最好在方案设计阶段前完成对 BIM 咨询服务单位的招标,让 BIM 开发与应用贯穿整个设计阶段,同时更好地延伸到施工阶段、竣工交付阶段以及医院运行和维护阶段。

3. BIM 应用组织保障　组织结构必须依据战略而设计,想要发挥 BIM 技术在医院建设项目全生命周期运用的最大效益,从项目一开始就必须进行 BIM 应用的组织设计。同时,要谨记 BIM 的应用不是 BIM 咨询单位一方就能完成的,需要项目建设单位以及各参建方共同参与,形成一种合力才能发挥 BIM 应用的最大价值。因此,在实施阶段有一个强有力的组织进行保障是 BIM 应用实施的关键基础。

四、基于 BIM 的项目管理平台应用

信息管理是实现项目实施全过程集成化管理的重要条件,基于 BIM 的项目管理平台植入 BIM 模型后,工程项目信息的种类、数量和关联将变得更为复杂。构建基于 BIM 项目管理平台的重要任务是做好建设过程产生的 BIM 信息的提取、与管理信息的无缝集成以及基于权限的项目参与方共享访问。

在基于 BIM 项目管理平台的运行中,项目参建方上传的信息在平台中集成,用户向云端服务器发送信息查询、业务处理、模型上传、模型下载等操作请求,系统根据用户需求提取数据并进行加工,通过可视化界面反馈给用户。

在基于 BIM 项目管理平台构建中,模型层将起到核心作用。需要针对全生命周期中不同阶段功能模块的应用需求,关联对应的 BIM 模型,从数据层获取信息,产生相应的子信息模型。在这个过程中,BIM 模型的关联修改、一致性、协同等工作非常重要,这些是实现 BIM 在全生命周期各个阶段集成应用的基础。

项目管理平台中的 BIM 模型和信息的应用,是和项目建设过程同步的连续过程。BIM 模型和信息随着项目开展的不断深化和细化,确保全生命周期管理者通过平台获取的数据和信息及时准确。

五、医院建设项目 BIM 应用目标

BIM 的技术核心是在计算机中建立虚拟的建筑工程三维模型,同时利用数字化技术,为该模型提供完整的、与实际情况一致的建筑与设施信息库。BIM 模型中包含的信息还可用于模拟建筑物在真实世界中的状态和变化,使得在建筑物建成之前,项目的相关利益方就能对整个工程项目的建设与运行作出最完整的分析和评估。结合医院建设项目全生命周期管理的挑战,医院建设项目各个阶段应用目标应包括但不限于以下几点。

1. 前期及策划阶段的 BIM 应用目标　利用 BIM 的三维可视化和数字化技术,以及人流、物流和工艺模拟分析技术,通过方案论证集成会议,可充分吸收医院管理方与各参建单位的意见和建议,通过价值工程和多方案可视化比较,进一步提高医院决策方案的科学性,减少后期重大变更。

2. 设计与施工准备阶段的 BIM 应用目标　进行方案构思,协调建筑外部环境和内部功能布局分析;进行设计效果分析,对设计方案进行深入研究;进行专业管线综合,提高管线综合的设计能力和工作效率;进行造价测算,有效控制施工成本,实现成本控制。

3. 施工阶段的 BIM 应用目标　通过三维建模、四维施工模拟、造价测算、RFID 等射频技术应用、现场安全管理等辅助施工阶段项目管理,能进一步提高医院建设管理的精细化水平。

4. 竣工验收阶段的 BIM 应用目标　通过 BIM 与施工过程记录信息的关联,包括隐蔽工程资料在内的竣工信息集成,以及后续的物业管理及未来进行的改扩建过程中可以为医院及项目团队提供有效的历史信息。

5. 运维阶段的 BIM 应用目标　通过和已有的建筑自动化系统进行集成,包括监控系统、门禁系统、能源管理系统、车位管理系统等,形成基于 BIM 的智慧医院后勤管理平台,提升医院可持续发展水平。

第九节　基本建设项目绩效评价

一、概述

(一) 基本建设项目绩效评价概念

基本建设项目绩效评价是指按照公共财政要求,对使用财政性资金投资的基本建设项目建设的必要性、合理性及产出绩效进行科学分析和比较,以综合评价政府财政支出基本建设项目的经济性、效率性和效果性的一个系统过程。

(二) 基本建设项目绩效评价的目的

基本建设项目的绩效评价是运用绩效评价的方法,综合考量已实施基本建设投资项目的有效性,从中总结经验教训并提出对策建议等。有利于改进现行政府投资资金支出行为和方式,加强各单位部门预算管理,进一步促进各单位完善调整投资结构,加强资金管理,以

及相关部门提高决策水平和资金的使用率,最大限度地发挥有限的投资效益。

(三)基本建设项目绩效评价的内容

基本建设项目绩效评价工作的主要内容包括项目实施内容,项目预期目标完成情况,项目完成后产生的社会、生态和经济效益情况,资金管理效率,项目管理的制度化、规范化、程序化建设等。基本建设项目绩效评价贯穿整个项目周期,即包括项目前期、项目建设期、项目竣工运营期,其中以项目运营期的运行情况为重点。

1. 项目前期的绩效评价　在安排项目投资预算前,采用科学的方法对项目在社会、经济、财务、生态环境等方面的效益进行全面系统的分析与评估,判断项目是否值得投资,效益及效果如何等。

2. 项目建设期的绩效评价　对建设期项目工程及财务管理等方面进行评估,主要包括建设管理制度执行情况、工程进度及质量、各项合同执行情况、投资概算预算执行情况、财务管理及会计核算、建设资金使用管理情况、建设工期及施工管理水平、洽商变更签证情况、与预期目标的偏差情况、对环境的影响等。

3. 项目竣工运营期的绩效评价　对建设项目建成投产(或交付使用)后实际取得的经济与社会效益及环境影响进行综合评估及评价。主要从是否达到了预期目标或达到目标的程度、完成的情况、成本效益分析评价、对社会经济和环境实际影响、项目可持续性等方面对项目进行评价。

二、上海市基本建设项目绩效评价的实践

2004年,财政部《关于开展中央政府投资项目预算绩效评价工作的指导意见》和中央经济建设部门《项目绩效考核评价管理办法(试行)》发布后,上海市财政部门以财政资金投入集中的卫生系统为试点,以项目运营期运行情况为重点,探索实践本上海市政府基本建设项目,逐步建立相应的绩效评价制度和办法,并随着新形势、新要求和新发展不断补充和完善。

(一)评价对象

完成审计决算且截至绩效评价基准日已投入使用两个以上完整年度的公立医院市财力(含市财力贴息贷款)基本建设投资项目。

(二)实施主体

由上海市财政部门统一管理、指导、监督,行业主管部门负责组织实施。具体评价工作由行业主管部门委托社会中介机构进行。

(三)实施程序

1. 确定评价对象及实施机构　行业主管部门根据评价对象的选择标准,确定具体实施项目,并根据评价的要求,选择并委托合适的第三方机构实施评价。

2. 制订方案,现场评价　第三方机构根据有关的绩效评价办法,以绩效评价指标体系为纲要,针对评价对象,拟定评价工作方案。第三方机构根据工作方案,到评价对象现场采

取勘查、问卷、复核等方式收集、整理基础数据和资料,根据绩效评价指标体系计算评价结果,对项目作出初步总体考核评价分析报告。

3. 出具报告,总结上报　经行业主管部门初审同意后,评价实施单位出具正式评价报告,并由行业主管单位将评价结果、存在的有关问题和建议形成书面材料上报上海市财政局,并将评价项目建立工作档案备查。

(四) 指标体系

绩效评价体系是基本建设项目绩效评价的核心。良好的绩效评价指标体系应该内容完整、定义具体、形式独立、口径一致、更新及时,具有完整性、协调性和比例性的特征。

目前,市级医院基本建设项目绩效评价使用的指标体系,是基于财政部《关于开展中央政府投资项目预算绩效评价工作的指导意见》规定的一级指标基础上,结合市财政部门、卫生预算主管部门的管理要求,形成三级 37 项指标的测评体系,从实施内容绩效、功能绩效、财务投资管理绩效、运行效益绩效、公共效益绩效 5 个方面对整个项目周期进行全面、综合考评。

1. 指标内容的选取原则

(1) 通用性原则:尽量选取相关规定中已经有明确规定的指标。

(2) 适用性原则:充分考虑新建项目、整体迁建项目、改扩建项目以及大修 4 类项目的内容。

(3) 代表性原则:避免面面俱到,突出重点。

(4) 定量化原则:指标应尽量可以量化,或者通过定性化指标转化为定量。

(5) 导向性原则:体现政府对市级医院基本建设项目的投资要求。

2. 评价指标体系权重的设计原则　对涉及规模控制、资金使用、财务管理和资产使用限制性要求有警示意义,同时符合上级主管单位的对医院基本建设的导向要求。

3. 评分标准的选取原则　考虑计分可明确计量、判定标准化、标志明显,尽可能选取通用标准,或者是行业标准,则优先选用通用或行业标准;如达标类评价可有明确的第三方依据等,使得评分更客观,具有通用性、易得性、确定性等优点,实际运用更便捷、可行。

(魏建军　余　雷　王　岚　赵海鹏　尹远芳　李晶慧)

第四章

医院设施设备管理

医院设施设备管理,包括供电系统管理、供热系统管理、空调与通风系统管理、冷热电联供系统管理、给排水系统管理、医用气体管理、电梯管理、通信管理、交通运输管理、停车场管理等 10 个系统。为了确保各个系统设施设备的安全运行,必须制订严格的管理制度、岗位职责、操作规程和应急预案。运用互联网技术建立医院后勤设施设备智能化管理平台,为医疗、教学、科研、保健工作提供安全、可靠、高效的后勤保障服务。

第一节 供电系统管理

医院的供电可靠性、安全性对一家医院的正常运行具有十分重要的作用,就如同汽车的燃油,如果没有正常燃油供应,汽车的一切活动将无法进行。因此,医院供电系统的管理是医院后勤设备管理的重中之重。

一、供电系统组成

医院属于重要电力用户,供电电源一般包括市政供电电源(主供电源和备用电源)和自备应急电源。

1. **市政供电电源** 采用多电源、双电源或双回路电源。

(1) 特级重要电力用户:具备 3 路电源供电条件,其中两路电源应当来自两个不同的变电站。当任何两路电源发生故障时,第 3 路电源能保证独立正常供电。

(2) 一级重要电力用户:具备两路电源供电条件,两路电源应当来自两个不同的变电站。当一路电源发生故障时,另一路电源能保证独立正常供电。

(3) 二级重要电力用户:具备双回路供电条件,供电电源可以来自同一个变电站的不同母线段。

大型医院一般由 35 kV 和 10 kV 两种高压供电直接进入医院总配电房,总配电房内设置变压器,将市电转变成 400 V 低压供应整个院区用电。考虑到供电安全性,现高压供电都设计为单独两路高压供电线路入院。一旦市政电网有波动或者有计划性检修,医院供电系统就能切换到没有故障的那条线路,以确保医院的正常运行。小型医院及社区医院一般由

400 V低压进行供电。

2. 自备应急电源　采用发电机组(柴油、汽油、燃气)、不间断电源(UPS)、应急电源(EPS)、移动发电装置等。配置原则：①电源容量至少应满足全部保安负荷正常供电的要求。医院的保安负荷部门和设备设施包括急诊部、洁净手术部、监护病房、产房、婴儿室、净化病房、血液透析室、治疗室、输血科、CT、MRI、直线加速器、培养箱、标本冰箱、恒温箱以及其他必须持续供电的精密医疗装备、消防和疏散设施、信息机房、总配电房、各楼层配电房及配电箱、防雷接地系统等。②应依据保安负荷的允许断电时间、容量、停电影响等负荷特性，按照各类应急电源在启动时间、切换方式、容量大小、持续供电时间、电能质量、节能环保、适用场所等方面的技术性能配置。③有特殊供电需求的应配置外部应急电源接入装置(应急联络柜)。④自备应急电源应符合国家有关安全、消防、节能、环保等技术规范和标准要求(表4-1)。

表4-1　医院自备应急电源典型配置

医院保安负荷名称	允许停电时间	配置自备应急电源种类	工作方式	后备时间	切换时间	切换方式
应急照明、疏散照明	≤1 min	蓄电池/UPS/EPS	热备/冷备	>30 min	<5 s	ATS
消防设施	≤1 min	EPS/柴油发电机组	热备/冷备	>60 min	<30 s	ATS
手术部的手术室、术前准备、术后复苏、麻醉、急诊抢救、血液病房净化室、产房、早产儿室、重症监护、血液透析、心血管DSA，上述环境的照明及生命支持系统	≤0.5 s	UPS+发电机	在线/热备	持续到恢复供电	<0.5 s	在线
上条所述环境及急诊诊室，急诊观察处置，手术部的护士站，麻醉室，石膏室，冰冻切片，辅料制作消毒辅料，功能检查，内镜检查，泌尿科，影像大型设备，放疗设备，核医学设备，试剂储存、分装、计量等，高压氧舱，输血科贮血，病理科取材、制片、镜检，医用气体供应系统	≤15 s	发电机	冷备	持续到恢复供电	<15 s	ATS
大型生化仪器	≤0.5 s	UPS+发电机	在线/热备	持续到恢复供电	<0.5 s	在线

续 表

医院保安负荷名称	允许停电时间	配置自备应急电源种类	工作方式	后备时间	切换时间	切换方式
计算机系统(开药、挂号、处方)、机房交换机	≤1 min	UPS	在线/热备	30～120 min	≤800 ms	在线/STS
太平柜、焚烧炉、锅炉房、药剂科贵重冷库、中心(消毒)供应、空气净化机组、电梯等动力负荷	≤30 s	发电机	冷备	持续到恢复供电	<30 s	ATS

注:本配置模式未含及全部保安负荷,其他保安负荷的应急电源配置可参考本模式。

3. 总配电房及各楼层配电房(配电箱)　总配电房是指安装有变压器、医院总供电及分路总开关的配电房间。新建医院把总配电房设置在地下室中的应确保防汛安全。

4. 大楼防雷接地系统　新建医院多为高层建筑,该类建筑必然有防雷接地系统。该系统一般由接闪器(如屋面避雷针、避雷带等)、引入线(设计时一般会利用建筑物柱内钢筋做引入线)、接地装置(如建筑物基础下的接地极)等 3 个部分组成。

二、供电系统的管理要点

(1) 市政两路供电应确保真正的双电源,即来源于不同变电站的电源。

(2) 应当按照《重要电力用户供电电源及自备应急电源配置技术规范》(GB/Z 29328—2012)等的有关规定、技术规范和标准,合理配置与使用自备应急电源,并制订相关运行操作和维护管理规程。

(3) 应当定期对自备应急电源进行安全检查和试验,确保自备应急电源处于良好状态,启动时间应当满足安全要求;需要使用外部应急电源的,应当具备外部应急电源的接入条件。

(4) 医院供电设备应根据相应的资质要求配备相关人员,配电房应确保进行安全检查并留有记录。

(5) 应当制订处置停电事件应急预案,明确人员职责、处置流程。特级、一级重要电力用户应当每半年开展一次应急演练;二级重要电力用户应当每年开展一次应急演练。

【供电系统的日常管理制度及操作规程】

1. 供电系统设备维护管理制度

(1) 按照《电力设备预防性试验规程》规定的周期进行年度预防性试验。

(2) 检查和试验中发现的缺陷应及时消除,对变压室的两次保护定值进行核对检测,对继电保护做好年检预试。

(3) 按照《防雷减灾管理办法》规定的周期进行建筑物防雷装置定期检测。

(4) 按照《带电作业工具、装置和设备预防性试验规程》规定的周期进行年度预防性试验。

（5）严格按照变压器、柴油发电机、UPS 等设备使用说明书的要求进行维护。

（6）认真执行《三级综合医院评审标准实施细则》（2011 年版）中规定的有关供电部分的要求。

2. 供电系统常用的操作规程　包括：①变配室操作规程；②倒闸操作规程；③电气维修管理规程；④供电设备巡检检查规程；⑤设备安全管理规程；⑥运行安全管理规程；⑦紧急事故处理规程。

3. 供电系统日常的维护保养内容

（1）日常计划性保养工作：详见图 4-1。

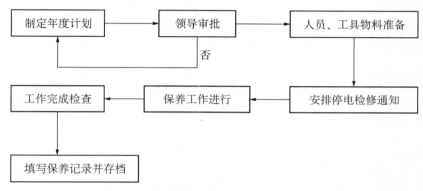

图 4-1　供电系统日常计划性保养工作流程

（2）计划性保养设备：包括变压器、高低压开关柜、发电机、UPS、应急照明灯具、接地网等。

（3）常用供电设备维修要点：见表 4-2、表 4-3。

表 4-2　高压部分（电压等级：35～6.3 kV）

工作内容	重要性分类			参照规范或规定	备注
	法规要求	必须要求	建议要求		
设备电气预防性测试。测试内容包括：变压器、避雷器、母线、开关、继电保护、接地网等	√ 检测周期：1～3 年			《电力设备预防性试验规范》（DL/T 596—1996）	规范要求检测周期为 1～3 年，各地要求有差异。上海市要求：35 kV 试验周期 12 个月，10 kV 周期 24 个月
高压用具绝缘测试	√ 检测周期：绝缘手工工具为 12 个月，绝缘垫（毯）、服装、鞋为 6 个月			《带电作业工具、装置和设备预防性试验规程》（DL/T 976—2005）	

续　表

工作内容	重要性分类			参照规范或规定	备注
	法规要求	必须要求	建议要求		
日常巡检内容包括变压器(含配套排风机)、开关和电缆(母线)等;定期检查测量开关接线点温度和电缆(母线)运行温度			√		

注:一般情况下,高压部分的测试会委托有专业资质的公司实施。

表4-3　低压部分(电压等级:380～120 V)

项目	工作内容	重要性分类			参照规范或规定	备注
		法规要求	必须要求	建议要求		
配电房	每天定时巡检,定期清洁,检查配电柜(盘)有无异常状况,在配电柜(盘)前不堆放物品		√			
配电柜	定期按计划保养。保养工作内容:柜盘内外清洁、吸尘;紧固联结螺栓;检查各开关和继电器触点,各类继电器动作试验等;用测温仪检查各电缆的各电接点温度;补齐有关指示标志并与实际相符		√			包括电容补偿器
应急发电机	每天巡检,巡检内容同配电房内容。定期保养内容:每月空载运行一次(运行时间符合设备手册要求),记录有关数据并与手册对照;检查相关辅助设施,包含冷却水、有关风机等;检查更换冷冻油,定期更换"三滤"(按手册要求)		√			各品牌设备要求有差异,具体按设备手册要求执行

续 表

项目	工作内容	重要性分类			参照规范或规定	备注
		法规要求	必须要求	建议要求		
防雷接地系统	定期测试	✓ 测试周期:1年			防震减灾管理方法	需委托专业公司操作
蓄电池	UPS:定期清除机内灰尘,蓄电池定期充放电;检查风扇运转情况,发现有不合格电池应及时更换; 各类应急灯蓄电池:应定期充放电; 湿式蓄电池:定期充放电,检查电池液位和比重			✓		
其他	低压电器(如电机、电热水器):定期检查各接线点,检查绝缘电阻; 公共区域的照明、开关等应定期巡检		✓			公共区域照明应包括室外景观照明、霓虹灯和航空障碍灯等

小贴士

在两路供电上,应根据医院的具体情况再配置热电联供、发电机作为第3路供电保护是不错的选择,个别用电系统(如照明系统)也可以采用太阳能发电供电。医院配电装机总容量应该根据医院具体用电量适当保留余额,但过大的装机容量会导致空载电费过高。

第二节 供热系统管理

供热系统包括产热和送热两大部分。前者主要是热源,即热媒的来源,是产生热能的场所。目前,医院内主要采用锅炉集中供应热能的形式,制取具有压力、温度等参数的蒸汽或热水。送热部分包括供热管网和散热设备。输送热媒的室外供热管路系统称为供热管网,主要解决从热源到末端散热设备之间的热能输配问题。还有直接使用或消耗热能的室内用热系统,其组成主要是管路系统、各种散热器等,把热量传送给室内空气及消耗热能的设备。

一、供热系统组成

1. 锅炉房　是供热系统的热源部分,它主要由锅炉本体、热力输送系统、水处理系统、智能控制系统、烟风系统、安全附件构成。

2. 室外供热管网　室外供热管网的铺设方式主要有架空铺设和埋地铺设,埋地铺设比较常见。

3. 室内供暖管网　主要是指室内的供回水管道、管路上的排气阀、伸缩器阀件等。

4. 热能消耗使用系统　主要是医疗器具消毒系统、食堂系统、洗浴系统、中央空调供暖系统等。

二、供暖系统的分类

供暖系统有很多种不同的分类方法,常见的是按照热媒的不同可以分为热水供暖系统、蒸汽供暖系统、热风采暖系统。由于医院内有中心供应室的消毒要求,通常使用蒸汽供暖系统,有的同时使用热水供暖系统和蒸汽供暖系统。

1. 热水采暖系统　以热水作为热媒的采暖系统,称为热水采暖系统。在热水供热系统中,热水管网一般为双管制,既有供水管,又有回水管。供热管网的形式可分成枝状管网和环状管网,其中枝状管网是热水管网最普遍采用的方式,其最大优点是具有良好的后备供热性能,供热可靠性高。即使干线某处发生故障,切除故障管段后,仍可通过另一方向保证供热。

热水供热系统主要采用两种形式:闭合式系统和开放式系统。前者热网的循环水全部作为热媒,供给用户的水量不从热网中取出使用,如中央空调供暖系统。在开放式系统中,热网的循环水部分或全部从热网中取出,直接用于供热用户,如洗浴系统。

2. 蒸汽供热系统　水蒸气为热媒的供热系统,称为蒸汽供热系统。水在锅炉中被加热成具有一定压力和温度的蒸汽,然后靠自身压力进入散热器,以直接或间接的方式向各用户提供热能。蒸汽供热系统通常主要向生产单位供热用户供热,同时也可向热水供应、通风、供暖、供热用户供热。

3. 散热器　散热器是利用热水或蒸汽将热量传入房间的一种散热设备。采暖期间房间的失热量主要通过散热器的散热量来补充,从而使房间的温度维持在一定范围内,达到采暖的目的。目前,这种形式采暖多见于北方地区。

4. 排气装置　在热水采暖系统运行前以及运行过程中会有各种各样的原因使系统中出现空气,如果系统中积存的空气得不到及时排除,就会形成气塞,破坏系统内热水的正常循环。因此必须及时排除空气,这对于维护热水采暖系统的正常运行是至关重要的。国内常见的排气设备主要采用集气罐、自动排气阀和手动放气阀等。

三、医院供热特点

1. 供热期长　由于医院服务对象特殊,要求医院供暖的时间总长度一般比其他建筑为长。特别是我国北方地区,每年供暖周期有时要达到4~6个月。此外,医院的医疗器具消毒和食堂等区域要求全年供应蒸汽,因此医院内部必须保证全年不间断供热。

2. 供热要求高　医院按照不同用途可划分成门诊、手术、住院、药房等不同的功能区,不同功能区因其职能不同对温度的要求各有不同,因此对供热系统的可控性、安全性、可靠性有较高要求。医院的供热系统和管理需根据自身的特点采用先进设备、先进技术、高素质专业人员和精细规范专业的管理来满足其特殊要求,保证医疗活动的正常运行。

四、供热系统的管理要点

(1) 管理目标:应确保运行人员规范操作、技术人员适时维保、供热设备(锅炉)安全可靠运行。

(2) 锅炉的选择:应考虑医院的热能消耗量,并选择可靠品牌。锅炉房必须设置泄爆装置,旧建筑应该加装泄爆装置;如在地上为泄爆窗,地下建筑就应当设置泄爆点。

(3) 供热系统设备设施操作管理规程制度:应由医院相关专业管理部门与供暖设备设施运行组按照相应规定共同制定。具体的操作由采暖期内的值班人员负责,严格按规程要求操作。医院设立供热系统运行组,由组长负责和监督操作规程的实施。

(4) 锅炉开炉前,要检查锅炉给水及水压是否正常,系统内的阀门是否均已打开,保证所有阀门处于开启状态;检查系统内的设备、管道、阀门等是否工作正常,检查锅炉房内各有关信号灯是否正常,检查各仪表是否工作正常。如有不正常,不得启动。

五、供热设备的应急处置预案

发生任何应急事件均应按照应急预案采取相应措施并保护好现场,同时报告主管领导和有关部门。

1. 锅炉房应急处置预案

(1) 当天然气发生泄漏时应立即停炉检查,初步判断故障点位,同时通知煤气站值班人员、主管领导及相关人员。

(2) 发现锅炉运行异常危及人身及设备安全时,应执行紧急停炉操作,并通知主管领导及相关人员。

(3) 遇到突然停电故障,应该关闭天然气开关,关闭总电源、变频泵、给水泵、循环泵出口阀门,并及时通知电工班查找原因,待供电恢复正常后按照操作程序重新启炉。

(4) 当锅炉发生重大事故时,当班人员应立即通知主管领导,并保护好现场,同时通知技术监督局特种设备监察科到现场调查及分析。

(5) 当发生人员伤亡事故时,应立即拨打120电话,组织人员抢救;发生火灾,应立即拨打119报警,同时报告上级领导技术监督局特种设备监察科、本单位保卫部门(由保卫部门通知公安机关)及设备生产监察机构,同时采取适当自救措施。

2. 水暖维修应急处置预案

(1) 当出现跑水事故或暴雨影响正常工作或交通时,应迅速组织人员进行排涝,保证最少4台排污泵能同时工作。

（2）当市政供水双路同时出现故障时，应立即通知自来水公司抢修。

（3）院内水管或蒸汽管道发生破裂时，应立即关闭该路系统管道，并迅速查明原因，组织抢修。

（4）在气焊操作时，如果发生氧气瓶或乙炔瓶爆炸造成人员受伤，应立即通知急救中心抢救伤员；发生火灾，应立即拨打 119 报警。

六、供热系统的节能措施

1. 锅炉烟气余热回收系统　当前，我国大中城市为提高空气质量，大多淘汰煤锅炉，由天然气锅炉替代，此举对改善空气质量有明显的作用。但是，燃气锅炉的排烟温度达 200℃左右，如任由释放，则存在较多的热能丧失。燃气冷凝式余热回收装置可以吸收锅炉排烟中的显热和水蒸气凝结所释放的潜热，从而达到提高锅炉热效率的目的。

2. 太阳能供热　太阳能技术采用的是"取之不尽，用之不竭"的绿色能源，在节能环保上有非常广阔的应用前景。有些医院已经安装了太阳能系统用于供热，达到节能减排的目的。太阳能集热器是太阳能利用的核心部分，可分为平板型集热器、聚光型集热器与太阳池。医院可以根据自身实际情况，采用合适的技术来利用太阳能。例如，上海儿童医学中心安装约 1 200 平方米太阳能热水系统后，每年节约天然气近 200 万立方米。

3. 空气能热泵　空气能热泵热水器也称空气源热泵热水器、热泵热水器、空气能热水器等。空气能热泵热水器中的热泵能把空气中的低温热能吸收进来，经过压缩机压缩后转化为高温热能，加热水温。这种热水器具有高效节能的特点，其耗电量是同等容量电热水器的 1/4，是燃气热水器的 1/3。空气能热泵热水器的初期投资是煤气、天然气、电热水器的 3～5 倍，但其日常运行成本较低。

4. 水质改善减少损耗　由于锅炉及管道基本由金属制成，而水中的氯离子是一种活性很强的阴离子，会腐蚀金属。如果锅炉内水中的氯离子浓度过高，会导致锅炉钢管的晶间腐蚀以及蒸汽管道和设备内积盐，不仅影响传热，而且会损坏设备，甚至造成事故。通常锅炉运行中通过排出废水，补充新鲜水的方法来对锅炉内水进行稀释，以降低氯离子浓度。但是，该方法不仅增加用水量，而且也放出相当的热量，浪费能源。现在有新技术可以通过添加专用药剂降低锅炉水中氯离子浓度，减少锅炉排水次数，以减少水和能量的损耗，达到节能和节水的目的。例如，上海儿童医学中心采用该技术后单台锅炉每天排水次数从 10 次左右降低到 3 次左右，明显减少了能量损耗。

5. 分散式蒸汽发生器　蒸汽发生器主要由锅炉本体、水软化器、汽水分离器、分汽缸等组成。按照能源类型可分为电蒸汽发生器、燃油蒸汽发生器、燃气蒸汽发生器等。额定蒸发量一般为 0.4～2 t/h。根据《锅炉安全技术监察规程》规定，水容积小于 30 L 的蒸汽锅炉不在锅炉安全监察范围之内。因此，小型蒸汽发生器不用报批，不需年检。相比传统锅炉，蒸汽发生器具有安全性高、启动快、效率高、节能环保、安装便捷等特点。由于不需专职司炉工操作值班，运行成本也降低；且占地面积小，可在用气设备就近安装，减少管线热力损耗和维护成本。蒸汽发生器还可通过网络实时监测机组运行状况，远程及时排除故障，因此相比传统蒸汽锅炉，蒸汽发生器具有较大优势。

6. 锅炉排污水热回收　锅炉排污水热回收分为水蒸气余热回收和热水余热回收两部

分。锅炉排污管道出口处安装膨胀器,膨胀器的上方水蒸气部分通过管道喷射在软水箱表面进行加温,提高锅炉进水温度,从而节约能源。膨胀器下方热水通过板式热交换器与软水箱循环水管道进行水热交换,再次提升软水箱水温,节约能源。

7. 蒸汽冷凝水回收　锅炉蒸汽输送到各用气设备,蒸汽通过输水器冷凝的水不直接排放,而是通过管道,由冷凝水泵助推至锅炉冷凝水箱直接供给锅炉。冷凝水温度一般大于90℃,这种方式既节约燃料,又节约水。

小贴士

　　当医院需要配置多台锅炉时,尽量采用不同容量的锅炉。这样的话,当不同季节对热量供应的要求不同时,可采用不同的组合,适应不同季节和时期的需要。既保证热量的充分供应,又可以节约能源。

第三节　空调与通风系统管理

　　医院的空调及通风系统是为在医院工作中的医护人员提供舒适的工作环境,为在医院就医的患者提供舒适的治疗环境。根据相关统计,空调的能源消耗费用是整个医院能源消耗费用的50%左右。故在日常后勤设备管理中,空调部分的节能工作也是日常节能的重点。

一、空调与通风系统的常用设备

　　(1) 集中式冷热源:具体设备构成如图4-2。

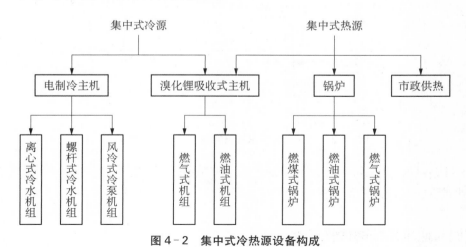

图4-2　集中式冷热源设备构成

　　(2) 机房设备:主要包括各类水泵、冷却水塔、水处理器等。

（3）净化空调机组：是指提供手术室等有无菌环境要求的空调机组。

（4）其他：楼层新风机组、各类风机盘管、各类暖气片、各类分体式空调，以及车库、卫生间、厨房等使用的送风和排风系统。

二、空调与通风系统的日常管理和维护

1. 维修保养的依据

（1）《公共场所集中空调通风系统卫生管理办法》。

（2）《空调通风系统清洗规范》。

（3）按照《压力容器定期检验规则》规定的周期进行定期检测。

（4）空调主机等设备的使用维护说明书。

（5）按照《三级综合医院评审标准实施细则》（2011 年版）中规定的有关要求。

（6）《绿色医院建筑评价标准》。

（7）《医院空气净化管理规范》。

2. 空调与通风系统常用的操作规程

（1）空调与通风系统操作规程。

（2）净化空调机组管理规程。

（3）空调与通风系统维修管理规程。

（4）空调与通风设备巡检规程。

（5）空调与通风设备安全管理规程。

（6）空调与通风紧急事故处理规程。

3. 空调与通风系统的日常维护保养

（1）日常计划性保养工作：一般由物业维修单位或院内员工自行承担。具体操作流程如图 4 - 3。

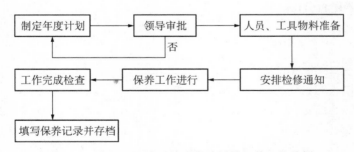

图 4 - 3　空调及通风系统日常计划性保养工作流程

（2）计划性保养设备：一般包括空调主机、锅炉、净化空调、新风机组、风机盘管等。一般由专业维保公司或生产厂商外包。

三、空调与通风系统的能耗管理

由于空调与通风系统的能耗较大，在日常后勤能耗管理中一定加以重视。以下就一些

日常工作中的管理经验作一简述。

1. 空调节能工作必须保证的条件

（1）不得降低室内空气质量，如温度、湿度、CO_2浓度、菌落数等指标。

（2）不得牺牲医疗设备设施运行的安全稳定性和可靠性。

（3）不得影响正常医疗工作需求。

2. 常见空调节能方式

（1）日常管理中的节能工作：如在供冷（供暖）季节时，对各楼道的窗户开启管理工作，相关病房区域的温度设定值规范。

（2）空调设备维护保养中的节能工作：如定时检查（清洗）各类通风系统和排水系统过滤网，冷却水塔的定期检查（清洗），空调冷却（冷冻、采暖）水质定期检查（清洗）。

（3）空调设备使用管理中的节能工作：充分利用楼宇自控系统，对医院各处温度做好实时监控和调节，使各类设备达到最佳的运行状况，最终达到减少能源消耗的目的。

（4）相关空调设备的节能改造工作：如中央空调整体系统节能改造、各类变频技术的应用、VAV/变风量系统等。

四、空调与通风系统的管理要点

（1）空调与通风系统管理的正常运行，首先要依赖合理的设计。

（2）空调系统的正常运行依靠良好培训的员工，做到定期维护，及时清洗管道。

（3）空调节能措施的合理到位是保障医院节能工作取得成效的重要措施。

小 贴 士

新建空调通风系统的通风管道在投入使用前，院方尽可能做一次全面的清洗，避免建筑尘埃的残留引起空气污染；正常运行后最好每年清洗一次，避免发生院内感染。

第四节　冷热电联供系统管理

一、分布式冷热电联供系统简介

分布式能源系统（distributed energy system）在许多国家和地区已经是一种成熟的能源综合利用技术，具有靠近用户、梯级利用、一次能源利用效率高、环境友好、能源供应安全可靠等特点，受到各国政府、企业界的广泛关注和青睐。分布式能源系统有多种形式，区域性或建筑群或独立的大中型建筑的冷热电三联供（combined cooling heating and power，

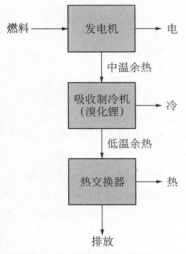

图4-4　冷热电三联供系统原理简图

CCHP)是最具实用性和发展活力的系统。冷热电三联供系统原理详见图4-4。

分布式冷热电三联供系统是在热电联产系统上发展起来的一种总能系统,是指以小规模、小容量、模块化、分散式的方式布置在用户附近,集燃气轮机、燃气内燃机、蒸汽轮机、吸收式冷热水机、压缩式冷热水机、热泵、吸收式除湿机和能源综合控制体系等高新技术和设备为一体,对输入能量及内部能流根据热能品位进行综合梯级利用,直接面向用户,按用户需求,利用城市燃气、沼气发电供用户使用,同时回收发电过程中产生的余热用于生产蒸汽、热水或冷水,供用户空调制冷、采暖以及生活热水等。

分布式冷热电三联供系统能源总利用率可达70%以上,具有节能环保、经济性高、安全可靠等优点。同时,由于建在用户侧,减少输送损失,能实现优势能源的综合梯级利用,通过公用能源供应系统提供支持和补给。由此可见,分布式能源系统与传统的集中发电方式相比具有能效高、传输损耗小、污染少、运行灵活、完全性高、电能质量高等优点,非常符合节能减排政策,是国家节能减排工作重点之一。

典型分布式冷热电三联供系统的结构如图4-5,主要包括动力系统(原动机)、余热利用系统(冷/热水机组、热交换器、热水箱等)和控制及电力并网3个部分。

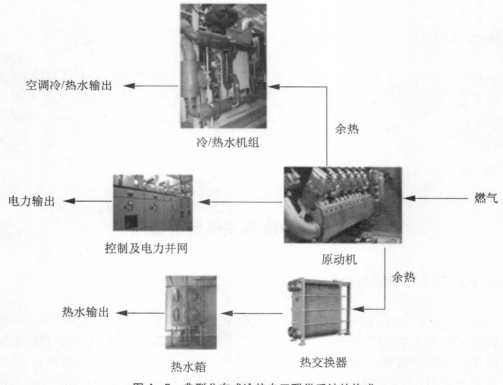

图4-5　典型分布式冷热电三联供系统的构成

二、医院分布式冷热电联供系统建设注意事项

1. 方案选择

（1）系统中除了要有稳定的电负荷外，一定要有热（冷）负荷，否则无法达到高的能源利用率。

（2）系统最好有大电网的支持，发电系统提供基本负荷，使用其最佳负荷特性，其他不足部分由大电网补充。

（3）不同种类的发动机有很大差别，如发动机系统的投资、运行水平要求、噪声和烟气排放指标以及热电比例等都各不相同。在制订方案时，必须认真核算冷、热、电负荷和变化情况，为合理选择和配置分布式冷热电联供系统设备、准确确定发电能力提供可靠依据。

（4）系统容量的选择应依据以热（冷）定电、热（冷）电平衡的原则，并根据电、热（冷）负荷的特性和大小合理确定。机组的发电量宜自发、自用、自平衡；并入电网的系统总装机容量不应大于相应电力系统接入点上级变电站单台主变容量的 30%；年总热效率不应小于70%，热电比年均不应小于 75%。

（5）根据医院规模，一般宜选用燃气内燃机，并选择合理的投资回收年限和把握能源价格趋势。由于机组设备投资较大，有条件可采取合同能源管理方式进行建设。

2. 机组安装和售后服务

（1）应选择适宜的设备和机房安置地点，综合考虑消防、安全生产和环境保护要求。有关工程技术要求可参考上海市住房和城乡建设管理委员会颁布的《燃气分布式供能系统工程技术规程》（DG/TJ 08—115—2016）。

（2）小型热电联产机组发电通常采取并网但不上网的方式，即电力接入中心变电站的低压侧，但不直接与输电网接通。

（3）因热电联产系统涉及燃气供给和电力接入，需向有关部门申报手续并获得许可方可进行设备安装、调试和投入运行。建议用户按"交钥匙"工程方式签订合同，由设备制造商负责办理所有手续，直至机组正常运行并通过验收。

（4）售后服务主要包括系统维护保养和故障维修响应。维修保养内容包含系统所有主辅机的定期检查保养、常规零配件的更换等。费用一般按单位发电量费用进行计算。

三、分布式冷热电联供系统的运行管理

分布式冷热电联供系统（以下简称"三联供系统"）的运行管理一般委托专业的管理部门负责日常运行管理工作。管理部门的主要任务是保证三联供系统运行可靠和提供给用户稳定、不间断的热能和电能，并制订最佳运行模式，不断改进系统的技术性能和经济指标，实现节能减排的最大化。

1. 运行准备工作

（1）对三联供系统进行系统调试和检验；在三联供系统正式运行之前，要对系统内所有相关设备进行调试和检验，保证系统安全可靠。

（2）建立必要的规章制度：三联供系统的可靠经济运行离不开现代化、正规化、规范化、

制度化的管理工作。因此,运行管理部门一定要预先制订一些必要的规章制度,如运行管理规程、现场操作规程、机房管理规程、操作人员职责任务、各类紧急事故处理措施、运行记录表格、定期巡视制度、隐患报告制度等。

(3)熟悉三联供系统供能原理:相关操作人员与管理人员必须了解三联供系统的工作原理和运行特点,如三联供系统的主要组成设备、各个设备的基本工作原理、系统控制逻辑原理、余热利用方式等。

(4)参与三联供系统工程建设:在三联供系统施工期间,应派出有经验的技术管理人员到现场监督施工质量,对使用的材料及设备是否符合设计要求、隐蔽部位的施工质量是否符合设计要求进行监督,并参加系统验收调试工作。

2. 日常运行　三联供系统的主机设备集成度、稳定性、可靠性及自动化程度较高,一般情况下设备可根据预设程序自行启停,无须现场操作。需要手动启停时,也可通过一键式按钮进行启停操作,设备中自带的各种保护功能可以有效地防止设备受损,实现真正意义上的无人值守运行模式。

3. 三联供系统机房定时巡视规定　虽然三联供系统可在无人值守下自行运行,但是对系统的定时巡视必不可少。巡视可以及时发现和排除安全隐患。巡视人员需要根据管理部门制订的巡视要求,对三联供系统机房进行定时巡检,并且做好相关数据记录。设备系统出现故障和安全隐患时,及时向有关人员和部门进行汇报。

4. 运行模式调整　为实现三联供系统最优经济性和最佳节能减排效果,管理人员需要根据实际运行情况及时调整运行模式。系统运行数据由系统自动采集和记录,管理人员通过分析数据,制订合理运行计划。

5. 维护保养　管理人员需要明确设备维护保养周期和注意事项,制订每年的维护保养计划并根据实际运行情况进行调整,及时向用能单位提前告知保养日程和保养计划,用能单位可以根据日程安排预先做好相关准备工作。设备的维护保养必须由专业人员实施,保养人员会根据各设备的保养要求进行保养,并做好保养记录和保养后的设备调试。

四、分布式冷热电联供系统的管理要点

(1)合理有效的利用余热是节能减排的关键。
(2)设备满负荷运行,可保证系统运行效率最优化。
(3)定期进行维护保养,是保证系统运行可靠性、稳定性、高效性的唯一手段。
(4)机组在高电价区间运行,可提高一定的经济效益。

第五节　给排水系统管理

一、给排水系统的分类

医院给排水系统是指院内的各种冷水、热水供应和污水排放工程设施的总称。

1. 生活给水系统　医院内生活给水系统分为市政给水系统和加压给水系统。市政给

水系统是由市政自来水管网主干管接入,在院内形成环状管线,供低区生活给水及室外消火栓给水。加压给水系统是由市政自来水管网主干管接入院内,经水泵加压后供至全院高区给水管道系统,并向设在医院高层屋顶的消防水箱供水。无论是高区供水还是低区供水,进入主楼之前均设置相应阀门,便于控制。

2. 医院热水系统　医院设置集中热水供水系统,热水机房一般集中设置在锅炉房,纵向与生活给水系统相同分区供水。为了防止管道内军团菌繁殖,该系统一般采用热水干管、支干管循环制系统,使其热水供回水温度始终保持在 $50\sim60$℃。

3. 医院中水系统　医院结合城市中水供应系统,由市政中水系统引入,在院区内呈枝状布置,用于院内道路洒水、绿地浇水、垃圾站冲刷垃圾容器和地面、车库洗车以及病房楼大便器冲水。中水系统应合理设置阀门,便于检修维护。中水系统的设置,可减少约25%的自来水用量,对于节约医院用水成本十分有利。

中水系统的管道布置方式与生活给水系统相同。要成为独立直供水布置系统,管线外壁要按建筑标识要求涂有专用颜色,与其他管线区分。由于中水系统水质相对较差,并有轻度腐蚀性,不能与生活用水并用或混用。在施工选材时应采用推荐的新型工程塑料管材,如PE管、PEx管、PPR管等。

4. 消防供水系统　医院消防供水系统应该独立设置。消防水系统可分为手动灭火系统和自动灭火系统两类。手动灭火系统包括室内消火栓系统、室外消防栓系统、消防枪灭火系统、消防炮灭火系统。自动灭火系统包括闭式系统和开放系统两种。闭式系统又可分为湿式、干式自动灭火喷淋系统等;开放系统包括水幕系统、细水雾系统、水喷雾系统等。

医院的消防供水系统应配备市政管网双路供水及加压泵供水。供水系统由市政进水管系统、水池、泵组、泵组前后组件、控制检修阀等构件组成。消防水系统管道一般采用镀锌钢管或无缝钢管,管道安装建议以明管安装为宜。消防高位水箱一般采用混凝土浇筑水箱或不锈钢水箱。消防水泵按照驱动方式可以分为柴油机泵和电动机泵;按结构级数分为单极泵和多极泵。室外的消防栓可分为地上式和地下式;室内的消防栓品种很多,常见的按拴头数量可分为单栓型和双栓型。室内的消防栓箱一般由箱体、门框、面板、栓头、水带、水枪、自救卷盘、启泵按钮、灭火器组成。灭火器按照药剂,可分为泡沫、干粉、CO_2、水、卤代烷等多种。

消火栓系统一般应定期检查消防水泵、水泵接合器、消防水池取水口、室外消火栓及闸阀等主要设备是否方便使用,有无正确的明显标识,有无外观损坏及明显缺陷。检查中,应注意查看系统中各常开或常闭闸阀的启闭状态是否符合原设计要求。许多单位将消防系统正常方式的闸门开、关状态直接在阀门处挂牌标志,使管理更加规范。

二、医院排水系统的构成

排水系统是将房内卫生器具或化验室、解剖室等设备排出来的污(废)水以及降落在屋顶上的雨水,通过室内排水管道排到室外排水管道中去。室内排水系统大致由7部分组成:①卫生器具、医疗设备、雨水斗及地漏;②器具排水管,如存水弯、P字弯等;③横管;④立管;⑤排出管;⑥通气管;⑦清扫设备。

医院排水系统通常为分流排水系统,其将不同性质的污水采用不同的排除和处理方式,用各自的沟道系统分别收集。根据排水性质的不同,可分为粪便污水系统、生活废水系统、冷却废水系统、屋面雨水系统和特殊排水系统。

1. **粪便污水系统**　粪便污水系统是通过排污立管以贯穿上下的方式排入室外污水管道,再经化粪池初级处理后进入市政排污管道系统排出。

2. **生活废水系统**　多层建筑一般不单独设置生活废水系统,大多采用和粪便污水合为一个系统的方式,通过污水立管排出,同样进入化粪池处理后排入市政排污系统。高层建筑的生活废水系统有和污水合流的系统,也有单独排入地下室收集,经处理后用水泵提升至高位水箱供各用户冲洗大便,通常称为中水系统。

3. **冷凝废水系统**　用以收集空调机、冷冻机排出的冷凝废水,也是采用立管贯穿上下的方式直接进入室外雨水管道系统和市政雨水管道系统排出。当水量大时,也可以进入中水系统处理后以二次利用的方式进行处置。

4. **屋面雨水系统**　收集屋面雨水后,通过雨水管直接排入室外雨水系统,汇集后再排入市政雨水系统。将雨水系统和生活污水系统分流,主要是为防止雨水管道满水后倒灌到生活污水管并破坏水封造成污染并影响污水排出;而且雨水和污水合流还导致化粪池及污水处理厂内设备的污水处理量增加,使处理设施投资加大,造成不必要的浪费。

5. **特殊排水系统**　特殊排水系统是指医院内医疗废水的排水系统,包括一般医疗废水、放射性医疗废水、感染性医疗废水等。此类废水与生活污水排水方式类似,单独排出室外,再经局部处理达到排放标准后进入市政污水管道系统排出。

以上各类排水系统的污水和废水,应该各自进行单独处理,不宜混在一起给处理造成困难。特别是含有毒、有害及放射性同位素、重金属的污水,则必须经过单独处理。而一般的雨水系统,只要没有被污染,则可不必任何处理就可以排到市政管道或地面排放。现在也有将医疗废水(放射性除外)和生活、粪便等一起排入污水池进行处理的。

给排水系统的管道应根据使用功能、不同区域以及供水要求分为不同的系统,便于运行管理维护。通过合理阀门控制,根据实际需要灵活启闭,不同区域管道需要检修时,可局部关闭该区域控制阀门,而其他区域系统不受影响。这样可以达到管理维护方便,节能降耗的目的。

三、给排水系统管理内容

医院给排水系统的管理和普通民用以及商用建筑的管理有明显的不同。给水系统除要求随时能够提供安全、充足的水之外,还在部分区域需要提供特殊要求的用水。排水系统不仅要保持通畅,而且能在排出前进行无害化处理,防止医院特有的废弃物污染环境,导致细菌、病毒的传播,以及防止化学物质和放射性物质污染环境。

1. **管理目标**　医院或医疗机构排出的污水可能带有病菌、病毒、化学污染物及放射性有害物质,如不加消毒处理直接排入水体,会引起水体污染或传染病的暴发流行。为防治水域被污染,国家制订了相关标准。目前,医院污水的排放由当地的环保部门进行监测,每年进行不定期的抽查。污水排放的主要指标有:总余氯量应控制在 $4 \sim 10$ mg/L,化学需氧量 $\leqslant 500$ mg/L,大肠菌群 $\leqslant 500$ mg/L,生化需氧量 $\leqslant 300$ mg/L,pH 值 $6 \sim 9$,悬浮物 $\leqslant 400$ mg/L。连续 3 次分别取样 500 ml,不得检出肠道致病菌和结核杆菌,大肠杆菌总数不得多于 500 个/L。

2. 污水处理　目前医院污水处理主要采用氯化法,消毒设备主要有真空加氯机(用于液氯)、二氧化氯发生器、次氯酸钠发生器、氯片消毒器及臭氧发生器等(详见第六章)。对放射性污水则采取衰变处理的方式,处理后的污水应符合《电离辐射防护与辐射源安全基本标准》(GB 18871—2002)。

医院污水处理的量一般为每床每日不少于 1 000 L。净化处理的第一步是设置化粪池或沉淀池,也叫一级处理,一般可去除悬浮物的 40%～70%、有机物的 20%～40%、细菌的 25%～75%、病毒的 3%。第二步是设置沼气池、生物转盘、生物接触氧化池或氧化渠等,使污水中的有机物在好氧性微生物群作用下转化成无机物,使污水得到净化。这一步叫做生化处理,也叫二级处理,可去除有机物的 50%～80%,细菌的 90%～95%,病毒的 90%～96%。

无论是一级处理还是二级处理,都只是改善了污水的水质,并未达到消灭污水中细菌的目的。经过预处理的污水还必须通过加热、紫外线、氯化物或臭氧等处理以达到污水无害化,称为三级处理。目前较常用的消毒方法有含氯石灰或次氯酸钙消毒、液氯消毒和次氯酸钠消毒。以氯化法为例,含肠道致病菌污水的消毒时间应达 1 小时,含结核杆菌污水的消毒时间应达 1.5 小时;接触池出水口总余氯量,含肠道致病菌污水应为 4～5 ml/L,含结核杆菌污水应为 6～8 ml/L。

3. 设备设施管理　给排水设备设施管理的内容很多,主要针对给排水系统中所涉及的各种设备和管道等的日常运行、维护等,包括医院院区内给排水系统的计划性养护、零星返修和改善添装。例如检查井、污水处理池的定期清掏等,都属于给排水设备设施管理范畴。

管理部门必须对给排水系统的设备系统有详尽的了解,然后根据具体的给排水系统及设备种类制订管理方法。但不论是何种系统,在竣工验收前,给排水设备设施都要通过试压、试运行,合格后方可投入使用。以此为基础,在日常管理中建立给排水设备设施管理原始资料档案和设备维修资料档案,建立合理的运行制度和运行操作规定;负责机电设备的运行,建立日常检查巡视制度,对设备进行日常养护和维修更新,处理一般性故障;负责设备房的安全管理工作,保持值班室、设备及水泵房等清洁有序;确保给排水设备设施良好运行;协助维修组人员进行设备设施的维修保养工作;制订并掌握应急处理措施,遇突发事故,采取应急措施,迅速通知相关人员处理等。此外,还需要对操作人员进行定期安全作业训练,确保正确、安全地操作给排水设施,同时建立安全责任制。

水泵房作为供水系统重要的设备设施,应有严格的水泵房管理制度,主要内容包括保证水泵房整洁安全,确保通风、照明良好及应急灯在停电状态下的正常使用;水泵房内严禁存放有毒、有害物品,严禁吸烟;备齐消防器材并放置在适宜部位;非值班人员不准进入水泵房;水池的观察孔加盖上锁,水泵房随时上锁,钥匙由当班水泵房管理员保管,不得私自配钥匙等。

4. 医院给水计量　随着节约型社会的建设,环保理念深入人心,医院内部对用水的管理也不断完善。首先,医院应当定期进行水平衡测试,防止隐蔽处水管存在漏水。其次,医院实行按护理单元、功能科室划分的用水量二级核算制度,会促使使用部门养成节约用水的习惯,是一种良好趋势。在以往的设计中,水管往往是上下连通,无法进行计量(极端的方法也只能每个用水点装水表,但实施起来相当困难),给核算造成较大困难。如采用楼层横向干管系统设计后,计量的问题便迎刃而解,只需在横向干管进户单元或科室前安装水表即可。此外,这样的系统对于维护管理和建筑节能都是较为有利的。

5. 危险物管理　污水处理中使用的稀盐酸和氯酸钠属于危险品,必须设立独立专用库房并分开存储,严禁挪作他用,不得和其他物品混合存放。

四、给排水系统的管理要点

(1)给水系统除了要求随时能够提供安全、充足的水之外,必须充分考虑在部分区域提供特殊要求的用水需求。

(2)排水系统应根据不同类型的污水分开设置管道,定期检查管道完整性,并抽查水质。

(3)特殊类型的污水处理要严格按照国家标准要求处置,并及时关注相关标准的修正,避免因管理导致排放不符合要求。

五、给排水系统的应急处置预案

给排水设备设施在运行过程中会出现一些突发的异常情况,必须有相应的紧急处理措施进行处理。

1. 主供水管爆裂　如果发生此种情况,首先应立即关闭相连的主供水管上的闸阀;若仍控制不住大量泄水,应关停相应的水泵房,通知相应责任部门,同时通知用水单位和用户关于停水情况。及时安排维修组进行抢修,维修完毕后先开水试压,看有无漏水和松动现象。如果试压正常,回填土方,恢复原貌。

2. 水泵房火灾　发现火警,应立即就近取用灭火器灭火警,并呼叫邻近人员和消防管理中心主管前来扑救,切断一切电源。消防管理中心根据预先制订的灭火方案组织灭火和对现场进行控制,向119台报警,并派队员到必经路口引导。断开相关电源,开启自动灭火系统、排烟系统,消防水泵保证消防供水。火扑灭后,对消防设备设施进行一次检查和清点,对已损坏的设备设施进行修复或提出补充申请,并向有关部门汇报。

3. 水泵房发生浸水　少量漏水,水泵房管理员应及时采取堵漏措施;若浸水严重,应关掉机房内运行的设备并拉下电源开关,通知维修管理部门,同时尽力阻滞进水,协助维修人员堵住漏水源,然后立即排水。排干水后,对浸水设备进行除湿处理,如用干布擦拭、热风吹干、自然通风、更换相关管线等。确定湿水已消除后,试开机运行,如无异常情况即可投入运行。

4. 市电停电　出现这种情况后,水泵房管理员应立即启动后备电源。从市电停电到正常供水规定时间应不超过15分钟。使用后备电源时,应按照规定对电源状况进行常规巡视,发现问题应及时处理。发生异常重大情况,应及时通知主管采取措施。在市电来电时,应该及时切换回市政电网。

5. 二氧化氯发生器爆炸及盐酸泄漏　值班人员应立即关闭二氧化氯发生器,佩戴防毒面具、防护目镜、胶靴、橡胶手套,关闭供酸、供氯酸盐的阀门,开启排风扇,打开房门通风,报告管理部门;用清水冲洗残留物,如拌有盐酸泄漏,应以大量清水稀释冲洗;如有盐酸进入眼内,应及时用清水冲洗,并请医生处治。如二氧化氯或盐酸泄漏较多,应适当设置隔离区,以防周围人群吸入有害气体;如有伤者,应及时通知急诊救治。

> **小贴士**
>
> 　　以往医院建筑常规的给水方式均采用纵向管道布置形式设计,同一根立管供应纵向位置不同楼层的用水点。但是,这样的纵向管道系统导致管道转弯较多,设计施工难度增大,漏水概率增大,管道检修更加困难。因此,目前有采用横向管道布置系统的趋势,即由一根主立管和各楼层横向供水主管向该楼层供水,这样有利于单位建筑面积的水耗计量。

第六节　医用气体管理

　　医用气体是指供医疗用的氧气、压缩空气、真空吸引、氧化亚氮(笑气)、氮气、二氧化碳等气体。随着我国医疗事业的发展,医用气体系统越来越得到医院各方的重视,医用气体的供应情况与病人生命直接相关,具有非常重要的作用。

一、医用气体输送构成系统

　　医疗单位的医用气体供应的基本模式为医用气体供应中心通过气体管道系统将各类医用气体输送至医院各个用气终端。

　　1. 中心供氧站

　　中心供氧站的供氧方式有液氧储罐供氧、瓶装氧气供氧、制氧机供氧等方式。

　　(1) 液氧储罐供氧:由液氧罐、汽化器、减压装置、管道及安全装置等组成。液氧储罐应放置于室外,液氧罐周围 5 m 距离内不应有可燃物和铺设沥青路面,在液氧输送槽车的停车位置不应有下水道井口。

　　(2) 瓶装氧供氧:由高压氧气瓶、汇流排、减压装置、管道等组成。瓶装氧供氧汇流排必须设置两组(或多组)以交替供氧,采用手动或自动切换装置。该方式仅适用于较小型医院,而在大型医院,该系统仅作为应急后备系统。

　　(3) 制氧机供氧:制氧机供氧由 PAS 制氧机(分子筛变压力吸附)、空气压缩机、冷却干燥系统及过滤器组成。但其分子筛制氧设备必须获得《医疗器械注册许可证》,同时必须符合《医用分子筛制氧设备通用技术规范》(YY/T 0298 - 1998)的规定要求,经省级药品监管部门备案后方可供临床医疗使用。

　　为保证上述系统正常供氧,均应装有供氧压力报警装置。当供氧系统压力偏离设定值时,应有声、光同时报警。

　　2. 负压吸引系统

　　(1) 中心负压泵站由真空泵、控制柜、储污罐、负压罐、细菌过滤器等组成。真空泵必须有备用,并能自动切换。

(2) 在设有传染病病房的医院内,其负压系统应独立设置,不可与普通病房共用一套系统。

(3) 排气口应位于室外,不应与医用空气进气口位于同一高度,且与建筑物的门窗、其他开口的距离不应少于3 m。

3. 压缩空气系统 压缩空气站由空气压缩机、储气罐、空气干燥器及过滤器组成。压缩空气应无菌、干燥、无油。

4. 其他医用气体 氮气、氧化亚氮、二氧化碳气体等由于用量较少,供应区域也较局限,一般由汇流排(至少两组,一用一备)经减压后送至终端供医疗使用。

二、医用气体管理内容

1. 医用气体站的管理

(1) 中心供氧站的管理

1) 地区和城市的中心医院,危重病人较多,对氧气的需求量较大,依赖性较强。医院在应付紧急突发事件任务的同时,必须考虑到城市无法正常提供液氧时,医院如何能够保证重要医疗部门的正常运转。因此,合理选择氧气气源,采取多种方式供应氧气,对增加医院氧气供应的可靠性来说非常必要。

2) 氧气作为一种助燃气体,确实存在发生火灾的危险性,会对医院液氧贮罐的附近产生影响,但也不同于《建筑设计防火规范》规定的甲类易燃易爆类气体。

3) 当前一些医院的液氧贮罐距医院建筑物的距离<25 m。为了适应医院整体规划,应该有一个既安全、可靠,又符合实际的安全距离。安全距离的确定,绝不只是一个简单的化学和物理原理确定的,应该考虑各种综合因素,如整体装备制造水平,安全管理水平,压力容器、压力管道制造及安装水平等。所以,真正的安全,源于每个环节的认真组织和严格管理。

(2) 中心负压泵站的管理

1) 真空吸引泵站:是医院废液、废气较为集中的地方,废液、废气基本来自医院的病人,因此有可能带有病毒,真空吸引泵站就会成为一个潜在的传染源。尤其传染病医院的真空吸引泵站,更应该引起我们的重视。

2) 废液的排放和处理:废液应该集中收集,送至医院污水处理站集中处理后方可排至城市污水系统。不方便由污水处理站集中处理的,也应该在站内就地处理,达到城市污水排放标准后,才能排放至城市污水管网。

3) 废气的排放:真空吸引泵站对医院病人呼出的废气应收集在较为集中的地方。因废气带有病毒,所以废气也应处理后才能排放至大气。特别是含有呼吸道传染病毒的废气,更应该加强处理措施,以减少对大气及周边环境的污染。

4) 废气的处理方式:采用过滤消毒方式,即在集液罐与真空泵之间增设过滤器。该方式以过滤为主,安装方便、维护简单。但杀毒效果不理想,容易发生堵塞。

5) 对清理真空吸引系统污物的管理:医院在清理真空吸引系统的污物时应加强管理,对清理人员应有保护措施。对该部分的污物应该集中处理,它们是潜在传染源,防止污染医院及周边环境。

（3）压缩空气站的管理 医院的压缩空气主要供应医院的要害部门，如手术室、重症监护病房等，而这些部门都要求持续供气。因此，为确保医院压缩空气的供应，压缩空气系统需要高压空气瓶作为应急气源来保证医院的供气。

2. 医疗气瓶的管理

（1）不同的气源使用不同尺寸的气瓶，绝对不要用特定气源的气瓶装其他种类的气体。不同的气体有不同的最大承压值，氧气、空气、氮气、氦气是 15～20 MPa（150～200 Bar），氧化亚氮、二氧化碳是 6 MPa（60 Bar），最大承压值打印在瓶体上。每一种气体都有特定的颜色和特定的插口（螺纹），不能混合使用，特别是禁用氧气和氧化亚氮来代替压缩空气。

（2）每个气瓶每 5 年要进行一次静水力学测试，测试日期必须压印在瓶体上。

（3）气瓶受热会导致瓶内压力增加，产生危险。气瓶必须储藏在室内，使用中的气瓶或储藏中的气瓶必须固定在墙体上。

（4）充气后应检测是否泄漏。气瓶和压力调节器连接好后，也应检测是否存在泄漏。测试时应把气瓶转向操作员不易受伤害的一侧。

（5）储藏时气瓶阀门应关闭，阀门盖要拧紧。当把气瓶连接到汇流排或压力调节器时如果阀门没有拧紧，请停止操作。

（6）没有正确的压力调节器，绝对不要使用气体。使用时，只能用手慢慢地打开气瓶阀门。如果气瓶的阀门不易打开，请不要再使用。

（7）只有专业人员才可以为便携式气瓶充气和制作混合气体。检修时，为防止不可控的气压喷出，请把气瓶拿到室外空地进行相关操作。医务工作者没有资格修理气瓶或做出任何其他改变。

（8）防止异物进入瓶内。

3. 气体管路的管理

（1）管道应安全接地。凡供病人使用的医用气体管道，必须安装静电接地装置。两个接地点的距离不大于 25 m，接地电阻不应大于 10 Ω。当每对法兰或螺纹接头间电阻值超过 0.03 Ω 时，应设跨接导线。

（2）氧气用的铜管必须清洁。管路必须标有气体识别色、喷刷管路、粘贴标志，以显示气体流向和气体类别。定期修整颜色标识和指示条，定期开合单向阀门。

（3）如遇火灾不要惊慌，按照程序操作。把气瓶挪离危险区域，在安全距离外使用水流冷却气瓶，避免草率关闭供气。关闭供气是最后的选择，而且还要确认重症监护病人已经有了替代气源。

4. 负压系统的安全

（1）医疗负压系统的组件处于生物污染状态，对其提供服务时一定要采取个人防护措施，如手套、面具、专用的服装等。

（2）丢弃废弃物时（滤网等）要严格按照处理污染物的强制程序执行。

5. 医用气体智能化管理 利用现代工业网络控制技术，采用总线分布式数据采集方式，将各监控现场（包括手术室、ICU、普通病区及各医用气体站房）的主要气体监控参数（如多种气体的压力、氧气纯度、流量等）进行采集，通过数据总路线传输至监控中心计算机中，由计算机对相关运行数据进行采集、控制和处理并作出综合分析,拟定科学的设备供气方案。

监控中心的主要功能包括:①实时监测各医用气体的压力、氧气纯度及流量等参数,形成历史数据报表。②当各路气体供气压力偏离正常范围可及时发出报警信号。③实时测量各科室的氧气流量,为医院的成本统计提供可靠依据。④可根据计算机对各监控现场的统计数据,智能判断管路及终端泄漏情况,为医院的维护管理提供理论依据。⑤可根据需要即时打印医用气体的各种数据报表(如历史记录、报警记录等)。⑥可及时发现各科室医用气体的异常情况。

三、医用气体的管理要点

(1) 医疗空气供应源在单一故障状态时应能连续供气。因此,在设计和配置上,医疗空气供应源包括控制系统在内的所有元件、部件均应有冗余。

(2) 中心供氧站建设场地的大小和位置选择应严格按照国家标准实施,同时顾及因院区后续发展增加用气时设备容量添加所需的充足空地,避免后续建设改迁场地带来的不便。

(3) 中心负压泵站要确保严格的定期检查,对于并联的真空泵要在设计上充分考虑单泵停机维修时整体运行的安全性。

(4) 医院 ICU、手术室使用的特种气体应有固定独立的场所放置,建立完善严格的气瓶更换岗位职责制度,以及查对、登记、签收制度。

四、医用气体管理应急预案

医用气体一旦发生泄漏等故障,将对员工、公众的安全和健康及环境造成不利影响,因此必须制订应急预案。应急预案主要包括紧急情况汇报程序、紧急停气程序、现场紧急撤离程序、发生水灾时紧急情况处理程序、发生地震时紧急处理程序、液罐区域大面积泄漏紧急处理程序、关于氧气管线发生爆裂和火灾情况紧急处理程序。

1. 紧急情况汇报程序

(1) 出现任何紧急情况及供氧系统故障,当班班长应及时通知部门负责人及相关部门负责人。各部门负责人要及时到现场处理紧急事故,并将情况及时汇报副院长及院长;如出现重大人员伤亡及设备故障,应上报当地安全管理部门。

(2) 出现任何紧急情况及供氧系统故障,应通知供氧管理部门等相关单位并说明情况;情况严重时,应通知医务处、护理部等相关单位做好应急准备。

(3) 出现火灾时,应及时使用现场消防器材控制火势,及时拨打“119”。

(4) 当现场发生恐怖事件时,应及时拨打“110”。

(5) 当现场出现人员伤亡情况时,应及时通知医务室和急救车。

(6) 对于操作期间的所有不安全因素,每个人都有责任进行逐级汇报;对于潜在的没有暴露出来的安全因素更要注意,因为这种危险比暴露出来的危险更大。

2. 紧急停气程序

(1) 当现场发生紧急情况、在确认需要紧急停气的情况下,执行此程序。

（2）在确保人身安全等情况下，可以手动停气。

（3）及时通知供应人员停止供氧，关闭氧阀门。

（4）在发生紧急情况需要隔离某个区域时，可以使用紧急隔离阀。

3．现场紧急撤离程序

（1）现场发生严重紧急情况、确认有威胁生命安全的情况下，执行此程序。

（2）应首先执行紧急停气程序，减少现场的危险程度。

（3）拉响报警器报警，或用电话通知所有员工紧急撤离现场。

（4）若液态储罐区域发生大面积泄漏，应反风向撤离现场。

4．液罐区域大面积泄漏紧急处理程序　　此程序适用于液罐或主要液体管线发生大面积液体泄漏的情况（通报全院相关区域）。

（1）谁先发现液体泄漏，迅速判明介质和风向。

（2）根据危险区域图和风向判明影响区域。

（3）打电话通知控制室，通知区域内停止动火并迅速撤离相关人员。

5．关于氧气管线发生爆裂和火灾情况紧急处理程序

（1）当发生氧气流量突然增高，应及时与各用户取得联系，询问氧气使用情况。如用量无明显变化，但该区域压力下降，而调压系统又无故障，应判断为该区域送氧管道发生泄漏。

（2）应立即汇报有关领导，并通知该管段医疗部门停止用氧。

（3）经领导及该管段医疗部门同意，关闭为其供气阀门。

（4）得知某区域内氧气管线发生泄漏或火灾时，应首先要求医疗部门关闭该区域总进氧阀门；若威胁全院安全或输气管线安全时，应立即关闭为其送氧总阀门。

小贴士

　　中心供氧站的容器容量设计应该根据医院使用量，以3～7天补充一次为妥。补充液氧时，应充分考虑液氧车停放不应妨碍院区道路通畅。为了便于及时检查负压设备终端压力问题，尽可能在各层楼总管道设置压力表。特种气体管理的核心是安全，不同气体钢瓶放置的位置可以相对隔离，外瓶采用不同颜色，尽可能减少放置错误发生率。

第七节　电 梯 管 理

一、概述

　　随着经济的发展，现在新建医院中建筑物单体体量越来越高，电梯正常运行的重要性也越来越凸显。

1. 医院内的常用电梯设备及分类

(1)垂直电梯:按其用途一般分为医用梯、客梯、液压梯、货梯、升降机等。

(2)自动扶梯。

2. 电梯设备的日常管理和维护

(1)维修保养的依据:《电梯监督检验规程》《特种设备安全监察条例》《三级综合医院评审标准实施细则》(2011 年版)中有关特种设备部分要求。

(2)电梯设备常用的操作规程:电梯运行管理规程、电梯(是指有人驾驶的电梯)操作规程、电梯安全管理规程、电梯维修养护管理规程、电梯紧急事故处理规程。

(3)电梯系统日常的维护保养　日常计划性保养工作按图 4-6 所示顺序进行。

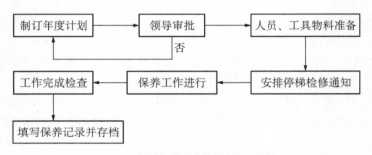

图 4-6　电梯日常计划性保养工作流程

注:现在电梯计划性保养工作一般由专业电梯维保公司承担。现国家规定的维保周期为每 15 日一次。

3. 智慧电梯安全管理系统　是通过对物联网和大数据技术的创新融合,将电梯运行监管、紧急事件响应、故障发现和处理、公众信息服务等业务系统集成为统一的服务平台,使其具有事前预警、事中安抚与处置、事后追溯功能,为电梯使用的安全监管提供了有效保障,从根本上减少了电梯事故的发生概率。

(1)事前预警:根据调查,电梯事故的发生原因主要包括电梯老龄化、维保不到位以及乘客不文明行为对电梯的损害。智慧电梯可在电梯发生异常时及时发出警告。主要依据包括以下 3 点:一是实现电梯运行数据的采集,包括物理数据和乘梯人行为数据。其中物理数据是通过电梯里的速度、加速度、震动、温度等 12 个传感器来实现的。同时,通过摄像头来监控门的状态和乘客的不文明行为,降低对电梯的人为破坏。二是线上体检,目的是加强维保人员检修电梯的监督和管理,逐渐将定期定人的线下维保模式向线上实效智能的维保模式转变。三是将电梯易损部件使用次数在云平台上统计,预计使用寿命。一旦零部件有损坏风险,即通知相关部门上门更换,否则电梯不得运行。

(2)事中安抚:相比于电梯伤人,电梯困人事件更加频发,因此当场的安抚与处置非常重要。智慧电梯可在电梯困人后,迅速确定是哪一部电梯发生了困人事故,并通过视频、可视对讲等方式实时安抚乘梯人员,有效避免二次伤害。

(3)事后回溯:可以通过传感器和摄像头记录事故的整个过程,相当于黑匣子的功能,作为后期事故分析调查的重要依据,及时还原事故现场。

【电梯维修保养要点】

电梯维修保养要点见表4-4。

表4-4　电梯维修保养要点

项目	工作内容	重要性分类			参照规范或规定	备注
		法规要求	必须要求	建议要求		
定期测试	整体测试；限速器校验	√ 试验周期：1年 试验周期：2年			《电梯监督检验规程》《自动扶梯和自动人行道监督检验规程》	
维保工作	由于电梯属于特种设备，需聘请专业（有相关资质）公司承担维保工作；针对外包公司保养电梯，医院可参照《电梯、自动扶梯和自动人行道维修规范》（GBT 18775—2009）中的要求对其进行监管	√	√		《特种设备安全监察条例》《电梯、自动扶梯和自动人行道维修规范》（GB/T 18775—2009）	
其他	巡检电梯桥厢内照明、信号（指示器、方向、蜂鸣）；巡检桥厢内空调、多媒体电视、各类装饰物（如：挂画等）		√			

二、电梯管理的要点

（1）和电梯维保公司签订维保合同时，必须重点突出——接到乘客被困报警，维保公司完成解困的时间要求（现在上海地区的要求是不得超过30分钟）。

（2）如果医院内电梯数量较多，且维保公司无法配合医院的维修时效性要求，医院可考虑设置一个电梯管理员的岗位。该员工平时巡检电梯，一旦发生电梯困人时，可在第一时间处理放人。

（3）电梯设备的秩序管理是提高电梯使用率的关键，应分层、分时段控制；尽可能安排电梯驾驶员来运行电梯；可通过增加智能梯控装置对进行人员进行控制。

三、电梯管理应急预案

详见第八章医院后勤安全管理。

> **小贴士**
>
> 　　电梯管理应从设计开始,医疗用梯与非医疗用梯尽可能分开使用电梯厅;医疗使用的电梯厅应设置梯控系统,以便最大限度地提高医疗效率。

第八节　通 信 管 理

　　医院的通信联络,是医院现代化管理中各种信息传递必不可少的工具。尤其是随着电子网络工业的发展,通信联络的工具愈来愈多,使用的范围也愈来愈广,在医院管理中发挥了重要作用。原来简单的电话通信系统已远远不能满足现代医院的管理需求。

一、通信设备配置

　　1. 固定电话　固定电话仍是常规点对点通信手段,300 床以上的医院建议设电话程控总机,通过各部门的分机形成电话网络系统,也可通过电信运营商建立虚拟电话交换机。

　　2. 移动电话系统　现代通信技术可实现电话与移动电话内部互拨,有条件的医院可配移动电话,有利于及时召唤所需员工投入工作(尤其是抢救工作)。智能手机 APP 工具也将为医院内的通信提供更为高效的解决方案。

　　3. 电子音控对讲机　用于各病区,便于病人治疗及医护联系之用。病房和各护理单元设三联呼唤灯,病室门口和护士站设信号灯。

　　4. 广播系统　广播系统属于扩声音响系统中的一个分支,通过广播可以实现以下功能。

　　(1) 消防报警:每栋楼的一个楼层作为一个消防分区。当本楼层有消防信号时,自动触发广播系统发出报警声音,传递到本楼层。当本层有报警时,与其相邻的上、下两层也一起报警。

　　(2) 报警时自动强制打开播音器开关:一般诊室的喇叭在有病人就诊时是关闭的。当有消防信号触发系统时,系统发出报警信号的同时会自动用 24 V 电强制打开播音器开关,使播音器发出报警声。

　　(3) 定时定曲目播放环境音乐:不同的环境播放适宜的音乐才能做到环境和谐。康复区绿意盎然的自然环境加上天籁般的乐声,让病人犹如身处大自然的环境中,打造最佳的康复环境。药品超市播放介绍药品的疗效,给购买者提供更人性化的服务。

二、通信管理制度

　　(1) 科室因工作需要安装电话,须经科室负责人提出申请,报医院相关部门审批;对外业务繁忙的科室可申请安装外线电话;凡需撤销的电话,由院有关部门发出通知,电话维修人员执行。

(2)需要使用长途直拨电话的单位和个人,须经院相关部门批准并进行登记。

(3)各科室电话如发生故障,需通知办公室,任何人不得私自拆修。办公室接到通知后,安排电话维修人员查明原因、排除故障。

(4)安装外线电话的科室实行话费控制制度,超过规定标准的话费原则上由本部门承担。如确属业务繁忙,应向办公室递交书面申请,理由充分的可报销。

(5)凡享受话费补贴的人员,所持移动电话必须保持 24 小时待机,做到随叫随到,保证来电必接。

三、通信的管理要点

(1)配备总机的单位,总机应有专业人员操作:电话总机操作人员应进行专业培训,持证上岗,以保证设备安全运行。

(2)健全岗位责任制和各项管理制度:如电话总机应设两班或 3 班值班制,严格执行操作规程。

(3)加强机房维护保养:注意防尘、防潮、防霉、防震,以及恒温、恒湿等。

四、通信系统发展趋势

随着通信设备的不断改进,医院的通信系统也发生了翻天覆地的变化,主要表现在以下两个方面。

(1)医院不再设置总机,电话总机呼叫和相关设备都由电信公司承担,并可以和院内无线通信组成群内网络,实现短号联系,充分降低了医院人力成本和场地成本,提高了效率。

(2)院内的无线通信设备功能将大大拓展,应该和院内门禁系统、支付系统、停车系统和终端医疗数据显示系统合为一体。

第九节 交通运输管理

医院交通运输是医院后勤服务的重要组成部分,交通运输为医院正常工作提供了必要的交通手段,在医院医疗工作中发挥了不可替代的作用。加强医院交通运输管理,可提高医院交通运输的工作质量和效率,从而更好地为医疗一线服务。

医院交通运输管理一般包括交通运输设备(一般是汽车)管理、行车交通道路安全管理、运输设备资产和各项成本费用管理等方面的内容。现医院交通运输管理的一般架构为:由医院成立司机班或车队,隶属于医院总务处(科)领导。司机班(或车队)设班长(队长)1 人,行使司机班(车队)内部的管理职能。

一、交通运输管理的相关制度

医院交通运输管理的相关制度包括岗位职责制度、车辆设备管理制度、用车审批管理制度、运输车辆计划管理制度、各类应急状态管理制度、交通运输安全管理制度等。

1. 车辆设备管理制度　车辆是从事运输生产活动的物质基础。车辆管理是指对车辆进行择优选配、正确使用、定期检测、强制维护、视情修理、合理改造、适时更新的一系列活动过程。

2. 运输车辆计划管理制度　车辆运行计划是运输生产计划工作的继续,是有计划、均衡地组织医院日常运输生产活动,建立正常运输生产秩序的重要手段。

(1) 主要任务:把医院车队与医疗机构的需要有机地结合起来,协调一致地开展工作;不断提高运输效率,保证医院按期完成运输任务,全面地完成各项技术经济指标。

(2) 车辆运行作业计划

1) 长期运行作业计划:主要适用于运输任务、线路和运量比较固定的运输工作,如医院的职工班车、就医班车、医疗用品的供应和医疗废弃物的运输等。编制周期一般以季度或年度计算。

2) 短期运行作业计划:对于在特定的短时期内规律性强、运输量相对固定的运输任务可制订短期运行作业计划,如医院进行大型活动、会议、大宗货物的运输等。编制周期一般以周、月计算。

3) 日运行计划:适用于客、货多变,临时性运输任务。这种作业计划需要每天编制,即在前一天下午编好第二天的作业计划,使次日运输任务有序进行。

3. 交通运输安全管理制度　交通安全是社会生活安全的重要事件,也是医院安全的重要内容之一。交通事故的发生轻者给医院带来财产损失,重者会危及驾驶人员、乘客和他人的生命安全。特别是在救护车运送急救病人时,如果发生交通事故还会延误病人的治疗或直接造成病人的交通事故死亡。

管理制度的任务是:努力学习,认真执行交通法规、规范和标准;坚持"安全第一,预防为主"的方针,按照单位负责、行业管理、群众监督、遵章守纪的原则,建立交通安全管理责任制;采取科学、有效的手段,制订切实可行的措施,把交通事故消灭在萌芽状态;确保乘客和货物的人身与财产安全,最大限度地为医院提供安全、及时、经济、方便、舒适的运输服务。

二、车辆的管理要点

(1) 加强车队人员、车辆成本及运行效率考核:评价运输工作的效率必须采用一系列的评价指标,才能从数量上分析车辆的现有数和运载能力,车辆在时间、速度、行驶、载重量等方面的使用情况,为指挥运输生产编制、检查计划以及人员考核分析,改善和提高医院运输管理提供可靠的依据。车辆运用效率一般可通过车辆使用率、平均车日行程等指标来考核。运输成本需要考虑工资、职工福利费、燃料、轮胎、材料、修理费、折旧费、养路费、运管费、事故处理费、车队经费及其他费用。

（2）交通运输人员奖励与补贴：奖励与补贴是医院支付给交通运输人员的报酬部分，是工资外的补充形式。奖励的形式包括精神奖励和物质奖励两种，两者往往相伴相随，但也可分别实施。目前，医院交通运输现行的奖励形式主要有行程补贴、行车安全奖、物资（主要指油料）消耗节约奖等。

（3）加强特种车辆管理：医院和一般企事业单位车辆管理中最大的不同是拥有各种特种车辆，对于救护车辆除了必须遵守医院用车的要求外，更需要强调司机的出车准点率、行车的安全性，以及警灯使用、道路交通规则遵守情况。救护车辆的停放应该在便于出车的通道上，原则上应该固定驾驶员，并要做到 24 小时值班制度。医院内自我管理的其他特种车辆包括院内医疗废弃物转运车、检验标本转运车、消毒物品运输车、营养餐转运车，以及院内特殊检查病人转运车。除了必须遵守一般车辆司机要求、行车安全要求外，必须遵守医疗物品、食品运送所强制规定的相关制度，包括押运人员要求、消毒隔离要求等。

三、医院交通运输管理的发展趋势

医院交通运输管理的现状是医院运输任务量不大，且连续性不强，所以医院运输人员和运输工具的使用效率不高，造成了运输资源的浪费。随着社会的进步和科学技术的发展，人员对运输服务的管理水平和服务水平要求也越来越高，医院对运输的管理能力不高和投入不足，也造成了医院运输服务落后于社会水平，不能满足医院的需要。社会上专业运输服务机构的建立与发展，也为医院运输服务的社会化提供了条件与保障。现在一般有如下 4 种做法。

（1）依靠社会力量，缩小医院交通运输规模：保留医院必要的车辆，如救护车、小型公务用车等，其他如货物运输、职工班车等可向社会专业运输机构购买服务。这种方法适用于运输任务量不大的中小医院。

（2）总额承包管理：根据司机班各种费用计算出司机班的年费用额度，向医院申请预算总额，并制订具体的任务合同。司机班仍属于医院的一个机构，在为医院服务的具体任务时不发生具体费用关系。这种做法能够保证医院司机班的稳定和有利于医院运输任务的完成。

（3）成立医院运输经济实体：在厘清人、财、物的基础上，少数医院成立了运输经济实体，由司机班自主管理、自主经营、独立核算，根据具体情况制订发展规划，对医院实行有偿服务并对外经营。这种方法可以减少医院对运输的投入和减轻医院管理者的负担。

（4）取消司机班，完全向社会专业运输机构购买运输服务。

第十节 停车场管理

随着社会车辆保有率不断提高，停车难渐渐成为医院发展中面临的新课题和新挑战。应充分发挥医院或投资主体的作用和主观能动性，引进专业停车管理团队、先进的管理技术和运营体系，创新服务意识和标准，建立具有医院特色和特点的停车管理体系。

一、停车场运营管理总目标

(1) 服务便捷、优质:为停车者提供便捷、优质的停车系列服务和帮助。

(2) 管理高效、有序:建立 24 小时一站式服务,最大限度地提高客户满意率。

(3) 文明和谐:规范服务,避免纠纷,用科学管理做到有序停车。

(4) 停车安全第一:强调"四个到位",即安全到位、管理到位、服务到位、形象到位。

(5) 借助停车场平台,提供延伸服务。

二、停车引导标志的设置

根据医院现有道路、各停车区域、停车相关设施的现状,依据管理目标进行统一的规划和设计;优化和完善院内、外道路车辆行驶路线、车辆通行标志的和设置。同时,结合先进的智能停车管理技术,实现现代停车服务的一体化管理模式,达到就医车辆在最短的时间内找到停车泊位、安全停放的目的。

(1) 针对医院的特点,实行停车的专业化、个性化、人性化的服务理念和模式,通过完善的标志,实现人车分流。

(2) 设置醒目、统一的停车场(库)标志牌和市交通行政主管部门制订的停放车辆规则、停车场(库)收费标准,公布监督电话。

(3) 根据审批通过的设计图,设置交通标线和设置安全设施,做好停车场(库)和车行道路行车线、停车泊位(分固定和临时)、禁停、转弯、减速、消防通道等标志,主要车行逆转弯处安装凸面镜,必要时设路障和防护栏。

(4) 根据医院停车场情况、车辆的特点,合理安排各类车辆的停放区域。设置集装箱车、货车(搬运车除外)、中大型客车、工程车禁行标志,以及设置易燃、易爆、有毒等危险物品的车辆禁行标志。

(5) 车辆进入医院后,将根据驾车的路线和停车泊位停放的状况进行引导入位,包括通过引导标志的自行引导方式、通过传感器的区域引导方式和利用停车诱导系统的车位引导方式。

三、停车运营管理系统

针对医院内部道路和停车泊位的实际情况,对现有停车场内外的交通、标志、配置、引导和载荷进行整体的规划和设计的优化,并制订相应完善、有效停车的运营方案。同时,引进智能化的停车设施设备、先进的管理技术和软件,采用成熟的非接触式 IC 芯片、视频车辆识别等技术,结合计算机网络技术和数据库在数据检索、通信、采集方面的优势,打造智能化的停车运营管理及使用平台(图 4 - 7)。

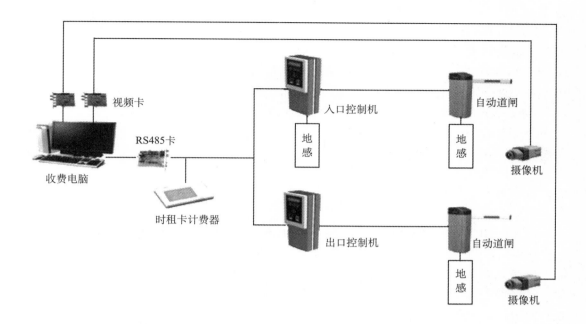

图4-7 停车运营管理系统线路图

四、停车场营运的管理要点

医院停车场无论是医院直接管理还是委托管理,在具体运行中都应该把握以下几个要点。

(1)按要求编制车库管理计划和运营手册,每天24小时对车库实行全天候的监控管理。在醒目地位告示交通行政主管部门制订的停放车辆规则及本停车场(库)管理规定,公布本停车场收费标准、管理机构监督电话等。

(2)根据法律、法规的有关规定,开展各项停车场(库)管理服务活动,确保院内停车管理的协调、顺畅、高效。

(3)确保停车场所属范围公共环境卫生符合国家和地方相关环境卫生标准,保洁率、满意率、客户有效投诉处理率,以及停车设施、设备完好率达到相关规定标准要求。

(4)严格做好停车场进出车辆的引导、停放、安全检查工作,确保车流、人流交叉路口的安全。

(5)管理人员在春夏秋冬四季配备制服,特别突出班长、巡查员、人流特别引导员的服装,以示区别,做到醒目、便于识别。

(6)现场管理人员通过停车场运营管理的智能化系统,及时了解各时间段车位的状况,结合就医车辆状况,主动引导车辆至合理的停车区域。通过对各停车区域的满车位、空车位控制,避免车辆无目的迂回,迅速引导车辆找到空车位。

(7)停车场监控中心(中央管理室)应24小时值班,保证闭路电视监控及录像,并对影像资料备份保存。同时,由消防监控中心维护人员负责监控,确保停车场整体的安全和节能。

(8) 制订应急措施和预案,配合第一线的管理员做应急响应,以便解决突发事件。一是对高峰期人流、突发事件或自然灾害人流、团体活动人流进行有效的控制;二是保持通信系统的畅通,达到区域与区域沟通、部门间相互沟通、区域与监控中心沟通,保证指令的下达和信息的传递;三是保安在执勤期间严格注意往来车辆,特别是在医院人员密集的场所,更要提高警惕,防止任何危险行为的发生。随时与停车管理员保持联系,协助监督和解决突发状况。严格遵守监控中心的指挥,不能擅自行动。同时,在高峰期协助管理员做好车流疏导或车辆引导。

五、停车场管理应急预案

安全是车库运营管理的第一要素,安保的目标是风险预防和危机管理,争取事故的发生率降到最低,对于与车库相关的常见突发事件要有充分的预案准备和操作能力。

1. 抢劫事件处置预案　在确保自身安全的前提下,呼叫临近岗位车管员一同制止犯罪。同时,立即拨打110电话通知警方到场处理,第一时间将情况报告管理处负责人。注意观察抢劫嫌疑人的人数、脸型、发式、衣着等特征,收集目击者和被害人反映的情况,以便向警方提供破案详细线索。保护好抢劫犯罪现场,阻止无关人员进入现场,等待警方前来处理。如有伤员,应立即将伤者送急诊室抢救。

2. 爆炸事件处置预案　发生爆炸事件时要立即组织保护现场,迅速向公安机关报案,并向相关部门、院方报告。同时,疏散现场人员,抢救受伤人员,安排力量维护现场秩序。当接到发生爆炸事件报告后,营运管理部门应立即组织有关部门人员赶赴爆炸现场,并迅速向院方通报,协助开展相关工作。营运管理部门会同相关人员,协助公安人员进行现场勘察、查证及了解相关情况,写出翔实的报告。

3. 盗窃或破坏事件应急预案　车管员巡逻时发现有人在实施盗窃或破坏行为的,应保持冷静,尽可能制止一切盗窃和破坏行为。如能处理的可及时处理,否则监视现场,记住犯罪嫌疑人的面貌、体型、服饰和特征,临时关闭所有出入口,暂停车辆停放,防止犯罪嫌疑人逃逸,并及时报警或向相关人员通报请求支援。同时,车管人员应注意保护现场,留下当事人和目击者,阻止任何人员进入或接近现场,并不得触动现场任何物品,等候有关部门前来处理。如在作案现场发现有人受伤,应在保护好现场的基础上,通知120救护人员前来救护。车管员在事件中捕获的犯罪嫌疑人,应询问记录后移交警方处理,并根据警方要求提供情况和证据,以及在事件中涉及的财产损失和人员伤害,供警方详细调查以明确责任和落实赔偿。严禁施刑拷打、审讯和扣押,并应劝阻客户和围观人员打骂犯罪嫌疑人。

4. 打架斗殴事件处置预案　立即劝阻打斗,劝离围观者,维护好现场秩序。了解打斗双方的身份,对打斗人、斗殴的时间、地点、现场物品损失情况、收缴打斗用的凶器,做好记录。如双方不听劝告,应根据情况通知警方到场处理,将伤员送急诊室抢救,并将有关情况报告警方。协助警方勘察斗殴现场,收缴各类凶器,辨认为首分子及其他参与斗殴的人员。

5. 意外伤亡应急预案　车场(库)内出现人员意外伤亡事件,车管人员应立即赶赴现场,查明情况,并向营运管理部门负责人报告。应在保护现场的同时,立即通知120救护人员组织抢救伤者。若伤亡事故系由设备故障或设施损坏引起,车管员应立即通知相关工程人员到场,共同制订抢救方案。对于出现各类伤亡事故应及时向管理方通报,必要时应及时报警,并且做好相应记录。系由停车场内车辆交通肇事引起的,应在保护好现场、抢救伤员的同时,记录肇事车辆,留下驾驶员和目击者,保存相关录像。

6. 火警、火灾应急预案 发现火警或接到消防报警的应处变不惊、按序行动,以免误时、误事。接警后维护现场秩序,并做好警戒,按应急预案全力处置事故。同时,第一时间通知公安消防部门,派员协助公安消防队做好引领工作。扑救抢险工作结束后,派专人看守现场,查明火灾现场是否还有余火,防止死灰复燃。配合有关部门或人员查明火灾发生原因,写出调查报告。根据实际情况修改完善消防应急预案。

7. 水浸应急预案 员工发现停车场(库)范围内出现水浸事故,应立即查清进水地点、水源、水势等情况,并报告营运管理部门负责人。在支援人员到达以前,积极组织力量采用各种手段尽量控制现场水势,防止水浸的范围扩大。事后应分析事故发生原因,总结经验教训并采取措施,防止出现类似事故。如果台风、暴雨来临,应检查停车场(库)下水口、下水道,确保疏通及处于备用状态。

8. 突发停电应急预案 在接到停电通知后,应在停车入口发布停电通告,并做好停电前的准备工作。车管员在停电前应将停车道闸处于开启状态;收费员做好手工记录车辆进出时间及收费工作。若突发停电正值晚上,车管员应协助维持好秩序,启用应急照明灯、手电等各用照明。一旦恢复供电,车管员应及时检查照明及设备情况,在确认一切正常后,方可恢复停车场(库)机械设备的使用。

9. 机械故障应急处理预案 机械式或自动化车库容易出现机械故障,导致车辆长时间无法出库而影响顾客出行的,操作员应向顾客道歉,说明故障现状,并指定专人填写《顾客车辆保管单》,办理保管登记。同时,与出租车公司取得联系,给顾客发放出租车代金券和车辆保管单据,引导顾客到达出租车待客地点,为顾客提供帮助。故障排除后,依据《顾客车辆保管单》上的记录,分别联系代驾送回。自己来取的顾客,按需随时准备启程送车。

10. 收费系统停电或有故障预案 应通知出入口岗位当值人员,同时使用手动计费。车辆进入车库时,由入口岗位人员手动起杆,并用对讲机通知收银员按该时间、序号设置临时时间卡后,将卡交给停放车辆驾驶员(或用笔录将时间写于临时卡);车辆驾驶员在离场时驾车至收费处打卡缴款,收银员收回计时卡及开出收据或发票;司机驾车到闸口出示收据,车场保安员检视后手动起杆放行;收银员在收到计时卡后应做好详细登记,并核对发出临时卡及收回临时卡的比对情况,移交财务部登记、备案。

六、医院停车场管理趋势

随着人民生活水平提高,私车拥有量越来越多,目前就医停车难已经成为一个为众口诟病的大问题。医院在大力增加地面停车场的同时,也在大力发展地下停车场、机械式停车场,甚或专门建造立体式自动停车场。在改善停车硬件条件的同时,如果不加大停车场的人员培训、流程再造及制订服务标准,停车场将成为医院进一步提高满意度的一个瓶颈口。

目前,医院的停车场管理多数依靠保安人员进行引导和管理,但是收费不标准、道路引导不专业已经成为越来越严重的问题。特别是医院地下车库、机械式车库和立体车库数量在不断增加,对设备的操作、车库的监控和车辆事故的处理已经不是普通保安能够承担的。因此要做好车库管理,必须走医院后勤专业化管理的道路。其优势包括:①借助社会资本进行停车场设备投资、标识再造、信息系统重建,让医院能将有限的资金用于医疗相关设备;②借助专业停车管理公司的成熟经验制订相关制度、人员培训和现场管理,使医院在短期内可以提升院区车辆管理水平;③专业的管理队伍还可以提供代客泊车、车辆清洗,乃至验车等系列衍生服务,大大提高了客户的满意度。但是,和后勤其他项目的社会化一样,规避合同风险、监管服务质量、评估安全风险和预案准备依然不能放松,只有这样才能使车库管理走上专业化的道路。

停车场管理规范和流程见图 4-8。

(朱永松　罗　蒙　王振荣)

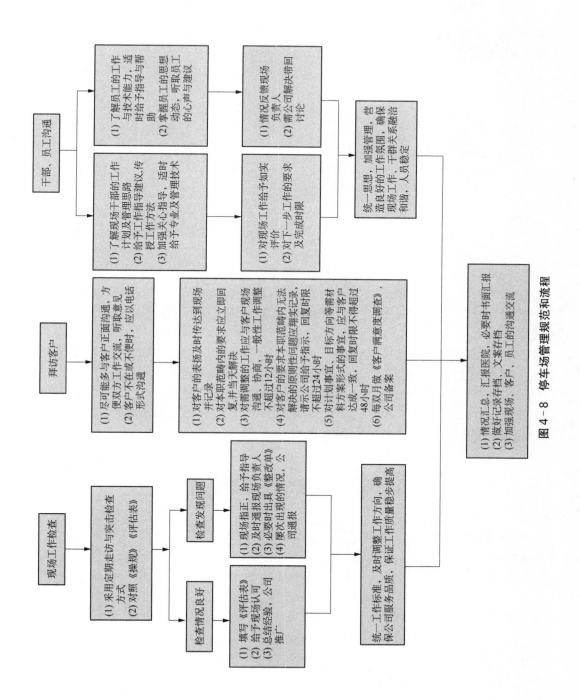

图 4 - 8 停车场管理规范和流程

第五章

医院能源管理

医院建筑是所有建筑中使用功能最为复杂的。随着医疗技术的不断进步，诊疗设备的不断完善，医院功能还将进一步增多。尤其是随着人民生活水平的大幅度提升，医院提供的已经不仅仅是单纯的治疗服务，病人对医院的就医环境和医护人员对工作环境舒适程度的要求也越来越受到人们的重视，因此医院的能耗也不断上升。医院的能源消耗具有消耗量大、能源品种多、能源管理水平低下、能源供应要求高等特点。能源管理是目前医院后勤工作的薄弱点，高效、科学的能源管理方案是体现医院后勤管理水平的一个重要表现。

医院建筑的能耗构成复杂，能源形式多样，且能耗普遍偏大，医院的能源种类包括煤、电、天然气、氧气、成品油及不可再生的地下水资源等。要提高医院能源的利用率，真正做到节约能源，就必须从建筑的全生命周期的角度考虑及运用"四节一环保"（节地、节能、节水、节材、保护环境）目标和策略，对制度进行量化管理，并配备相应的节能管理体系，认真做好能源计量、能源统计，制订能源消耗定额，进行能源平衡工作。

第一节 能源管理制度的建设

医院的能源设备包括锅炉、高低压配电室、液氧站等多个设备的管理，无论医院采取何种管理模式，首先必须要建立一套完整的管理制度、操作制度和考核制度。同时，还应配套建立节能的相关管理措施和职责要求，以便使节能工作常态化（相关制度见本书附录）。

一、能源管理制度体系

为了使能源管理工作经常化、科学化，必须建立一套供能和用能的规章制度。医院能源管理部门要根据国家的能源政策、方针、法令、规定和标准，结合医院用能设备的特点，制订一套相应的规章制度，明确规定医院内各部门在能源管理工作中的相互关系。制度应该包括用能管理制度、操作管理制度、设备管道定期检修制度、考核评比与奖惩制度、能源管理岗位责任制等。

1. 用能管理制度　主要有燃料管理制度、用电管理制度、计划用水和节约用水管理制度、用气管理制度、管网维修管理制度等,并使其与管理人员的岗位责任制相结合。

2. 能源计量管理制度　　包括能源及计量器具配备、校验、鉴定制度和能源计量器具保养与维修制度。

3. 考核评比与奖惩制度　　这是将部门能源管理工作量化的最好方法。

4. 能源统计与分析制度　　通过定人、定时、定量的能源统计分析,找出能源消耗的变化规律,发现问题,及时提出改进措施。

5. 操作管理制度　　安排合理的用能方案,制订能源发生转换设备的操作制度,是加强能源管理和节约能源的重要内容。

6. 设备管道检修制度　　用能设备长期失修、蒸汽管网保温不良、疏水器不及时维修等,都会造成能源浪费。因此,完善的设备管道维修制度是保证设备正常安全运行、减少能源损耗的必然前提。

7. 能源管理岗位责任制　　这是保证医院正常开展能源管理工作的重要措施。

二、建立节能管理体系及职责

1. 节能领导小组　　医院应成立由分管领导牵头的节能领导小组,定期召开会议,检查研究确定医院节能中的重大问题。医院节能机构要有权威性,应以节能部门为中心建立起纵横交织的能源管理网络,并对医院节能工作进行协调。

2. 节能工作小组　　能源工作的具体落实应该由节能工作小组负责,该小组由后勤院长主管,制订详细的节能方案,并根据医院的具体情况和财力进行逐项落实。医院能源计量是节能管理的重要基础工作,是实现节能定量管理的必备手段。在医院能源流程的各个环节上安装必要的计量器具并加强管理,才能掌握各工序、各环节的能源利用和损耗程度,从而为减少能源损耗,提高能源利用率,制订科学、合理的能耗定额。同时,在计量数据的基础上对医院能源进行科学的统计。能源统计工作应该尽可能地充分利用电子化、信息化手段,做到统一标准、统一口径,这样才能使能源数据具有纵向和横向的可比性和可利用性。还应该做好能源分析工作,这是能源工作中的重要组成部分,是实行统计监督、统计服务的手段之一,也是提高能源管理水平、管理质量的重要手段。统计分析包括专题分析和综合分析两种,既要对单项能源进行分析,也要对医院综合用能状况进行分析,做出最有利于医院的用能方案。

三、能源管理制度建设要点

医院从来不缺管理制度,能源管理也是如此。在能源管理制度的建设中要强调的是岗位制度、操作制度和考核制度并重和执行。岗位制度的制订要和资质要求、合同签订挂钩,制度应简练,但要求应明确;操作制度关键要上墙,做到每天上岗前复述、每周班组复查、每月处室抽查的制度;考核制度要严格执行,特别在节能制度落实上,奖要有力度,罚要有狠心,这样才能使制度真正落地。

第二节 节能技术改造

医院能源来源的多样性、能耗管理相对低下的现状,要求将节能技术改造工作放到后勤的重要地位。图 5-1 是医院等大型公共建筑的主要用能系统构成情况。据统计,在医院能耗中,电力约占 64%,天然气、重油、柴油等约占 11%。从用能设施来看,空调约占 50%,照明、插座约占 34%。因此,重视对用电设备的改造有着非常重要的意义。

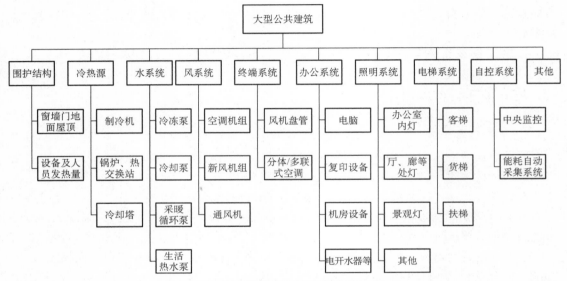

图 5-1 大型公共建筑主要用能系统的构成

一、照明系统节能

(一) LED 产品

1. **产品和技术** LED 照明产品就是利用发光二极管作为光源制造的照明器具,一般被称为第四代照明光源或绿色光源,具有高节能、利环保、寿命长、体积小、多变幻等特点,可以广泛应用于各种指示、显示、装饰、背光源、普通照明和城市夜景等领域。

2. **LED 灯的优势**

(1) LED 作为点光源,可以直接解决传统光源必须依靠光发射来解决的二次取光及光损耗问题。

(2) 对光照射面的均匀度可控,理论上可以做到在目标区域内完全均匀,也能避免传统光源"灯下亮"现象的光浪费。

(3) 色温可选,这样在不同场合的应用中也是提高效率、降低成本的重要途径。

(4) 工作电压低(3~24 V),比高压电源安全。

（5）发光响应时间极短,纳秒级。白炽灯是毫秒级。

（6）结构牢固,抗冲击,耐振动。

（7）环保。光谱中没有紫外线和红外线,既没有热量,也没有辐射,眩光小,而且废弃物可回收,没有污染,生产、回收过程无有害金属汞。

（8）直流驱动,超低功耗,有效减少光源功率,降低线路损耗,无镇流器能耗,减少运行维护管理费用。

3. 效用分析　对于公共走道等区域,由于照明时间长,LED 灯的节能效果显著,其余部分可根据各科室的不同要求来替换更高效的节能环保光源。

例如,如果走道平均 12 小时开灯,原 T8-18 W 灯盘一套 3 支灯管(灯管十电感镇流器)的功率为 $18×3＋6＝60(W)$。若用 LED 灯具替代,可用含电源 8 W 的 3 根 LED T8 替代,功率为 $8×3＝24(W)$,在照明度不降低的前提下节电 36 W,节电率 60% 以上。

以 360 天/年、日均照明时间 12 小时、0.9 元/度计算,年节电:$0.036×360×12×0.9＝139.97(元)$。投资 3 根 LED 灯管,加上改造费用约需 180 元,投资回收期为:$180/139.97＝1.29(年)$。

（二）其他绿色照明方法

除了最常用的 LED 照明设备以外,在室外广场、道路、花园等对照明亮度要求不是太高、照明时间较长的地方可以充分利用太阳能灯具;在医疗建筑的设计阶段也应该充分考虑建筑物运营中的绿色照明要求,尽可能地让建筑物充分利用自然光源;同时,无论采取何种照明设备都应该重视照明控制系统,设置各种灯具的自动感应启动方式,既能节约电费,又能提高灯具的使用寿命。

> **小贴士**
>
> LED 设备选购一定要作充分的调研,目前 LED 市场基本成熟,但是在产品选型、照度选择上应该根据部位的不同有所侧重。由于 LED 设备先期投入较大,合同能源管理是一个不错的选择。同时,由于对 LED 灯源的发光体存在争议,因此,在眼科病房、新生儿病房的使用应该严格把控,以免对相关病人造成不良影响。

二、空调系统节能

空调能耗是建筑能耗的主要部分,约占医院总能耗的 50%,最大可占到建筑总能耗的 65%。因此,医院节能的主要任务是降低空调系统的能耗。

医院空调的设计参数主要是指空气温度、相对湿度、气流速度、洁净度及室内空气品质。医院空调不仅仅是环境的控制,也是确保诊断、治疗疾病、减少污染、降低死亡率的技术措施。但是,医院各科室功能差异很大,所要求的室内设计参数也不同。为了防止污染,降低室内细菌和尘埃浓度,还应该对室内新风量、换气次数、室内外压差及末级空气过滤器等有一定要求。一般来说,凡是清洁、无菌、无尘、无臭及怕污染的场所应保持正压。凡是有污染、有害气体散发及有极大热湿产生的室内应保持负压;无明显的污染、热湿及有害气体发生,又无特殊要求的室内可与室外保持同压,人员进出不会造成较大的影响。由于科室不同,设备繁多,要求各不相同,在确定室内设计参数时还应充分听取医护人员的意见。

医院应根据国家的相关标准与规范,如《综合医院建筑设计规范》《医院洁净手术部建筑技术规范》《公共场所集中空调通风系统卫生标准》《空调通风系统运行管理规范》《医院消毒卫生标准》等,严格控制中央空调的卫生条件,杜绝由中央空调末端设备引起的二次污染。

(一) 产品和技术

空调节能的技术措施包括 8 个方面:减少冷负荷、提高制冷机组效率、利用自然冷源、减少水系统泵机的电耗、减少风机电耗、采用自然通风、使用智能控制系统、中央空调余热回收。

1. 减少冷负荷　冷负荷是空调系统最基础的数据,制冷机、水循环泵,以及给房间送冷的空调箱、风机盘管等规格型号的选择都是以冷负荷为依据的。如果能减少建筑的冷负荷,不仅可以减小制冷机、水循环泵、空调箱、风机盘管等,降低空调系统的初期投资,而且这些设备减少后所需的配电功率也会减少,运行费用降低。所以,减少冷负荷是空调节能最根本的措施。减少冷负荷有以下具体措施。

(1) 改善建筑的隔热性能:房间内冷量的损失是通过房间的墙体、门窗等传递出去的,因此,改善建筑的隔热性能可以直接有效地减少建筑物的冷负荷。改善建筑的隔热性能可以从以下几个方面着手:确定合适的窗墙面积比例,合理设计窗户遮阳,充分利用保温隔热性能好的玻璃窗,单层玻璃采用贴膜技术等。

(2) 选择合理的室内参数:人体感觉舒适的室内空气参数区域是空气温度 $13\sim23℃$,空气相对湿度 $20\%\sim80\%$。如果设计温度太低,会增加建筑的冷负荷。在满足舒适要求的条件下,要尽量提高室内设计温度和相对湿度。

(3) 局部热源就地排除:在发热量比较大的局部热源附近设置局部排风机,将设备散热量直接排出室外,以减少夏季的冷负荷。

(4) 合理使用室外新风量:由于新风负荷占建筑物总负荷的 $20\%\sim30\%$,控制和正确使用新风量是空调系统最有效的节能措施之一。除了严格控制新风量的大小之外,还要合理利用新风。新风阀门采用焓差法自动控制,根据室内外空气的焓差值可自动调节新风阀门的开度。

(5) 防止冷量流失:厅门、走廊门安装风幕,可有效减少冷量流失。

2. 提高制冷机组效率　评价冷源制冷效率的性能指标为制冷系数(coefficient of performance,COP),是指单位功耗所能获得的冷量。根据卡诺循环理论,制冷系数 $\varepsilon_1=T_0/(T_k-T_0)$。$T_0$ 为低温热源温度,即蒸发湿度;T_k 为高温热源温度,即冷凝温度。所以,空调系统冷机的实际运行过程中不要使冷冻水温度太低、冷却水温度太高,否则制冷系数就会降低,产生单位冷量所需消耗的功量增多,耗电量增高,增加建筑的能耗。提高冷源效率可采取以下措施。

(1) 降低冷凝温度:由于冷却水温度越低,冷凝温度越低,制冷机的制冷系数越高。降低冷却水温度需要加强运行管理,如冷却塔进出水管的阀门应该关闭,否则来自冷却塔温度较高的水可使混合后的水温提高,制冷机的制冷系数就会减低。冷却塔、冷凝器使用一段时间后应及时检修清洗。对于风冷主机,应尽量安装在通风性能良好的场所,或增加排风机将冷凝废热抽到室外,或增加喷淋装置实现部分水冷效果。

(2)提高蒸发温度:由于冷冻水温度越高,蒸发温度越高,制冷机的制冷效率越高,所以在日常运行中不要盲目降低冷冻水温度。例如,不要设置过低的制冷机冷冻水设定温度;关闭停止运行制冷机的水阀,防止部分冷冻水走旁通管路,使经过运行制冷机的水量减少,冷冻水温度被制冷机降低到过低的水平。注意清洗蒸发器,保持高的热转换系数。

(3)制冷设备优选:要选用能效比高的制冷设备,不但要注意设计工况下制冷设备能量特性,还要注意部分负荷工况下的能量特性,选用时应统筹考虑。

3.利用自然冷源 比较常见的自然冷源主要有两种:一种是地下水源及土壤源。对于地下水及地下土壤常年保持在20℃左右温度的地区,地下水可以在夏季作为冷却水为空调系统提供冷量,即地温式空调。第二种较好的自然冷源是春冬季的室外冷空气。当室外空气温度较低时,可以直接将室外低温空气送至室内,为室内降温。对于全新风系统而言,排风的温度、湿度参数是室内空调设计参数,通过全热交换器,将排风的冷量传递给新风,可以回收排风冷量的70%~80%,有明显的节能作用。

4.减少水泵电耗 空调系统中的水泵耗电量也非常大。空调水泵的耗电量占建筑总耗电量的8%~16%,占空调系统耗电量的15%~30%。所以水泵节能非常重要,节能潜力也比较大。减少空调水泵电耗可从以下几个方面着手。

(1)减小阀门、过滤网阻力:阀门和过滤器是空调水管路系统的主要阻力部件。在空调系统的运行管理过程中,要定期清洗过滤器。如果过滤器被沉淀物堵塞,空调循环水流经过滤器的阻力会增加数倍。阀门是调节管路阻力特性的主要部件,不同支路阻力不平衡时主要靠调节阀门开度来使各支路阻力平衡,以保证各个支路的水流量满足需要。由于阀门的阻力会增加水泵的扬程和电耗,所以应尽量避免使用阀门调节阻力的方法。

(2)提高水泵效率:水泵效率是指由原动机传到泵轴上的功率被流体利用的程度。水泵的效率随水泵工作状态点的不同,可产生0至最大效率(一般80%左右)。在输送流体的要求相同时,如果水泵的效率较低,那么就需要较大的输入功率,水泵的能耗就会较大。因此,空调系统设计时要选择型号规格合适的水泵,使其工作在高效率状态点。空调系统运行管理时,也要注意让水泵工作在高效率状态点。

(3)设定合适的空调系统水流量:空调系统的水流量是由空调冷负荷和空调水供回水温差所决定,空调水供回水温差越大,空调水流量越小,水泵的耗电量越小。但是,空调水流量减少,流经制冷机蒸发器时的流速降低,引起换热系数降低,需要的换热面积增大,金属耗量增大。所以,经过技术和经济比较,空调冷冻水的供回水温相差4~6℃时较经济合理,大多数空调系统是按照5℃的冷冻冷却供回水温差进行设计的。空调循环水泵的耗电量与流量的3次方成正比。实际工程中有很多空调系统的供回水温差只有2~3℃,如果将供回水温差提高到5℃,水流量将减少到原来的50%左右。所以,如果水流量减少50%,水泵耗电量将减少87.5%,节能效果非常明显。

(4)水系统采用变流量模糊控制变频节能技术:在中央空调系统中,冷冻水泵、冷却水泵和冷却塔风机的容量是按照建筑物最大设计热负荷选定的,且留有10%~15%的余量。

在一年四季中,系统长期在固定的最大水流量下工作。由于季节、昼夜和用户负荷的变化,空调实际的热负荷在绝大部分时间内远比设计负荷低,一年中负载率在 50% 以下的运行小时数约占全部运行时间的 50% 以上。当空调冷负荷发生变化时,所需空调循环水量也应随负荷相应变化。所以,采用变频调速技术调节水泵的流量,可大幅度降低水系统能耗。由于中央空调系统是多参量非常复杂的系统,即当气温、末端负荷发生改变时,水系统温度、温差、压力、压差、流量等均会发生改变。单纯的 PID 调节根本满足不了要求,只有采用模糊控制技术才能实现最佳节能控制。由于建筑全年平均冷热负荷只有最大冷热负荷的 50% 以下,通过使用变频调速水泵使水量随冷热负荷变化,那么全年平均的水量只有最大水流量的 50% 左右,水泵能耗只有定水量系统水泵能耗的 12.5%,节能效果是非常明显的。

5. 减少风机电耗 空调系统的风机包括空调风机以及送风机、排风机,这些设备的电耗占空调系统耗电量的比例是最大的,风机节能的潜力也就最大,故风机的节能也应引起重视。减少风机能耗主要从以下几个方面入手:定期清洗过滤网,定期检修、检查皮带是否太松、工作点是否偏移、送风状态是否合适。使用变频风机将定风量控制改为变风量控制,降低送风的风速,减小噪声。末端风机改为变风量控制系统,可根据空调负荷的变化及室内要求参数的改变自动调节空调送风量(达到最小送风量时调节送风温度),最大限度地减少风机动力以节约能量,室内无过冷过热现象,由此可减少空调负荷 15%~30%。

6. 使用智能控制系统 目前,部分医院的空调系统未设自控系统,空调设备的投入均由人工完成。对于面积较大的医院,可能有上百台空调箱、新风机组,运行管理人员对每天启停空调箱都没有足够的精力去实现,更不用说适时地调整空调箱的运行参数,让其节能运行。因此,空调箱、新风机在空调季节只得让它们全天 24 小时运行。如果为空调系统加装楼宇自控系统,即使是最简单的启停控制,也可以极大节省空调能耗。另外,也容易实现末端温度的灵活设置。

7. 保持室内空气清新 室内环境污染已经成为危害人类健康的不容忽视的问题,为了有效地解决空气问题,杜绝室内空气污染,可采用双向换气装置。这样,送入的新风温度基本相近于室内温度,既可用于北方冬季室内保湿,又可用于南方夏季隔潮。而且,在供热和制冷时还可回收热量,节约制冷供暖能源可达 30% 以上。

8. 空调余热回收 压缩机工作过程中会排放大量的废热,热量等于空调系统从空间吸收的总热量加压缩机电机的发热量,由水冷机组通过冷却水塔、风冷机组通过冷凝器风扇将这部分热量排放到大气环境中去。热回收技术利用这部分热量来获取热水,实现废热利用的目的。热回收技术应用于水冷机组,可减少原冷凝器的热负荷,使其热交换效率更高;应用于风冷机组,使其实现水冷化,兼具水冷机组高效率的特性。所以,无论是水冷还是风冷机组,经过热回收改造后,其工作效率都会显著提高。根据实际检测,进行热回收改造后机组效率一般提高 5%~15%。由于技术改造后负载减少,使机组故障减少、寿命延长,目前该项技术已广泛应用于活塞式、螺杆式冷水机组。

另外,采用冰蓄冷技术,虽然不节能,但可大幅降低医院空调能耗。冰蓄冷技术是在用电低峰时蓄存冷量,而在用电高峰时放出所蓄存的冷量,可以实现对电网的"削峰填谷"。目前,我国许多地方都实行了分时电价、冰蓄冷电价等措施,因此有着很好的发展前景。

蓄冷空调系统可以降低冷冻水的温度及送风温度,增加送回风温差,减少送风量,从而大大减少风管截面积,减少其占用空间,减少风机、水泵的功耗。虽然其初投资可能比常规空调系统稍高一些,但运行费用的降低将使蓄冷系统很快收回增加的初期投资,改善空调系统整体经济效益。

(二)空调及热交换器自动清洗节能环保系统

空调末端设备的热交换器、冷凝水盘、过滤网等部件在阴暗、潮湿的环境下运行,为生物的大量繁殖提供了生长条件。特别是过滤网前端的热交换器,它介于过滤器与风机之间或风机之前,因无法清洗消毒而可能滋生繁衍大量有害微生物,严重污染流经的空气。

目前,一般采用人工化学清洗。污垢、水垢被化学、人工机械清洗暂时除掉后,随着设备的重新启用,新的污垢、水垢又不断产生,这样既不清洁,又降低了热交换效率和制冷量,并逐渐堵塞冷凝管而降低了整套设备的运行效率,大大增加了损耗电量。惊人的多耗电产生了巨大的经济损失,又造成严重的化学水污染。对此,除了采用医用中央空调以外,还可采用空调及热交换器自动清洗节能环保系统。其优点:①始终保持热交换器管道清洁干净,不产生任何污垢;②长期节能,降低用电成本;③杜绝化学清洗的污染、腐蚀,延长中央空调的使用寿命。

(三)效用分析

对于一家医院,如从基建时考虑到建筑主体节能,再全面采用中央空调系统综合节能技术及冰蓄冷技术,空调运行费用可减少50%以上。

小 贴 士

空调的节能技术改造是提高节能效率的最佳途径。具体措施包括:选择高效的空调机组(不妨通过合同能源管理采购到最高效率的顶级机组),将ICU、手术室空调系统独立出来,门诊的特殊诊室(如针灸科、B超室、妇科检查室、泌尿科操作室等)使用独立VRV系统,可以减少春秋交替季节的空调使用。定期的通风管道清洗也是保持空调高效的很好措施。

三、电梯节能技术

1. *产品和技术*　电梯可采用全可控有源能量回馈器进行节能。采用变频调速的电梯启动运行达到最高运行速度后具有最大的机械功能,电梯到达目标层前要逐步减速直到电梯停止运动为止,这一过程是电梯曳引机释放机械功能的过程。此外,升降电梯还是一个位能性负载,为了均匀拖动负荷,电梯曳引机拖动的负载由载客轿厢和对重平衡块组成,只有当轿厢载重量约为50%(1吨载客电梯乘客为7人左右)时,轿厢和对重平衡块才达到相互平衡。否则,轿厢和对重平衡块就会有质量差,使电梯运行时产生机械位能。

电梯运行中多余的机械能(包含位能和动能),通过电动机和变频器转换为直流电能储存在变频器直流回路的电容中。目前,国内绝大多数变频调速电梯均采用电阻消耗电容储存电能的方法来防止电容过电压。但电阻耗能不仅降低了系统的效率,电阻产生的大量热量还可恶化电梯控制柜周边的环境。

有源能量回馈器的作用就是可有效地将电容中储存的电能回送给交流电网,供周边其他用电设备使用,节电效果十分明显,一般节电率可达 15%～50%。此外,由于无电阻发热元件,机房温度下降,可以节省机房空调的耗电量。在许多场合,节约空调耗电量往往带来更大的节电效果。

2. 效用分析　电梯采用全可控有源能量回馈器进行节能,单台回馈器的价格为 15 000元,投资回收在 2.5 年左右;如计算节省的空调费用,投资回收在 2 年以内。

小贴士

电梯能源反馈设备很多,一定要多做比较,选用设计原理合理,同时又能与现有设备软件匹配的节能装置,不然很可能导致电梯的无故停机。另外,随着医院自动扶梯的使用越来越频繁,在采购自动扶梯时,尽可能地采用变频调速装置,是节能的重要手段。

四、锅炉节能技术

1. **产品和技术**　采用水源热泵型热水机组或风冷热泵代替燃油锅炉制热水,除用于生活热水外,也可用作燃油锅炉的补充用水。

(1) 热泵型热水机组的优点

1) 效率高,节能显著。热泵机组制热效率高,制热系数为 εhn=4～8。设备除生产 50～55℃热水外(相较于原有锅炉制热水节省能耗费用 70%),还可同时用于制冷,即将机组制热时的副产物——冷冻水接入原有中央空调冷冻水系统中加以利用,则相较于原有锅炉节省能耗 100%。

2) 体积小,重量轻,占用建筑面积小。

3) 环保性能好,无污染物排放。

4) 电脑自控,无须人工管理。

5) 具有防止结垢和水质软化处理功能。

(2) 储热水箱:为调节热水在高峰期的使用需求,需加装一储热水箱。在技术改造后,该热水管网并入原热水管网、冷水管网并入中央空调冷冻水管网,使两个系统既可独立运行、互为备用,又可以同时运行、互相补充。另外,平常还可采用太阳能热水器供应热水,进一步达到节电节能的目的。

2. **效用分析**　如果一家医院年用热水量约 3.6 万吨,则锅炉年用柴油约 20 万升,年油费约 80 万元。除了可回收的冷凝水部分,锅炉每天需要补充 25℃的常温水 4 吨,用来产生蒸汽。采用热泵型热水机组,投资约为 75 万元,每月可节约能耗费用约 38 774 元;按每年使用 8 个月计算,投资回收期在 2.4 年左右。在设备使用寿命的 15 年内产生的总效益约为 465.3 万元(冷冻水接入原中央空调冷冻系统中加以利用节省的能耗未计算在内)。

五、医院污水处理投资与节能

医院污水处理不仅仅是技术问题,而且是衡量医院服务质量和管理水平的重要标志。一方面,需要应用节约用水的技术理念,对现有的产污环节进行综合分析,提出改进方案,实现对产污全过程的污染控制,达到水体污染物减量排放的目的。另一方面,对现有的污染治理设施、处理工艺、运行状况、处理效率、污染物达标排放情况进行全面评价与总结,找出差距并提出综合治理方案。在此基础上,对原有污水处理设施进行改扩建,使排放废水水质进一步改善,使废水达到排放标准。

污水处理的建设内容包括节能技术改进、原污水处理设施改造、新增设施建设、设备管道安装等。设备选型直接影响工程费用和运行费用,可考虑对现有设备进行更新改造,采用国家科技部推荐的无动力医院污水处理装置,进一步降低能耗和运行费用。

小贴士

污水处理的节能效果不在于设备的高级,而是持续的严格管理,如污水池的定期疏通、各科室终端污物池的格栅处理,以降低设备经常因人为因素损坏带来的成本增加。

六、节能技术改造要点

再好的节能措施也必须要人来维持,医院本身也要制订用电、用水管理规章制度,建立节能奖励制度和浪费能源处罚制度;制订科学的节能方案,本着"符合政策规定,保证使用功能,体现以人为本,满足服务需求,务必履行节约"的指导原则,从节能的长期性着眼,从节能的可行性着手,做好节能整体方案。

首先,从宏观上,将每天、每周、每月的水、电、气消耗量尽可能地利用智能化手段予以记录,并对水、电、气消耗的高峰时期和重点时段能耗的分析曲线给予关注,从而准确地掌握整个能耗规律,为节能方案的制订提供主要依据。其次,从微观上,对各类用水、电、气的主要设施和重点单位,如空调、电梯、动力、照明、食堂、机房等安装分项计量表,实行单体计量。根据分表计量参数,找出水、电、气消耗较大的主要设备和重点环节,从而准确地掌握整个能耗现状,为节能方案的制订提供主要依据。第三,从管理上,充分利用物业部门积累的经验资源,为节能方案的制订提供技术层面保障。节能技改方案的选择不要群而起之,一定要依据医院最薄弱的项目、操作最成熟的项目、资金最有保障的项目三原则分批有序地执行。

七、节能技术改造的发展趋势

节能技术改造工作只有开始,没有结束。随着先进技术、新理念的不断推出,节能的模式、方向和空间也在不断地改变和扩大。在目前的节能技术改造中,应把握下列几大原则:①成熟技术大胆使用。如烟气余热回收、电梯势能回收等成熟技术,应加快改造利用。②充分利用国家对先进技术的优惠政策。在新能源推出时国家往往会有配套的补偿机制,应充分利用政策进行设备改造,如热电联供技术补偿机制、可再生能源使用补偿制度、节能量奖励制度等都应该密切关注。③密切关注新能源的使用。地源热泵、空气源热泵、冰储冷技术、新风余热回收系统、热源塔技术等都是正在形成和推广的技术,其中有优有劣,应根据医院具体情况选择使用,切忌盲目跟风。

第三节 | 智 能 化 管 理

智能化管理是指利用现代信息网络系统和先进的计量设备,将耗能设备的数据实时地传输到中心机房,实施耗能数据自动采集、自动录入、自动报警和自动分析统计的管理方法。

一、后勤智能化管理平台的概念和实施目的

后勤智能化管理平台是指利用现代化的网络系统,将医院的后勤相关静态、动态数据进行自动、人工数据的定期采集、录入,以到达全面监控的目的;同时通过分析软件,对相关的能源数据进行多维度分析,建立高效专业的节能管理综合平台。目的是为了更好地开展科学节能、管理节能、技术节能,改善医院的后勤设备专业监控,改善医院的耗能情况,降低医院的年运行成本,提升医院后勤综合管理能力(详见本书第十章第三节)。

二、后勤智能化管理平台的构架

后勤智能化管理平台分为领导层、专家层、管理层、操作层和技术支撑层。其中,领导层起决策支持、确定标准作用;专家层则是负责数据分析建立模型;管理层负责报表查询和节能措施落实;操作层则是负责实时监测和运行监控;技术支撑层则负责技术支撑和数据采集工作。

在硬件的总体构架上分为 3 个层次:最前端层次是设置在所有后勤运行设备上的各个监控计量表具,通过医院内的局域网络传输到中央监测中心;第二个层次在监控中心,由专业的技术工程师对相关数据进行解读、监控,并配合报警系统的显示数据对相关运行部门发布监测、维修指示;第三个层次,重要数据通过互联网传输到相关上级单位,便于上级单位进行总体分析与指导。

后勤智能化管理平台由后勤基本数据、后勤系统设备监控系统、设备报警系统、能源分析系统和数据上传系统构成。

1. 后勤基本数据

(1)医院基本信息:涵盖医院总体平面图、医院概况、医院医疗数据等基本数据,由专职人员定期输入、修改,并对所有输入数据的准确性、及时性和审核建立相关的制度,并对每次修改内容留有相关的电子档案。

（2）楼宇信息：包括土地数据、楼宇数据和楼层分布信息，所有数据也由专职人员定期进行修改更新。

（3）设备信息：包括设备的名称、型号、基本参数、设备图纸、所处位置、编号等所有资料，以便在资产核算和维修时能及时核对和查找。同时，在不同医院可以对同一类型的不同品牌的设备进行相关分析，在大数据的基础上找对医院品质最高、价格最合理的相关设备。

（4）维修保养巡检信息：包括维护合同内容、合同单位、维护维修记录、日期、人员等，用以跟踪不同维保单位的维保质量和及时性，同时对相关设备可以进行深入。

（5）资产管理信息和大修库信息：记录医院基本建筑的大型维修、结构功能改变等相关数据，以提高医院建筑内容的准确性，避免因时间久远或人员变更导致相关楼宇结构、管线布局相关资料的缺失。

2. 后勤系统设备监控系统　包括楼宇设备系统、中央空调系统、锅炉系统、照明系统、电梯系统、生活冷热水系统、集水井系统、空压机系统、医用气体系统和变配电十大系统。其中，每一系统又包含若干个子系统。

（1）楼宇设备系统：涵盖了所有楼宇每个楼层的设备型号、位置，便于查询与检测。

（2）中央空调系统：包括新风机、空调机、分水器、集水器相关的所有技术参数，并以三维图形式显示动态运作，所有数据全部实时传输。

（3）锅炉系统：系统参数、炉内压力、水位、燃烧器状态、分气缸相关数据等，均可以做到实时监控。

（4）照明系统：可以实时监测院区内所有照明设备的状态，并对相关部位实行远程控制，以达到节能效果。

（5）电梯系统：动态实时监控院区内所有的电梯位置状态，以便及时发现问题并及时处置。

（6）生活冷热水系统：监测水箱的高低水位，各楼宇、楼层的生活水运作情况。

（7）集水井系统：监测所有楼宇集水井提水泵的状态，以便发现问题及时处理，并可以进行远程控制。

（8）空压机系统：对空压机的运行情况和压力进行动态监控。

（9）医用气体系统：监控各类医用气体的压力流量情况。

（10）变配电系统：监控所有高低压变电配电柜电流、电压、功率、功耗、总功因素、视在功率等相关参数。

3. 设备报警系统　在中央控制室建有设备动态报警系统，设备发生故障时可以在监控屏幕上及时显现，同时对设备的重要程度进行相关分级，用不同的颜色显示在主屏上；同时，通过短信会发送到相关领导和项目负责人手机上，以便及时处置。

4. 能源分析系统　对上传到主控室的所有数据后台及时作相关分析，对重要的能耗数据在主屏上以不同的时间、能源类别、价格、楼宇等 10 余个维度进行全方位的分析，并通过设置的软件系统提出改进建议，使得医院的能源分析更为专业化。

5. 数据上传系统　对上级主管部门需要的数据可以上传保存分析，上传的数据频率、时间、内容和地址可以根据相关的需要作调整，以便上级主管部门可以对相关数据进行及时监控，对相关工作可以做及时指导，大大提高了后勤管理的准确性和及时性。

三、智能化管理的要点

后勤智能化管理平台建设是后勤走向信息化、标准化的必经之路,但是建设的长周期和大投入,使得很多单位往往退缩不前或者看钱上项目,导致项目完整性和可比性不足。因此在智能化建设中,我们既不要因为投入人力物力大而不为,也不可追求不切实际的大而全导致一发不可收拾,而应从实际出发,量力而为。同时,智能化平台的建设应该是统一设计、统一平台、统一标准,系统布点和连接可以成熟一块建设一块,这样可以快速看到成效,又不会短期投入过大。同时,整个系统应该是一个开放的平台,为新的模块加入创造好的技术平台。

四、智能化管理的趋势

后勤智能化管理平台建设的趋势是减少后勤岗位的人员值班,提高监控中心人员的技术能力,从而降低人员成本;逐步实现一个医院多个院区的统一监控、统一调配,乃至于区域中以某个大型医院为龙头的区域性后勤管理共同体;充分借助高速信息网络发展和大数据处理能力的提高,加快能源分析软件的品质,实行高效能源管理。

> **小 贴 士**
>
> 在实际操作中应注意把握"六性"原则:基础数据输注的准确性与艰巨性、探头布点的合理性、检测数据的使用性、能效分析的使用性、分析人员的专业性、投入资金的巨大性。

第四节　合同能源管理

合同能源管理(energy performance contracting)是医院现阶段节能设备改造、提高能源管理水平的有效方式。

一、合同能源管理的概念

医疗卫生设施是公共建筑中一个重要而特殊的领域,它承担着保障广大民众健康的重任,其功能布局和活动人群复杂、大型仪器设备多、用能系统复杂、全年不间断运营,总体能耗高于一般公共建筑,存在较大的节能潜力。作为医院,其主要社会功能是保障广大民众健康,其人员配置以医生、护士及其他医疗后勤人员为主,缺乏通晓节能管理专业知识的专业技术人才,通常条件下不具备对医院用能系统进行持续改进和精细化管理的能力。因此,引入第三方节能服务公司,以合同能源管理的模式,帮助医院推进节能管理是一种非常合理和有效的方式。

合同能源管理兴起于 20 世纪 70 年代,在美国、加拿大、欧洲、日本等发达国家的发展十分迅猛。合同能源管理是指节能服务公司和医院以契约形式约定节能项目及节能目标,节能服务公司提供节能项目用能状况诊断、设计、融资、改造、施工,以及设备安装、调试、运行管理、节能量测量和验证等服务,并保证节能量或节能效率,医院保证以节能效益支付项目投资和合理利润的能源效率改进服务机制。合同能源管理的实质,就是以减少的能源费用来支付节能项目全部成本的一种节能业务方式。近年来,我国积极引入这一模式,出台了相应的财政奖励和税收优惠鼓励政策,并于 2010 年 8 月正式颁布了国家标准《合同能源管理技术通则》,旨在将合同能源管理作为一种新型的市场化节能新机制加以大力推广。

二、合同能源管理的类型

合同能源管理类型通常包括节能效益分享型、节能量保证型、能源费用托管型 3 种,其主要特点如下。

(1)节能效益分享型:是指在合同期限内,医院和节能服务公司根据约定的比例共同分享节能效益,合同能源管理项目的改造投入由节能服务公司承担。项目合同结束后,节能设备所有权和收益权无偿移交给医院。

(2)节能量保证型:是指医院提供项目资金,节能服务公司提供方案并保证节能效果,在收取服务费用的同时承担未达到节能效果时的赔偿风险。

(3)能源费用托管型:是指在合同期内,医院按照约定的费用委托节能服务公司进行能源系统的运行管理或节能改造。项目合同结束后,节能设备所有权和收益权无偿移交给医院。

根据当前医院实施合同能源管理项目的实际情况,采用节能效益分享型以及能源费用托管型两种模式的居多。

三、合同能源管理对于医院的意义

合同能源管理的实质,就是以减少的能源费用来支付节能项目全部成本的节能业务方式。对于医院来说,采用合同能源管理方式能够充分利用社会资本和专业力量,减少医院在节能方面的财力和人力投入,是一种合理和有效的节能途径。

合同能源管理的实施涉及医院节能潜力评估、能耗基准测定、节能改造技术方案、节能政造实施方案、能源计量核算、节能效益分享、系统维护等诸多问题,具有很强的专业性。综合而言,医院实施合同能源管理项目具有以下优点。

1. 可以快速全面推动医院节能减排工作,帮助政府完成节能减排目标　若采用传统的节能减排投入方式,即由政府投入或依靠医院自行投入,其预算额度有限,决策流程复杂,专业性不足,必将会影响节能项目的实施规模、数量及覆盖面。而由专业的第三方节能服务公司以合同能源管理这种市场化的方式来运作,就能快速而有效地推动节能项目的实施。

2. 医院能耗费用能大幅下降,降低其运营成本　高昂的能源费用占据医院日常运营成本的相当比例,在合同能源管理模式下,医院在合同存续期内可分享节能效益,在合同结束后可无偿获得节能设备及其全部收益,综合经济效益明显。

3. 医院无须投入,且不承担包括财务风险在内的各类风险　医院无需承担节能改造的初始投资,因此也不会因节能改造而增加任何财务负担。在项目实施过程中,所涉及的技术风险、工程风险、财务风险等均由节能服务公司承担,医院依照与节能服务公司签订的合同能源管理服务协议来实现项目风险的转移、获得节能改造与用能管理专业服务。

4. 既能发挥节能服务公司的专业优势,又能让医院产生能源管理外包效益　节能服务公司基于自身的专业技术能力,以及众多的案例经验积累,能为医院度身定做系统的节能解决方案,提供专业化、规范化、标准化的用能管理服务,并能持续全方位地挖掘医院的节能潜力。而医院通过外包并非自身擅长的能源管理工作,能够在聚焦主业的同时获得用能管理水平和服务质量的大幅提升。

四、医院合同能源管理的一般流程

节能服务公司提供的合同能源管理服务一般包括的实施步骤见图 5 - 2。

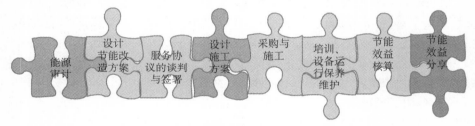

图 5 - 2　合同能源管理服务的步骤

1. 能源审计　针对医院能源消费的具体情况,由节能服务公司对各种耗能设备和环节进行资料收集、数据整理、现场勘查,运用科学、专业的方法确定能耗基准线,提出初步的节能改造思路,估算改造后可达到的节能潜力区间,并取得医院认可。

2. 设计节能改造方案　在能源审计的基础上,由节能服务公司向医院提供设计的节能改造方案。要求方案着眼于全局系统性、技术前瞻性、经济可行性,而不同于更换单个用能设备或搬用某些新节能产品和技术;方案中包括项目实施方案和改造后节能效益较为精确的分析及预测,使医院能充分了解节能改造的效果。

3. 合同能源管理服务协议的商榷与签署　在能源审计和设计节能改造方案的基础上,节能服务公司与医院进行节能服务协议的谈判。在通常情况下,由于节能服务公司为项目承担了大部分风险,因此在合同期内(对于需改造中央空调系统的建筑节能而言,一般在 10 年左右)节能服务公司分享项目主要的节能效益,其余部分归属医院,具体分享比例由双方约定。待协议期满,节能服务公司不再分享经济效益,所有经济效益全部归属医院。

4. 设计施工方案　根据项目需要,节能服务公司将选用具有相应施工设计资质的设计单位进行施工方案的设计,完成相关暖通、电器、给排水、结构等专业施工图的设计,并确定具体的设备选型、主要材料表。设计单位的设计方案和图纸须经过节能服务公司与医院的共同审核批准。

5. 施工(包含设备采购、安装及调试)　在节能改造实施阶段,节能服务公司负责对主要设备和施工单位的招投标工作,由医院参与监督。节能服务公司全额投入设备采购费用和施工费用,管理施工过程,以及管控设备采购、到位、安装及调试等工作,医院根据施工要求做好基础设施条件等配套工作。节能改造实施完毕后,双方共同组织对改造完成后的设备验收和工程验收。

6. 人员培训,设备运行、保养及维护　在完成设备安装和调试后,即进入试运行阶段。节能服务公司还将负责培训医院的相关人员,以确保能够正确操作及保养、维护改造中所提供的先进节能设备和系统。在协议期内,由于设备或系统本身原因而造成的损坏,将由节能服务公司负责维护并承担有关的费用。对于合同能源管理的能源托管型模式,节能服务公司还将组派专业运营团队,直接承接医院的能源管理服务外包业务,让医院能享受到更专业的用能管理服务,更能集中精力于主业。

7. 改造后能耗监测及节能量、节能效益的核算　节能改造实施完成后,按照能源管理服务协议约定的能源计量方法,节能服务公司与医院共同核算节能量及节能效益,以此作为双方效益分享的依据。此外,双方还将执行协议中关于节能效果要求的约定。

8. 节能效益分享　由于项目全部投入(包括能源审计、设计、原材料,以及设备的采购、土建、设备的安装与调试、培训、系统维护运行等)均由节能服务公司提供,因此在项目的合同期内,节能服务公司对整个项目拥有所有权。按照协议确定的原则,医院向节能服务公司支付节能效益中应分享的部分;待协议期满,所约定费用全部支付完毕以后,节能服务公司向医院移交项目,医院即拥有项目所有设备及系统的所有权。

五、合同能源管理的要点

(一)事前需要做好充分准备

医院作为具有公益性质的卫生事业单位,通过合同能源管理模式来实施节能改造,能够积极快速、行之有效地推进绿色医院建设,推进节能降耗工作的开展。因此,医院管理团队需要对合同能源管理建立高度的认识和认同。医院管理团队对于节能工作、对于实施合同能源管理项目的重视程度与否,将严重影响到医院能源管理的运行效率。

医院开展合同能源管理项目,首先需要成立以院领导为首、召集后勤及各用能处室负责人在内的工作小组,在组织架构设置、能源管理责任分工安排上,做到上下统一认识、部门间相互协调,组织后勤能源管理体系的老员工、老法师积极建言献策,提出节能建议和用能合理化建议,同时从多个方面为引入合同能源管理的外部节能服务公司的相应工作创造条件。

(二)系统梳理主要的用能设备和数据

设备需要建立台账、维修记录清单,要求尽量涵盖3年以上的各类历史能源数据。对主要用能设备要建立运行记录台账,对于院内安装的非计费用的表具也要定期予以记录;如果医院用能情况复杂、用能点较多,还需要根据实际情况安装分项计量表具。

(三)组织分析用能数据,初步挖掘节能改造的重点

针对医院的历史能耗数据,组织系统分析各类能源的使用情况,对于其中的异常情况组织摸排调研;同时组织包括院内后勤老员工、院外能源审计机构组织对医院内外部节能潜力

进行分析挖掘,判明潜在的节能改造重点。

(四) 选择合适的节能服务公司

当前,从事节能服务的公司很多,但鱼龙混杂。多数公司成立时间不长、规模较小、业务量有限,从公司管理和内控角度来看其财务制度不规范、不健全。

由于医院 24 小时不间断运营、用能要求品质高等特点,就需要节能改造能够安全、可靠、稳定实施,这对节能服务公司的方案和综合能力提出了较高的要求。而从合同能源管理的特点,还需要节能服务公司在项目合同期内能提供持续的维护和保障。因此,医院需要选择具有实力、具有足够专业能力的节能服务公司来开展合作。

具体针对节能服务公司的评判和考察标准可以包括公司背景、诚信、专业能力、案例代表性、项目营利性、运行可靠及稳定性、售后服务等。

在确定好备选节能服务公司之后,就要求节能服务公司提供足够有保障的资源来开展前期的详细能源审计及节能改造方案的设计工作。

(五) 确定节能改造方案

节能服务公司在对医院的用能系统实施详细能源审计之后,将提出针对性的节能改造方案。院方对节能改造方案的评价要求应包括:①每项改造方案的技术可行性;②每项改造方案进行技术与经济分析,计算能耗节约率和投资回收期;③充分考虑节能新技术、新产品的应用可能性;④改造后,对系统或设备运行方式给出明确意见;⑤评估改造后的节能效率、示范性及综合效益等。

总体来说,节能改造要根据医院的运行特点,考虑可实施性、经济性、安全性、规范性等相关指标。节能服务公司提交的方案需要基于可靠的详细能源审计数据基础,明确的技术可实施性以及备选的改造策略,对不同策略要有针对性的优劣势比较和节能量分析;医院对节能改造方案,要组织院内外专家召开技术评审会论证通过。

在明确具体项目的改造方案后,应根据项目的不同及施工条件,确定各节能改造项目的实施时间和顺序。一般来说,针对中央空调系统的改造需要在春季、秋季的用能过渡季开展,以避免影响医院的正常用能。

(六) 确定商务方案及后期运行管理方案

节能服务公司(ESCO)为医院实施合同能源管理项目,需要在合同期内从项目节能效益中回收投资成本(含直接成本及资金成本),并取得项目收益。

医院与节能服务公司确定商务方案的主要内容如图 5-3 所示,包括合同年限及节能效益分享比例,还需要考虑合同期内运行管理方式、设备维保的工作流程及费用支出方式,即考虑后期的运行管理方案。影响商务方案内容的主要依据是确定项目能耗基准线及节能量验证方式。

1. 项目能耗基准线　通常可以根据改造前的能耗量作为依据。如果缺乏足够账单及分项计量数据,可以根据设备运行记录、设备运行效率及运行策略等参数计算而确定。

2. 节能量验证　可以通过比较节能项目实施前、后的电量和负荷来确定。依据《国际节能效果测量和认证规程》及《企业节能量计算方法》(GB/T—13234—2009),采用公式:

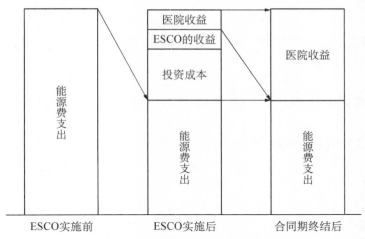

图 5-3　节能服务公司与医院的商务方案

$$节能量 = 基准年能耗量 - 改造后能耗量 + 调整量$$

式中,调整量是将改造前、后两个时期的能耗量回归到同样的条件中去。通常,影响能耗量的条件有医院中央空调使用面积与供应时间变化、设备老化和自然天气条件的基准条件、能耗设备数量、能耗设备功率变化等。调整量可为正值或负值,并基于实际发生的情况。某些调整量是常规性的,如气候变化等;而有些是随需求而产生,如设备扩容、整改等。通常在改造后的条件下,调整量用于重新说明基准年能耗情况。通过此类调整过程中产生的节能量称为改造后"可避免的能耗"。

(七) 周密安排施工,确保顺利安全实施

对于合同能源管理项目来说,项目的审计、实施和运营三者紧密相关。其中,项目的实施起着承上启下的关键作用,既是前期方案的落实和体现,也是良好运营的保障。在节能改造实施过程中,以下问题须引起重视。

(1) 改造实施前必须将各类基础条件准备到位,做好水、电力(如配置变压器并将满足设计方案所需电气容量的馈电电缆送至空调机房)、天然气(如根据设计方案要求将燃气管道改道至真空热水炉的燃烧器预留接口处,且确保燃气报警及切断系统处于正常工作状态)的准备,以及完成相关土建工作。此类工作一般由医院事先完成。实际操作过程中可以采用院方支付施工费用,节能服务公司制作施工方案、组织遴选合适的施工队完成施工的方式。

(2) 在将节能改造方案转化为实际施工方案过程中,加强施工图设计技术交底及图纸深化工作,确保设计的深度并做好配套专业设计。根据现场实际情况,对新旧系统界面和接驳做法加以明确。施工过程中各工序完成后,都必须经过院方与节能服务公司、施工单位等各方专业人员一致验收通过后方可进入下道工序。

(3) 对于节能改造拟淘汰下来的废旧设备,须按照国有资产处置流程提前予以处理。由于国有资产处置时拆卸废旧设备有专门机构和施工单位承担,可能会在项目现场与节能服务公司的施工队伍共同施工,容易造成现场管理的混乱和带来安全隐患,因此须特别引起

院方关注,预先组织做好施工衔接、并行施工的方案。

(4) 在施工过程中,院方应指派专人,并且聘请施工监理单位,与节能服务公司的项目负责人一起对施工进度、施工质量、施工安全进行管理,及时协调解决施工过程中发生的问题。

(八) 后期运行管理及维保工作的相关注意事项

通常情况下,合同期内节能服务公司须承担设备的维保工作。但由于节能改造设备使用者为院方,而所有者在合同期内为节能服务公司,因此后期的运行管理当中存在使用者与所有者分离情况,导致设备维保责任、设备日常运行可靠性等方面存在一定的风险。因此,可以探讨采用能源管理服务外包等方式,即医院将节能改造相关的设备管理工作移交给节能服务公司,双方根据工作内容及排班要求确定现场操作工人及管理人员数量,院方按照市场化原则支付相应运营管理成本,其中包括人工费支出及设备正常维保所需的费用。

由于节能服务公司具有较强的专业性和技术性背景,采用运行管理和维保转由节能服务公司承担的方式,能够让节能服务公司为医院全面提供专业化、规范化、标准化的用能管理服务;在维保管理过程中节能服务公司还能持续挖掘节能潜力、优化能源使用流程、控制能源费用,从而可持续创造节能效益。

如果医院因各种原因无法托管用能系统的运营管理,则须根据节能改造的范围、改造前相应设备的维修维保投入,与节能服务公司约定后期的维保工作及费用支出安排。日常的维保工作仍可交由医院的运行管理团队来实施,而机器设备的大修及系统全面的定期维护保养工作则按照市场化原则寻找外部第三方服务机构来完成。

如果项目的经济性较好、节能量较大,则可考虑由双方协商制订明确的维护保养和维修费用支出原则,明确从节能效益中分离一定的设备维护保养和维修费用的比例,在实际发生中按照操作原则从节能效益中支付相关费用;如果项目的经济性一般,院方可考虑将改造前相应设备所需的维护保养和维修投入作为支出上限,结合改造后设备实际发生的维护保养和维修支出,与节能服务公司确定一定金额作为维护保养和维修的专项额度。

由具有实力的节能服务公司为医院提供专业能源运营管理服务,可确保医院能耗得以有效控制,同时也丰富了医院后勤社会化的内涵,有助于医院剥离非主营业务,集中精力于医疗主业,显著提升医院后勤管理效率及保障水平。专业节能服务公司所拥有专业齐全、层次较高的能源管理专家,能够在为医院提供的托管服务过程中,及时指导操作团队动态监控及有效保证能源系统和设备的安全稳定运行,并科学有效地分析和优化医院能源利用状况与水平,让医院的用能管理跃上新的台阶。因此合同能源管理,特别是能源托管型合同能源管理模式值得在医院等大型公共建筑领域推广。

六、合同能源管理的发展趋势

合同能源管理作为国家节能项目有效推进的子项目,将会得到更全方位、更大力度的推进。在合同能源管理的合作中,医院应该将能源管理能力的提高和团队结构的改善作为合作的前提,在合作的广度中从目前运用最广泛的空调设备合作、照明设备改造进一步延伸到所有用能设备和维护方面。

小贴士

合同能源管理是一项利国利民、快速改善设备、提高管理水平的途径。但是，合作公司一定要注意选择有资金实力、技术团队充分的大公司；能源审计方案应该得到第三方的专家评审；施工过程一定要有充分的预案，尤其涉及电源切换的步骤；节能量的分享比例应该有充分的论证依据。

（罗　蒙）

第六章

医院环境保护管理

环境保护是我国可持续发展战略的基本国策和必然要求。医院环境保护是国家环境保护的重要组成部分,做好此项工作意义重大。医院环境保护管理工作必须依据国家法律法规和政策,制订并组织实施环境卫生管理规划和制度,不断提高医院环境质量,主要包括以下几个方面:加强环境卫生监测,制订严格的消毒隔离、污水污物处理制度,采取积极有效举措,防范医院有害因素对院内外环境造成污染,保护医患和社会人群健康;做好医疗废弃物处置管理;做好生活垃圾分类管理;加强医院辐射防护安全管理;做好光污染防护、噪声污染防护、烟尘污染防护等治理;搞好医院绿化建设和美化环境,满足病人心理和社会需求;因地制宜开展医院环境保护教育宣传,不断提高医院环境保护认识和管理水平;做好医疗作业劳动卫生监督,加强医院全体员工的劳动防护。

第一节 污水处理与垃圾处置

一、概述

(一)医院污水处理

医院污水是指医院(综合医院、专科医院及其他类型医院)向自然环境或城市管道排放的污水,因其成因不同,具有来源复杂、成分多样、污染严重和危害性大的特点。

因医疗污水主要是从医院的诊疗室、化验室、病房、手术室等排放的污水,污水中含有大量的病原细菌、病毒和化学药剂。针对污水中的病原细菌、病毒需要进行杀菌消毒,以免造成病原细菌、病毒外泄,扼杀病原细菌、病毒传播的隐患。而化学药剂含有放射性物质、同位素等,在处理的过程中需要针对化学试剂的特点,专门设计针对放射性物质、同位素等的处理方式,以避免造成放射性物质、同位素等外泄,对环境造成潜在性的危害和污染。

(二)垃圾处置

垃圾被称为"放错地方的资源",如能通过综合处理、回收利用,可以减少污染,节省资源。医院的垃圾一般可分为 4 大类:可回收垃圾、厨余垃圾、有害垃圾(危化废弃物等)、医疗废物和其他垃圾(建筑垃圾等)。如不能妥善处理垃圾,将会造成污染空气、污染水体、火灾隐患、有害生物巢穴、对人体健康及生态的影响等危害。因此,垃圾的处理应遵循减量化、资源化、无害化的原则,目前主要有填埋、堆肥及焚烧 3 种处理方法。

此外,除了垃圾的无害化处理外,应更多关注如何回收利用。大力进行科普宣传,提供市民环保意识;全面推广分类回收,实现废物利用最大化。

二、基本原则

(一)医院污水处理的基本原则

1. 整体控制,专项管理

(1)医院对污水产生、分类收集、处理、排放各个过程需专人监管。

(2)医院污水处理需纳入医院整体建设、规划及设计,做好建筑体内污水消毒、排放的设计规划。

(3)医院污水处理需纳入医院卫生安全管理体系,加强相关人员培训,严格监管控制污水产生源头,确保有害化学品、药剂、抗生素和放射性物质不被弃置或直接排入污水管道;及时了解新兴技术管理方式,并对污水处理设备定期维护,专人保养管理,确保处理设施、设备能正常、及时、有效运行工作。

2. 控制排放,严格执法

(1)对于现有医院,国家相关部门于 2008 年颁布了《中华人民共和国水污染防治法》。该法令中明确规定:"建设项目的水污染防治设施,应当与主体工程同时设计、同时施工、同时投入使用。水污染防治设施应当经过环境保护主管部门验收。验收不合格的,该建设项目不得投入生产或者使用。"

(2)为保障城市水体的安全,各医疗单位应严格执行污水排放相关法令,严格控制排放水质,做到污水排放达标。

(3)严格比照国家或地方排放标准,做到定期取样,务必保证排入市政排水管网内的污水是零污染、零危害的安全污水。

3. 源头分类,分别处理　由于医院内的污水分为病区污水和生活污水。如果病区污水混入生活污水,将造成有害物质污染市政水体;如果生活污水混入了病区污水,又将造成污水过度消毒,形成资源浪费。所以,在污水发生源处应严格分类,执行医院内生活污水与病区污水分类收集、分别处理,做到病区污水严格消毒,生活污水按规定正常排放。

4. 集中收集,专项处理　医院的病区污水又可分为普通病房污水、传染病房污水、含放射性物质、重金属及其他有毒有害物质的污水。对这些污染源不同、污染程度不同的病区废水,其处置应有针对性处理方案,如含放射性物质、重金属及其他有毒有害物质的污水需单独专项处理;同时,为减少污染水体在运输过程中污染危害环境,医院污水必须就地处理。

(二)生活垃圾处理的基本原则

生活垃圾处置应以保障公共环境卫生和人体健康、防止环境污染为宗旨。生活垃圾处理的首要基础是无害化处理,并在此基础上加强生活垃圾的分类处理,提高资源的回收利用。在生活垃圾的收集分类过程中,对于危险废弃物或者在处理过程中会产生危险废弃物的生活垃圾,应按国家有关规定单独处理。

由于生活垃圾不具有污染性和危害性,通常不会由医院相关部门集中处理,而是由环卫部门直接处理。但如果未经处理的带菌垃圾,例如传染病病人擦拭过鼻涕、吐液、带脓和血的纸巾等混入生活垃圾,将对水体、空气、土壤和人民健康造成潜在危险。因此,医院管理者必须按照国务院、国家卫生计生委发布的《消毒技术规范》《医院废物管理条例》要求,认真做好生活垃圾和医疗性垃圾(指医疗废弃物)的分类收集和管理工作(医疗废弃物管理详见本章第二节)。

三、具体要求

(一) 医院污水处理的具体要求

1. 医院污水分类处理   医院污水成分复杂多样,包含办公区域生活污水、病区污水、诊疗污水等。医院污水处理在医院工作中占据重要地位,是衡量医院服务质量、管理水平和社会责任的重要标志,必须按照相关规定严格执行。

(1) 生活污水:按照国家相关规定,医院办公区域的生活污水排入自然水体或城市污水管网。

(2) 病区污水:病区污水中存在大量细菌、病毒、虫卵等致病病原体,如未处理直接排入市政水体,将会造成水体及土壤污染,更严重的将会引发各种疾病和传染病的流行暴发,或将威胁市民的身体健康。因此,必须借助氯消毒、紫外杀菌等手段对病区污水进行消毒杀菌处理,水质达到国家污水排放标准后方可排放。

(3) 诊疗污水:诊疗污水含有重金属、化学药剂、有机溶剂、消毒剂、酸碱和放射性同位素等,同样需要经过物化或生化消毒处理。但区别于病区污水,诊疗污水的生化处理是以去除水体的重金属、化学药剂、有机溶剂、消毒剂、酸碱和放射性同位素为目的,针对性强,处理方案具有专一性。

2. 污水处理方法   污水处理就是采用各种技术手段,将污水中所含的污染物质分离去除、回收利用或将其转化为无害物质,使水得到净化。按其原理可分为物理处理法、化学处理法、生物处理法。

(1) 物理处理法:利用物理作用分离污水中呈悬浮固体状态污染物质的方法。主要方法有格栅截留法、沉淀法、气浮法和过滤法。

(2) 化学处理法:利用化学反应的作用分离与回收污水中的各种污染物质(包括悬浮物、胶体和溶解物等)的方法,主要用于处理工业废水。主要方法有中和、混凝、电解、氧化还原、汽提、萃取、吸附和离子交换等。

(3) 生物处理法:是利用微生物的代谢作用,使污水中呈溶解、胶体状态的有机污染物转化为稳定的无害物质的方法。主要有好氧法和厌氧法两类。

3. 污水处理基本流程   因医院污水对水体、空气、土壤和人民健康造成潜在危险,为规范医院污水无害化处理,国家颁布了《医院污水处理设计规范》(CECS 07:2004)和《医疗机构水污染物排放标准》(GB 18466—2005)作为污水处理的准则,细致和强化制定了污水排放的标准和依据。

医院污水处理流程主要包括污水的预处理、物化或生化处理和消毒 3 个部分。为了防止病源的二次污染,对污水处理过程中产生的污泥和废气也要进行相应处理。例如,产生较大污泥量时需进行污泥消毒处理,再经脱水、封装处理后作为危险废弃物进行外送焚烧处理。根据排入水体的不同,目前医院污水处理主要有以下两种方式。

(1) 一级处理:偏远地区、规模较小医疗卫生机构所产生的污水经过适当生化处理和消毒,达到排放标准后排入自然水体。其基本流程如图 6 - 1。

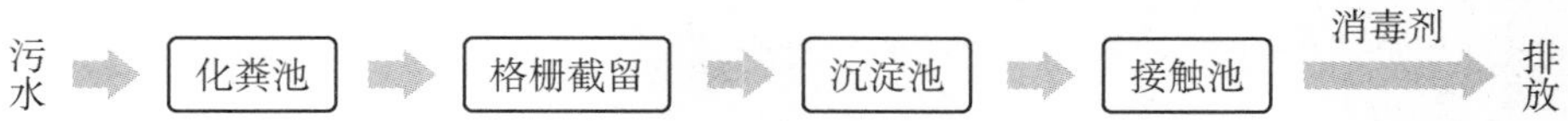

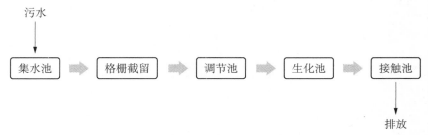

污水 ⟹ 化粪池 ⟹ 格栅截留 ⟹ 沉淀池 ⟹ 接触池 ⟹（消毒剂）排放

图 6 - 1　一级处理基本流程

(2) 二级处理:在有城市下水道区域(设有二级城镇污水处理厂),大多数规模较大医院的污水通过投加液氯、次氯酸钠和臭氧等消毒物品进行污水消毒后,再排入市政下水道系统。其基本流程如图 6 - 2。

污水

集水池 ⟹ 格栅截留 ⟹ 调节池 ⟹ 生化池 ⟹ 接触池

排放

图 6 - 2　二级处理基本流程

对比上述两种基本处理方式,二级处理中增加了生化池。生化反应对污水中的病原细菌、病毒有显著的净化效果。生化处理主要原理是利用微生物分解氧化有机物这一功能。在生化处理过程中通常采取一定措施,创造有利于微生物的生长、繁殖的环境,使微生物大量增殖,以提高其分解氧化有机物效率、达到废水处理的目的。根据反应器中氧含量,可分为好氧生化处理、兼氧生化处理及厌氧消化处理。其中,好氧生化处理因具有反应速度快、反应时间短、构筑物容积小、处理过程中散发的臭气少的高效处理特点而得到广泛运用。其主要形式有活性污泥法和生物膜法。根据实验数据表明,这两种生化处理方式能去除污水中 95%BOD$_5$ 的含量,是污水处理经常使用的高效净化方式。

同时,医院污水存在着污染重、危害大的特点,除了上述两种基本处理方式外,医院污水可采用加热、紫外线、氯化物或臭氧等消毒处理,消灭污水中的细菌,以达到污水无害化。目前,较常用的消毒方法有含氯石灰或次氯酸钙、液氯消毒和次氯酸钠消毒。消毒时间为 1.5 小时。接触池出水口总余氯量,含肠道致病菌污水应为 4~5 ml/L,含结核杆菌污水应为6~8 ml/L。

随着科技水平的不断提高,医院污水处理技术正不断得到完善和改进,生物处理工艺和消毒技术也有着多样性。各医院应根据本院特点,针对类型、规模、总污水量和污水性质选择合理、高效的处理工艺,既保证医院污水得到有效处理,使出水水质符合现行有关国家排放标准的规定,也不会过度消毒造成资源浪费。因此,在选择污水处理方案时,应因地制宜,结合对污染源的分析,选择占地少、操作方便、高效处理、运行稳定的方案作为污水处理的首选方案。

此外,医疗过程经常使用到放射性同位素,主要来源包含病人服用放射性同位素药物之后产生的排泄物、与放射性同位素物质接触的医用药具、医用标记化合物配制和倾倒多余剂量的放射性同位素。而医院在诊断和治疗中用到的放射性同位素在衰变过程中会产生 α、β 和 γ 放射线,这些放射线在人体内积累会对人体健康造成损害。因此,含有放射性同位素污水需要密封衰减处理,使其放射性浓度降低到一定标准才可排放。

医院诊断及治疗用的放射性同位素的半衰期一般较短,毒性较低,处理方法主要有: ①对于浓度较高、半衰期略长的放射性污水,一般将其贮存在容器中,使其自然衰变;②对于浓度较低、半衰期较短的放射性污水,排入地下贮存衰变池贮存一定时间,使其放射性同位素自然衰变,当放射性同位素浓度降低到管理限值时再排放。

4. 污水排放标准　在选择了适用的方案后,排放的水体标准即是检验消毒成果的最佳方式。因此,我国制定了严格的法令、法规,规范医院污水管理。根据 2005 年发布、2006 年实施的《医疗机构水污染排放标准》(GB18466—2005)要求,新建、扩改建医疗机构从本标准实施之日起,按本标准实施管理。医院污水处理与消毒后应达到下列标准。

(1) 连续 3 次各取样 500 ml 进行检验,不得检出肠道致病菌和结核杆菌,其中大肠菌群数不得大于每升 500 个。

(2) 当采用氯化法消毒时,要求的接触时间和接触池水中的余氯含量见表 6-1。

表 6-1　氯化法消毒接触时间和接触池水中的余氯含量

医院污水类别	基础时间(小时)	总余氯含量(ml/L)
综合医院污水	不少于 1	4～5
含肠道致病菌污水	不少于 1	4～5
含结核杆菌污水	不少于 1.5	6～8

(3) 经过污水处理后的污泥中同样存在大量有害物质,这些污泥也需要进行无害化处理,避免造成二次污染。我国相关法令、法规也对此作了相关数据规定:蛔虫卵死亡率大于 95%;粪大肠杆菌值不少于 10^{-2};10 g 污泥(原检样中)不得检出肠道致病菌和结核杆菌;采用高温堆肥法进行污泥无害化处理的医院,对有传染性的粪便必须进行单独消毒或其他无害化处理;医院污水经处理和消毒后,其所含的污染物与有害物质的含量应符合有关标准的要求。

5. 污水处理人员的安全管理　在医院污水处理过程中,相关工作人员应严格执行管理人员操作手册,做到按规操作和维修设施设备,避免因污泥、废气等处理不当而对环境及人体产生危害。工作人员应经过技术培训,熟练掌握岗位操作规程及相关国家地方的规章制度,所有污水处理工作人员必须持证上岗。

(1) 提高工作人员岗位责任心,严格按规定比例稀释消毒剂,并根据污水流量调整消毒剂用量。定期对设备进行维护保养,保证设施正常运行,为污水达标排放做保障。

(2) 加强工作人员防护措施,对污水处理站需密闭操作的系统可增加必要检测、报警装置,以保证工作环境不被污染。工作人员在接触污水时应穿工作服、戴好口罩、手套等;员工定期进行健康检查,防止受到健康损害。同时,进行个人卫生知识培训,培养个人良好的自我保护意识。

(3) 传染病医院污水处理站应制定并实施有针对性的职业操作规范,包括需要的免疫防治、预防过度暴露于有害环境的措施等。

(4) 传染病医院(含带传染病房的综合医院)位于室内的污水处理必须设有强制通风设

备,并为操作人员配备全套工作服、手套、面罩、护目镜和防毒面具,有效隔离污染源。

(5)工作场所应该备有急救箱,并制订应急预案。

(二)垃圾处置的具体要求

1. 医院垃圾的处理方法

(1)焚烧法:具有处理设施占地较省、稳定迅速、减量效果明显、生活垃圾臭味控制相对容易、焚烧余热可以利用的特点,因此得到广泛使用。

(2)堆肥法:主要包括生物处理、水泥窑协同处置等技术。对可降解有机垃圾效果显著,主要有厨余垃圾、餐厨垃圾、园林垃圾等。

(3)填埋法:作业相对简单,但对填埋物的要求较高,如有毒、有害物严禁填埋,以防止土地二次污染。

2. 医院垃圾的分类

(1)医疗垃圾:分为医疗废物、危化废弃物等。其中,医疗废弃物又包括传染病病人的生活垃圾,病区使用过的医疗器具(如空针、针头、导管等),手术切下的肢体、瘤块、病理取样组织;危化废弃物包括带有重金属、具危害性的化学试剂、放射性物质等医疗废弃物。由于医疗垃圾往往携带病原体或医疗放射性物质,需要进行无害化处理,以免对水体、空气、土壤和人民健康造成潜在危险。具体的处置方式详见本章第二节"医疗废弃物管理"。

(2)生活垃圾:主要包括可回收垃圾、厨余垃圾、有害垃圾和其他垃圾(建筑垃圾等)。

1)可回收垃圾:主要包括废纸、塑料、玻璃、金属和布料五大类。经分类后对其中可直接利用的物质进行再回用;垃圾焚烧发电法,使垃圾变成了能源。

2)厨余垃圾:主要包括菜叶、剩菜、剩饭、果皮、蛋壳、茶渣、骨头等。可进行堆肥法,利用有机垃圾和土壤中的微生物将垃圾转化为有机肥料,用于改良土壤。

3)有害垃圾:主要包括废电池、废荧光灯管、废灯泡、废水银温度计、废油漆桶、废家电类、过期药品等。对于含有重金属的垃圾需要进行化学处理,将有毒重金属提取出来后回收利用,以及减少对环境的污染;我们自己不能处理的垃圾如废电池,可回收到可回收利用的垃圾桶,由专业处理单位集中处理,避免电池的有害物质泄漏造成污染。

4)建筑垃圾:主要包括各类金属、竹板、木材、砖、石、混凝土等,经分拣、剔除或粉碎后大多可以重新利用。如金属类经分拣、集中重新回炉后,可以制成各种规格的钢材;竹木类可以制造人造木材;砖、石、混凝土等经粉碎后可以代砂用于造房铺路等。

3. 医院垃圾分类处理的要点

(1)设置3种污物袋:黑色垃圾袋装生活垃圾,黄色垃圾袋装医疗垃圾,利器盒装锋利的垃圾。

(2)收集容器必须密封,防渗漏、防蝇、防鼠,便于搬运及消毒。封扎运送,不得外露外泄。

(3)病房设置小型污物袋,收集果皮、果核、废物等可燃性污物,每日或满袋更新;诊室、治疗室、检验科应备用两个污物桶,分别内套黄色垃圾袋装医疗垃圾,黑色垃圾袋装外包装物品。

(4)生活垃圾定时集中至医院垃圾转运站,由环卫部门直接运输处理;医疗垃圾应及时集中到医疗垃圾暂时存放处,由回收公司运输回收处理;锐利物品如针头、穿刺针、缝针、手术刀片等置于利器盒内焚烧无害处理。

四、医院污水处理与垃圾处置突发事件应急预案

(一)突发事件应急预案的要求

(1)医院需成立突发事件应急小组(包括院管、医务处、后勤部门、物业、相关外委服务方),明确组员的工作任务,研究讨论应对方案。如条件允许,可定期进行演习,以熟悉对突发事件的处置流程,提高应对能力。

(2)定期排查隐患。在有证据证明传染病传播的事故有可能发生时,应当按照《传染病防治法》及有关规定报告并采取相应措施。

(3)如发现污染物外泄,工作人员应当做好卫生安全防护后,及时采取应对措施;同时,应急小组成员按照指定的工作流程,控制污染源的扩散,并立即上报医院领导。

(4)如事故造成一人以上死亡或者3人以上健康损害,应该立即采取相应紧急处理措施,并按规定逐级向上级主管部门报告。

(5)发生突发事件需明确:确定泄漏、扩散的医院污染物数量、发生时间、影响范围及严重程度。

(6)在控制污染外泄后,应采取适当的安全处置措施,对泄漏及受污染的区域、物品进行消毒或者其他无害化处理,必要时封锁污染区域,以防扩大污染。

(7)污染区域进行消毒时,应从污染较轻区域向污染严重区域进行,对可能被污染的消毒工具也应该进行消毒或焚毁。

(8)在污染物外泄事件处理结束后,应对事件的起因进行调查,并采取有效的防范措施,预防类似事件发生,并对引起事件的责任人追究法律责任。

(二)常见事故的应急预案

1. 设备故障

(1)设备监控人员发现设备故障,如有备用设备,立即切换备用设备;如无备用设备,应联系相关维修人员,诊断故障原因,进行故障修复,并尽早在设备闲时安排维修。

(2)组织技术人员到场勘察故障点,能当场解决的由相关技术人员排除故障,如不能解决应及时联系厂商或设备维保单位,维保单位应在承诺响应时间内到达现场进行维修。

(3)在维修结束后,应对整套系统作全面排查,排除设备安全隐患,并将设备故障原因及维修相关记录(如零件磨损更换、元器件短路、监控设备误报等)交由院方相关负责人。

(4)相关负责人应针对故障原因,调整日常维护方案,对于常发故障点应增加排查频率并制定相关应急流程及措施。

2. 人员伤害

(1)如发生伤害事故,现场保安人员应立即到场,疏散人群,维持好现场秩序。

(2)事故现场相关责任人到场,勘察事故原因。如因有毒有害气体等泄漏,应立即封锁现场,相关救援人员做好防护措施;由操作人员切断污染源,及时将受伤人员送往诊疗室。如为一般伤害事故,应做好伤者的保护措施,移交相关医疗科室。

(3)如有需要,应及时通知受伤者的家属,做好后续工作。

(4)逐级向上级主管部门报告,同时排查事故原因,做好相关事故报告,并采取有效的

防范措施,预防类似事件发生,对引起事件的责任人追究法律责任。

3. 污水排放超标

(1) 设备监控人员发现污水排放检测设备报警,应暂停污水排放,查看监控设备后台显示情况,找出故障原因。

(2) 如生化处理未达标,应立即联系相关厂家,尽快更换填料及活性污泥;同时要求厂家书面报告污泥失效的原因,重新定制维护方案。

(3) 如消毒设备故障,应联系相关厂家维修。维修期间由专业负责人进行人工加药,保证污水正常排放。

4. 垃圾房火灾事故

(1) 发现火情应立即汇报应急小组组长和值班长,汇报内容要明确部位及火势大小。

(2) 立即组织现场扑救火灾,按照"先控制、后灭火"的原则。

(3) 在灭火结束后,将相关灭火器材恢复至原位,通知保洁公司清理现场。

无论是医院污水还是医院垃圾,因为医疗过程中不可避免地存在与菌、病毒、虫卵等致病病原体和重金属、化学药剂、有机溶剂、消毒剂、酸碱和放射性同位素的接触,而正是这些致病菌和有毒有害物质会对环境和市民的生活和健康造成威胁,合理准确的处理变得重要和迫切。总的来说,从源头分类治理,严格区分有毒有害废弃物和普通生活废弃物,有针对性地对有毒有害物废弃物集中、准确、彻底的物化或生化处理消毒,达到国家或地方标准,做到无害化排放。避免医疗废弃物混入生活废弃物,以免有毒有害物未经处理直接排放,对环境和市民的生活、健康产生威胁;同时也不能随意将生活废弃物混入医疗废弃物中,会造成处理污染物量增大,处理效率降低,也占用了处理资源,不符合可持续发展的方针策略,造成资源浪费。因此,作为医疗机构,应该具有高尚的职业道德及社会责任感,认真负责地为营造安全健康的和谐社会作出贡献。

第二节　医疗废弃物管理

医疗废弃物是指医疗卫生机构在医疗、预防、保健,以及其他相关活动中产生的具有直接或者间接感染性、毒性和其他危害性的废物。国家卫计委、国家环境保护部将医疗废弃物分为感染性、病理性、损伤性、药物性和化学性废物5类,包含医疗过程中产生的检查标本、换弃的敷料、截除的脏器和肢体、一次性抽血输液制品,以及在医疗过程中接触污染的纸类、布类、塑料类、橡胶类制品等。

根据1988年世界卫生组织(WHO)规定,医疗废弃物可分为一般废弃物、病理废弃物(组织、脏器)、感染性废弃物、损伤性废弃物(锋利性物质)、化学性废弃物、药剂废弃物、放射线废弃物、爆炸性废弃物(压缩器)。

一、医疗废弃物管理原则

医疗废弃物(简称医疗废物、医疗垃圾)与一般废弃物或垃圾有着本质区别,医疗废弃物常含有传染性病菌、病毒、化学污染物及放射性有害物质等,被我国《国家危险物名录》列为

Ⅰ号危险废物。所以,医院管理者必须高度认识医疗废弃物的严重危害性,牢记历史的经验与教训,严格按照《中华人民共和国固体废物污染环境防治法》《医疗废物管理条例》和有关规定,依法做好医疗机构医疗废弃物的管理、收集和处置工作。

(1)分类回收原则:可减少有害有毒医疗废物和带传染性医疗废物的数量,有利于医疗废物的回收利用和处理。

(2)回收利用原则:可避免浪费,减少环境污染。

(3)减量化原则:通过重复利用、破碎、压缩等手段,减少固体废弃物的体积和数量。

(4)无公害原则:医疗废弃物处理必须遵守环保及卫生法规标准要求。

(5)分散与集中处理相结合的原则:对分类收集的废物分别进行处理。

二、医疗废弃物回收流程

医疗废弃物从产生到回收包括 5 个环节,即产生点、处置室、运送、暂存点、回收机构。

(一) 产生点

1. 要求　产生点是指在医疗过程中所有会产生医疗废弃物的科室,如住院病区、手术室、病理室、实验室、检验科、门急诊等。产生点产生的医疗废弃物由护工人员回收并送往处置室。在回收过程中应该进行第一次分拣,把生活垃圾、医疗废弃物、锐器等分类收集与放置。

2. 注意事项

(1)医疗废弃物分类不准确。据有关统计资料显示,医疗废弃物中有 80% 可以分拣为生活垃圾,49.34% 混入生活垃圾或掩埋,医疗废弃物中混入生活垃圾、生活垃圾中包含医疗废弃物的现象比较严重。分类不准确会导致一系列的问题,比如医疗废弃物混入生活垃圾流失、锐器扎伤工作人员等。医疗废弃物大多存在传染性,一旦因为分类不清会演变成重大事故,造成严重的社会影响。

(2)在处理被患者血液、体液、排泄物污染的污物时,操作人员必须穿戴防护用具。

(3)对已确诊或怀疑传染性疾病患者所使用过的医疗物品,经初步处理后应单独放入专用包装袋内。

(二) 处置室

1. 要求　处置室是指医疗废弃物在运往院内医疗废弃物暂存点之前的临时摆放点。由各科室产生的医疗废弃物应在处置室集中进行分类打包,并对数量、重量做记录,由相关医护人员确认签字。

2. 注意事项

(1)医疗废弃物暂存场所应防渗漏、防污染,规范达标的医疗废弃物设施设备应完好无损。

(2)医疗废弃物送达处置室后,第一时间根据污物的不同类型进行分拣,应根据科室的特性设置不同医疗废弃物丢弃桶。

(3)医疗废弃物丢入装有黄色垃圾袋的垃圾箱,其中感染性医疗废弃物和损伤性医疗废弃物必须分开。黄色垃圾袋或专用锐器盒达 2/3 满时就应密封,并进行称重与记录。

（4）盛放医疗废弃物的包装材质必须达到防水、防渗漏、防刺破，做到存放不暴露，密封符合规定要求。

（5）密封好的黄色垃圾袋或锐器盒必须离地并隔离存放，存放时间不得超过 24 小时。

（6）处置室的容器及场所必须每日（每次）按照规定进行清洁与消毒。

（三）运送

1. **要求** 运送是指医疗废弃物从处置室运出，并将其送往医院医疗废弃物暂存点。医疗废弃物收集运送每天由专人、专车、专线路进行。交接由专职收集人员与科室保洁员共同称重、登记、签名确认。

2. **注意事项**

（1）医疗废弃物在从处置室运出时，必须由处置室工作人员与运送人员双方共同确认运出医疗废弃物的数量并签字。

（2）运送医疗废弃物的转运工具在运送过程中必须做到密封。运送路线必须有规定路线，并在运送路线上设置监控设施，以确保在运送过程中医疗废弃物没有流失。

（3）运送医疗废弃物的工作人员必须根据规定做好个人防护，穿戴防护用品。一旦被医疗废弃物刺伤、擦伤等，应及时采取相应的处理、登记、报告等措施。

（4）运送完毕，对容器和运送工具及场所应及时进行清洁与消毒。

（四）暂存点

1. **要求**

暂存点是指院内医疗废弃物在运出医院之前的集中储存处。医院所有产生的医疗废弃物应全部运送到暂存点集中。暂存点为医院回收医疗废弃物的最后一道关口，所有进入暂存点的医疗废弃物都应该经过打包密封。暂存点应清晰记录每天进出的医疗废弃物数量、重量、出处，并按月统计上交，四联单上应注明单位。

2. **注意事项**

（1）进入暂存点的医疗废弃物不允许再次开封取出。

（2）送入暂存点的医疗废弃物数量应由运送人员与接收人员双方共同确认并签字。

（3）每日医疗废弃物由回收机构收取之后，应对暂存点进行清洁与消毒。

（4）暂存点必须封闭、防盗、防渗漏、警示标志明确，处置人员的岗位防护设施符合规范要求。

（五）回收机构

1. **要求** 按照相关法律、法规的要求，由市级相关专门医疗废弃物处理机构到医院回收、转运、处置，医院不得自行处置，不得出售给个体商贩、废品回收站等，并做好交接签收记录。

2. **注意事项**

（1）严格按照有关规定，医疗废弃物必须由市相关专门医疗废弃物处理机构收集转运并集中处理，不得自行处置，做好所有交接签收记录。

（2）回收医疗废弃物的数量必须按实登记，由回收人员与医院负责人双方签字确认。

(3) 按月将医疗废弃物数据属实汇报至相关环保部门。

严格监督医疗废弃物处置流程是医疗废弃物管理中最重要的一个环节,通过实施医疗废弃物规范化管理、提高管理层级、建章立制、明确责任和加强监管等措施,确保医疗废弃物从产生地到最终医疗废弃物处置全过程紧密衔接,达到符合国家和市级医疗废弃物处置标准与规范要求。

三、医疗废弃物管理要点

医疗废弃物管理过程是一个逐渐被人们认识和重视的过程。同时,医疗废弃物管理具有简单重复、易被忽视和多环节管理的特点。所以,加强教育培训和广泛宣传、提高认识是医疗废弃物管理的重要环节。而且,必须从医疗废弃物产生源头直至终末处置各个环节,实施全过程跟踪管理、定期检测评估和持续改进,以确保医疗废弃物管理符合国家和地方有关医疗废弃物处置的标准和规范,处置医疗废弃物过程中排放的污染物符合国家和地方规定的排放标准。

1. 建立医疗废弃物管理组织机构,制定管理规章制度　医院成立以主管院长为组长,医务部、护理部、感染科、总务科和各临床科室负责人为成员的医疗废弃物管理领导小组,制定医疗废弃物管理规章制度和各部门负责人及工作人员职责,负责医院医疗废弃物考核管理工作。医疗废弃物管理制度主要包括:①医疗废弃物分类、收集管理制度;②医疗废弃物回收与运送管理制度;③医疗废弃物暂存管理制度;④医疗废弃物工作人员防护制度;⑤医疗废弃物应急管理制度。

2. 加强教育培训,不断提高认识　根据《医疗废弃物管理条例》和《医疗机构医疗废弃物管理办法》的要求,加强对医院全体人员(包括保洁和护工人员等)进行医疗废弃物管理法律法规知识的宣传和培训力度,制定切实可行培训计划,采取普及培训与上岗培训相结合、培训与考核相结合、专题研讨教育与科普宣传教育相结合等形式进行教育培训,实现全员规范培训目标,促使全体员工更好地树立法律意识、责任意识,提高医患双方环境保护意识,自觉遵守医疗废弃物各项管理制度。

3. 认真落实各类人员工作职责

(1) 医院法人代表是医疗废弃物管理第一责任人,切实履行职责,确保医疗废弃物的安全管理。

(2) 医疗废弃物的收集、处理有专人负责,护理部负责监督检查,各科室科主任和护士长为科室医疗废弃物的管理责任人,负责本科室医疗废弃物的管理。

(3) 各科室医务人员对污物的收集、处理要按无害化处理和分类收集的原则进行。医疗废弃物放置于防渗漏的黄色塑料袋(桶)内,损伤性医疗废弃物应放置于不易穿透的有警示标识的黄色专用容器内,少量药物性医疗废弃物可以混入感染性医疗废弃物放置。

(4) 医疗废弃物的运送要密封袋口,防止发生流失、泄漏和扩散,防止直接接触工作人员身体。

(5) 禁止丢弃医疗废弃物,禁止在非贮存场所倾倒、堆放医疗废弃物,或者与生活垃圾混放,医疗废弃物不得露天存放。

(6) 医疗废弃物在各科室存放时间不得超过 24 小时,工作人员每天(每次)运送结束时,应对容器和运送工具及时进行清洁与消毒。

（7）传染病病人或疑似传染病病人产生的生活垃圾,应按照医疗废弃物管理和处置。各科室产生的污水、传染病病人或者疑似传染病病人的排泄物,应按照国家规定进行严格消毒,达到国家规定的标准后方可排入污水处理系统。

（8）医疗废弃物收集人员在收集、运送医疗废弃物过程中要做好个人防护,防止医疗废弃物对人体的伤害。一旦被医疗废弃物刺伤、擦伤等,应及时采取相应的处理、登记、报告等措施。

4. 健全制度,督查到位　在工作时间中,应不断健全和完善医院医疗废弃物管理制度。根据医疗废弃物管理要求,严肃认真地做好定期督查和不定期抽查工作,切实落实各级各类人员的岗位责任制,发现问题必须整改到位。

四、医疗废弃物管理新技术

资料表明,我国医院平均每张床位每天产生 1 kg 医疗废弃物,一个中型三甲医院平均每天产生的医疗废物约为 1 吨。医疗废物在院内收集、处理过程成为医疗废弃物管理的重中之重。目前,我国医院在医疗废弃物收集过程中,所有的信息交接、登记采用人工手写的模式。使用人工模式容易产生以下问题:信息采集误差、信息登记不清、交接信息不完整、缺乏信息追溯等问题。因此,使实际产生的情况与记录在案的信息差异非常之大。一旦出现医疗废弃物流失,难以追溯源头。工勤人员的不稳定性与随意性已经成为医疗废弃物管控中的"疑难杂症"。

如今,新的趋势是使用电子化系统对医疗废弃物进行监管,综合应用计算机和 RFID 技术记录和分析医疗废弃物在院内流转的过程,实现对医疗废弃物前端收集、中端转运、末端贮存的全流程管理,提高医院对医疗废弃物的管理水平,预防医疗废弃物流失、泄露、扩散和意外事故。该系统应用客户端主要分为电子秤、PC 管理平台、APP 业务管理。

1. 电子秤　在各个医疗废弃物的产生点设置带触控屏的电子秤,可实现打包称重、交接、查询等功能。所有医废处理人员全部以指纹或者扫码的形式进行个人认证登录,可以清晰地查询每一包医疗废弃物经过几个人处理,方便追溯。同时,在医疗废弃物暂存点也设置电子秤,对医疗废弃物的末端入库、出库进行全面管理,实现医疗废弃物的入库核查、出库记录,保障医废前端产生、后端入库、末端出库信息一致,避免医疗废弃物流失现象发生。

2. PC 管理平台　每台电子秤所收集的数据通过网络储存于医院信息中心服务器,所有医疗废弃物的管理报表全部通过电子化保存留档。改变现有的人工计算出报表的形式,大大降低医废管理者的工作量,提升医废业务相关数据的真实性和准确性,同时提高管理效率和管理水平。

3. APP 业务管理　管理者可通过移动设备安装配套 APP,进行有关医疗废弃物的管理,随时随地对医疗废弃物收集情况进行监控。同时,通过 APP 快速对各类表单进行查询和追溯,还可通过 APP 实现紧急情况报警、提醒、通知等功能。

使用电子化系统对医疗废弃物进行监管会明显减低医疗废弃物管控风险,杜绝因人为因素所产生的信息数据不全面、不完整等问题。同时解决了人员流失、人员交接和培训不足的问题,大幅减低了人员使用成本。在未来,使用电子化管理系统对医疗废弃物进行管理是一种趋势。

五、医疗废弃物处置突发事件应急预案

1. 建立医疗废弃物突发事件应急管理组织机构　医院成立医疗废弃物处置突发事件应急管理领导小组,应急小组由院领导牵头,院内感染防控部门、护理部门、医务部门、后勤部门、物业部门、应急专家组等组成。负责突发事件处理指挥、协调,医疗救治和现场消毒等工作。

2. 建立医院医疗废弃物处置突发事件应急报告制度　一旦发生医疗废弃物处置突发事件,应立即报告有关医院领导。医院根据具体情况,按有关规定要求报告所在地卫生行政部门和环保部门。若发生医疗废弃物管理不当,导致一人以上死亡或者 3 人以上伤害,根据《医疗废弃物管理条例》的规定,需要对病人提供医疗救护和现场救援等,应当在 2 小时内向所在地卫生行政部门和环保部门报告,并采取相应紧急处理措施。

3. 医疗废弃物处置突发事件应急处理程序和措施

(1) 医院接到医疗废弃物处置突发事件报告后,应迅速组织相关人员调查与确定流失、泄漏、扩散的医疗废弃物类数量、发生时间、影响范围及严重程度。

(2) 立即启动应急预案,对发生医疗废弃物泄漏、扩散现场进行处理,对泄漏及受污染的区域、物品进行消毒或者无害化处置,必要时封锁污染区域,以防扩大污染。

(3) 工作人员应当做好卫生安全防护后方可进行应急处置和救援工作。

(4) 如果有人员被艾滋病病毒污染的医疗废弃物伤害,应根据损伤程度进行评估,决定是否进行艾滋病抗病毒治疗。

(5) 处理工作结束后,领导小组应对事件的起因进行调查,并采取有效的防范措施,预防类似事件再次发生。

第三节　辐射防护安全管理

为加强放射性同位素与射线装置安全和防护管理工作,保障职工健康和环境安全,根据国家相关法律法规的规定与标准,结合本单位的实际情况,制订规章制度与实施细则并监督执行。

一、概述

本章内容适用于医院所有涉及放射性同位素与射线装置的人员和诊断、治疗场所,以及相关活动的安全监督与管理,包括购买、运输、存贮、使用、生产、放射性废物处理等过程的管理。

1. 放射性同位素　是指某种发生放射性衰变的元素中具有相同原子序数但质量不同的核素。

2. 射线装置　是指 X 线机、加速器、中子发生器以及含放射源的装置。

3. 放射源　是指除研究堆和动力堆核燃料循环范畴的材料以外,永久密封在容器中或者有严密包层并呈固态的放射性材料。

4. 非密封放射性物质　是指非永久密封在包壳里或者紧密地固结在覆盖层的放射性物质。

5. 放射性废物　是指来自实践或干预、预期不会再利用的废弃物(不管其物理状态如何),它含有放射性物质或被放射性物质污染,并且其活度或浓度大于审管部门规定的清洁解控水平。

二、辐射防护安全管理原则

1. 日常管理原则

(1) 实践的正当性:辐射照射的实践,除非对受照个人或社会带来的利益足以弥补其可能引起的辐射危害(包括健康与非健康危害),否则就不得采取此种实践。

(2) 辐射防护水平的最优化:对于来自一项实践中的任一特定源的照射,应使防护与安全最优化,再考虑经济和社会因素之后,个人受照剂量的大小、受照射的人数以及受照射的可能性均保持在可合理达到的尽量低的水平。

(3) 个人剂量限值:在放射实践中,不产生过高的个体照射量,保证个人所受的放射性剂量不超过国家规定的限值。

2. 应急事件处置原则　①迅速报告;②主动抢救;③生命第一;④科学施救,控制危险源,防止事故扩大;⑤保护现场,收集证据。

三、辐射防护安全管理要求

(一) 建立组织管理机构

医院应设"辐射安全管理委员会"。可根据医院实际情况,下设辐射安全管理办公室(以下简称"辐射办"),或至少设一位辐射安全管理员,具体负责医院辐射安全与防护工作的管理、监督,并督促有关科室实施。委员会由分管院长负责,分级管理。科主任为本科辐射安全第一责任人,指定本科辐射安全兼职管理人员,负责日常事务的管理。

(1) 委员会成员应由熟悉放射相关工作的专业人员担任或兼任。

(2) 委员会负责制订本院辐射安全与放射防护工作的计划,定期召开例会,总结、通报一段时间内的工作情况,布置下一工作时段的计划及要求;制订放射事件应急预案并组织演练;定期对辐射事故应急预案、辐射安全与防护的制度和流程进行修订;编制辐射安全年度预算。

(3) 委员会定期与主管行政部门联系,积极配合上级行政部门的检查。根据规定报告放射性同位素与射线装置台账、辐射安全和防护措施的运行与维护、辐射安全和防护制度及措施的建立和落实、事故和应急预案以及档案管理等方面的内容。

(4) 委员会负责对全院辐射安全与防护工作进行监督,定期检查放疗科、放射诊断科、核医学科各种制度以及防护措施的贯彻落实情况。

(二) 辐射安全许可登记

按照国家对放射工作的有关规定实行许可登记制度,医院辐射安全管理委员负责向政府环境辐射主管部门申请《辐射安全许可证》,辐射安全许可项目(内容)与实际一致。生产、销售、使用放射性同位素和射线装置的单位,应当按规定取得许可证。生产放射性同位素、销售和使用Ⅰ类放射源、销售和使用Ⅰ类射线装置单位的许可证,由环保部颁发;其他单位的许可证由省级环保部门审批颁发。使用放射性同位素和射线装置进行放射诊疗的医疗卫生机构,还应当获得放射源诊疗技术和医用辐射机构许可。医院取得许可登记后方能开展工作,其制度建设、人员培训、安全防护等纳入医院辐射安全管理委员会统一管理。

凡申请许可、登记的放射工作科室,必须具备下列基本条件:①具有与所从事的放射工作相适应的场所、设施和装备,并提供相应的资料;②从事放射工作的人员必须具备相应的专业及防护知识和健康条件,并提供相应的证明材料;③有完善的放射防护管理机构、管理人员以及必要的防护用品和监测设备,并提交人员名单和设备清单;④提交严格的有关安全防护管理规章制度的文件。

(三) 放射工作人员管理要点

(1) 放射工作人员必须经过放射性基础知识、辐射防护相关法律法规、放射性同位素操作培训,经考核合格,持有上级主管部门颁发的辐射安全与防护培训证书,方可上岗。

(2) 辐射安全培训分为高级、中级和初级 3 个级别。

1) 从事下列活动的辐射工作人员,应当接受中级或者高级辐射安全培训:①生产、销售、使用Ⅰ类放射源的;②在甲级非密封放射性物质工作场所操作放射性同位素的;③使用Ⅰ类射线装置的;④使用伽玛线移动探伤设备的。

2) 从事前述所列活动单位的辐射防护负责人,以及从事前述所列装置、设备和场所设计、安装、调试、倒源、维修以及其他与辐射安全相关技术服务活动的人员,应当接受中级或者高级辐射安全培训。

3) 第二款、第三款规定以外的其他辐射工作人员,应当接受初级辐射安全培训。

(3) 放射工作人员于上岗前、在岗中、离岗后需到卫生行政部门认可的职业健康检查机构进行职业健康检查,其中在岗期间两次职业健康检查的时间间隔不超过 2 年。放射工作人员应积极配合,安排好工作参加体检,完成体检的全部项目。

(4) 辐射安全管理员应当在收到职业健康检查报告的 7 日内,如实告知放射工作人员体检结果,并将检查结论记录在放射工作人员档案中。

(5) 对职业健康检查中发现不宜继续从事放射工作的人员,应及时调整工作岗位;对需要复查和医学随访观察的放射工作人员,应当及时予以安排,并对需要医学随访观察的放射工作人员暂时调离放射工作岗位。

(6) 对于暂时调整工作的放射工作人员,如经健康体检达到继续从事放射工作岗位条件的,将恢复或另行安排放射工作岗位。如经脱离放射工作岗位 1 年后仍不能达到体检要求的,将不能继续从事放射工作。

(7) 女性放射工作人员发觉自己怀孕后要及时通知医院,医院应保证为胚胎和胎儿提供与公众成员相同的防护水平。医院不得安排怀孕和哺乳的女性放射工作人员从事可能受到内照射的工作。

(8) 个人剂量监测

1) 辐射安全管理员负责放射工作人员剂量监测。及时安排(每 2 个月)放射工作人员个人剂量计的发放、收取、检测及个人剂量档案的建立与更新。

2) 放射工作人员应遵守有关辐射安全与防护规定,正确使用监测仪表与防护设备。放射工作人员在上岗时必须佩戴个人剂量计,个人剂量计的佩戴部位一般为左侧胸前。

3）放射工作人员个人剂量检测结果异常时，应积极配合委员会调查原因。如调查结果是放射工作人员故意行为所致的虚假结果，经核实后对该放射工作人员进行全院通报批评；如调查结果是因为放射工作人员工作量过大，接触射线时间或强度增加，应调整工作时间或采取相应的防护措施。

4）委员会每年进行年度剂量评估，对放射工作人员超过年有效剂量管理限值 5 mSv 的人员进行调查，填写原因分析报告，提出整改建议。

（9）保健与休假：根据国家规定，医院为放射工作人员提供保健与休假。

（10）档案管理：辐射安全管理员负责为每位放射工作人员建立职业健康监护档案。放射工作人员在离开本院时，如有需求应为其复印档案。放射工作人员的职业健康监护档案保存到放射工作人员 75 岁（或终止辐射工作 30 年）。

（11）外单位来本院进修、实习的人员，需要参加放射工作的，参照医院制度实施管理。

（12）放射工作人员职业健康体检应按要求进行，详见图 6 - 3。

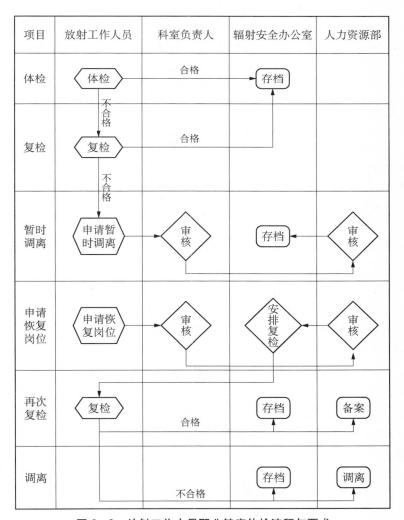

图 6 - 3　放射工作人员职业健康体检流程与要求

四、放射性同位素和射线装置的购置与管理要点

(一)购置要求

放射性同位素和射线类装置的购置实行归口管理。使用科室必须认真填写《同位素(射线类装置)使用申请表》(包括使用人、适用场所、用途、用量、简单操作步骤和废弃物处理等),提出申请,书面说明购置理由、打算开展的放射诊疗项目及安全防护管理措施,由负责人签字后报辐射安全委员会论证、审核、批准后方可进入后续工作程序。购置放射源和射线类装置由设备科负责,购置非密闭放射性物质由使用相关科室负责向政府环保部门办理准购证。进口装备有放射性同位素和射线类装置,必须向当地卫生、公安、环保部门登记备案。放射性同位素转让须具备下列条件:①转出、转入单位有许可证;②转入单位有废源处理方案;③双方签订转让协议。

从事放射性同位素和射线类装置的订购、转让、调换和借用的单位,必须持有许可登记证并只限于在许可登记的范围内从事上述活动,同时向公安部门备案。严禁非经许可或者在许可登记范围之外从事上述活动购买、处置放射性同位素(新购源、同位素试剂)和射线装置。

(二)管理要点

(1)接收放射源之日起 20 日内,向当地环保相关部门办理备案登记手续。

(2)辐射安全管理员及使用科室共同负责对新购放射源进行现场确认、核对和验收。

(3)放射源的包装容器上应当设置明显的放射性标识和中文警示说明。

(4)放射源应当单独贮存,不得与易燃,易爆、腐蚀性物品等一起存放;储存场所应当采取防火、防水、防盗、防丢失、防破坏、防射线泄漏的安全措施,并安装必要的监控和报警装置。

(5)放射源实行严格的安全保卫制度,双人双锁保管;放射源库入口处设置电离辐射警示标志。

(6)建立放射源管理台账。贮存、领取、归还、回收放射源时均应进行登记和检查,做到账物相符。辐射安全管理员每年至少一次对放射源库进行检查,核实台账与实物是否相符。

(7)各科室需要使用放射源时,向辐射安全管理员申请,辐射安全管理员与使用科室工作人员共同将放射源取出,由使用科室填写放射源出入库记录。

(8)使用完放射源后应及时将放射源送回放射源库,并填写放射源出入库记录。

(9)放射源若不打算用于初始目的,应在闲置或废弃 3 个月内将废旧放射源包装整备,交回生产放射源的单位或者送交有相应资质的放射性废弃物集中贮存单位贮存。

(10)废旧放射源在交回或者送交活动完成之日起 20 日内,应向当地环保相关部门办理备案登记手续。

五、放射性废弃物管理要点

(1)产生放射性废物的工作部门应委派熟悉放射性废弃物管理原则和掌握放射防护监

测技术的人员专人负责放射性废弃物收集、分类、存放和处理。

（2）放射性废物根据放射性废弃物的物理状态及放射性核素的种类、半衰期、活度进行分类收集和分别处置。

（3）放射性废弃物的处理设施应与主体项目同时设计、施工，同时投入使用。放射性污水池应做到防泄漏。

（4）放射性废弃物应有专门的贮存场所，存放场所的出入口应当设置电离辐射警告标记和必要的文字说明。放射性废弃物贮存场所不得放置易燃、易爆、腐蚀性物品。放射性废弃物贮存场所必须上锁并执行双人双锁制度。

（5）收集放射性废弃物的专用容器应具有外保护层和电离辐射标记，放置点应避开人员经常走动的区域。

（6）接触放射性废弃物的工作人员必须使用个人防护用具或屏蔽防护设施。

（7）医院应为使用放射性药物病人提供专用厕所，对病人排泄物实施统一收集和管理。专用厕所出入口应设置电离辐射标记。

（8）液态放射性废弃物的排放不应超过审管部门批准的排放限值。

（9）放射性废弃物、废源的处置应交由环保部门规定的处置单位进行集中处置，或者由厂方进行回收处置。

（10）放射性废弃物在入库前应写明年、月、日，分类存封、编号登记。每袋废弃物的表面剂量率不超过 0.1 mSv/h。对注射器和碎玻璃等含尖刺及棱角的放射性废弃物，应先装入硬纸盒或其他利器盒中，然后再装入专用容器内。

六、辐射事故应急管理要点

1. **成立辐射事故应急处理机构**　成立由分管院长担任组长的辐射安全事件应急小组，小组成员根据医院实际情况，由放射性物质使用科室、医务部、物资采购、后勤保障等部门人员参加，负责组织、开展辐射安全事件的应急处理救援工作。

2. **明确职责**

（1）定期组织对放射诊疗场所、设备和人员的放射防护情况进行自查和监测，发现事故隐患及时上报并落实整改措施。

（2）定期组织从事放射诊疗的医务人员进行辐射安全事件应急演练。

（3）发生人员受超剂量照射事故，应启动应急预案；判断事故等级，启动相关反应程序；组织有关部门及人员实施应急处理工作。

（4）负责向环保、卫生、公安行政主管部门及时报告事故情况。

（5）事故发生后，负责总结经验教训，杜绝同类事故再发的可能性。

3. **应急培训和演练**

（1）定期组织相关人员进行辐射应急培训。

（2）培训内容：辐射安全法律法规、辐射防护知识、辐射事故应急流程。

（3）每年至少进行 1 次辐射安全事件应急演练，并对演练情况进行总结。

4. **辐射事故分级**　根据辐射事故的性质、严重程度、可控性和影响范围等因素，将辐射事故分为特别重大辐射事故（Ⅰ级）、重大辐射事故（Ⅱ级）、较大辐射事故（Ⅲ级）和一般辐射事故(Ⅳ级)四级。

(1) 特别重大辐射事故(Ⅰ级):凡符合下列情形之一的,为特别重大辐射事故:①Ⅰ、Ⅱ类放射源丢失、被盗、失控并造成大范围严重辐射污染后果;②放射性同位素和射线装置失控导致3人以上(含3人)急性死亡。

(2) 重大辐射事故(Ⅱ级):凡符合下列情形之一的,为重大辐射事故:①Ⅰ、Ⅱ类放射源丢失、被盗或失控;②放射性同位素和射线装置失控导致2人以下(含2人)急性死亡,或者10人以上(含10人)急性重度放射病、局部器官残疾;③放射性物质泄漏,造成局部环境放射性污染事故。

(3) 较大辐射事故(Ⅲ级):凡符合下列情形之一的,为较大辐射事故:①Ⅲ类放射源丢失、被盗或失控;②放射性同位素和射线装置失控导致9人以下(含9人)急性重度放射病、局部器官残疾。

(4) 一般辐射事故(Ⅳ级):凡符合下列情形之一的,为一般辐射事故:①Ⅳ、Ⅴ类放射源丢失、被盗或失控;②放射性同位素和射线装置失控导致人员受到超过年剂量限值的照射。

5. 应急准备和保障工作

(1) 装备保障:各辐射相关科室要充分发挥各自的职能作用,根据工作需要和职责要求,配备相应的自身防护装备、仪器设备和装备物资,不断提高应急处置能力。

(2) 资金保障:辐射事故应急准备和救援工作所需资金由辐射安全管理委员会提出预算,经财务部门审核,报医院批准后执行。预算资金必须专款专用。

(3) 物资储备

1) 辐射检测仪器:包括个人剂量计、报警式剂量计、辐射巡测仪、表面污染仪等。

2) 急救箱及个人防护用品:按照有关标准和要求,配备足够数量并有效的放射损伤防治药物、放射性核素阻吸收和促排药物、工作服、防护面具、防护靴、防护手套等。

3) 其他物资:如警戒线、警示牌、担架等。

6. 应急响应措施

(1) 射线装置造成意外受照时,受照人员或发现事故人员应采取的应急措施:按下射线装置紧急停止按钮;通知所有人员离开危险区域,同时控制现场,禁止人员进入;立刻向辐射安全事件应急小组汇报;将受照人员个人剂量计送交检测机构检测,并分析检测结果;安排专车送受照人员到卫生行政部门认可的职业健康检查机构进行应急体检。

(2) 大面积表面污染应采取的应急措施:工作人员立即启动应急预案,通知所有人员立刻离开现场,并控制现场,禁止人员进入;工作人员立即通知本科室领导及辐射安全事件应急小组;辐射安全管理员到达现场后划定控制区,并对相关人员进行污染检测;5个半衰期后开始对污染区域进行辐射检测,当区域辐射剂量小于 $2.5\ \mu Sv/h$ 时,可进行表面污染去除,将相关被污染的废弃物集中贮存,送交放射性废弃物库。如果造成污染的放射性同位素半衰期较短,且污染区域可关闭停用,应采用衰变的方法,等放射性污染衰变至本底后重新启用该区域;安排专车送受照人员到卫生行政部门认可的职业健康检查机构进行应急体检。

(3) 放射源被盗丢失:发现放射源被盗丢失人员应立即通知辐射安全事件应急小组;辐射安全事件应急小组成员携带检测设备到相关区域寻找;寻找无果后立即向辐射安全事件应急小组组长报告;辐射安全事件应急小组按要求向本地区公安(电话110)、环保、卫生部门上报。

7.辐射事故调查

(1)发生重大辐射事故后,辐射安全事件应急小组应立即组织事故调查、善后处理和恢复正常医疗秩序。

(2)调查要遵循实事求是的原则,对事故的发生时间、地点、起因、过程和人员伤害情况及财产损失情况进行细致的调查分析,并认真做好调查记录,记录要妥善保管。

8.辐射事故报告制度　发生辐射事故时应当立即启动辐射事故应急方案,采取必要的防范措施,并在2小时内填写《辐射事故初始报告表》,向环保和公安部门报告。造成或可能造成人员超剂量照射的,还应同时向当地卫生部门报告。报告内容包括:①事故单位和人员的事故报告;②调查事故的证明材料和取证材料;③处理事故的技术资料;④事故的危害影响评价;⑤受辐射人员的健康检查和疾病治疗有关资料。

应急事故处理及报告流程详见图6-4。

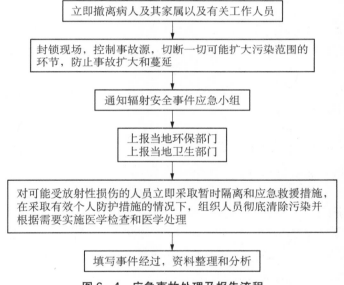

图6-4　应急事故处理及报告流程

第四节　其他污染防护管理

一、概述

1.光污染　光污染主要包括白亮污染、人工白昼污染和彩光污染。在日常生活中,人们常见的光污染状况多为由镜面建筑反光所导致的行人和司机产生的眩晕感,以及夜晚不合理灯光给人体造成的不适感。在医院中,建筑物的玻璃幕墙、釉面砖墙、磨光大理石和各种涂料等装饰会在光的照射下反射明亮的光线,不仅会出现心烦、失眠、记忆力减退等类似神经衰弱的症状,眼部视网膜和虹膜也可能受到不同程度的刺激,造成视力下降,白内障发病率增高。此外,过度接触各种人造光如灯泡、电脑屏幕、显示屏等,也会导致如肠胃疾病、情绪恶化、心血管疾病等。

2. 噪声污染　通常所说的噪声污染是人为造成的,凡是干扰人们休息、学习和工作以及对你所要听的声音产生干扰的声音统称为噪声。当噪声对人及周围环境造成不良影响时,就形成噪声污染。噪声不但会对听力造成损伤,还能诱发多种致癌致命疾病,也对人们的生活和工作产生干扰。

3. 烟尘污染　烟尘污染是指因空气中颗粒污染物而导致的空气质量下降,多为油性烟尘,这主要来自于奔流在马路上的机动车尾气排放物以及工厂排放的废气。烟尘污染所造成的影响和危害是多方面的,大气中直径在 5 μm 以下的粒子能进入人体支气管,乃至肺的深部,危害人体健康。

二、其他污染防护管理原则

(一)光污染防护管理原则

1. 严格管理,控制污染　加强医院建设的规划与管理,改善照明条件,减少光源集中布置,从而减少光污染的来源。

2. 加强监控,做好防护　对有红外光、紫外光污染的场所采取必要的安全防护措施,积极采取个人防护措施。

(二)噪声污染防护管理原则

1. 噪声污染防护管理指导思想　加强医院内噪声污染控制,强化噪声源的监督管理,切实解决噪声扰民突出问题,不断改善医院声环境质量,努力建设安静舒适的医疗环境,从而保护就诊病人及工作人员的身体健康。

2. 噪声污染防护管理原则　坚持噪声污染防治相结合,促进噪声达标控制,减轻噪声污染对周围环境的影响。同时,坚持环境噪声污染防治和环境质量管理相结合。

(三)烟尘污染防护管理原则

1. 技术措施与管理控制相结合　运用管理手段,加强排放源的登记、检测、防控等管理制度。

2. 源头控制与全程控制相结合　推行节能减排,利用适宜能源,减少能耗,提高能源利用率,在工作过程中最大限度地减少污染物排放量。

3. 严格控制排放浓度　污染源排放浓度是检测该区域污染是否超标的重要指标之一,因此,必须严格按照国家规定控制污染源浓度。

三、其他污染防护管理要求

(一)光污染防护管理要求

1. 减少玻璃幕墙使用　要从城市的气候、功能、规划要求出发,做好玻璃幕墙的使用规划,对玻璃幕墙实施总量控制和管理;通过选用光透射比高的低辐射玻璃,减少玻璃幕墙的定向反射光,或对建筑立面进行合理设计,完善建筑立面处理技术,通过将玻璃幕墙和钢、铝、合金等材质进行有机组合,或选用铝板、石材、陶土板等装饰材料代替玻璃或与玻璃相组合应用,使玻璃幕墙发挥特有的建筑环境艺术效果。

2. 加强规划管理 要减少光污染的危害,首先需要合理布置光源,从根本上减少光污染的产生。如合理布置光源,加强对照明类设施设备的管理,控制大功率激光装置,禁止使用大功率光源,限制使用反射系数较大的材料等。从普通人群角度出发,不要在光污染较大的地点长时间停留,在室内安装百叶窗等设施,根据光线强弱相应调解。在建筑群周围栽种树木花草,广泛种植草皮,以改善和调节采光环境。

3. 推广新型节能光源 虽然有多数地方会自觉使用节能光源,但还有一些场所未能做到自觉使用节能光源照明。

4. 改善与调整照明系统 尽量使用密闭式的固定光源,使得光线不会被散射。改善光源的发射方法及方向,尽量减少照明系统的开启。不同照明系统有不同的特性及效能,但经常出现的情况是照明系统错配,便会造成光损害。通过重新选取恰当的照明系统,尽量减少光损害的影响。

(二)噪声污染防护管理要求

1. 声源的控制 控制声源的有效方法是降低辐射声源的声功率,各种噪声源产生的原理各不相同,所采用的声源控制技术也各不相同。振动和噪声也有着密切的联系,对声源进行控制也需考虑隔振,其目的在于消除振动所产生的噪声,也可消除其本身对周围环境造成的有害影响。

2. 传播途径的控制

(1)有源降噪:利用电子线路和扩音设备产生的噪音波形相同但相位相反的声音来抵消原有的噪声。

(2)消声降噪:消声器可使气体通过又能有效降低噪声,还可降低各种空气动力设备的进出口及沿管道传递的噪声。

(3)绿化降噪:通过栽植树木和草皮以达到降噪的目的。一般来说,绿化降噪效果不是特别明显,但对于心理可起到一定作用,如在办公室、公共场所等区域使用草木点缀,能给人以宁静的感觉。

(4)隔声降噪:对于空气传声的场合,其噪声在传播途径中,利用墙体、各种板材及构件将接受者分隔开来,使噪声在空气中的传播受阻而不能顺利通过,以减少噪声对环境的影响。对于固体传声,可以用弹簧、隔振器及阻尼隔振材料进行减噪处理。

(5)吸声降噪:吸声降噪是一种在传播途径上控制噪声强度的方法。当声波入射到物体表面时,部分入射声能被物体表面吸收而转化成其他能量。通过铺设玻璃棉、海绵、毛毡、泡沫塑料、吸声砖等材料,可以有效降低室内的噪声强度。

3. 个人防护 长期在特殊噪声环境下工作的人员,需根据实际噪声情况配备个人防护装备,如防声耳塞、防声棉、防声耳罩、防声头盔等,尽可能降低噪声对工作人员的损害。

(三)烟尘污染防护管理要求

1. 加强重点部门管理,控制烟尘污染排放 医院主要烟尘排放部门有锅炉房、餐厅厨房、营养厨房及柴油发电机房,医院应配备相应的过滤、净化设备,确保废弃物排放标准符合法律法规要求。在日常管理过程中应做好设施设备的维护保养,定期进行废弃物排放检测。

(1)锅炉排放要求:自2015年10月1日起,在用锅炉(集中供热锅炉及额定蒸发量小于65 t/h的热电联产锅炉除外)执行表6-2规定的排放限值。自2017年10月1日起,在用集中供热锅炉及额定蒸发量小于65 t/h的热电联产锅炉执行表6-2规定的排放限值。

表6-2 锅炉大气污染物排放限值(单位:mg/m³)

锅炉类别	烟尘	二氧化硫	氮氧化物(以 NO_2 计)	汞及其化合物(以 Hg 计)	一氧化碳	烟气黑度(林格曼黑度,级)	监控位置
燃煤锅炉	20	100	150	0.03		1	烟囱排放口
燃油锅炉		100					
燃气锅炉		20					
燃生物质锅炉		20		0.03	100		

(2)餐饮油烟排放要求:新建餐饮服务企业自2015年5月1日起,现有餐饮服务企业自2016年5月1日起执行表6-3规定的餐饮油烟浓度排放限值。

表6-3 餐饮服务企业餐饮油烟浓度排放限值

污染物项目	排放限值	污染物排放监控位置
餐饮油烟(mg/m³)	1.0	排风管或排气管

2. 改善能源结构,大力推进节能减排   目前,国内生产总值能源、原材料和水资源的消耗大大高于世界平均水平,生产、建设、流通、消费领域浪费资源的现象相当严重。不仅造成资源供求矛盾日趋尖锐,煤电油运营紧张,造成环境污染加重。因此,国家相继推行新政策和投入专项资金将燃煤锅炉淘汰,更换为更为环保的燃油、燃气锅炉,可以看出人们已经意识到锅炉污染物排放对环境产生的不良影响。

(1)锅炉氮氧化物排放限值新标准:近期国家对锅炉领域提出了新的节能和环保要求,原标准的锅炉氮氧化物(NO_2)排放限值为≤150 mg/m³,新标准的锅炉氮氧化物(NO_2)排放限值为≤50 mg/m³。上海市即将执行50 mg/m³排放标准。

(2)锅炉燃烧减少氮氧化物产生的方法:由于天然气的理化特性,导致其主要污染物为氮氧化物。目前主要通过改进燃烧技术来降低燃烧过程中NOx的生成与排放。其主要途径有:降低燃料周围的氧浓度,减小炉内过剩空气系数,降低炉内空气总量;在氧浓度较低的条件下,维持足够的停留时间,抑制燃料中的氮生成NOx,同时还原分解已生成的NOx;在空气过剩的条件下,降低燃烧温度,减少热力型NOx的生成。低氮燃烧技术一般可使NOx的排放量降低30%~60%。NOx的生成主要由烟气温度和氧浓度决定。因此,燃气低氮燃烧技术的一个重要控制方式就是降低气体燃料燃烧过程中的烟气温度。

综上所述,氮氧化物是导致空气污染的主要源头之一,氮氧化物排放标准日趋严格是将来的趋势。新标准执行后,在用锅炉的排放基本都不能达标。通过低氮燃烧技术的改造,可使不达标锅炉的排放符合新标准,减少对环境的影响。

3. 加强扬尘管理,完善城市绿化系统　加强环卫工作、开展施工保护,尽可能降低施工过程中的扬尘对环境的污染。同时完善城市绿化系统,提高水循环,增大环境容量,净化有害气体。

第五节　绿化环境管理

一、概述

环境是人类赖以生存的基础。医院是病人诊疗、救治、康复的场所,也是医务人员医疗活动场所。美好的绿化环境不仅为患者提供了散步、康复锻炼的好去处,体现医院"以人为本",致力于为病人创造人文、温馨、舒适的就医环境,有利于医院在改革和发展进行中进一步塑造和提升医院形象,增强医院核心竞争力。所以,搞好医院绿化环境管理有着重要意义。

1. 有利于病人诊疗和康复　医院园林绿地具有净化空气、减少噪声、调节气候、美化环境、增进身心健康的作用。绿色植物的枝叶能吸收声波,降低噪声水平,可平静情绪、促进血液循环,有利于疾病的治疗与康复。

2. 有利于预防院内感染　绿地和植物可产生某些挥发性物质,具有杀灭细菌、净化空气的作用。研究发现,桉树、肉桂、柠檬等树体内含有较强杀菌作用的芳香油,紫薇、木槿、广玉兰、枇杷等具有杀灭细菌、真菌的作用。而且,一些树木还能帮助清除大气环境中的放射性物质,有利于预防院内感染。

3. 有利于提高工作效率　医院常使人感到情绪紧张,选用不同色彩、不同形状的植物并合理搭配为多种组合,可营造景色宜人、气味芬芳的优美环境,使人保持心境平和、心情爽朗,可消疲解乏,促进人的身心健康,提高工作效率。

二、绿化环境管理原则

医院环境绿化应坚持"以人为本",与医院建筑使用功能、布局保持协调一致。按照因地制宜、系统规划、立体设计和不断完善原则统筹考虑。

1. 充分体现"以人为本"原则　医院绿化环境应充分体现"以人为本"原则,建立"以病人为中心"的温馨便捷就医环境,是医疗环境与医疗功能相适应,充分体现对病人的关怀和尊重。医院绿化环境是病人对医院的第一印象,直接影响病人对医院的感受,有助于树立医院品牌形象和建立病人对医院的信任感。

通常,门诊部靠近医院出入口,人流量较集中,需要较大面积缓冲区。因此,为方便人流、车流通行,一般以草坪、低矮灌木为主,适当点缀花木,烘托门诊主题建筑,以给人清新、明快和开阔视野为目标。同时,对场地和周边道路两侧设置花瓶、花坛和花径,组合成若干小型景观。住院部除病人室外活动场地外,绿化一般给人安静、亲切感的自然式庭院布置为主。同时,常绿树和开花灌木一般按 1∶3 种植,保证医院绿化环境具有显著季节性变化特征,使住院病人容易感受到大自然的季节变化。

2. 因地制宜、合理种植原则 由于各家医院地理位置不同和绿化基础不同,绿化环境建设应坚持因地制宜、合理种植原则,重点关注如何合理利用医院土地条件特点、种植树种及其总量控制问题。因地制宜就是要仔细分析医院地形地貌、建筑功能和所处环境的生态特点,给予最大限度的利用。种植品种及种植重量必须符合医院特殊环境和可持续发展的要求。植物要选用病虫害少、无污染环境、低刺激性气味的安全物种,且以本土植物为主。有些植物因含有人体有害物质,不易在医院环境种植。例如,含有毒酶的万年青,可散发刺激性气味的丁香、夜来香和夹竹桃等,以保证病人的生活环境安全、可靠。

3. 系统规划、分步实施和不断完善原则 医院具有功能全、规模大、发展快等特点。同时,占地面积较大,建设周期较长。在历史发展进程中,医院形成自身独特的历史沿革及文化特色。所以,在医院绿化环境设计时必须体现重要文化传承。系统规划就是要坚持建筑与绿化同步设计,整体考虑,避免发生重建筑设计、轻绿化布置问题,保证建筑功能与绿化环境两者取得统筹兼顾、相得益彰效果。例如,医院无障碍设施不仅限于为残疾人建设坡道、盲道、扶手和扶栏等,在绿化环境设计时也要给予充分考虑。

分步实施是指在医院绿化系统设计基础上,应根据医院基本建设进度、医院财力和季节特点等,做到合理安排、有序实施。加强绿地维护与改造,保证绿化环境和医院建筑特征、医疗功能特点融为一体,做到既美观又实用,努力营造广泛兼容性、高度亲和力、满足病人特殊心理需求的生态环境。

三、绿化环境管理要求

医院合理规划设计绿化是现代辅助医疗功能的重要举措,应充分发挥绿化所特有的环境效益和理疗作用,旨在成为舒适、温馨、美好的就医环境,成为有助于患者身心健康的生态环境。在规划设计时重点关注以下几个问题。

1. 绿化环境面积符合标准要求 绿地具有调节温度、释放氧气、防尘、消声、过滤细菌和净化空气、改善微气候的作用。同时,具备户外休息活动的功能,对患者的心理平衡、身心健康等均可起到积极的功效。根据《上海市城市绿化条例》规定,新建设工程项目按照规定配套绿地,医院绿化用地面积与工程项目用地面积的比例不得低于 35%。

2. 栽植适宜不同环境的植物 栽植树木、灌木应结合季节变化、树木特性和医院建筑物特征,满足绿化规划设计要求。选择本土、优良树种为主,以确保树木、灌木栽植成活率,降低工程成本,减少树木、灌木养护费用。可以适量栽植樱花、桂花、合欢、广玉兰、龙柏、雪松、罗汉松等树种,构建院区矮墙或绿篱,引导人流、车流行进,使医院绿化空间比较恰当、合理,总体环境整齐有序。

3. 设置适宜景观 医院景观、小景观设计应满足医疗服务功能分区要求,通过植物、连廊和卵石小径等点缀与布置,积极营造有景、有草、有木的绿色公共空间和轻松优雅的氛围,达到构建医疗服务功能的分区和自然隔离等目的。

4. 重视室内环境 室内绿化泛指适合室内栽培和应用的绿色植物,设计师应注意与室外绿化相互渗透。室内绿化可增加室内自然气氛,可改善环境、净化空气和调节人的情绪。室内绿化常选用常绿、耐阴观叶植物,如光照条件较好,也可栽植开花植物。保持适当室内温度、湿度和良好通风是做好室内绿化养护的关键。但是,院内有一些区域是禁止使用室内绿化的,如感染科室、手术室、DSA、ICU 等区域。

5. 发展立体绿化　立体绿化是指平面绿化以外的所有绿化,最具代表性的是垂直绿化和屋顶绿化。垂直绿化是指利用不同立地条件,主要种植并利用攀缘植物依附、贴敷于医院各种建筑物及孔洞结构(如建筑物墙面、连廊和棚架)向上生长的绿化方式。屋顶绿化的实施应根据建筑屋顶结构特点、载荷和屋顶生态环境条件,种植生长习性与之相适应的植物。一般来说,医院建筑密度大,绿化面积有限,立体绿化能丰富医院绿化空间结构层次和立体景观效果,有效增加医院绿化面积,减少热岛效应,并具有吸尘、降低噪声和减少有害气体作用,进一步改善医院生态环境,现已成为现代医院绿化建设发展的新亮点。

四、绿化环境管理要点

1. 绿化施工建设管理

(1) 办理绿化施工报批手续:医院绿化工程应向绿化主管部门申请施工许可证,由绿化主管部门审查设计单位资质和设计方案的可行性,包括设计方案的景观性、功能性和与周边环境的协调性等。

(2) 坚持绿化施工准入制:必须严格按照政府规定与要求,达到一定规模的绿化工程实行招投标制。即使是规模较小的绿化施工,绿化施工单位的选择也应坚持优胜劣汰原则,无资质者不准参与绿化施工。

(3) 做好绿化施工全过程的监管:绿化施工涉及建筑、水电和标识标志等多方面问题。因此,管理者不能轻视绿化施工的复杂性和重要性,认真做好绿化施工全过程的监管工作。

(4) 落实绿化设计交底和图纸会审工作:重视施工质量环节的管理,如做好土壤处理、把好苗木质量关和栽植后处理。认真组织绿化工程验收,验收工作一般由绿化主管部门、施工单位及医院和监理共同组织完成。

2. 环境维护质量管理　依据医院特点可以委托社会专业化公司管理,是现代医院后勤服务社会化发展的必然趋势。因此,医院绿化委托社会专业化公司管理已成为一种普遍选择。

(1) 选定绿化环境维护专业服务公司:按照医院后勤服务社会化的总体要求,可以选择多家有资质、有规模、有经验的绿化专业公司进行招标录用,充分合理利用市场竞争机制选择绿化管理服务。

(2) 加强医院绿化环境日常养护工作:应加强绿化看管、巡查工作,完成院区林木、花卉除草、灌溉和排涝。加强树木支撑保护,关注防止风害、冷害或日灼和病虫害等问题。及时做好绿化补种植、合理施肥和修剪工作,做到日有维护、月有变样。及时杀病虫害,选择对人体影响小或无影响的药剂,并与医院管理部门协调确定合理的时间进行喷施,以免产生不良后果。

(3) 建立绿化环境管理工作制度

1) 医院应当成立绿化管理委员会,由分管院长担任主任。

2) 遵守国家和本市城市绿化法律法规和规章制度,保证绿化面积达到医院用地面积的35%以上。施工苗木砍伐、移栽或占用绿地,必须征得绿化管理委员会批准同意。落实院区大树和古树名木的登记建档制度,认真做好古树名木养护工作,并符合政府有关规定与要求。

3) 制定年度医院绿化管理计划,根据实事求是、量力而行原则,科学编制医院绿化年度预算,做到资金落实到位。

4) 不断创新和健全医院绿化管理规章制度,如保安巡逻检查制度和机关干部、志愿者值班巡视制度等;强化医院绿化监督检查力度,严格落实绿化管理制度,定期、按时完成医院检查考评。

5) 通过多种形式进行爱护绿化宣传教育,增强爱护绿化意识,人人加入爱绿护绿行列。对攀折花草树木、践踏草坪等不良行为应及时指出、及时进行批评教育,情节严重者报请上级市容和绿化管理部门处理。

五、绿地环境突发事件应急预案

1. 建立绿化环境突发事件应急管理组织机构　医院成立绿化环境突发事件应急管理领导小组,由院领导牵头,由工作机构、地方机构、现场指挥机构、应急专家组等组成。负责突发事件信息的接收、核实、处理、传递、通告、报告,同时负责现场处理的指挥、协调。

2. 绿化环境突发事件(事故)的应急处理

(1) 暴风暴雨暴雪等天气应急措施:根据天气预报,在恶劣天气来临前对绿化养护区域进行巡查,如发现有倾斜或不稳固的林木应立即进行加固措施,以防因天气原因造成树木倒伏。在恶劣天气结束后也应对养护区域进行巡查,察看是否有倒树、断枝等现象发生。

(2) 植物倒塌:如有树木倒塌事故发生,应立即进行抢险和排险。第一时间控制现场,划出警戒区域,放置警示牌提醒人员避开。认真做好事故现场的调查与分析,寻找倒树的原因,排除险情的同时检查倒树周边区域是否存在其他倒塌风险。

(3) 火灾:如果绿化区域发生火灾,应迅速组织人员奔赴现场进行火灾的扑救和抢险。火势较大的立即向上级主管部门汇报,拨打119和110报警电话,控制好现场,尽量扑救,控制火势蔓延速度。等公安消防部门到场,配合一起进行灭火救援行动。事后对火灾事故现场做好调查与分析,寻找起火原因,针对问题进行整改,避免再次发生火灾。

(4) 虫害:成立虫害应急防治技术专家小组,快速提供解决方案,或向上级政府部门汇报,申请物资与技术等方面的支持;寻找虫害产生的原因,对症下药,确保彻底根除,以免再次复发。

(靳建平　陈　震　王　岚　朱　斌　赵毅峰　苏　鹏)

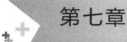

第七章
医院国有资产管理

医院国有资产,是指用国家财政性资金形成的资产、国家调拨的资产、按国家规定组织收入形成的资产、接受捐赠和其他依法确认为国家所有的资产。医院国有资产后勤管理范围包括:医院物资管理、医院固定资产管理、医院房产管理、经营性资产管理(后勤三产)。为了提高资产使用效率和效益,开展资产绩效评价,运用科学、合理的绩效评价指标、标准、评价方法,对经济性、效率性、效益性进行客观评价。

第一节 物 资 管 理

一、概述

医院物资主要包括医用专用物资(包括卫生材料和试剂等)和通用物资。医院物资管理是医院医疗活动的基础,如何提高各类物资的科学性和有效性管理、减少浪费、降低库存占用、加快周转从而合理降低成本是医院运行的重要方面;优化物资管理流程,加强物资的采购供应全过程管理等是医院管理的重要内容。

二、物资管理原则

(一) 采购管理

在日趋完善的现代医院管理模式中,越来越注重财务管理和财务运作的有效性,而采购是医院财务运作中的重要环节。医院物资采购工作的质量直接影响到临床部门等的使用效果,乃至医疗质量和医疗安全;也是医院支出的主要内容,是医院成本控制的重点。医院物资的采购管理需要制定相应的管理制度和流程规范。

1. 采购申请

(1)已申请物资的采购:由使用科室根据所承担的医疗、科研、教学、行政办公等的需求提出申请,由申请科室负责人确认后提交物资管理部门,经物资管理部门审核后即可直接按照中标结果或者采购合同的内容进行采购。

(2)新增物资的采购:新增物资特别是新增的医用专业物资的采购申请,应由使用部门填写申批材料,申请科室主任确认后,由相应职能科室对该物资的医保归属、收费许可、医疗适用性、院内感染要求、同类产品参比等进行审核,报医院物资管理领导小组讨论通过后方可进行采购。

2. 采购计划的编制　需严格根据业务部门的申购情况、库房月计划内容进行采购计划的编制,避免导致采购不当,造成资金使用风险;同时为避免物资的短缺或积压,应设计库存上限和下限,确定采购的数量。根据计划和采购的时限,可将计划分为年、月、周计划和急采计划,对于同类采购尽量进行合并,有助于竞价。开办类物资采购计划的编制应与医院基建项目进度计划相匹配,并及时根据项目进度进行调整。

3. 采购方式的确定　必须针对不同的物资类型选择合适的采购方式,这是合理控制采购成本的良好途径。

(1) 公开招标(详见第十二章招投标管理):公开招标是一种由招标人按照法定程序,在公开媒介上发布招标公告,所有符合条件的供应商或承包商都可以平等地参加投标竞争,从中选择中标者的招标方式。对于大宗物资、批量物资采购等往往使用这种方式,可以达到合理控制采购成本、获得优质物品的目的。

(2) 竞争性磋商或谈判:竞争性磋商/谈判采购方式是指采购人或者采购代理机构通过组建竞争性磋商/谈判小组,与符合条件的供应商就采购货物、服务事宜进行磋商/谈判。竞争性谈判的定标以报价最低的原则确定成交供应商,而竞争性磋商的定标则不一定是最低价原则。此种采购方式的特点:一是可以缩短采购准备期,能使采购项目更快的发挥作用;二是减少工作量,省去一定量的开标投标工作,有利于提供工作效率,减少采购成本;三是供求双方能够进行更为灵活的磋商或谈判。这种采购方式主要适合采购紧急需求的物资,且公开招标的周期较长不能满足,或该物资的可及供应商较少的情况。

(3) 合同采购:用于常规使用物资材料的采购。可选择信誉较好的供应商,与其订立长期合同,与这些供应商合作不仅能保证供货质量、预定交货期,而且得到付款及价格等方面的优惠。供应商为了维护自己的商业信誉和利益,建立稳定的销售渠道并确保质量,能保持良好的合作关系。合同期限应不超过 3 年(含 3 年),原则上只允许续签一次,合同期满后应进行招标。

(4) 合理低价采购:为了以低价取得最优质的材料,在价格确定前,采购员必须先调查市场行情。所有采购应有 3 家或以上供应商报价,并与供应商的价格档案比较核实。合理低价采购并非盲目选择价格最低的供应商,而是通过比较价格和质量,选择确保质量较优前提下的价格最低产品。

4. 供应商资质审核　供方资质审核制度的应用对象是候选的供方,最终目的是组织选择和确定合格的供应商和产品。在物资采购过程中,分管人员应向供应商索取工商注册文件、产品资质证明文件、经营许可文件等,以及产品配置清单等资料,同时分管人员应对供应商资质、产品型号、有效期和类别等内容进行审核与归档,并建立合格供应商名录、合格产品名录。

5. 供应商评价　医院确定了合格供方并实施采购后,应定期对合格供方进行重新评价,判断合格供方是否持续符合要求,并将评价结果以各种方式向供应商进行必要的沟通和反馈,促进供应商不断改善。审核和评价的方式可以采取现场考察、样品试用、业绩记录、回顾性访问和满意度调查等多种方式进行。评价的内容包括产品质量、售后服务、配送及时、成本控制和诚信度等。

6. 采购管理的规范化

（1）明确采购管理责任：明确采购人员对供应商的选择、采购物品的质量、需求的满足保证等负有完全责任，并明确采购主管人对下属的工作过程和结果的监控负责。

（2）明确采购审批权限：所有物资采购合同、采购办理必须先批准后执行，有效批准者是分管院长或院长。对于常备物资应实行计划预算采购，由分管院长或院长审批计划后执行。禁止未经批准的采购事宜，但突发性或临时性急需物品可以由分管领导确认后即由采购部门负责采购，但请购单上须注明"急购"字样并说明理由。

（3）明确采购条件：一是采购物品要有完整的请购程序；二是采购物品必须是不可或缺的，而且是无库存或库存不足以满足需要者；三是采购物品必须适量，不得超标积压或采购不可用或根本不需要的物资；四是采购物品的单价须为已掌握的合适单价，而且力求最低单价，执行价格不得高于医院核定价格或掌握的现行市场价格。大数量或高单价的物品采购必须按医院相关制度采用严格的招标、比价、议价等程序。

（4）建立稳定的供货渠道：采购物品在条件相同的前提下向确认的供应商购买，不可随意变更供应商。

（5）明确内部采购分工：医院内部的卫生材料、试剂、制剂生产原料、总务物资、办公用品等采购应明确分工，并落实到相应采购人员。

（二）供应链管理

1. **库存管理**　物资的库存管理是现代化医院管理中必不可少的重要环节。作为医院相当重要的管理对象，通过医院物资库存管理规范，做到计划采购、保障供应，可以减少流动资金占用和损失，降低医疗成本，提高医院资金的使用效益。库存是仓库中实际储存的货物。对于医院而言，库存物资是医院为保证医疗服务活动正常进行而储存的消耗性流动资产。

（1）库存管理的目标：库存管理涉及库存各个方面的管理，其目标是以最合理的成本为用户提供所期望水平的服务。库存的全部成本不仅包括直接成本，如材料成本、员工工资、水电费等，还包括库存占用的资金成本、库存占用的场地成本、运送成本等。所以，良好的库存管理应该为临床服务，提高工作效率。库存管理就是平衡库存成本与库存收益的关系，决定一个合适的库存水平，使库存占用资金比投入其他领域的收益更高，压缩的库存场地可用于其他业务需要。传统的库存管理方法往往更注重成本目标的实现，现在越来越多的医院开始重视服务水平的提高。管理部门应根据医院实际情况和管理需要采用总库房管理或下设若干个库房的分库管理方式。分库管理统一核算医院的物资材料，可按大类分库存放管理、采购发放，这些库房全部属于同一个部门管理，账务全部由存货会计统一核算。无论总库房管理还是分库房管理，均凭借信息化手段将各个库房的物资材料账务数据全部汇集到存货会计处统一处理、统一核算、汇总统计，物资的消耗全部参与医院内部的经济核算。

（2）物资的验收入库：购入的物资要有严格的验收制度，验收人员应核对送货单据和发票，对物资的供应单位、物资品名、单价、数量、规格、质量、有效期、批号、进口产品报关原始凭证等进行认真检查与核实，试剂等专用物资以及属于贵重、稀缺、进口的原材料等，应会同业务部门富有经验的人员一起验收。经验收无误后，物资管理人员应填写"入库验收单"，随同发票送给财务部门作为付款凭证及入账收据。

（3）库存量的确定：医院物资库存量既要保证医疗业务的需要，又要防止积压，影响资金周转。为提高库存物资的使用效益,必须做到库存物资的存量适中,储备适宜、适用,库存物资安全、完整。物资库存量的确定关键是物资的需求量和储备量,根据物资的需求量和储备量计算适当的库存量。

1) 确定物资需要量:物资需要量是指医院完成各项任务所需的物资数量,对非一次性消耗的物资则是指投入使用的物资数量。物资需要量按每一种和每一品种规格的物资分别计算,其方法如下。

- 直接计算法:按照一定的比例和系数,确定各种物资的需要。

- 按每千元业务收入计算物资需要量。计算公式:

$$某种任务对某种物质的需要量=完成该项任务耗用某种物质总量/该项任务收入总金额(千元)$$

- 按计划期任务比报告期任务增长系数计算物资需要量。计算公式:

$$某项任务对某种物质的需要量=计划任务量/上期实际(预计)任务量×上期实际(预计)消耗物质总量×(1-计划期该种物质的节约率)$$

2) 确定物资储备量:是在分别确定计划期初和计划期末的储备量基础上,求出在计划期内应当增减的物资供应量。计划期初的物资储备量就是报告期末的物资储备量,它根据实际盘点和预计确定的。计划期末的物资储备量,是计划期结束时的物资库存数量。

(4) 库存物资的盘点:物资管理部门要认真组织清查,对所有库存物资全面清查盘点,对清查的积压、已毁损或需报废的库存物资应查明原因,组织相应的技术鉴定,提出处理意见,经批准后按国家有关规定处理。特别是对外借出的,要查明原因、批准程序,或收回或作价转让,对委托代管的要归入单位物资总账中。库存物资的清查与盘点是材料管理的重要环节,保证账物相符、账账相符。库存盘点工作应由存货会计负责,存货会计提供期末存货清单,存货会计会同仓库保管员、仓库主管共同对库存物资进行核查。盘点内容包括物资品名、数量、规格、质量(完好程度)、有效期、批号等,应实行数量、质量同时核查的原则。对盘盈或盘亏的结果应由仓库主管会同存货会计核查原始采购、验收、发货记录进行原因追溯,盘点报表应经财务主管、分管院长审批后按相关财务管理制度处理。

(5) ABC 分类库存控制法:ABC 分类法(activity based classification)又称巴雷托分析法、"80 对 20"规则。由于把被分析的对象分成 A、B、C 3 类,所以又称 ABC 分析法。此法的要点是把企业的物资按其金额大小划分为 A、B、C 3 类,然后根据重要性分别对待。ABC 分类库存控制法管理在医院的应用一般分为以下几个步骤。

1) 计算每一种存货在一定时间内(一般为 1 年)的资金占用额。

2) 计算每一种存货资金占用额占全部资金占用额的百分率,并按大小顺序排列,编制 ABC 分析表。

- ABC 分析表栏目构成如下:第一栏物品名称;第二栏品目数累计,即每一种物品皆为一个品目数,品目数累计就是序号;第三栏品目数累计百分率,即累计品目数对总品目数的百分率;第四栏物品单价;第五栏平均库存;第六栏是第四栏单价乘以第五栏平均库存,为各种物品平均资金占用额;第七栏平均资金占用额累计;第八栏平均资金占用额累计百分率;第九栏分类结果。

- 按下述步骤制表:将已求算出的平均资金占用额,以大排队方式,由高至低填入表中第六栏;以此栏为准,将相对物品名称填入第一栏、物品单价填入第四栏、平均库存填入第五栏,在第二栏中按1、2、3、4…编号,则为品目数累计;此后,计算品目数累计百分率,填入第三栏;计算平均资金占用额累计,填入第七栏;计算平均资金占用额累计百分率,填入第八栏。ABC分析表举例见表7-1。

表7-1　ABC分析表实例

物资名称	品目数累计	品目数累计百分率(%)	物资单价(元)	平均库存	平均资金占用额(元)	平均资金占用额累计(元)	平均资金占用额累计百分率(%)	分类结果
AA	1	6.67	4 500.00	330	1 485 000.00	1 485 000.00	43.00	A
BB	2	13.33	786.00	800	628 800.00	2 113 800.00	61.21	
CC	3	20.00	436.00	500	218 000.00	2 331 800.00	67.52	B
DD	4	26.67	1 230.00	320	393 600.00	2 725 400.00	78.92	
EE	5	33.33	350.00	300	105 000.00	2 830 400.00	81.96	
FF	6	40.00	230.00	1 200	276 000.00	3 106 400.00	89.95	
GG	7	46.67	120.00	430	51 600.00	3 158 000.00	91.45	C
HH	8	53.33	35.00	1 200	42 000.00	3 200 000.00	92.66	
II	9	60.00	9.70	4 200	40 740.00	3 240 740.00	93.84	
JJ	10	66.67	650.00	120	78 000.00	3 318 740.00	96.10	
KK	11	73.33	240.00	100	24 000.00	3 342 740.00	96.80	
LL	12	80.00	321.00	70	22 470.00	3 365 210.00	97.45	
MM	13	86.67	276.00	80	22 080.00	3 387 290.00	98.09	
NN	14	93.33	1 275.00	50	63 750.00	3 451 040.00	99.93	
OO	15	100.00	7.80	300	2 340.00	3 453 380.00	100.00	

　　3) 根据事先规定的标准,将最重要的存货归为A类,此类存货的品种数量占全部存货总品种数的5%～15%,而资金占用额可达60%～80%;将一般存货归为B类,此类存货的品种数量占全部存货总品种数的20%～30%,而资金占用额为15%～30%;将不重要的存货归为C类,此类存货的品种数量占60%～80%,而资金占用额为5%～15%。

　　4) 确定医院存货控制原则:由于A类存货品种数量少,医院完全有能力对A类存货进行重点管理和控制,实行最为严格的内部控制制度(比如说定期盘点的间隔期最短),逐项计算各种存货的订货量与再订货时点,将存货量严格控制在定额之内,努力加速这类存货的周转;经常检查有关计划和管理措施的执行情况,以便及时纠正各种偏差。只要能够控制好存货,一般不会出现什么大问题。对B类存货,由于金额相对较小,而品种数量远多于A类存货,因此,不必像A类存货那样严格管理,可通过分类方式进行管理和控制。C类存货的管理可采用简化方法,只要把握总金额就可以了。所以,对C类存货只要进行一般控制和管理,不必因此花费较多的管理费。

2. 供应管理

(1) 正确编制物资用料计划:物资用料计划的制定主体包括两级:一是由医院各科室负责人根据科室需要签字报给物资管理部门的使用计划;二是由物资管理人员根据科室申领计划分类归纳累计后,经有关部门审核批准的购入计划。各部门的用料计划是组织材料供应的依据,消耗定额则是编制用料计划的基础。根据每月情况编制用料计划:有消耗定额的,可根据产品生产计划按材料消耗定额计算;没有消耗定额的,可根据上期实际消耗数额,考虑计划期有关因素的可能变化加以确定。

(2) 物资申领:随着信息技术的发展以及医院内部 HIS 系统或 HRP 系统的广泛应用,医院物资领用主要采用网上申领系统,申请科室根据实际需求在系统中点选所需申领的物资,明确规格、数量、生产厂家等信息。物资管理部门根据申领科室提供的信息进行配货,定时、定期送达使用科室。

(3) 物资配送的实施:配送是物流最具代表意义的节点运动。从环节上看包括货物的品种、规格、数量、送达时间要求等,同时还融合了存储、分栋、配货等活动。

1) 配送的方式:有很多种,如定时、定量、即时、看板供货等,这与病区的需求量及需求方式有关。大体上可以分为以下几种方式。

● 定时配送方式:以周配送和日配送形式为佳,在病区病人数量一定的情况下,一般计划型库存物资的需求量是一个相对确定的数量。这种配送方式要求配送中心通过一定形式如网络掌握各病区的住院病人数。

● 定量配送方式:各病区根据实际业务情况确定各类物资的二级库存量,物资管理部门再根据各病区二级库存情况进行补充,满足日常工作需要。

● 看板供货方式:一般为需求型库存物资。即配送中心按照各病区的工作特征和节奏提出的需求,适时配送物资到现场的方式,是需求与供应同步运转的一种行为方式。

● 即时配送方式:一般为零库存物资。根据病区对于一些特定物资提出时间要求、供货数量、品种规格后,一旦到货及时进行配送的形式。

2) 配送的基本环节:包括备货、理货、独立配送与共同配送。

● 备货:为了使配送持续运作必须留存一定量的货源保证,储备是按照一定时期内配送活动要求和根据货源的到货周期有计划地确定的,一般以 2～3 个配送周期为妥。而安全储备则以库存形式,采用先进先出的方式轮转。

● 理货:理货是配送的重要内容,也是配送区别于送货的重要标志。作业人员拉着集货箱在排列整齐的储货架间,按照配货单所列的品种、规格、数量将某个病区所需要的物资装入集货箱内,然后集中码放。

● 独立配送与共同配送:独立配送是由一个配送主体独立完成一类物资(如医用耗材)的配送活动,其组织体系相对规范和简单。而共同配送是为了提高物流效率,以几个配送中心经整合后共同进行配送的形式,也可建立共同的储备区,分别理货,共同配送。但是就目前而言,由于受专业知识的限制,医院一般采用独立配送形式。与一般配送概念有区别的是,一般配送出去的物资与储备物资不发生关联,而医院内各病区尚未用完的物资仍应视作储备的组成部分。因此,在一个合理的时间间隔内,正确地反馈各病区的物资储备是必需的。

3. 物流管理

(1) 建立有效的医院物流信息系统:物流信息系统是围绕货物的流动而运行的数据系

统,即在网络中通过各种数据功能的支持,保证货物在流动的同时,信息流也能快速交互并准确流动,使得物流业务数据在各环节和各个部门之间共享,以此达到物流在不同环节的协调和无缝连接。由于实现一体化的管理模式需要掌握各环节的信息状态,需要建立信息共享机制,使各环节和部门之间充分实现即时的信息交流和共享。对于医院的物流系统来说,就是建立科室、采购、库房、财务等多个部门的信息系统,科室在信息系统中提交需求计划到库房,库房根据科室的需求量发货,并制定货物需求量提交采购;同时科室还可以通过信息系统及时查到每个病人使用物资的具体情况,时时跟踪物资的使用流向。医院财务部门可以通过信息系统统计各科的使用支出、制作各种报表等,从而掌握整个医院的收支动态变化情况。这样医院的物流从申请、领用、使用、结算、流向等全部过程都能通过院内的信息化系统来实现,使整个物流公开透明,从而达到统一管理、安全使用、专业服务、支出透明,减少物流过程中因信息和沟通不畅而造成的时间和资源的浪费。

(2) 第三方配送模式(third-party logistics,3PL):此概念源自于管理学中的 out-sourcing,是指企业动态地配置自身与其他企业的功能和服务,利用外部的资源为企业内部的生产经营服务。将 out-sourcing 引入物流管理领域,就产生了第三方物流的概念。所谓第三方物流,是指生产经营企业为集中精力搞好主业,把原来属于自己处理的物流活动,以合同方式委托给专业物流服务企业,同时通过信息系统与物流企业保持密切联系,以达到对物流全程管理与控制的一种物流运作与管理方式。对医院而言,物流管理可以通过全部或者部分引入第三方配送的模式来完成。

(3) 医院物流管理的发展趋势:物流管理的主体是药品、医用耗材、办公用品等大宗物资,是医院最主要的成本支出,其重要性对于任何医院而言都是不言而喻的。医院物流不能照搬其他行业物流的经验。例如,一般行业物流把配送作为其最后环节,而医院物流需要对配送后的物资进行有效监控,部分物资使用后还需回收。医院物流的实现方式可有多种选择,不一定拘泥于一种模式,可在现有条件下从易到难,循序渐进。一般情况下,如果医院的信息网络运行较健全的话,实行网络申领、按需配送、有效监控、合理储备的物流方式是可行的。医院物流管理的一个重要内涵就是库存管理和最佳批量模型。传统思想认为仓库里的物资越多,表明单位兴旺发达,现在则认为零库存是最佳的库存管理。当然,合理的储存是医院进行持续性医疗活动所必需的。库存管理的目的是在满足服务要求的前提下,通过对库存进行有效的控制,力求尽可能地降低库存水平。

(三) 成本核算与成本控制

1. **制定物资请领权限**　一是限制请领物资的科室内部权限;二是限制请领物资的科室范围,如医疗用的洗手液只能医疗部门及相关部门领用,工程及维修操作用的劳防手套只能维修部门领用等;三是限制请领物资的数量,如制服的领取等。

2. **发放物资成本分析**　发放物资定期成本分析的目的是通过历史数据与当期数据的比较,计算发放的物资成本并分析其增减情况和增减原因。首先,对发放物资成本分类进行分析,按照医疗、医技、行政管理科室等进行分类。其次,历史数据与当期数据的比较。需要考虑的因素有:①门诊、急诊的病人数、住院病人数与各科室领用的物资数量成正比例关系;②在市场经济条件下,采购物资价格会随市场价格波动。所以,在进行发放物资成本分析时,应考虑采购价格因素对物资成本增加或减少的影响,客观地反映物资成本。

三、物资管理的现代化解决方案

(一)物流输送技术的应用

医院物流输送系统的使用就是通过专用的物资输送设备(如气动物流输送系统、轨道小车输送系统、自动导引车输送系统、箱式物流输送系统等),实现医院的物流和人流的分离,做到了"人物分流",以"物流来代替人流"的现代化、智能化物流管理。

医院物流现代化是现代化大型医院的必然需求,各种物流输送系统也各有优势与不足。气动物流输送系统传输速度快,对于体积较小、重量较轻物资(如处方单、小盒药品、少量标本)输送具有优势,适合输送较小物资,可以解决医院主要的并且是大量琐碎的物流传输问题。不足之处是设备系统维护要求较高。轨道小车物流输送系统相较于气动物流输送系统,其输送物资的重量增加,适合输送较大体积的物资(如大盒装药品等)。不足之处是小车单体受轨道局限,车身宽度不可太宽,单个车载重不可超过 15 kg,整个系统造价较高。自动导引车(AGV)输送系统的优势在于可输送大批量重型物资。不足之处是单个导引车的价格较高,且系统运行环境中人流量不可太大。箱式物流输送系统可以满足医院绝大多数物资输送需求。不足之处是整个系统要求在新建或者改扩建医院中实施,整个系统设备占用一定的医院空间。

随着物流输送系统在医院的应用,将大大提高医院的现代化程度,减轻医护人员工作量。医院应该根据自身实际情况,分析输送物资来决定具体采用何种输送方式或者采用多种输送系统及结合信息系统来使用,以满足实际需求。

(二)无线射频识别技术的应用

无线射频识别技术(RFID 技术)是一种利用射频方式进行非接触双向通信以达到识别并交换数据的一种自动识别技术。RFID 系统包括电子标签、读写器和天线三部分。它通过射频信号自动识别目标对象并获取相关数据,识别工作无须人工干预。

1. 危险物品的管理　在危险物品上安装 RFID 标签,当危险物品违规推出了区域,定位系统就会实时报警,并记录其违规运行的历史轨迹情况;同时系统标签蜂鸣,系统端弹出提示或短信提示等。

2. 常用物品的追溯　医院经常需要追踪一些常用设备(如轮椅等),非常耗时。为了解决这些问题,可采用 RFID 标签管理物资,将标签固定在周转箱或轮椅等物品上,软件显示医院的平面图,物品的状态取决于它所处位置和放置时间,以不同颜色表示,提高管理效率和精确率。

第二节　固定资产管理

一、概述

1. 固定资产的定义　根据《医院财务制度》(财社〔2010〕306)规定,医院固定资产是指单位价值在 1 000 元及以上(其中专业设备单位价值在 1 500 元及以上),使用期限在 1 年以上(不含 1 年),并在使用过程中基本保持原有物质形态的资产。单位价值虽未达到规定标准,但耐用时间在 1 年以上(不含 1 年)的大批同类物资,应作为固定资产管理。

2. 固定资产的分类　医院固定资产一般分为 5 类:①房屋及建筑物;②专用设备;③一般设备(如家具、电脑、交通工具等);④图书;⑤其他固定资产。因房产固定资产具有特殊性,在下节详述。

3. 医院固定资产的特点　品种繁多、分布广泛、功能不一、使用率相差悬殊、价值差距大。

二、医疗设备管理原则

1. 分级管理　医疗设备管理应按照分级管理的模式,实施医院医疗设备管理委员会、管理职能部门、使用科室的三级管理。医疗设备管理委员会由院领导及相关职能部门组成,职责是制定相关工作制度,审核年度设备计划,监控医疗设备的使用质量。医学装备处负责采购及设备管理、维护、技术指导;使用科室负责医疗设备的规范使用和财产保管。

2. 动态管理　医疗设备管理需要按照动态管理的要求,根据医院规划、医疗任务、学科发展需求,对人员、资金、设备和情报资料经常进行调整和科学组合,使之处于相对变动状态,需因地、因时、因事、因人制宜,以求最大工作效率,避免浪费。做到动态调整与相对稳定相结合,建立一套严格的管理制度,延长仪器设备的自然寿命,提高医疗设备的使用效率。

3. 经济管理　在医疗设备的申请、购置、使用、更新过程中,选择经济效益的最优比例,发挥医疗设备的最大利用率,即设备"性价比"。医疗设备购买前应充分论证,计算投入与产出,进行性价分析,做到产品先进性、质量可靠性、科研适用性、供求时间性、经济合理性的协调统一。

三、医疗专业设备管理要求

(一)医疗专业设备的全过程管理

1. 医疗专业设备管理的组织机构　为加强医疗设备的管理,从医疗、教学、科研等方面论证设备项目的医疗质量、学科发展、社会效益和经济效益等,提高设备项目审核的科学性和全面性。加强在用医疗设备应用质量的监督管理,大型综合性医院应成立"医疗专业设备管理委员会"。

委员会组成一般由院长或业务院长担任主任,医务处、科教处、护理部、门急诊部、财务处、后勤管理处、医学装备处等部门第一负责人为组员,秘书由医学装备处人员担任。

委员会职责是负责每个年度初期对各科室提交的设备申请报告进行初步审核,从医疗质量、学科发展、社会效益和经济效益等方面进行综合评估,提出年度计划草案,提交院领导班子审批;在有急需新增项目和年度计划调整时,对新增项目进行论证,提出审核意见;对同意购置项目确认考核目标,并负责协调医疗设备购置后实际使用情况的考核;对医院在用医疗设备的应用质量进行监督,组织对不良事件进行调查和报告。

医学装备处负责日常运作与管理,对医院的医疗设备管理以块为主结合条线进行一体化分工管理,对医疗设备项目前期论证、招标采购、安装验收、日常维护保养、报废报损等进行全程管理。

2. 医疗专业设备管理内容

(1)技术评价:包括成本、效益、性能、先进性、可靠性。

(2)需求评价:包括临床需求、有无同类产品、功能和使用率、科室操作人员的技术能力、费用支出、房屋配套条件、环保排污等影响、效益目标等。

(3)优先次序评价:包括资金来源、需求数量、机构的优先次序。

(4)资金来源:包括社会或私人捐赠、上级拨付专项经费、科研经费、行政支出等。

(5)购置过程:包括规格性能、技术,临床评审和验收,财产清册及设备档案。

(6)维修程序:包括安全与性能保障、定期检查、维修与校准、排故维修、维修登记制度等。

(7)临床应用:包括设备的选择、效能、准确性、安全性及正确使用。

(8)操作与培训:包括临床工作人员、技术工作人员、管理工作人员。

(9)制定程序:包括审批程序、采购程序、验收程序、财产入账程序、报损报废程序、设备档案控制程序等。

(10)技术转移:包括对医疗需要的反应、现代技术与管理概念的应用、概念转为现实。

(二)医疗专业设备申请与审批流程

1. 计划审核　医院业务科室或部门根据医疗、教学、科研工作的需求,填写年度设备申请计划表。申请表的内容:仪器设备名称、规格型号、国别厂名、数量、估计价格、经费来源、设备可靠程度和依据、安装地点及环境条件要求、操作人员技术力量、试剂和耗材耗损量估算、预期经济效益等,交管理部门调研汇总后,提交医院医疗设备管理委员会审核并形成年度计划,由院领导班子批准。

申请购置大型医疗设备,必须先填写大型医疗设备申请表和可行性报告,由申请科室和医学装备处共同编写,并报上级主管部门批准后方可执行。

因科研教育发展需要添置的医疗设备,在医院科研经费或重点学科等经费中支出,由科教部门负责人审核同意,并签署经费来源后,再由医学装备处提出调研意见,报分管院长审批后列入购置计划。

对于医疗设备以赠送等方式的引进,需由厂家提供相关注册证等资质,经设备科和相关职能管理部门审核后,再经分管领导批准后执行。

对于临床试用或验证的医疗设备,按照国家相关规定,厂家提供相关资料,经医疗管理部门和科研管理部门审核后,报分管领导批准,同时资料送设备管理部门备案。各科室或部门不得对外签订购置合同和购置意向书。

在贵重医疗设备申请表中必须由申请科室如实填写各项功能需求和预计使用情况,并承诺设备使用的效益目标或学科发展目标的考核标准,以此作为今后设备使用考核内容。

2. 成本效益分析　对于新购医疗设备和大型设备需进行成本效益分析,包括初期投入的设备采购资金、附属配套设备资金、直接收益(直接使用收费、直接收费耗品的收入)、直接成本(非收费设备易耗件的消费量,使用设备项目占用医技、护士、医生3类人员的工作量,耗电数,用水量,占用房屋面积,收费耗品成本价格及服务量),得出项目分析结果(包括设备收回投资成本年度、设备用至更新年限净现值、设备终期平均内部收益率等综合决策)。

(三) 医疗专业设备采购与招标

详见第十二章招投标管理

(四) 医疗专业设备进口与合同

进口仪器设备,应填写《机电产品进口申请表》,报市机电办审批后,再委托相关外贸公司与外商联络,签订外贸委托书;由外贸公司与外商签订进口合同,办理相应的入关手续,以确保设备的安全性和合法性。

需要办理免税进关的项目,在项目开始时编写有关免税项目申请单,在取得有关部门的立项许可条件下报上海市海关备案,取得相关的免税进关凭证,委托外贸公司代为办理进口免税报关事宜。

凡列入国家规定《检验检疫机构商品目录》的进口医疗设备需经商检。设备到货后,由医院或外贸公司通知商检局,由市商检局现场检查相关进口设备,与厂商工程师和用户共同验收。如发生缺漏或破损,与外商协调解决。必要时,由检验检疫局出具检验检疫证书,办理有关索赔或退货手续。

(五) 医疗专业设备安装验收与使用管理

1. 安装验收管理　购入的仪器设备必须严格按照验收程序进行,验收程序按设备类别分为大型设备和常规设备两种。不符合要求或质量有问题的应及时退货或换货索赔。

验收内容包括核对单据,检查设备构成、附件、备件、说明书、外包装及外观,查对实物、运转试验、样品试验、检验性能。

仪器设备到货后,在以下规定期限内完成验收工作:①进口设备验收期限一般为到港之日算起 3 个月内;②国产设备,单价在 10 万元以上的验收期限一般为到院之日算起 2 个月内,单价在 10 万元以下的验收期限一般为到院之日算起 1 个月内。合同对验收期限有特殊规定的,按合同规定执行。临床科室如不能按期验收,应书面报告设备管理部门。

常规设备由设备管理人员、分管人员、厂商工程师及使用部门经办人员按产品要求或招投标要求进行数量验收及质量验收,填写《医院常规医疗仪器设备安装验收单》,做好现场记录并双方签字认可。常规设备也可由领用科室自行验收。使用前必须首先仔细阅读安装使用说明书,严格按照说明书的要求进行安装、使用。对紧急或急救购置的不能按常规程序验收的设备,须由医疗设备管理部门负责人签字同意后简化手续,先使用后补办有关验收程序。

大型设备安装验收由设备管理部门、厂商工程师及临床使用部门有关专家组成联合验收组,根据招投标的技术指标,逐条考核设备的技术指标和设备的功能组成,填写《医院大型医疗仪器设备安装验收单》。完成上述验收后,签署厂方设备安装验收报告,并加盖公章。如发现数量或质量有问题,若双方协商解决不成,向商检部门提出商检,开具商检证明,并由有关外贸部门对外索赔。未经商检不得使用。

购置仪器设备所需支付的预款项,按合同支付要求、预付款通知单和按审批权限签字后统一向财务处提出申请办理。设备到货安装验收后,凭医院设备验收报告、发票及发票背面按审批权限确认签字,提交财务处办理付款手续。

对违反验收管理制度造成经济损失或医疗伤害事故的,应追究有关责任人的责任。

2. 使用管理 设备安装完毕,验收交接后进入使用期,采用建账、建档、建立操作规程和制度等进行管理。

(1) 建账:医疗设备管理部门根据是固定资产还是耗材进行分类建账,实行财务统一归口管理。

(2) 建档:对于仪器设备,建立设备档案。①前期筹购资料,如申请报告、论证表、订货需求、招投标文件、谈判记录、合同、验收记录、产品样本;②仪器设备随机资料,如使用和维修手册、保修卡、线路图、说明书及其他有关资料;③管理资料,如操作规程、维护保养制度、应用质量检测、计量方法、使用维修记录、调剂报废情况等。

(3) 建立操作规程和制度

1) 医疗设备使用前必须制定操作规程,不熟悉仪器性能和没有掌握操作规程者不得开机。

2) 对大型贵重设备建立使用登记本,对开机情况、使用情况、出现的问题进行详细登记。

3) 价值 10 万元以上的设备应由专人保管,专人使用,无关人员不能上机。大型仪器设备需取得国家卫生计生委或上海市相关机构颁发的《检验合格证书》方能投入使用,使用人员需持有《大型医疗设备上岗人员技术合格证》方能进行操作。

4) 操作人员在医疗设备使用过程中如发现仪器故障后应立即停机,切断电源,并停止使用;同时挂上"故障"标记牌,以防他人误用。检修由技术人员负责,操作人员不得擅自拆卸或者检修;设备须在故障排除以后方能继续使用。

5) 操作使用人员做好日常的使用保养工作,保持设备的清洁;使用完毕后,应将各种附件妥善放置,不能遗失。

6) 使用人员在下班前应按规定顺序关机,并切断电源、水源,以免发生意外事故。需连续工作的设备,应做好交接班工作。

7) 大型设备或严重影响临床诊断的设备,发生故障停机时应及时报告院领导,通知医务处和临床科室停止开单,以免给病人带来不必要的麻烦。

8) 使用科室与人员要精心爱护设备,不得违章操作。如违章操作,造成设备人为责任性损坏,要立即报告科室领导及医疗设备管理部门,并按规定对责任人做相应处理。

9) 设备应定期维护保养,科室接受管理部门对设备利用率的考核。

(4) 签订使用责任书:由使用部门负责人与医院签订,内容应明确责任的权利与义务、考核指标等。

(六)医疗专业设备保养维修与档案管理

1. 维护保养 仪器设备的使用率和寿命很大程度上决定于维修保养的好坏,维修保养主要是做好防尘、防潮、防蚀、定人保管、定期保养、定期校验、定点存放。实行以下三级保养制。

(1) 医疗设备的日常保养工作:包括清洁、润滑、紧固、检查外观、使用过程中是否正常、零部件是否完整等,由仪器保养人负责。

（2）一级保养：包括普遍清洁、润滑、紧固、内部清洁、局部解体检查和调整，光学零部件要擦拭，整机要通电，由保养人按计划进行。

（3）二级保养：对仪器设备主体部分进行解体检查和调整，更换达到磨损限度的零件。为预防性修理，由保养人与维修人员共同进行。

2. **仪器设备的维修**　维修分为事后维修、预防维修、改善维修、维修预防和生产维修。

设备管理部门负责医疗设备的预防性维修、保养工作，降低设备的故障率。工程技术人员应掌握设备使用情况，及时发现问题，及时解决，避免在仪器发生故障后的停机维修，确保临床第一线的需要。对使用科室提出的设备维修申请，维修人员应及时给予解决，进行改善维修及维修预防。设备修复后，维修人员要做好相应的维修记录。

对保修期内或购买保修合同的设备，要掌握其使用情况。一旦发生故障，及时与厂方（公司）联系。维修过程、零件更换、修复情况都要记录在案，并检查保修合同的执行情况。

3. **档案管理**　根据《档案法》规定，按医疗设备的管理等级，确定建立医疗设备档案管理的范围。仪器设备档案是指外购设备所形成的各类文字、图表的文件材料与电子记录等。

档案的内容包括：①购置设备的申请报告；②定货合同书，购置设备手续凭证或影印件；③仪器、设备全部的技术资料，如产品使用说明书、技术图纸等；④开箱单、验收报告单；⑤设备运行维修记录或报告；⑥定期巡检情况记录或报告；⑦新添置的设备，开箱验收时要由档案管理员及使用科室人员参加，详细填写验收报告。

已建档的仪器设备在管理、使用、维修和改进工作中形成的文件材料应归档，不得随意乱放，以免丢失。归档的文件资料力求完整、系统、准确；改造、更换原部件的图纸必须与实物相符。各项设备应归档的材料，除随设备带来的产品合格证、技术资料、说明书等外，还应对设备添置时间，必要的性能、型号、颜色等登记存档。

档案管理人员负责仪器设备档案的收集、整理、统计、建档工作，医疗仪器、设备档案每年应整理、核对一次，做到账物相符。归档文件应编排有序，目录清楚，装订整齐，查找方便。应建立计算机仪器、设备档案台账和检索。

医疗仪器、设备的技术档案原件原则上由医学装备处统一保存管理，确因工作需要时，将医疗设备使用说明书复印件交使用科室。

四、固定资产处置管理

（一）固定资产处置基本原则

（1）国有资产处置应遵循公开、公正、公平和竞争、择优的原则，严格履行审批手续，未经批准不得擅自处置。

（2）市级医院由财政、主管部门（部管医院由国家卫生计生委审批）按照规定权限对医院国有资产处置事项进行审批（审核）或备案。

（3）审批部门对医院国有资产处置事项的批复是安排医院有关资产配置预算项目的参考依据，医院应当办理产权变动和账务处理（账务处理按照现行医院财务和会计制度的有关规定执行）。

（4）医院拟处置的国有资产权属应当清晰。权属关系不明确或者存在权属纠纷的资产，须待权属界定明确后予以处置；被界定为担保物的国有资产处置，应当符合《中华人民共和国担保法》《中华人民共和国物权法》等法律的有关规定。

（二）固定资产处置范围和基本程序

1. 处置范围 包括闲置资产，报废、淘汰资产，产权或使用权转移的资产，盘亏、呆账及非正常损失的资产，以及依照国家和本市的有关规定需要处置的其他资产。

2. 处置方式 包括无偿调拨（划转），对外捐赠、出售、出让、转让、置换、报废、报损、核销等。

3. 处置权限

（1）医院处置货币资金、对外投资以及占有、使用的土地、房屋，经主管部门审核后报市财政局。

（2）医院一次性处置账面余额在300万元（含300万元）以上的固定资产，经主管部门审核后报市财政局审批。

（3）除上述规定外的固定资产处置，由市财政局授权主管部门进行审批，主管部门批复之日起15个工作日内，将批复文件报送市财政局备案。

4. 处置程序 医院处置上述规定的固定资产，按以下程序办理。

（1）医院申报：医院处置固定资产，须填报《国有资产处置申请表》并附相关材料，以正式文件向主管部门申报。按规定需要进行评估固定资产的，应委托具有相关资质的中介机构对资产进行评估，根据规定填报《国有资产评估项目核准申请表》或《国有资产评估项目备案表》。

（2）主管部门审核：上级主管部门对医院的申报处置材料进行合规性、完整性、真实性等审核后，报市财政局审批。

（3）市财政局审批：市财政局对主管部门报送的固定资产处置事项进行审批复核，并办理国有资产评估项目的备案或核准手续。

（4）公开处置：医院对经批准处置的固定资产进行公开处置。法律法规另有规定的，从其规定。

（三）固定资产无偿调拨（划转）和捐赠

1. 无偿调拨（划转） 是指在不改变国有资产性质的前提下，以无偿转让的方式变更国有资产占有、使用权的行为。

（1）无偿调拨（划转）的资产：包括长期闲置不用、低效运转、超标准配置的资产；因单位撤销、合并、分立而移交的资产；隶属关系改变，如上划、下拨的资产；其他需要调拨（划转）的资产。

（2）无偿调拨（划转）应当按以下程序办理：同一主管部门所属医院之间，医院对国有资产无偿调拨（划转）按规定限额审批。跨部门国有资产的无偿调拨（划转），划出方和接收方协调一致（附意向性协议），分别报主管部门审核同意后，由划出方主管部门报市财政局审批，并附接收方主管部门同意无偿调拨（划转）的有关文件。跨级次国有资产的无偿调拨（划转），如市级医院国有资产无偿调拨（划转）给区县的，应附区县级主管部门和区县财政局同意接收的相关文件，由市级医院主管部门报市财政局审批；区县国有资产无偿调拨（划转）给市级医院的，经区县财政局审批后办理国有资产无偿调拨（划转）手续，市级医院应将接收资产的有关情况报主管部门备案,主管部门应在收到备案之日起 15 个工作日内报市财政局备案。

(3)医院申请国有资产无偿调拨(划转)应提交以下材料:①无偿调拨(划转)申请文件;②国有资产处置申请表(二);③资产价值凭证及产权证明,如购货发票或收据、工程决算副本、国有土地使用权证、房屋所有权证、股权证等凭据的复印件(加盖单位公章)。④因单位撤销、合并、分立而移交资产的,需提供撤销、合并、分立的批文,以及拟无偿调拨(划转)国有资产的名称、数量、规格、单价等清单。

2. 对外捐赠 市级医院国有资产对外捐赠的,应提交相关材料并报批(略)。

(四)固定资产出售、出让、转让和置换

1. 出售、出让、转让 是指变更市级事业单位国有资产所有权或占有、使用并取得相应收益的行为。

(1)市级医院固定资产的出售、出让、转让,应当通过产权交易机构、证券交易系统、协议方式以及国家法律、行政法规规定的其他方式进行。注意,市级医院固定资产的出售、出让、转让应当严格控制未经产权交易机构和证券交易系统前直接采用协议方式进行的交易。

(2)市级事业单位国有资产出售、出让、转让,应按规定权限报市财政局,主管部门备案,或核准的资产评估报告所确认的评估价值作为市场竞价的参考依据。意向交易价格低于评估结果 90%的,应按规定权限报市财政局或这管部门重新对该资产评估项目备案并获核准后交易。

(3)市级医院申请出售、出让、转让固定资产,应提交以下材料:①出售、出让、转让申请文件;②市级事业单位国有资产处置申请表;③资产价值凭证及产权证明,如购货发票或收据、工程决算副本、国有土地使用权证及土地管理部门的相关意见、房屋素有权证、股权证等凭据的复印件;④事业单位国有资产产权登记证;⑤出售、出让、转让方案,包括资产的基本情况,处置原因、方式等;⑥资产评估报告、国有资产评估项目核准申请表或国有资产评估项目备案表;⑦出售、出让、转让合同草案,属于股权转让的还应提交股权转让可行性报告;⑧其他相关材料。

2. 置换 是指市级事业单位与其他单位以非货币性资产为主进行的交换。这种交换不涉及或只涉及少量的货币型资产(即补价)。

市级医院申请国有资产置换,应提交以下材料:①置换申请文件;②市级事业单位国有资产处置申请表;③资产价值凭证及产权证明,如购货发票或收据、工程决算副本、国有土地使用权证及土地管理部门的相关意见、房屋所有权证、股权证等凭据的复印件;④双方单位拟置换非货币性资产的评估报告、国有资产评估项目核准申请表或国有资产评估项目备案表;⑤对方单位用于置换资产的基本情况说明、是否已被设置为担保物等;⑥双方签署的置换协议;⑦对方单位的法人证书或营业执照复印件;⑧事业单位国有资产产权登记证;⑨其他相关材料。

(五)固定资产处置收入

固定资产处置收入是指在出售、出让、转让、报废等处置房产、固定资产过程中获得的收入,包括出售实物资产和无形资产的收入、置换差价收入、报废报损残值变价收入、保险理赔

收入、转让土地使用权收益、核销对外投资收入等。

医院房产、固定资产处置收入,在扣除税金、评估费等费用后,按照非税收入管理的规定上缴市级财政国库,纳入一般预算管理。

五、固定资产信息化管理

随着我国经济的不断发展,医院的固定资产总量不断扩大,为医学服务和正常运行提供了强有力的支持。然而,长期调查发现,医院固定资产存在很大的流失现象。为了防止固定资产的流失和损坏,采用固定资产信息化处理方式,解决管理制度的不完善,加强管理保障、日常监督,将种类繁多、管理分散的固定资产进行规范化处理,实现对固定资产信息的实时跟踪,确保固定资产的规范化使用。

(一)医院固定资产管理信息化现状

医院固定资产管理经历了不同的发展阶段。从 20 世纪 80 年代的单机单户模式,发展到局部区域网模式及全面管理系统,形成功能众多的网络化服务平台。

固定资产管理信息化处理对医院开展日常工作起着支撑作用,强化固定资产管理信息化意识,为医院的账务和绩效评估提供真实的资产情况,确保医院决策和发展的正确性。

(二)加强医院固定资产管理信息化的策略

1. 树立固定资产管理信息化新观念　医院领导应树立信息化管理新观念,走信息化、网络化的发展道路。信息化处理可以将固定资产的购置、报废、借用等多种活动进行全方位的跟踪管理,找到各个环节的负责人,减少医院资产的流失。

2. 更新固定资产管理系统,完善服务功能　医院应根据发展的实际需要,对管理系统进行及时的修补,添加实用功能,形成完整的资产统计、查询、更改等多项功能的信息化平台。

(三)医疗设备的信息化管理趋势

随着技术的不断发展和社会信息化水平的不断提高,医疗设备的信息化管理将向自动化、数字化、智能化方向发展。以医疗设备的维修为例,应坚持定期对医疗设备的安全情况、设备使用情况进行检查和分析预测,对相关情况进行仔细的信息化录入工作,便于后面的分析和管理,增强维修保障工作上的有效性、针对性。同时,积极改善信息化工作手段,努力构建科学、高效的信息管理系统。实现信息管理的实时化、网络化、多媒体化、智能化将是未来发展的趋势,将大大提高信息管理和相关应用能力。

第三节　房 产 管 理

一、概述

医院房产是指在医院土地上的永久性建筑物和构筑物。医院房产管理必须遵循《中华人民共和国城市房地产管理法》执行。医院房产是医院固定资产管理中最大价值的部分,其组成包括建筑安装成本、设备成本、待摊费用等。医院房产管理内容是负责医疗卫生发展所需用房的新建、扩建、改建和建筑物的维修、养护以及房屋建筑环境与其配套的供水、供电、供气等基础设施系统建设与管理,是自医院基本建设立项、建设、使用至拆除的建筑物全生命周期的管理过程。

二、房产管理原则

(一)房产全生命周期的运行管理

"全生命周期管理"就是在房屋建筑每一个管理阶段实施必要管理,并使每一个环节有效衔接,形成管理链条。

1. 管理目标

(1)坚持"以人为本"的原则:在满足医院使用功能的同时,注意改善病人诊疗环境和员工的工作条件,做到功能完善、布局合理、流程科学、运行高效、安全卫生、绿色节能。

(2)确保全生命周期的安全使用:做好建筑物的维修、养护、修缮以及与房屋配套的供水、供电、供气、信息系统等设备设施的维护保养,使医院房产在运行使用过程中能够达到保值的目标,满足医院医疗、教学、科研发展目标的需求。

(3)确保病人和员工的人身安全:严格区分生物有害污染、放射性污染、化学污染,做好安全防护,对防护措施定期检查;严格划分易燃、易爆品用房与其他用房的区域与间距。

(4)严格执行医院财务制度:房屋竣工后及时入固定资产账,建立完整的房产档案管理制度,详细记录和收集补充有关资料,确保档案完整、准确、系统。

2. 房产运营的前置性管理 医院房产承载各项医疗任务,需要门诊、病房、手术、影像、检验等各个部门的支持,需要病人、家属、医护、管理、工勤等各类人群的参与,更需要保证供应、信息、机电等各个基础设施系统的正常运转。房产运营应进行前置性管理,避免与医院基本建设过程的割裂,减少后期的返工和大修,尤其应注重基础设施的配置。因此,需要提前梳理各项基础设施的地点与参数要求(如用电负荷、重量等),与基本建设形成有效的衔接,在提高工作效率的同时实现医院建筑的投资效益目的。

3. 房产竣工的接管验收管理 房产竣工后的接管验收是医院房产管理中使房屋投入使用的第一环节,是基本建设转化成果的最终步骤,也是竣工验收的再验收。

(1)接管验收的组织成员:应由总务处(科)长、基建处(科)长、维修组组长以及医院内水、电、风、气等有关技术人员和临床使用部门组成。

(2)接管验收的内容:接管新建、改建、扩建工程及大修工程,要求竣工项目必须主体结构安全、满足使用功能。验收内容包括主体建筑、附属设备、配套设施、道路、场地、环境、绿化等,特别注意综合功能的验收。

(3)接管验收的作用

1)明确交、接双方的责、权关系。

2)确保房屋使用科室充分的使用功能,以及医疗、技术工作正常运转。

3)为以后房产管理创造良好条件,通过接管验收使工程质量达到要求,减少日常管理过程的维修、养护工作量,延长房屋使用寿命。

4)接管验收中接管完整的竣工资料,使其情况明确,便于房产的计划管理与特点管理。

4. 房产日常维护及维修管理

(1)房屋维修的类型:房屋维修的类型根据维修对象的不同,可以分为结构性维修和非结构性维修。

1)结构性维修:是指为保证房屋结构耐久、适用和安全,对破损、老朽、强度不足的房屋结构构件进行检查、鉴定及修理。

2)非结构性维修:是指为改善医疗条件并保障房屋的正常使用,对房屋的设备、装修等进行部分修理、更新和增设,其主要作用是使房屋的使用功能得到恢复,房屋的使用年限得以延长。

(2)维护及维修管理办法:不同类型的房屋因其使用方式不同,其破损程度亦不尽相同,为了合理地利用现有资源,使所有的房屋发挥其使用价值,应对不同的房屋采取不同的措施来延长其使用寿命。

1)每年在第四季度就应做好下一年度的房屋维修、维护预算,保证维修费用得到满足。在具体的维修过程中注意节约经费的支出,坚持保证质量为前提的原则。维修中使用的材料必须符合国家标准,以安全、优质、节约为原则。

2)坚持每日巡查,深入到各个诊区、病房、科室了解情况,及时解决问题。应保证修缮工具、备用材料充足,有准备才能实现较好的灵活机动,应对各类突发性维修整改,做到有备无患。要做到善于发现问题,防患于未然,巡查人员应注意观察一切可能导致房屋危险的因素,查出原因,提前修补。

3)建立良好的报修机制,只靠工作人员巡查不可能发现所有的问题,很多问题难以及时被发现,导致潜在危险因素一直存在,应当调动医护工作人员报修的积极性。

4)在特殊天气情况下,比如雨季、大风等恶劣天气,应及时进行高大悬挂物的固定或收回、清理好房屋排水系统、做好管道防冻措施等。

5. 房产大修管理

(1)项目计划

1)做计划:每年下半年度需制订下一年度计划,包括设备设施更新和基建大修维护等内容。

2)提交申请:根据房屋建筑使用情况、设备设施运行情况及医院发展要求,由后勤部门、职能部门和临床医技科室提出申请,由后勤部门汇总并完成相应预算。

3)编制工程预算:以大修规划项目为依据,结合建设工程造价定额和建设工程造价与交易信息,参照由社会审价机构确定的执行价格及设备设施厂家的报价,编制工程预算。

4)审核和审批:计划由后勤部门汇总,并提交后勤分管领导审核。审核通过后,提交医院预算管理委员会审议。医院预算管理委员会审议通过,根据项目金额报上级主管部门备案或审批立项。

5)计划外项目按照"三重一大"审批流程。

(2)项目招投标:详见第十二章招投标管理。

(3)项目管理

1)确定中标单位后,由中标单位把实施方案、建筑用材、项目预算递交后勤部门备案。

2)项目实施前组织设计施工交底会,对设计图纸、施工方案、施工进度进行会审,并做好交底记录。

3）明确文明施工要求，包括材料堆放规定、建筑垃圾清运规定、施工时段确定、噪音扬尘控制规定、安全生产要求、动用明火程序等，由施工单位将施工人员身份证复印件交后勤部门统一办理医院出入证。

4）做好施工现场管理，划分施工区域严格围护，确定材料堆放场地，对施工中影响到绿化、道路等需事先明确。

（4）项目验收

1）由后勤部门组建工程项目验收小组，对项目进行分部分项工程、隐蔽工程、竣工使用验收，并汇总资料图纸，为房屋维护、设备设施的保养提供有利条件。

2）对验收中所查出的问题由后勤部门书面通知施工单位限期整改，建立工程回访制度。

（5）项目费用管理

1）合同签定后，双方可协商付款方式及进度。工程竣工验收合格后，决算经审计机构出具报告后支付审定价的95%，余5%作为工程保修金，保修期满后再支付。特殊行业，按行业规定执行。

2）大修内容、规模及标准需要变更调整的，如预计投资额超控制预算或概算的5%或者10万元以上的（含5%和10万元），须经分管院领导审核后报党政联席会审定批准后方可实施。

（二）房产的折旧与保值

医院的房产应达到保值的目标，管理部门应当根据房产性质，在预计使用年限内采用平均年限法或工作量法计提折旧（房屋折旧年限见表7-2），计提固定资产折旧不考虑残值。计提折旧的具体办法参照各省、市、自治区主管部门会同财政部门的规定或审批。当月增加的医院房产，当月不提折旧，从下月起计提折旧；当月减少的医院房产，当月仍计提折旧，从下月起不提折旧；已折足折旧仍继续使用的固定资产，不再计提折旧。

表7-2　医院房屋折旧年限表

房屋及建筑物	折旧年限（年）	备注	房屋及建筑物	折旧年限（年）	备注
业务用房			砖木结构	30	
钢结构	50		简易房	8	如围墙、货场等
钢筋混凝土结构	50		其他建筑物	8	
砖混结构	30				

为增加医院房产的使用效能或延长其使用寿命而发生的改建、扩建或大型修缮等后续支出，应当记入房屋固定资产及其他相关资产；为维护房屋的正常使用而发生的修理费等后续支出，应当计入当期支出。

（三）房产档案管理

1. 归档要求

（1）归档过程要求

1) 凡在房产管理和房屋建设活动过程中直接形成的、具有保存价值的文字、图表及声像载体材料等,均属房产档案。

2) 房产档案由后勤部门集中统一管理,以确保档案材料的完整、准确、系统、安全和有效利用。

3) 做到房屋建设工程(基建和大修)一开始就与档案工作同步进行。工程建设过程中要与竣工材料的积累、整编、审定工作同步进行,工程竣工验收时要与合格的竣工图的验收同步进行。

4) 后勤部门应当有专人分管档案工作,负责房屋建设工程文件资料的整理和归档工作。

(2) 归档资料要求

1) 归档的文件资料必须对医院当前与长远具有参考价值、利用价值。

2) 归档的文件资料必须反映房屋管理和房屋建设项目的全过程,保证完整、准确、系统。

3) 归档的文件资料要书写字迹清楚,图面整洁,不得用铅笔、圆珠笔或复写,并按统一规定的标准进行立卷。蓝图以手风琴式折叠成四号图纸规格,底图采取卷筒或平放。

4) 档案内容排列:管理性文件资料,正件在前,附件在后;复印件在前,原稿在后;批复在前,请示在后。图纸按图的类别,其顺序为地质图、初步设计图、建筑施工图、结构施工图、水工图、地工图、气管图、更改图。

5) 竣工图要求归档两份,一份备查,另一份提供利用。

2. 档案移交

1) 档案管理人员将年度档案材料,于次年第一季度内归院档案部门并办理移交手续。

2) 对已办理报废手续的固定资产,应将所存档案按有关规定报主管领导批准后予以销毁。

3) 对于电子信息,要保证信息管理系统的数据安全,定期备份数据。

4) 档案管理人员工作变动时,要安程序办理档案移交手续。

3. 档案借阅

1) 借阅档案必须办理借阅手续,用毕后立即归还。

2) 查阅档案时,严禁涂改、剪裁、撕毁档案或转借他人。

3) 凡要复制档案时,经档案管理人员同意后施行。

4) 注意保守机密,未经允许,档案内容一律不得外泄。

三、信息化技术在房产管理中的应用

(一) BIM 技术在医院运营中的作用及实施

1. 提供建筑物的全局信息　在项目完成后的移交环节,医院后勤部门需要得到的不只是常规设计图纸、竣工图纸,还需要正确反映真实的设备、材料安装使用情况,常用件、易损件等与运营维护相关的文档和资料。实际上,这些有用的信息都被淹没在不同种类的纸质文档中,但纸质图纸具有不可延续性和不可追溯性,这将造成项目移交过程中可能出现各种问题与隐患。BIM 模型能将建筑物空间信息和设备参数信息有机地整合起来,从而为获取完整的建筑物全局信息提供平台。通过 BIM 模型与施工过程的记录信息相关联,甚至能够实现包括隐蔽工程图像资料在内的全生命周期建筑信息集成,不仅为后续的运营管理带来便利,还可以在未来进行翻新、改造、扩建过程中为医院管理部门提供有效的历史信息,减少交付时间,降低风险。

2. 提供数字化的信息平台

(1) 运营信息集成:在建筑物使用寿命期间,建筑物结构设施(如墙、楼板、屋顶等)和设备设施(如机械、电气、管道等)都需要不断得到维护。一个成功的维护方案将提高建筑物性能,降低能耗和修理费用,进而降低总体维护成本。BIM 模型可以充分发挥空间定位和数据记录的优势,与运维平台相结合,合理制定维护计划,分配专人专项维护工作,以降低建筑物使用过程中突发状况的维修风险。对一些重要设备,还可以跟踪维护工作的历史记录,以便对设备的使用状态提前作出判断。在三维的环境下,维护人员对于设备的位置十分清楚,大大提高了维护效率。

(2) 设施及资产管理:BIM 中包含的大量建筑信息能够顺利导入资产管理系统,对于资产管理而言,大大减少了系统初始化在数据准备方面的时间与人力投入。

(3) 灾害应急模拟分析:建筑作为人类栖息的场所和进行各类活动的物质条件,安全是第一位的。直接影响安全的因素,除房屋结构外,还包括各类灾害对其造成的破坏以及由此引发的连锁反应。利用 BIM 模型可以模拟灾害发生的过程,分析灾害发生的原因,制定避免灾害发生的解决措施,以及发生灾害后人员疏散、救援支持的应急预案。

(二) 采用信息化技术提高房产使用效率

信息技术不仅可以用于有效管理建筑设施及资产等资源,也可以帮助医院管理部门记录房产的使用情况,如利用信息技术将医院的楼宇、楼层、房间、面积、用途、使用部门、建造时间、大修时间等内容全部网络化管理,将大大增加房产使用的透明度,有利于监督管理,也有利于处理医院各科室之间要求房屋功能变更的请求,分析现有房产的使用情况,提高工作效率。

第四节　绩效评价管理

一、概述

1. **绩效评价的定义**　绩效评价是应用目标与效果对比法,对评价对象的各项指标实现情况进行的评价。从提高资产投入经济性、使用效率和效益角度出发,医院运营绩效评价主要涉及专业设备、基本建设项目等的支出绩效评价,即根据设定的绩效目标,运用科学、合理的绩效评价指标、评价标准和评价方法,对支出的经济性、效率性和效益性进行客观公正的评价。

2. **绩效评价的任务**　①验证目标指标,以确定事物处于何种状态;②确定目标与现实之间的差异程度,为纠偏决策提供依据;③分析产生问题的原因,提出合理建议。

3. **绩效评价的方法**

(1) 成本-效益比较法:在目标效益相同的情况下,对支出项目中发生的各种正常开支、额外开支和特殊费用等进行比较,以最小成本取得最大效益者为优。

(2)预定目标与实施效果比较法:通过比较支出所产生的实际结果与预定目标,分析完成(或未完成)目标的因素,从而评价支出绩效。

(3)摊提计算法:研究某项支出通过年度盈余得以回收的时限,即计算投资回收期或投资风险。摊提时间越短,风险越小。

(4)最低成本法:在某项支出不易观测或为不易计算其效益大小的情况下,可采取比较多个功能和目的相近的方案,评价和选择成本最低的方案。

二、绩效评价管理原则

(一)全生命周期成本管理

资产进入并被医院所用需经历 3 个阶段,即采购、使用、报废。在各阶段中,为持有和安全使用设备,都会发生支出。在医疗服务项目定价的收入体系下,资产的运行管理应侧重资产的全生命周期成本管理。

1. 全生命周期成本管理的核心　单件资产的采购费用不足以说明资产总费用的高低,应把采购费和使用维护费等多项结合,作为资产的全生命周期费用进行总体考虑,判定该物资持有、使用的经济性。

2. 全生命周期成本的运用　全生命周期成本即在有效使用期间所发生的与该资产有关的所有成本,包括采购成本、使用成本、维修保养成本、废弃处置成本等。全生命周期成本的计算结果可运用于投资决策(产品选型、更新改造)、维修决策、维修费用控制。

3. 资产生命周期成本法　即以项目投资为对象,从时间价值的角度拓展生命周期成本法的应用。在资产投资决策中,不能简单地选择初始购买成本最低的方案,而应该从资产获得直到最终报废整个生命周期的角度来进行投资决策。因此,以生命周期的长期观点来进行投资决策,资产生命周期成本法就应该从时间价值的角度全面分析其成本构成要素,以便将生命周期不同时期内的成本还原到项目投资源头,为投资决策服务。

(二)医疗设备成本-效益分析

1. 成本-效益分析的应用　由于医疗设备直接关系到医院业务的开展,同时投资占医院总投资的比例较大。医院医疗设备全程管理中应进行成本-效益分析,可在成本与效益的对比中寻求成本最小、效益最大的方案,从而指导医院的医疗设备规划,将有限的资金投入在能产生较高效益的项目上。同时,通过跟踪掌握医疗设备的使用情况,指导医院及时调整设备使用安排,提高设备使用效益。而且通过分类、分型的设备绩效情况跟踪,可以得到设备使用情况的统计,为设备管理和经济分配提供依据。

2. 成本-效益分析的常见方法

(1)净现值法:即比较未来现金流流入现值与未来现金流出之间的差额(净现值=未来报酬总现值-建设投资总额),净现值为正,且数值最大为最佳。

(2)投资回收期法:即计算收回设备投入所需时间,回收期越短,单位年度的效益越好。

(3)投资回收率法:即计算医疗设备年度的净收入与投资总额的比值来评估医疗设备的效益。比值越大,该设备的效率越好。

（三）基本建设项目绩效评价管理

基本建设项目绩效评价，是指按照公共财政要求，对使用财政性资金投资的基本建设项目建设的必要性、合理性及产出绩效进行科学分析与比较。其主要内容包括回顾项目实施的全过程、分析项目的绩效和影响、评价项目的目标实现程度、总结经验教训并提出对策建议等。目前，政府投资基本建设项目绩效评价在理论及实践运用上尚处于起步阶段，以借鉴政府投资项目绩效评价做法为主。上海市财政部门选择财政资金投入较多的卫生系统作为本市该项工作的试点和探索研究的起点，形成了卫生行业特色突出的基本建设项目绩效评价指标体系（详见本章第六节）。

三、绩效评价管理数据采集的智能化趋势

在上述任何分析过程中，数据的采集是关键环节，保证数据的准确性和有效性是分析结果准确、可运用的前提。除了通过医院信息系统对接、实现数据采集外，目前基于动态链接二维码、移动互联以及云计算技术相结合的智能标签，不仅可以通过动态二维码关联设备与云台账对接，还可以通过扫码记录使用、维修、质量控制、预防性维护等信息，且数据实时在线更新。云数据库除储存数据外，可定制分析报告，根据设备数量、种类、分布进行定期、多维度分析，并以可视化形式呈现。

第五节　经营性资产管理

一、概述

1. 经营性资产的定义　经营性资产是在生产和流通中能够为社会提供商品或劳务并以营利为目的的资产。经营性资产的使用单位一般是具有法人地位的企业，经营性资产的运营以追求经济效益为原则。从会计的角度看，所谓经营性资产，主要是指企业因营利目的而持有且实际也具有营利能力的资产。

2. 经营性资产与非经营性资产的区别　非经营性国有资产，也称之为行政事业性国有资产，主要由各级政府机关、人大机关、政协机关、公检法机关、各民主党派和人民团体，以及事业单位所依法占有。非经营性资产有3种特征：配置领域的非生产性，使用目的的服务性，补偿、扩充的资金来源的非直接性。

3. 医院经营性资产　医院经营性资产通常以全资、控股或参股等经营实体方式存在，从事市场经营性活动而产生相应的投资收益，而这些经营实体通常被称为医院三产。医院三产既是独立法人主体，又与医院在股权上存在产权关系、经营上存在关联关系、管理上存在隶属关系。医院三产的法定代表人通常由医院委派，经营负责人由医院委派或聘任。

4. 对外投资　医院将部分非经营性资产以各种形式（货币资金、实物、无形资产）对外投资转化为经营性资产，形成的各级各类全资、控股、参股单位即为医院经营性资产。从非经营性资产转化为经营性资产的过程称为对外投资。

二、经营性资产管理原则

(一)医院对外投资管理

1. **医院对外投资的经营范围** 医院对外投资实体的主营功能严格限定在与医院主业相关的产业范围内,目前主要有方便病人的普通商业零售便利,以及药品、医疗器械、保健品、康复辅助设施、卫生用品等商业零售;医疗专业服务的延伸,包括高端医疗服务、整形口腔等专科医疗服务、健康体检或健康咨询、康复医疗、管理咨询等;还有产、学、研转化的相关商业经营,如技术专利、新药研发等。

2. **医院对外投资的设立与审批** 医院或其对外投资企业明确对外投资意向后,应开展市场调研、项目可行性研究等前期工作,对计划投资的领域、规模、预计收益、投资形式等进行充分论证,经医院内部决策程序审议后报上级主管部门审批。申请材料包括申请报告、可行性论证报告、合作方的背景材料和资信证明及合作意向书或合同文本(全资单位除外)、拟投资企业章程拟定稿、投资形式及其资产来源证明、被投资单位近 3 年的财务报表及其审计报告(新投资设立的除外)等。以非货币形式出资的对外投资项目,还应按国家或地方政府主管部门的相关规定,对拟投资的非货币资产进行评估,经上级政府主管部门批准后,应到相关国资管理部门办理产权登记。

(二)经营性资产的产权管理

1. **委派产权代表** 为降低投资风险,医院对外投资通常避免涉足非医疗卫生相关领域,投资形式主要以全资、控股为主,部分为参股的投资形式。为确保经营性资产的安全有效、保值增值,医院选派有相关管理经历或经验的人员担任对外投资企业的产权代表(包括法定代表人、董事、监事、总经理、财务主管等),明确权利、义务和责任,制定相应的奖惩制度,定期考核,并进行必要的培训。对不称职的产权代表予以及时更换并追究责任。

2. **归口管理,落实责任** 明确经营性资产的归口管理,明确分管负责人、分管部门、分管人员,落实责任,对经营性资产所属企业实行跟踪管理。

3. **明确考核目标** 分析制定收益考核目标,与经营性资产所属企业签订保值增值责任书,负责做好企业的年度经营业绩考核。根据考核、评价结果,评估产权代表的履职情况,并予以相关的奖惩。对连续亏损或者盈利水平连续多年低于同业平均水平的企业,医院应采取关、停、并、转等措施,以确保经营性国有资产运营的安全有效。

4. **产权转让** 经营性资产的产权转让须遵守国家相关法律法规要求,有利于医院的战略性调整,有利于提高核心竞争力,促进可持续发展。产权转让须在依法设立的产权交易机构中进行,遵循公开、公平、公正原则,产权转让形式可以采取拍卖、招投标、协议转让等方式。

产权转让的程序包括做好可行性研究;实行内部审议决策程序;董事会审议;涉及职工合法权益的应听取职工代表大会意见;产权转让事项经批准后开展清产核资;委托会计师事务所全面审计;委托具备相关资质的资产评估机构依照国家有关规定进行资产评估;委托产权交易机构公开披露有关产权转让信息;在符合相关规定的产权交易机构中办理产权转让;报上级政府主管部门批准;办理相关产权登记手续。

5. 享有收益权　医院投入的经营性资产应明晰产权关系,对投入的资产按出资比例享有收益权。通过公司章程约定的分配原则、股东会决议、董事会等方式,确保医院及时、足额收缴投资收益。医院不可与经营性资产约定以为医院代付有关费用的形式冲抵投资收益。

(三) 经营性资产的经营管理

1. 经营管理　经营管理是指对所属企业为使各种业务能按经营目的顺利地执行、有效地调整所进行的系列管理与运营,并获取相应的投资收益,确保经营性国有资产的保值增值。

2. 经营原则

(1) 保值增值原则:医院经营性资产所属企业对所投入的国有资产负有保值增值的责任。医院应对所属企业进行考核,并根据考核情况决定所属企业负责人的任用、薪酬和所属企业的存续。

(2) 独立企业化管理原则:经营性资产所属企业的运营管理应遵循完全市场化原则,实行全成本核算。经营性资产所属企业与医院的关联商业性活动应严格按照市场规律运行。

(3) 防范风险原则:所属企业的运营管理应以风险防范高标准为原则。企业应严格按照董事会章程制定公司管理制度,包括并不限于人事管理制度、财务管理制度、内控管理制度、质量管理制度及"三重一大"管理制度等,管理制度须提请董事会审核批准并严格执行。企业发展中长期规划、年度经营计划、年度预决算、管理制度修正、主要经营负责人及财务管理负责人聘任、经营范围调整等均应申报董事会审核批准,经营性企业的任何对外投资、担保、融资等投资性行为均应审慎考虑并申报董事会审核批准,必要根据章程要求申报股东会议审核批准。

(四) 经营性资产的财务监督

1. 财务监督的职责　医院对所属企业的财务监督应遵循权属清晰、投资回报、风险控制、跟踪管理的原则,加强对经营性资产所属企业运营管理的监管。以会计处理的合规性和成本费用的合理性,与股东单位的关联交易以及对外投资、出租或出借、借贷和担保、任何的产权变动等应重点实施财务监管。

2. 财务监督的形式

(1) 委派财务负责人:向全资和控股经营性资产所属企业委派财务负责人或者会计人员,定期分析财务状况,加强对企业日常运行的监督;

(2) 理清权属,明确成本:所属企业在运营过程中存在使用医院房屋、设备、流动资产的,应视作医院向企业租赁、出售或出借,纳入企业的经营成本,而不得无偿使用。

(3) 及时收缴收益:严格按照章程约定的分配原则,及时收缴对外投资单位的投资收益,并纳入单位年度预算统一管理。

(4) 明确考核目标:结合企业预算,分析与制定企业年度经营业绩考核目标,与经营性资产所属企业签订保值增值责任书;结合企业决算,做好企业年度经营业绩考核,根据考核、评价结果评估产权代表的履职情况,并予以相关的奖惩。对连续亏损或者盈利水平连续3年低于同业平均水平的企业,医院应采取关、停、并、转等措施,以确保经营性国有资产运营的安全有效。

（5）统一外部审计：借助第三方力量，实施所属企业年度财务决算审计，了解企业资产真实运营成果和医院投资效益，并对反映的问题做好审计整改。企业的法定代表人离任时，医院应组织对其进行离任审计。

（五）经营性资产风险防范要点

1. 产权风险防范

（1）投资决策方面：避免涉足风险较大、与医疗卫生主要业务无关联行业，如投资风险较大的有价证券、金融业务、通用生产制造业、融资租赁等。医院对外投资如以医院品牌、专利权、产学研成果转化等作为注册资本出资，应根据相关管理规定，委托有资质的单位评估无形资产价值并经国资管理部门审批同意。医院对外投资应首选全资或控股的出资方式，避免投资参股企业；确需投资参股企业，应通过公司章程确保参股股东的权利。

（2）审核公司章程方面：医院作为股东，应根据相关法规、拟组建公司情况、股权情况严格审查拟建公司章程，确保股东的权利，尤其是作为参股企业投资时，应通过章程保证参股企业的决策权、否决权、财务监督权等。

（3）委派产权代表方面：医院应选聘有相应经营管理经验、熟悉企业财务管理的人选担任产权代表，代为行使出资人权利、义务并承担相应职责，了解日常经营情况，定期审核财务运营情况，及时发现公司不良情况等并分析报告股东。

2. 财务风险防范　防范财务风险是经营性资产风险防范管理的关键措施。

（1）委派财务主管：对全资、控股投资企业应委派财务主管，对参股企业共同参与选聘财务主管，并要求对外投资企业按月递交财务报表、定期财务分析报告。

（2）审核年度预决算：董事会应每年至少审核一次投资企业的年度经营预决算报告。年度预算应与前3年或前5年度的预算、本年度决算相对照，年度决算应与本年度预算相对照，以利于董事会决策。

（3）重大财务事项报告审核制度：对公司管理的重大事项予以界定，如公司负责人选聘、财务主管选聘、绩效考核方案制定、重要固定资产购置、经营范围变化、预算调整等，重大财务事项需经董事会审核同意方能执行。

（4）出资人委托外部审计及不定期内部审计：应通过公司章程确保投资人定期委托外部审计的权利，如各股东方每若干年度委托外部审计、股东专项审计权利、股东获取审计报告权利、股东提出审计具体要求权利、股东内审机构定期或不定期内部审计权利等。

（5）及时获取投资收益：医院应根据公司章程、董事会决议、年度审计报告及时获取对外投资收益，任何以代为支付方式、非资金方式替代的投资收益回报均不应采纳。企业任何关于调整回报股东投资收益比例或方式的要求，如对外投资企业要求增加盈余公积比例，或因对外投资企业资金困难要求延缓支付投资收益等，均应提请董事会审核，重大投资收益调整应经股东会议决议同意方能执行。

三、医院对外合作的趋势

1. 传统卫生产业向大健康产业方向发展　从目前基于医院的市场规模和稳定性，参与医疗器械、医用耗材、药品流通环节，以及基于医疗技术、医院运营管理经验参与细分医疗市场,逐步进入结合科研优势和临床所需新型或个性化产品的研发、制造领域,以及医疗大数据开发和运用领域。

2. 投资形式多元 从传统的有形资产出资,即货币性资金出资以及医疗设备、场地等作价出资为主,逐步发展成以医疗技术、科研成果、标准化管理、专业信息系统、数据资源等无形资产作价入股为主。

3. 企业产权结构多元化 从医院、国资独有的一元企业到民营企业、个人资本参与的多元企业。通过产权多元化,应对企业发展过程中对资金规模、市场拓展、企业经营管理等需要,获取产业链优势。

4. 以非资产投入式的合作 除了通过对外投资企业参与健康产业外,目前医院以管理、技术及学科优势等进行临床、科研等合作逐渐增多。具体表现为:经营托管,即按照合同对其他医疗机构进行托管,负责被托管机构运营;委派专家或医疗团队,支持他院学科建设;联合加盟,即利用医院品牌、技术优势、医疗管理规范等,快速提升加盟医疗机构的服务和管理能力。

(尹远芳　奚益群　黄家祥　李　勇　李晶慧　何　芸　张菲娅)

第八章
医院安全管理

　　医院安全是指病人或医院职工在医院期间不会受到生物、物理、化学、机械、食品、心理、医疗技术，以及各种人为不良因素的影响和损伤，保证医院的财产安全和生产安全。医院安全管理包括消防治安安全管理、安全生产管理、危险品安全管理和餐饮安全管理等（食品安全管理详见本书第九章医院餐饮管理）。

　　医院安全管理应坚持安全第一、预防为主、综合治理的方针，加强领导，改革创新，协调联动，齐抓共管，着力强化医院安全生产主体责任，依靠严密的安全责任体系，实施安全生产标准化规范，切实增强安全防范治理能力，大力提升医院安全生产整体水平，显著增强医院安全生产保障能力，确保医院安全工作顺利开展。

第一节　安全生产管理

　　医院后勤的安全生产管理，是为维持正常的医院工作秩序提供强有力的后勤保障；在组织安全生产管理过程中，对其服务设施、仪器设备、服务流程的不安全因素进行管理和控制，为避免造成人员伤害和财产损失而采取相应事故预防，消除隐患，以保证患者、患者家属及其医务人员在医院不发生人身伤害，达到安全、有序的工作环境。

　　安全生产责任制是贯彻"安全第一，预防为主"方针的体现，是生产经营单位最基本的制度之一，是所有安全生产制度的核心制度。它是使职责变为每个人的责任，并以书面形式加以确定的一项制度。体现安全生产是全员管理的责任，安全生产责任制必须"纵向到底，横向到边"。

一、安全生产的组织与制度保障

（一）各级人员安全生产职责

　　生产经营单位是安全生产的责任主体，生产经营单位法人或非法人单位主要负责人对本单位的安全生产工作全面负责，"党政同责，一岗双责"；分管安全生产的责任人协助主要负责人履行安全生产职责；其他负责人应当按照各自分工，负责其职责范围的安全生产工作。

1. 单位主要负责人的职责

（1）对安全生产负有全面组织、领导、监督、管理职责，对本单位的安全生产工作全面负责。

（2）建立、健全单位安全生产责任制，实行安全生产目标管理。

（3）组织制订规章制度及安全技术操作规程。

（4）督促、检查单位内的安全生产工作，及时消除安全生产事故隐患。

（5）为本单位安全生产提供必要的经费和组织保障。

（6）组织制订并实施安全生产事故应急救援预案，建立应急救援组织，完善应急救援条件，开展应急救援演练。

（7）及时并如实报告安全事故，落实生产安全事故的相关工作。

（8）定期召开安全工作委员会例会，听取有关部门的安全汇报，解决安全工作中的重大问题，督促落实安全生产防范措施。定期公布本单位安全生产情况，认真听取和采纳安全生产的合理化建议和要求。

2. 分管安全工作领导的职责

（1）贯彻落实安全生产方针、政策和法律法规，依法行使组织实施和综合管理监督职责。针对本单位工作特点，掌握安全生产动态，定期召开安全生产工作会议，研究解决有关安全生产的重大问题，组织制订措施和办法，督促整改重大安全隐患。

（2）督促各级各部门加强安全生产监督与管理，及时研究和组织部署单位安全生产大检查以及重大节日、汛期、安全生产月、"119"消防宣传日、百日安全生产活动等重大安全生产活动，组织交流推广安全生产成功的典型经验，表彰先进。

（3）协助主要负责人组织制订本单位年度安全生产管理工作计划。

（4）协助主要负责人制订本单位安全生产管理目标，并进行考核。

（5）参与制订安全生产资金投入计划和安全技术措施计划，具体实施或者监督相关部门落实。

（6）组织拟订或修订安全生产责任制、安全管理制度、安全操作规程以及事故应急救援预案，对执行情况进行监督检查。

（7）组织现场安全生产检查，对检查发现的安全隐患和问题及时进行整改和解决。

（8）组织实施安全生产宣传教育培训，确保从业人员按要求持证上岗，确保单位内部安全生产"三级教育"落实到位。

（9）指导和督促单位按国家规定为从业人员发放劳动保护用品，监督教育从业人员按照规定使用。

（10）参与生产安全事故的调查处理。

3. 安全生产管理人员的职责

（1）贯彻国家安全生产的法律、法规和标准。

（2）协助制订安全生产规章制度和安全技术操作规程。

（3）实施日常安全管理工作，记录有关安全生产活动的开展情况，完善安全生产档案。

（4）组织开展安全生产大检查，发现事故隐患，督促有关业务部门及时整改。遇有特别紧急不安全情况时，有权指令停止生产，并立即报告领导研究处理。

（5）总结和推广安全生产经验，组织开展安全生产的宣传教育和专业培训。

(6) 参加审查新建、改造、扩建、大修建设项目安全设施的审查和工程验收试运转工作,按有关规定、制度管理发放单位的劳动保护用品。

(7) 参加处理安全事故,协助调查伤亡事故的统计、分析,并写报告。

(8) 组织编制单位内安全事故应急预案,并定期开展演练。

(9) 对上级指示和基层情况上传下达,做好重点反馈工作及其他安全工作。

(二) 安全生产委员会的工作任务

根据《中华人民共和国安全法》,从业人员超过 100 人的,应当设置安全生产管理机构或配备专职安全生产管理人员;从业人员在 100 人以内的,应当配备专职或者兼职的安全生产管理人员;从业人员 3 000 人以上的,应成立安全生产委员会。生产经营单位的安全生产委员会由本单位的主要负责人、分管安全生产负责人、安全生产管理机构及相关机构负责人、安全生产管理人员和工会代表及从业人员代表组成。

安全生产委员会的工作任务:①审查年度安全生产工作计划和实施,建立健全安全生产责任制和操作规范;②研究和审查单位有关安全生产的重大事项,保证安全生产各项投入的有效实施;③督促和检查安全生产工作,及时消除和落实生产安全事故隐患的措施;④组织制订并实施生产安全事故应急救援预案,及时如实报告生产安全事故;⑤安全生产委员会至少每季度召开一次会议,并有书面记录。

(三) 医院安全生产管理制度

医院安全生产规章制度,应该根据国家法律、法规,结合单位实际,突出重点,制订各项安全管理制度。

(1) 安全生产管理制度:明确安全生产管理指导思想、管理网络、管理方法。

(2) 安全生产奖惩制度:依法管理安全,加大管理力度,体现奖惩分明原则,突出对不安全行为的制约。

(3) 安全生产例会制度:定期召开例行会议,通报近期安全生产注意点;交流安全生产经验,学习安全生产的法律、法规,布置下阶段安全生产工作。

(4) 安全生产事故防范工作制度:按照有关规定,定期召开会议,针对安全生产的重点、难点研究制订有针对性的对策措施,并指派专人布置落实。

(5) 安全生产检查制度:各级领导要亲自组织参加,检查出的问题要坚决整改,要按标准投入,注重效果。

(6) 安全宣传教育制度:加强安全生产知识教育,宣传安全生产管理法律、法规,严格各类教育培训。未经培训教育或培训不合格的不得上岗。

(7) 重大危险源监控制度:明确流程,跟踪管理,制订预案,落实基本制度。

(8) 三级动火审批制度:严格审批手续,落实责任,落实监护。未经审批、措施不到位的,不能进行明火作业。违规使用动火者必须实施处罚。

(9) 新建、改建、扩建项目三同时制度:要执行事先评价规定,坚持安全防火设施、环境保护设施、防尘防毒的设施,必须与主体工程同时设计、同时施工、同时投入使用。安全设施投资应纳入建设项目概算。

(10) 外来施工工程安全管理制度:用书面形式明确各自安全生产管理责任,突出发包单位统一协调管理工作。

（11）工伤事故的报告及调查处理管理制度：明确不得拖延隐瞒事故的报告，不得大事化小、小事化了和不解决；要保护好现场，积极配合事故的调查，如实反映事故的真实情况，按照"四不放过"的原则进行处理。

（12）劳防用品发放使用管理制度：劳防用品要适应生产的发展，符合国家和行业技术标准。

（13）其他应建立的专业制度和操作规程：根据单位具体情况制订。

二、安全生产的经费保障

应当按照规定提取和使用安全生产费用，专门用于改善安全生产条件与安全措施的整改。安全生产费用在成本中据实列支。医院主要负责人应当对保障医院安全生产条件所必需的资金投入予以保证，并对由于安全生产所必需的资金投入不足导致的后果承担责任。

1. **安全生产费用的提取** 医院应制订年度安全生产资金的使用预算计划，规定各类安全生产费用的归口管理部门，并应将下列各类费用纳入安全生产费用进行管理：①完善、改造和维护安全生产健康防护设备设施费用；②配备、维护、保养应急救援器材和设备的支出和应急演练费用；③开展危险源和事故隐患评估、监控和整改费用；④安全生产评价、评审、危险源监控、事故隐患排查和治理费用；⑤安全生产宣传、教育、培训费用；⑥配备和更新现场作业人员安全生产防护用品费用；⑦安全生产适用的新技术、新标准、新工艺、新装备的推广和应用费用；⑧安全设施及特种设备检测检验费用；⑨安全生产标志及标识和职业危害警示标识费用；⑩其他与安全生产直接相关的支出。

2. **安全生产费用的使用** 应按计划预算使用安全生产费用并专款专用，安全生产管理部门应对各类费用的使用情况进行协调和监督检查。每年年底，安全生产管理部门会同财务部门和审计部门、组织各类费用归口管理部门，对相关安全生产费用的使用情况进行归类统计与审查。

三、安全生产教育培训

《安全生产法》明确规定："生产经营单位应当对从业人员进行安全生产教育和培训，保证从业人员具备必要的安全生产知识，熟悉有关的安全生产规章制度和安全操作规程，掌握本岗位的安全操作技能，了解事故应急处理措施，知悉自身在安全生产方面的权利和义务。"未经安全生产教育和培训不合格的从业人员，不得上岗作业。按照培训的对象，分为各级管理人员的安全培训教育和从业人员的安全培训教育两部分。

（一）各级管理人员的安全培训教育内容
管理人员安全培训教育是指单位主要负责人、分管安全生产的负责人、专（兼）职安全生产管理人员、各部门负责人的安全培训教育。

1. **单位主要负责人和分管安全生产负责人安全培训教育内容** 单位主要负责人和分管安全生产负责人经过安全培训教育，具备与本单位所从事的工作活动相应的安全生产知识和管理能力。而且,每年应进行安全生产再培训。培训内容包括:①国家有关安全生产的方针、政策、法律和法规及有关行业的规章、规程、规范和标准;②重大事故防范,应急救援措施及调查处理方法,重大危险源管理与应急救援预案编制及演练原则;③国内外及行业先进安全生产管理经验;④典型事故案例分析。

2. 安全生产管理人员安全培训教育内容 安全生产管理人员是指生产经营单位从事安全生产管理工作的人员,具体是指生产单位安全生产管理机构从事安全生产管理工作的人员以及未设安全生产管理机构的专兼职安全生产管理人员等。安全生产管理人员必须按国家有关规定,经过安全生产培训,具备与本单位所从事的生产活动相应的安全生产知识和管理能力。培训内容包括:①国家有关安全生产的国家有关安全生产的方针、政策、法律和法规以及有关行业的规章、规程、规范和标准;②安全生产管理知识、安全生产技术、劳动卫生知识和安全文化知识、有关行业安全生产管理专业知识;③工伤保险和法律、法规、政策,伤亡事故和职业病统计报告及调查处理方法;④事故现场勘查技术,以及应急处理措施;⑤重大危险源管理与应急救援预案及演练编制方法和内容;⑥国内外及行业先进安全生产管理经验,典型事故案例的警示剖析;⑦安全生产管理人员每年应该进行安全生产再培训,充实新知识、新技能。

3. 科室、部门其他负责人、管理人员、技术人员的安全培训教育内容 ①国家安全生产的方针、政策、法律、法规、制度;②本部门、本岗位安全生产责任与安全技术;③劳动卫生和安全文化知识、有关事故案例及事故应急预案和处理措施。

(二) 从业人员的安全培训教育内容

1. 一般从业人员的安全培训教育内容 三级安全教育是单位安全教育的基础制度,教育对象包括全体在职职工、外包务工、进修实习人员等。三级教育是指院部、科室或部门、班组安全教育。

(1) 一级院部教育:新入院的从业人员或调动工作的从业人员在分配到科室和工作地点之前,由院内分管安全负责人负责,单位安全管理部门会同有关部门组织实施的初步教育。院级安全教育的内容:劳动安全卫生法律、法规,安全生产基础知识,本单位安全生产规章制度;劳动纪律,从业人员安全生产权利和义务,作业场所和工作岗位存在的危险因素及防范措施,事故应急预案措施;有关事故案例警示,伤亡事故报告处理及要求,劳动防护用品的作用和使用要求,以及其他相应的安全内容。

(2) 二级科室(部门)安全教育:是指从业人员或调动工作的从业人员在分配到科室(部门)后进行的安全教育。由科室(部门)分管安全的负责人负责,科室安全员进行教育。其教育内容:科室部门性质、特点及基本安全要求;本工种安全职责,工作操作过程及强制性标准,作业场所和工作岗位存在的危险因素、防范措施,自救互救及急救方法,事故现场应急措施;科室安全管理制度和劳动纪律,同类科室(部门)伤害事故介绍。

(3) 三级班组安全教育:是指班组长对从业人员进行的上岗前安全教育。班组安全教育由班组长会同安全员及带教的老师进行。班组教育内容:班组安全生产概况,工作性质和职责范围,岗位工种的工作性质,岗位之间工作衔接配合的安全,机电设备的安全操作方法,各种安全防护设施的性能和作用;工作地点的环境卫生及尘源、毒源、危险机件,劳动防护用品的使用方法,以及发生事故时紧急救灾措施和安全撤退路线。

（4）新从业安全生产教育培训和危险性较大行业和岗位教育：培训时间不得少于规定时限。新从业人员按规定通过"三级安全教育"并考试合格后方可上岗，考核情况要记录在案。

2. 特种作业人员的安全培训教育

（1）定义：特种作业是指容易发生人员伤亡事故，对操作者本人、他人及周围设施的安全可能造成重大危害的作业。直接从事这种作业的人员称为特种作业人员。医院内特种作业人员包括高压锅炉、电梯、高压配电工等。

（2）持证上岗：特种作业人员在独立上岗作业前，必须进行与本工种相适应的、专门的安全技术理论学习和实际操作训练，经安全技术理论考核和实际操作技能考核合格，取得《特种作业人员操作证》后方可上岗作业；未经培训或培训考核不合格者，不得上岗作业。特种作业操作证有效期为 6 年，在全国范围内有效。特种作业操作证每 3 年复审 1 次。连续从事两种特种作业 10 年以上，复审时间可延长至每 6 年 1 次。在期满前 60 日内，提出复审申请。离开特种作业岗位 6 个月以上的特种作业人员，必须重新进行技术考核，合格者方可从事原工作。

（三）日常性安全培训教育

单位要确立以预防为主、安全第一、教育在先的全员培训目标，对在岗的从业人员应进行经常性安全教育培训。经常性安全教育培训内容：安全生产知识、新信息，安全生产法律、法规，作业场所和工作岗位存在的危险因素，重特大项目实施前、中、后的防范措施，以及事故应急措施、事故案例分析等安全专项培训。

四、后勤设备安全管理

医院后勤设备是保障医疗、教育、科研活动正常运转的基本条件。医院后勤设备主要有供水、供电、供热、制冷，还有医疗气体、净化、通讯、声像、洗涤、交通运输等各项设备。

1. 医院后勤设备的主要特点

（1）保障性：各项设备的配置应与医院的任务、规模、科室设置和诊疗需要相适应。除考虑保证正常需要外，尚应考虑相应措施。

（2）技术性：新型设备大量投入，医院后勤设备具有较高的技术性、专业性。重视建设一支适应医院需要的技术队伍，重视后勤设备的更新和改造，保证后勤设备技术的稳定性和先进性。

（3）安全可靠性：医院后勤设备影响面大、安全要求高，应树立安全第一的观念，制订安全操作规范；各项设备的设计、安装、运行和维修均应制订必要的安全标准；加强设施设备安全寿命周期管理，建立定期维修、检测和检查制度，提高设备的自然寿命，使设备始终处于良好运行状态。

2. 设备安全管理的过程　实现设备本身的安全必须从设备的选购开始，到设备进院验收、安装、使用、保养，检查修理到配件购置、设备更新改造，以及日常登记、保管、报废等进行全过程管理。在这一过程中，维护和使用对于安全的影响最大。

在设备安全管理选购过程中控制设备的技术参数，是防止设备因设计缺陷而造成事故的首要方法。设备选型除了要满足技术方案要求外，还应该满足本身安全要求，从源头上杜绝安全隐患；应有多种方案进行分析比较，从中选择最佳方案。设备选购主要由使用部门负责,安全部门主要负责安全性能的审查。

3. 设备的动态安全管理

(1) 设备运行动态管理:是指通过一定的手段,使各级维护与管理人员能掌握设备的运行情况,依据设备运行状况制订相应措施。

(2) 建立健全系统的设备巡检措施:各作业部门要对每台设备,依据其结构和运行方式,确定检查的部位(巡检点)、内容(检查什么)、正常运行的参数标准(允许值);针对设备的具体运行特点,参考行业标准,确定明确的检查周期。

(3) 信息传递与反馈:岗位操作人员巡检时,发现设备不能继续运转需紧急处理的问题,要立即通知设备管理部门。设备管理部门要负责将各方的巡检结果汇总整理,列出重点问题,及时录入电脑记录在案并将其反馈给使用部门,便于综合管理。

(4) 动态资料的应用:设备管理部门针对设备缺陷、隐患提出应安排检修的项目,纳入检修计划。重要设备的重大缺陷,设备管理部门应协同作业部门主要负责人组织研究,确定控制和处理方案。

4. 设备薄弱环节的立项处理

(1) 设备薄弱环节:①运行中经常发生故障停机而反复处理无效的部位;②运行中影响医疗质量和效率的设备、部位;③运行达不到维修周期要术,经常要进行计划外检修的部位(或设备);④存在安全隐患(人身及设备安全),且日常维护和简单修理无法解决的部位或设备。

(2) 对薄弱环节的管理:①设备管理部门依据动态资料,列出设备薄弱环节,按时组织审理,确定当前应解决的项目,提出改进方案;②各作业部门要组织有关人员对改进方案进行审议,审定后列入检修计划;③设备薄弱环节经改进实施后要进行跟踪考察,作出评价意见,经有关技术部门和领导审核后存入设备档案。

5. 设备检修保养规定　设备管理人员应根据特种设备、一般设备、通用设备分类编制设备检查保养计划,报部门负责人审核及领导批准后执行;使用部门根据批准的检修保养计划,安排具体人员负责实施;检修保养人员应及时在设备保养记录中登记检修保养的项目及完成情况、设备故障处理办法。

五、安全生产检查

安全生产检查是医院安全管理中的重要环节,是安全管理工作的重要内容,也是消除隐患、防止事故发生、改善工作条件的重要手段。

(一) 安全检查的分类

(1) 根据安全生产条例规定,医院应当根据本单位的运行特点开展经常性安全检查,定期进行专业性安全检查,每月至少一次综合性安全检查。

(2) 安全生产管理人员应当对检查中发现的事故或隐患及时提出处理意见,跟踪整改情况,并记录在案。

(3) 医院的安全检查可以分为日常性、季节性、专项性、综合性等计划性检查,以及职工代表不定期巡视检查等。

（二）安全检查的运用

由于医院的性质和特点不同，以及检查的目的、要求不同，安全检查的具体内容差别较大，应根据生产经营单位的实际情况查制度、查管理、查现场、查隐患、查事故来制订检查方式。现仅以若干检查重点内容为例，说明安全检查的具体内容。

1. 定期检查

（1）春季安全检查：以防雷、防静电、防解冻、防建筑物倒塌为重点。

（2）夏季安全检查：以防暑、防中毒、防汛、防台风为重点。

（3）秋季安全检查：以防火、防爆、安全防护设施、防冻保温为重点。

（4）冬季安全检查：以防火、防冻、防滑为重点。

2. 专项安全检查　包括安全用电和防雷防静电安全检查、安全防护装置安全检查、压力容器及压力管道安全检查；对节假日、重大活动时的安全、保卫、消防、生产装置等进行安全检查。

3. 医院十大安全重点部门检查　如 ICU、实验室、药剂科、放射科、手术室、宿舍、配电房、门急诊、计算机中心、营养室（包括职工食堂）。

4. 班组检查的主要内容

（1）班组的各项安全记录做到准确、齐全、清晰，记录本保管完好。

（2）明确有安全员，班组和各个岗位都有安全生产责任制和安全技术操作规程。

（3）新入院、新调换工种的从业人员，离岗 1 个月后上岗的从业人员，上岗前全部进行班组安全教育及考核，教育考核应有记录。

（4）特种作业人员持证上岗率达到 100％。

（5）全班人员都有自己的安全检查重点，并按点、路线、标准进行检查，检查有记录。

（6）危险施工现场有安全监护人，严格执行监督检查，每次应有记录。

（7）所使用的设备、设施、工具、用具、仪表、仪器、容器都有专人保管并在有效期内，有安全检查责任牌，按时进行检查，检查有记录。所有场地的油、气、水管线和闸门，无跑、冒、滴、漏现象。

（8）禁烟火的生产场所无火源及烟蒂，动火作业按要求办理动火手续，并制订严格的防护措施。

（9）进行有毒、有害作业的，应有安全防护措施，所有上岗人员都能正确使用劳动保护用品、用具。

（10）所有上岗人员都正确熟悉本岗位、本单位（本班组）的安全生产预防措施，可通过现场抽查考核来验证。

5. 安全管理部门检查的内容

（1）认真贯彻执行国家安全生产方针、政策、法规以及上级安全生产的指示和决定，并有记录。

（2）有月度、季度、年度安全工作计划、总结及分析，有各重点部门、班组、设备、重点作业点的安全生产检查标准和记录。

（3）安全教育档案齐全，有新入单位、新调换工种从业人员的院级安全教育资料档案，有干部职工安全培训档案，有特种作业人员培训计划及培训档案，以及在离岗 1 个月后又上岗人员的复工教育档案。

（4）每月召开一次安全员工作会议，研究、分析、布置单位的安全生产工作。

（5）锅炉、压力容器、电梯及其他特种设备的管理、安全检验、检查有专人负责，资料台账齐全，有检验计划并按计划进行检验。

（6）发生重大工伤事故，负责组织抢救，配合进行事故调查、分析及处理；事故资料档案建设齐全、准确，按时上报，未隐瞒事故。

（7）按规定建立健全各种安全台账，上报各种材料和统计报表。

（8）宣传部门负责组织实施安全教育、安全知识技能竞赛等活动，策划、组织、参加各种安全生产会议。

（9）按照制订的检查标准，组织进行各种安全生产检查，检查及整改情况有记录，检查有总结、有评比、有奖惩；暂时整改不了的事故隐患，有预防措施及整改方案和计划。

（10）对各类安全工作预案进行针对性、有效性检查，同时对一线员工了解熟悉预案的情况进行抽查。

（11）对无人值守机房的巡查是否到位、是否有占用情况等进行检查。

（三）安全生产管理台账及档案检查

为进一步加强安全生产管理基础工作，促进安全生产管理台账的标准化及规范化，应该建立 6 本档案（即安全生产责任制档案、安全生产管理制度档案、安全生产操作规程档案、安全评价档案、特种设备及特种作业人员档案、安全学习资料档案）、12 本安全生产安全管理记录或台账、1 本安全活动记录。

（1）安全生产会议记录：包括安全生产相关文件的传达、学习和贯彻情况，具体记载会议名称、内容、时间、地点、参加人员、主持人、会议具体事项及会议结论等。

（2）安全生产组织网络台账：包括安全生产领导小组、单位专（兼）职安全生产管理人员和从上到下的管理网络及具体人员，人员变动时应及时更新。

（3）安全生产宣传教育和培训台账：包括安全生产教育记录、安全生产宣传记录、安全生产培训记录。具体记录单位负责人、安全管理人员、安全生产全员培训，新进职工、特种作业人员安全教育及培训考核情况，以及安全教育培训时间、地点、培训人、被培训人、教育培训内容、考试时间、考试成绩等，考核试卷存档。

（4）安全生产检查记录：包括日常安全生产检查记录、专项整治检查记录，具体记录单位安全生产检查情况（每月一次大检查，每周一次常规检查）。还要按照专业特点、根据季节变化、节假日安排以及特殊作业要求开展专项检查，记录检查时间、检查内容、检查出的问题、整改措施、责任人、完成时间等。

（5）安全生产隐患排查治理台账：包括安全生产隐患排查记录及整改记录情况。

（6）安全生产事故管理台账：具体记录所发生的各类事故资料情况，包括火灾、设备、生产、交通、人身和其他事故；按照"四不放过"原则，进行事故原因及责任分析，详细填写应吸取的教训、采取的防范措施和处理意见等，人身事故要将当事人姓名、性别、年龄、工种、工龄及事故概况等记入台账。

（7）安全生产工作考核与奖惩台账：包括安全工作考核情况和奖惩情况。具体记录各部门、各岗位安全生产责任制的考核情况，要有各级安全工作和安全生产考核细则，对事故发生个人及"三违"人员进行处罚的情况，对防止和避免事故发生的有功人员的奖励情况，对在安全管理中作出贡献的个人表彰和奖励情况。

(8) 职业安全卫生台账：包括记录职业病防范工作，记录定期对员工体检时间、人数、姓名、性别等，尘、毒、噪声、射线分布情况及定期检测数据。

(9) 安全防护用品台账：记录防护用品采购、发放，以及日常防护用品使用检查情况。

(10) 事故预案台账：制订事故应急预案，并记录事故应急预案演练情况。

(11) 关键装置重点部位台账：记录关键装置重点部位责任人员情况、巡检情况、危险点分布平面图。

(12) 安全设备及安全技术装备台账：包括安全设备维护、保养检测记录，建立安全阀、连锁、阻火器、呼吸阀、可燃气体报警器，有毒、有害气体报警器的运行情况，记录安全技术设施完好情况。

(13) 安全活动记录：安全活动记录要内容齐全，填写参加人数、参加领导、活动内容等。安全活动内容：学习安全文件、通报、安全规章制度；学习安全技术知识、劳动卫生知识；结合事故案例，讨论分析典型事故，总结吸取事故教训；开展事故预防和岗位练兵，组织各种安全技术表演；检查安全规章制度执行情况和消除事故隐患。

(四) 安全生产标志的检查

安全标志是表达特定安全信息含义的标志，用以提醒人们注意不安全因素，防止事故，是环境布置中的一项重要工作。

安全标志不能随意使用，有国家标准专门对其进行了规定。我国标准规定的安全色及其含义，以及安全标志的图形、种类及其含义与国际标准所规定的基本一致。

1. 安全色　安全色是表达安全信息的颜色，如表示警告、禁止、指令、提示等安全信息。我国标准规定的安全色为红色、黄色、蓝色、绿色 4 种，并规定黑、白两种色为对比色。

2. 安全标志及安全符号

(1) 安全标志：是由安全色、几何图形和图形符号构成，用以表示特定的安全信息。可分为禁止标志、警告标志、指令标志和提示标志 4 大类。

(2) 安全符号：是安全标志的一种类型，通常是以图形符号为主，有些配以文字或颜色。这类图形符号通常是工程使用的简图标记符号，如接地标记图形符号、危险电压标记图形符号、报警器标记图形符号等。

3. 标志牌　其型号选用有专门规定。

4. 使用安全标志牌的要求　标志牌应设在与安全有关的醒目地方及有关场所的入口处；标志牌不应设在门、窗、架等可移动的物体上；标志牌应设置在明亮的环境中；多个标志牌在一起设置时，应按警告、禁止、指令、提示类型的顺序，先左后右、先上后下地排列；安全标志牌每半年至少检查一次，如发现有破损、变形、褪色等不符合要求时，应及时修整或更换。

(五) 建筑施工安全检查

建筑施工现场是复杂的生产过程，针对施工中存在的不安全因素，从管理上、技术上采取措施，确保施工在符合法律法规、施工规范和技术规范标准等规定程序的前提下进行，同时需强化施工总包和工程监理的安全责任。

1. **施工现场安全宣传工作及标牌告示**　施工现场要设临时围墙与外界隔离,在入口处、主要施工部位、危险区、主要道口部位应设置安全宣传栏和安全标志。标牌告示内容包括:①工程名称、施工单位、主要管理人员名单;②施工现场总平面图、工地文明卫生包干责任图;③安全生产纪律宣传栏;④现场防火须知牌;⑤施工现场安全技术措施;⑥施工现场文明生产告示牌;⑦施工工期。

2. **建筑施工现场安全检查要点**

(1) 管:即管好现场安全台账,保持完整,符合要求。

(2) 定:即制订现场安全制度和安全技术措施。

(3) 检查:即定期检查安全技术措施执行情况,检查现场安全设施落实情况,检查现场作业人员的作业行为和物品运行状态。

3. **防止高处坠落事故发生的安全检查部位和要点**

(1) 临边和洞口处作业检查:有洞必有盖,有台必有栏;现场临边和洞口防护设施必须符合规范,重点检查防护设施的可靠性,防止防范设施遭损坏和被移位。

(2) 脚手架上作业检查:严格按规范和施工方案搭设,空隙处应设防护,脚手板满铺且设置稳固,禁止随意拆除、损坏,架子和建筑物拉结点应固定。

(3) 悬空作业检查:分级办理高处作业审批手续,设置监护人,按规定落实安全措施,正确佩戴安全带。

(4) 屋面、天花板、管架上作业检查:管架上作业应采用搭设辅助脚手架或升降操作平台后方可作业。

(5) 外电线路检查:操作面外侧与外电架空线应保持规定安全间距,并按规范要求增设屏障护栏或保护网;起重机械在架空高压线下方作业时要派人专门监护。

(6) 施工机械设备检查:施工现场电气设备保护接地是否良好,安全防护装置是否齐全;施工现场用电符合安全用电规范要求,做到"三级配电,二级保护";配备专职电工进行日常安全维护。

(7) 手持电动工具检查:按规定穿戴劳防用品,开关箱的短路保护和漏电保护器是否完好,是否按规定选用电缆线。

(8) 电线电缆无老化、破损及接线混乱等检查:无乱拉乱接线路情况,接线用绝缘胶布;一般线路应架空设置,电箱进出线走向规范。

(9) 照明用电检查:移动照明尤其在潮湿环境中作业,应使用安全电压,保证绝缘良好。

(10) 动火检查:①气焊工须持特种作业证上岗,作业证过期未审不准施焊作业。②施焊作业必须办理动火审批手续。③施焊场地周围应清除易燃易爆物品,并在施焊部位配备灭火器材。④乙炔气瓶必须装减压阀和防回火装置;乙炔气瓶与氧气瓶之间距离不得少于5 m;严禁平放,严禁暴晒,距离易燃易爆物品和明火的距离不得少于10 m;检查是否漏气。⑤严禁在带压力容器或管道上施焊,焊接带电的设备必须切断电源。⑥施工时是否有动火监护人。

六、安全事故的处理

1. **事故的报告和统计**　事故报告应符合国家法规的规定,准确、及时向有关主管部门报告,并保护事故现场及有关证据。自事故发生之日起 30 日内,事故造成的伤亡人数发生变化的,应当及时补报。

2. 事故的调查和原因分析

(1) 事故发生后,各医院应组成事故调查组对事故进行调查和原因分析。其中法规和当地政府规定的重伤等事故由政府主管部门派出调查组或委托本单位调查;医院组成的事故调查组应由安全生产管理部门、人事部门、工会、纪委等人员参加;政府组成调查组的,医院主要负责人应组织各有关部门和人员认真配合调查,并确定配合协助调查的人员。

(2) 事故发生单位和部门的负责人和有关人员在事故调查期间不得擅离职守,并如实提供有关情况和资料。

(3) 事故的调查应确定事故性质和分类。事故的调查取证应包括有关物证收集,事故事实材料收集,人证材料收集,事故现场摄影、拍照和事故现场图绘制等。

(4) 事故调查应形成调查报告。调查报告中应包括事故发生过程及经济损失、事故原因及其分析、事故责任分析,并针对原因提出整改和防范措施的建议。其中,事故原因应包括直接、间接原因分析。直接原因是指人的不安全生产行为和物的不安全生产状态等;间接原因包括技术原因、教育原因、身体原因、精神原因、管理原因等。医院组成调查组的事故调查报告应由调查组负责人编制,报医院主要负责人审核;政府主管部门组成调查组的事故调查报告,医院负责接收并根据报告要求进行内部分析处理。

(5) 各医院宜对未造成人员伤亡的未遂事件进行统计分析,分析其发生的原因,并针对原因采取预防措施。

3. 事故处理和建档登记

(1) 事故处理应遵循事故原因查不清不放过、事故责任者没有得到处理不放过、事故责任者和群众没有受到教育不放过、没有采取有效的防范措施不放过的"四不放过"原则。

(2) 各医院安全生产管理部门应建立事故登记档案,对医院历年的事故情况进行收集、整理与统计分析,探寻事故发生的规律,为安全生产管理提供决策参考,并长期保存。事故档案应登记下列内容:事故发生单位概况;事故发生的时间、地点以及事故现场情况;事故的简要经过;事故造成伤亡人数(包括下落不明的人数)和直接经济损失;事故调查的资料和事故处理决定;采取的整改和防范措施和落实情况等。

七、安全生产管理的要点

(1) 安全生产的管理制度、岗位要求应完善,并及时修改和考核。

(2) 安全生产的检查制度要常规化,内容要格式化。

(3) 安全生产的教育应该常抓不懈,对人员资质的审查要将安全生产教育纳入其中。

八、安全生产管理趋势

安全生产的制度和执行应该随着医院整体管理水平的提升也要相应地提高,逐步建立标准化的安全管理体系,把先进的管理理念(如 JCI 管理、精细化管理),采用科学的管理工具,采取信息化、智能化手段运用到安全生产管理上,才能真正做到万无一失。

> **小贴士**
>
> 　　安全生产需坚持全员参与、预防为主的原则。安全生产管理光靠制度远远不够,更重要的是靠勤下基层,全面掌握情况;建立安全设施及信息管理系统;外包公司及外来生产经营单位的安全协议是保护医院安全生产的关键要点。

第二节　消防安全管理

　　在各种灾害中,火灾是最经常、最普遍地威胁公众安全和社会发展的主要灾害之一。随着社会的不断发展,在社会财富日益增多的同时,导致发生火灾的危险性也在增多,火灾的危害性也越来越大。作为医院的管理者懂得医院消防安全管理理论及消防安全操作技能,熟悉消防法规,依法管理医院消防安全工作,真正落实"安全自查、隐患自除、责任自负"的消防安全责任制,预防火灾和减少火灾的危害是极为重要的。

一、消防安全管理的定义

　　消防安全管理是指社会上一切组织及个人自觉遵守消防法规,各负其责地对本单位内部的消防安全工作进行管理。

　　医院内部消防安全管理基本模式:单位法人为第一责任人,分管领导为主要责任人,自觉遵守消防法规,全院参与消防工作,自我管理,各负其责。

(一)消防管理的特征

　　1. 全方位性　从消防安全管理的空间范围上看,生产和生活中可燃物、助燃物和着火源无处不在,凡是有用火的场所、容易形成燃烧条件的场所,都是容易造成火灾的场所,也正是消防管理活动应该涉及的场所。

　　2. 全天候性　从消防安全管理的时间范围上看,人们用火无时限性,形成燃烧条件的偶然性,造成火灾发生的偶然随机性,也决定了消防管理活动在每一年的任何一个季节、月份、日期以及每一天的任何时刻都应该保持警惕性。

　　3. 全过程性　从某一个系统的诞生、运转、维护、消亡的生存发展进程上看,消防管理活动具有全过程性的特征。

　　4. 全员性　从消防管理的人员对象上看,消防安全管理活动的对象是不分男女老幼的。

　　5. 强制性　从消防管理的手段上看,因火灾的破坏性很大,所以必须严格管理。如果疏于管理,处罚(包括行政处分、行政处罚、刑事处罚)不严格,不足以引起人们的高度重视。

(二)消防安全管理的基本原则

　　消防工作贯彻"预防为主、防消结合"的方针,按照"政府统一领导、部门依法监管、单位全面负责、公民积极参与"的原则进行。

（三）消防安全管理的重点

消防安全管理的重点包括消防安全重点单位、消防安全重点部位、消防安全重点工种人员等。

1. 消防安全重点单位 《机关、团体、企业,事业单位消防安全管理规定》第十三条中规定,医院列为消防重点单位,要求加强自身的消防安全管理工作,预防群死群伤火灾的发生。

2. 消防安全重点部位 《上海市医院消防安全管理标准》规定,医院应将下列部位确定为消防安全重点部位:①容易发生火灾的部位,主要有危险品仓库、理化试验室、中心供氧站、输氧管道、高压氧舱、胶片室、锅炉房、木工间等;②发生火灾时会严重危及人身和财产安全的部位,主要有病房楼、手术室、宿舍楼、贵重设备工作室、档案室、计算机中心、病案室、财会室、大宗可燃物资仓库等;③对消防安全有重大影响的部位,主要有消防控制室、配电间、消防水泵房等。

消防安全重点部位应设置明显的防火标志,标明"消防重点部位"和"防火责任人"。落实相应管理规定,实行严格管理,并符合下列规定:①根据实际需要配备相应的灭火器材、装备和个人防护器材;②制订和完善事故应急处置操作程序;③每日进行防火巡查,每月定期开展防火检查。

3. 消防安全重点工种人员 是指从事具有较大火灾危险性和从事容易引发火灾的岗位操作人员。加强对重点工种岗位操作人员的管理,是预防火灾的重要措施,如液氧操作人员、电工、电焊工、木工等。

（四）医院消防安全管理的特点

消防安全管理是医院安全管理工作的重要组成部分,消防管理工作关系到院内医护人员和广大病人的人身财产安全。医院是一个人群复杂、易燃易爆物品和大型电气设备多的特殊公共场所。由于医疗、护理等医院消毒隔离的需要,建筑内部分隔复杂,又在诊断、治疗过程中使用醇、醚、苯等多种易燃易爆化学物品,存在各种医疗和电气设备、压力设备以及其他明火;并且医院门诊和住院病人较多,又多行动困难,兼有大批照料和探视病人的家属、亲友,人员流动量很大;一些大中型医院的建筑属于高层建筑,一旦发生火灾,易导致火灾扩大,造成群死群伤的恶性事故,引起不可想象的灾难性后果。

二、消防安全管理相关制度和职责

消防安全责任制是医院在消防工作中依照法律规定各自负责的责任制度。

（一）消防安全责任制的建立

(1) 医院应建立完善消防安全管理体系,逐级落实消防安全责任制,明确各级和各岗位消防安全职责、权限,确定各级、各岗位的消防安全责任人,保证消防法律、法规和规章的贯彻执行,保证消防安全措施落到实处。

(2) 医院应将消防安全工作列入医院目标管理之中,经常检查,定期考评,自觉接受各级医疗行政部门或消防部门的指导、监督和检查。

(3) 住院病床数大于50张的医院应上报当地公安消防机构备案,建立与当地公安消防机构联系制度,按时参加公安消防机构组织的消防工作例会,按时报送《重点单位消防工作月报表》,及时反映单位消防安全管理工作情况。应当设置或者确定消防工作归口管理职能部门,并确定专职、兼职消防安全管理人员。消防安全重点单位的消防安全责任人、消防安全管理人,应当报当地公安消防机构备案。

(4) 医院在与租赁、承包、合作、委托管理(经营)单位或个人签订的合同中,应当依照有关规定明确各方的消防安全责任。租赁、承包、合作、委托管理(经营)方应当遵守医院各类消防安全管理规定。

(5) 医院与物业管理企业、后勤服务企业签订物业服务、后勤服务合同时,应依照有关规定明确各方的消防安全责任。物业管理、后勤服务企业应当遵守医院各类消防安全管理规定,并对委托服务范围内的消防安全管理工作负责。

(二) 消防安全管理组织及其职责

1. 防火安全领导小组　防火安全领导小组是协助本单位消防安全责任人做好消防工作的智囊机构或参谋机构,成员应当包括本单位各部门(职能科室、病区)的消防安全责任人。防火安全领导小组应履行下列相关职责。

(1) 贯彻政府和上级有关消防工作的指示,研究本单位火灾形势,部署和协调各部门的消防工作,督促检查贯彻执行情况。

(2) 组织各部门(科室、病区)开展季节性的防火安全宣传和检查活动,督促检查各部门防火安全责任制。

(3) 督促有关部门整改火灾隐患,协助公安消防机构追查处理火灾事故。

(4) 总结交流经验、表彰先进等。

2. 消防安全责任人　医院的法定代表人是医院的消防安全责任人。消防安全责任人对医院的消防安全工作全面负责,应履行下列相关职责。

(1) 贯彻执行消防法规,保障医院消防安全符合规定,掌握本单位的消防安全情况。

(2) 统筹安排医疗、科研、管理、后勤服务等工作中的消防安全管理,批准实施年度消防工作计划和消防安全工作经费预算方案,每半年向行政主管部门报告工作情况。

(3) 为消防安全管理提供必要的经费和组织保障。

(4) 确定本单位逐级消防安全责任,批准实施消防安全管理制度和保障消防安全的操作规程。

(5) 组织防火检查,督促落实火灾隐患整改,及时处理涉及消防安全的重大问题。

(6) 组织建立消防安全例会制度,每月至少召开一次消防安全工作例会。

(7) 批准建立志愿消防队和义务消防队,并配备相应的消防器材和装备。

(8) 组织制订符合本单位实际情况的灭火和应急疏散预案,并实施演练。

3. 消防安全管理人　医院应当根据需要确定消防安全管理人。消防安全管理人对消防安全责任人负责,应履行下列相关职责。

(1) 拟订年度消防安全工作计划,组织实施日常消防安全管理工作。

(2) 组织制订消防安全管理制度和保障消防安全的操作规程,并检查督促落实。

（3）拟订消防安全工作的经费预算和组织保障方案。

（4）组织实施防火检查和火灾隐患整改工作。

（5）组织实施对本单位消防设施、灭火器材和消防安全标志的维护保养，确保其完好有效和处于正常运行状态，确保疏散通道和安全出口畅通。

（6）组织管理志愿消防队和专职消防队，开展日常消防业务训练。

（7）组织开展消防知识、技能的宣传教育和培训，组织灭火和应急疏散预案的实施和演练。

（8）每月向消防安全责任人报告消防安全情况，及时报告涉及消防安全的重大问题。

（9）完成消防安全责任人委托的其他消防安全管理工作。

4. 专职、兼职消防安全管理人员　医院应在消防安全工作归口管理职能部门中设立专、兼职消防安全管理人员，应履行下列相关职责。

（1）掌握消防法规，了解本单位消防安全状况，并及时向上级报告有关消防工作情况。

（2）提请确定消防安全重点部位，提出落实消防安全管理措施的建议。

（3）实施日常防火检查巡视，及时发现火灾隐患，按规定程序落实整改措施，做好相关记录。

（4）管理维护消防设施、灭火器材和消防安全标志。

（5）编制医院灭火和应急疏散预案，指导有关部门制订本部门灭火和应急疏散预案，定期组织实施演练。

（6）开展消防宣传、培训工作，普及防火、灭火、逃生的基本常识和技能。

（7）及时记录消防安全工作开展情况，完善消防档案。

（8）完成医院明确的其他消防安全管理工作，接受公安消防部门的指导和监督。

5. 部门（科室、病区）消防安全责任人　各部门（科室、病区）负责人是所在部门（科室、病区）的消防安全责任人，应履行下列相关职责。

（1）熟悉并掌握本责任区消防安全情况，贯彻执行医院安全管理制度和保障消防安全的操作规程，全面落实本责任区消防安全责任。

（2）开展员工消防安全宣传教育活动，督导员工认真执行安全操作规程，遵守安全用电、用火、用气规定。

（3）加强用电、用热、用气设备设施，以及压力容器、易燃易爆危险品的安全管理，及时制止特殊工种岗位无证人员上岗操作。

（4）确保本责任区疏散通道、安全出口畅通。

（5）定期开展消防安全自查，发现火灾隐患及时组织整改，重大情况应立即向消防工作归口管理职能部门报告。

（6）发生火灾时，组织员工按预案疏散人员，扑救火灾。

（7）完成医院确定的其他消防安全工作，接受单位专、兼职消防安全管理人员的检查和监督。

6. 消防控制室值班员　消防控制室值班员应该经公安消防机构专门培训合格后持证上岗，应履行下列相关职责。

（1）熟悉和掌握消防控制室设备的功能及操作规程，按照规定测试自动消防设施的功能，保障消防控制室设备的正常运行。

（2）对火警信号应立即确认，火灾确认后应立即报火警，并向消防主管人员报告，随即启动灭火和应急疏散预案。

（3）对故障报警信号应及时确认，消防设施故障应及时排除，不能排除的应立即向主管人员或消防安全管理人报告。

（4）不间断值守岗位，做好消防控制室的火警、故障和值班交班记录。

7. 消防设施操作维护人员　消防设施操作维护人员应该经公安消防机构专门培训合格后持证上岗，应履行下列相关职责。

（1）熟悉和掌握消防设施的功能和操作规程。

（2）对消防设施进行检查、维护和保养，保证消防设施和消防电源处于正常运行状态，确保有关阀门处于正确位置。

（3）发现故障应及时排除，不能排除的应及时向主管人员报告。

（4）做好运行、操作和故障记录。

8. 义务或志愿消防队员　义务或志愿消防队员应该从所有员工中以不小于10％的比例选取，应履行下列相关职责。

（1）熟悉本单位灭火与应急疏散预案，以及本人在义务或志愿消防队中的职责分工。

（2）参加消防业务培训及灭火和应急疏散演练，了解防火知识，掌握灭火与疏散技能，熟练使用灭火器材及消防设施。

（3）协助本部门、本岗位负责人做好部门、岗位日常安全防火工作，宣传消防安全常识，督促他人共同遵守，开展群众性自防自救工作。

（4）发生火灾时须立即赶赴现场，服从现场指挥，积极参加扑救火灾、疏散人员、救助伤患、保护现场等工作。

9. 保安人员　应履行下列相关职责。

（1）按照制度规定进行防火巡查，并做好记录，发现问题应及时报告。

（2）发现火灾应及时报火警并报告主管人员，实施灭火和应急疏散预案，协助灭火救援。

（3）劝阻和制止违反消防法规和消防安全管理制度的行为。

10. 电焊工、电工　应履行下列相关职责。

（1）执行有关消防安全制度和操作规程，履行审批手续。

（2）落实相应作业现场的消防安全措施，保障消防安全。

（3）发生火灾后应立即报火警，实施扑救。

11. 员工　应履行下列相关职责。

（1）参加消防安全教育培训，严格执行消防安全管理制度、规定及安全操作规程。

（2）检查本岗位设施、设备、场地的消防安全情况，发现隐患及时排除并向上级主管报告。

（3）熟悉本工作场所灭火器材、消防设施及安全出口的位置。发生火灾时，应及时组织引导人员安全疏散，并参加有组织的初起火灾扑救。

（4）指导、督促病人及病人家属遵守医院消防安全管理制度，制止影响消防安全的行为。

（三）消防安全制度

为了使医院的消防安全落到实处,根据《机关、团体、企业、事业单位消防安全管理规定》第十八条规定,单位应该按照国家有关规定,结合本单位的特点,建立健全各项消防安全制度和保障消防安全操作规程并公布执行。根据实际情况的变化及时修订,使单位消防管理工作做到有章可循,避免盲目管理。

【消防安全相关管理制度以及操作规程、设施维护管理标准】

1. 消防安全管理制度

（1）消防安全例会制度：包括会议召集、人员组成、会议频次、议题范围、决定事项、会议记录等。

（2）消防组织管理制度：包括组织机构及人员、工作职责、例会、教育培训等。

（3）消防安全教育、培训制度：包括责任部门、责任人和职责、培训频次、培训对象（包括特殊工种及新员工）、培训要求、培训内容、考核办法、情况记录等。

（4）防火巡查、检查和火灾隐患整改制度：包括责任部门、责任人和职责、检查频次、参加人员、检查部位、内容和方法。通常应当规定单位领导每月检查,部门领导每周检查,班组领导每日巡查,岗位职工每日自查。还包括火灾隐患认定、处置和报告程序、整改责任和防范措施、情况记录等。

（5）消防（控制室）值班制度：包括值班人员配置、值班纪律、交接班要求、报警处置程序、情况记录等。

（6）消防设施器材维护管理制度：①各类消防设施器材的配置种类、数量及配置地点,由专门责任部门及责任人负责；②消防设施和器材不得随意挪作他用；③消防设施和器材定期进行维护和检测,发现损坏及时维修或更换；④灭火药剂失效后及时更换新药剂；⑤消火栓不得埋压,道路应当畅通无阻。

（7）燃气（油）、电气设备安全管理制度：包括管理部门、管理范围,设备登记、安全管理、检查与维修、故障处理、情况记录等。

（8）用火、用电安全管理制度：用火安全管理包括管理部门、管理范围、动火审批程序、动火现场管理、情况记录等内容,用电安全管理（防雷、防静电）包括管理部门、管理范围、临时用电审批、电工持证上岗、电工值班及交接班、电气设备消防安全检查等。

（9）义务消防队组织管理制度：包括义务消防队组织形式、人员比例、活动频次、训练要求、情况记录等。

（10）易燃易爆危险物品和场所防火防爆管理制度：包括危险物品入库、仓储、领付、使用等环节过程中的防火防爆安全措施等。

（11）灭火、应急疏散预案演练制度：包括预案制订、责任部门、演练频次、范围、演练情况记录、演练后小结与评价等。

（12）消防安全工作考评和奖惩制度：①考评工作责任部门和考评对象；②具体的奖惩条件和标准；③对成绩突出的科室和个人给予表彰和奖励的具体评奖标准和方法；④对于违反消防安全管理制度的科室和个人,除由司法机关、公安机关依法进行刑事处罚、行政处罚之外,医院内部行政处分标准和方法。

（13）消防安全重点部位管理制度：包括消防安全重点部位名称、位置、管理部门、责任人、管理要求等。

(14)消防档案管理制度:包括消防档案的分类、装订顺序、归档要求、管理要求、管理部门、管理人等。

(15)其他:医院还应根据实际情况,制订其他必要的消防安全管理制度。

2. 消防安全操作规程　①消防设施操作规程(包括消防控制室、消防水泵房、消防电梯);②变电、配电设备操作规程(包括总配电间、分配电间);③电气线路安装操作规程;④各类医用设备安全使用操作规程;⑤燃油、燃气设备及液氧等压力容器使用操作规程;⑥电焊、气焊操作规程;⑦其他有关消防安全操作规程。

3. 建筑消防设施维护管理标准　①火灾自动报警系统维护管理标准;②自动喷水灭火系统维护管理标准;③消火栓系统维护管理标准;④气体灭火系统维护管理标准;⑤喷淋冷却系统维护管理标准;⑥泡沫灭火系统维护管理标准;⑦防火分隔系统维护管理标准;⑧防排烟系统维护管理标准;⑨应急照明疏散指示维护管理标准;⑩消防广播系统维护管理标准;⑪移动灭火器材维护管理标准;⑫其他建筑消防设施维护管理标准。

建立消防安全制度是医院消防安全管理的基本措施,由于医院的所属地域、规模、建筑结构不同,每个医院应该制订的消防安全管理制度及具体内容也不尽相同。各医院应该按照消防法律法规,结合本院特点,建立健全各类消防安全制度、保障消防安全的操作规程和建筑消防设施维护管理标准。既可以制订若干个不同的消防安全管理制度,也可以制订一个综合性的消防安全管理制度,但内容应该涵盖医院消防安全管理工作的基本方面,以保障医院消防安全的需要。

三、消防安全检查

消防安全检查,是指为了督促、查看医院内部的消防工作情况和查寻、验看消防工作中存在的问题而进行的安全管理活动,是单位消防管理的重要措施,也是控制重特大火灾、减少火灾损失、维护社会稳定的重要手段。

(一)消防安全检查的作用

(1)可以督促各种消防法规、规章、制度和措施的贯彻落实。

(2)可以及时发现单位内部存在的火灾隐患。

(3)可以发现领导对消防工作的重视和人民群众关心、爱护财产的程度。

(4)可以促进各种消防安全责任制的落实。

(5)可以督促整改火灾隐患、杜绝火灾的发生,或把火灾消灭在萌芽状态。

(二)消防安全检查形式

1. 防火巡查　即明确人员按照一定的频次和路线进行防火巡视检查,以便及时发现火灾隐患和火灾苗头,扑灭初起火灾。消防安全重点单位应该实行每日防火巡查,建立巡查记录,并确定巡查的人员、内容、部位和频次。为此,医院应当进行每日防火巡查并填写防火巡查记录。病房应该加强夜间巡查,以病房等消防安全重点部位为巡查重点。

（1）巡查内容：①用火、用电有无违章情况；②安全出口、疏散通道是否畅通,安全疏散指示标志、应急照明是否完好；③消防设施、器材和消防安全标志是否在位、完整；④常闭式防火门是否处于关闭状态,防火卷帘下是否堆放物品影响其使用；⑤消防安全重点部位的人员在岗情况；⑥其他消防安全情况。

（2）巡查要求：防火巡查人员应当及时纠正违章行为,妥善处置火灾危险。无法当场处置的,应该立即报告。发现初期火灾,应该立即报警并及时扑救。防火巡查应该填写巡查记录,巡查人员及其主管人员应该在巡查记录上签名。

2. 防火检查　是指医院组织的对本单位消防安全状态进行的检查,是单位在消防安全方面进行自我管理、自我约束的主要形式。对检查中发现的火灾隐患,要及时清除；在火灾隐患未清除之前,应该落实方法措施,确保消防安全。医院应该每月至少组织一次防火检查,还应根据消防安全要求,开展年度检查、季节性检查、专项检查、突击检查等形式的防火检查。医院应该根据实际情况,确定防火检查内容,并在相关制度中明确。

（1）防火检查内容：①火灾隐患的整改情况以及防范措施的落实情况；②安全疏散通道、疏散指示标志、应急照明和安全出口情况；③消防车通道、消防水源情况；④灭火器材配置及有效情况；⑤用火、用电有无违章情况；⑥重点工种人员以及其他员工消防知识的掌握情况；⑦消防安全重点部位的管理情况；⑧易燃易爆危险物品和场所防火防爆措施的落实情况,以及其他重要物资的防火安全情况；⑨消防（控制室）值班情况和设施运行、记录情况；⑩防火巡查情况；⑪消防安全标志的设置完好、有效情况；⑫其他需要检查的内容。

（2）防火检查要求：防火检查应当填写检查记录,检查人员和被检查部门负责人应该在检查记录上签名。

（三）消防安全检查方法

（1）检查前,应该确定检查人员、部位、内容。检查后,检查人员、被检查部门的负责人应该在检查记录上签字,存入单位消防档案。

（2）询问单位防火工作和员工掌握消防知识等情况。

（3）查阅有关防火资料、安全制度、操作规程、应急预案,检查是否符合法律、法规和实际需要,是否具有合理性和可操作性。

（4）查看消防设施运行现况,确定是否处于完好使用状态。

（5）测试消防设施功能,如消防栓出水压力、喷淋泵启动、火灾探测器动作测试等。

（6）检查灭火、疏散预案操作情况。

（7）建筑消防设施功能测试检查。按照国家有关标准,明确各类建筑消防设施日常巡查、单项检查、联动检查的内容、方法和频次,并按规定填写相应记录。每年应该委托具有相应资质的检测机构对消防设施进行一次全面检测,消防设施的检测应按照《建筑消防设施检测技术规程》（GA 503—2004）的要求执行,全面检测报告应该于检测之日起 30 个工作日内送公安消防机构备案。因重大节日、活动消防安全需要时,应该根据公安消防机构的要求及时对建筑消防设施进行检测。

（四）火灾隐患整改

火灾隐患是指违反消防法律、法规,有可能造成火灾危害的隐藏祸患,其绝大部分是因为违反消防法规和消防技术标准造成的。火灾隐患整改应该坚持"三不放过"原则,即坚持隐患查不清不放过、整改措施不落实不放过、不彻底整改不放过。火灾隐患整改包括当场整改和限期整改。

1. 责令当场整改 巡查人员发现下列火灾隐患,应该做好记录,并责成相关部门(科室、病区)立即整改:①违章使用、存放易燃易爆化学危险物品的;②违章使用具有火灾危险性的电热器具、高热灯具等具有火灾危险性的用电器具;③违反规定吸烟,乱扔烟头、火柴的;④违章动用明火、进行电(气)焊的;⑤安全出口、疏散通道上锁、遮挡、占用,影响疏散的;⑥消火栓、灭火器材被遮挡或挪作他用的;⑦常闭式防火门关闭不严的;⑧消防设施管理、值班人员和防火巡查人员脱岗;⑨违章关闭消防设施、切断消防电源的;⑩其他应当立即改正的行为。

2. 责令限期整改 对不能立即改正的火灾隐患,应该制订整改方案,明确整改措施、期限和人员,并向上级主管部门报告。对随时可能引发火灾的隐患或重大火灾隐患,应该将危险部位停止使用。

【火灾隐患限期整改通知单】

存在火灾隐患的部门(岗位)名称			隐患整改责任人	
存在火灾隐患及整改意见	存在火灾隐患的部位和隐患内容			
	具体整改意见			
	整改期限	年 月 日开始至 年 月 日完成	防火检查人员签名	
消防安全归口管理部门意见		签名: 年 月 日		
消防安全管理人意见		签名: 年 月 日		
消防安全责任人意见		签名: 年 月 日		

四、消防安全教育

(一)消防安全培训

消防安全教育是一项重要的基础工作,其目的是让职工群众认识火灾的危害,懂得防止火灾的基本措施和扑灭火灾的基本方法,提高预防火灾的警惕性和同火灾作斗争的自觉性。

消防安全重点单位对每名员工应该至少每年进行一次消防安全培训,培训的内容应当包括组织、引导在场群众疏散的知识和技能,应该组织新上岗和进入新岗位的员工进行上岗前的消防安全培训。员工经培训后,应该三懂三会:懂基本消防常识、懂消防设施器材使用方法、懂逃生自救技能、会查改火灾隐患、会扑救初起火灾、会组织人员疏散。

(二)消防安全中的"四个能力"建设

消防安全"四个能力",是指检查消除火灾隐患、组织扑救初起火灾、组织人员安全疏散逃生和提高消防宣传教育培训等消防安全基础能力。医疗机构应结合实际,在消防安全管理组织体系基础上,建立消防安全"四个能力"建设的组织制度、保障体系和全面协调可持续发展机制。单位的主要负责人是消防安全"四个能力"责任人,消防工作归口管理部门是指消防安全"四个能力"建设的责任部门。

1. 检查消除火灾隐患能力　应该定期开展火灾风险评估,提高正确研判可能产生火灾隐患的能力;定期组织员工培训防火检查知识和技能,提高检查发现和消除火灾隐患能力。

2. 组织扑救初期火灾能力　应该定期组织扑救初期火灾的知识和技能培训,提高员工应急处置技能;定期检查、维护、保养、更新初期火灾扑救的设施器材,提高装备应急处置效能;确定初期火灾预案并定期组织演练,提高应急处置预案的科学性和可操作性。

3. 组织人员安全疏散逃生能力　应该每半年至少组织一次员工疏散逃生知识和技能培训,提高员工个人逃生自救能力。按各区域不同的火灾危险性分别制订人员疏散逃生预案,定期组织演练,确保各预案切实可行并被员工熟练掌握;配备安全疏散逃生设施、器材并定期维护保养,确保疏散逃生设施、器材正常好用,方便取用。

4. 提高消防宣传教育培训能力　应定期组织对医院全员进行消防知识培训,并保证培训经费的落实。

【每月防火检查情况记录表】

检查时间:　　年　　月　　日

检查项目	检查内容	情 况 记 录	发现问题处置情况
电气防火措施落实情况	电气线路设备状况	☐ 开关安装在可燃材料上 ☐ 插座安装在可燃材料上 ☐ 配电箱安装在可燃材料上、壳体未采用A级材料 ☐ 照明、电热器的高温部未采取不燃材料隔热措施 ☐ 采取铜线、铝线代替保险丝 ☐ 电气线路铺设未采取防火保护措施 ☐ 防爆、防潮、防尘场所电气设备不符合安全要求 ☐ 存在其他问题	

检查项目	检查内容	情况记录	发现问题处置情况
	电气防火管理情况	□ 电气设备安装、维修人员不具备电工资格 □ 私接电气线路,增加用电负荷未办理审核、审批手续 □ 在营业期间违章进行设备检修和电气焊作业 □ 违章使用具有火灾危险性的电热器具 □ 存在其他问题	
可燃物、火源管理情况	可燃物、火源管理情况	□ 违章使用甲类、乙类可燃液体,气体做燃料的明火取暖炉具 □ 违章使用甲类、乙类清洗剂 □ 携带易燃易爆危险物品进入医院 □ 存在违章吸烟现象,公共区域违章进行明火维修和油漆粉刷作业 □ 配电设备等电气设备周围堆放可燃物 □ 装修施工现场动用电气设备等明火不符合有关安全要求 □ 未及时清除遗留火种、可燃杂物,关闭非生产工作用电源 □ 存在其他问题	
防火分隔、安全疏散管理措施落实情况	防火分隔、安全疏散设施状况	□ 防火门损坏或缺少,常闭式防火门无关闭装置、关闭不严、未开向疏散方向 □ 防火门缺少防火标志 □ 防火卷帘损坏或缺少,未采取防火保护措施,升、降、停功能不完备,无机械手动装置 □ 防火卷帘下方 0.5 m 范围内堆放物品 □ 疏散指示标志损坏或缺少,指示方向错误,无保护罩,布线未采取保护措施,无备用电源 □ 火灾应急照明损坏或缺少,指示方向错误,无保护罩,布线未采取保护措施,无备用电源 □ 火灾应急广播扬声器损坏、缺少、声压不够 □ 杂物、装饰物等影响安全疏散 □ 食堂内食品加工区分隔及加热设施不符合要求 □ 防火、防爆、防雷措施不落实 □ 存在其他问题	
	安全疏散设施管理情况	□ 疏散指示标志等安全疏散设施被遮挡 □ 安全疏散图示缺少,常闭防火门无保持关闭状态的提示 □ 疏散通道被占用、封堵 □ 安全出口上锁	

检查项目	检查内容	情 况 记 录	发现问题处置情况
		☐ 在安全出口、疏散通道上安装栅栏等影响疏散的障碍物 ☐ 公共区域的外窗上安装金属护栏 ☐ 物品摆放妨碍人员安全疏散 ☐ 在疏散走道、楼梯间悬挂、摆放可燃物品 ☐ 消防车道堵塞 ☐ 存在其他问题	
消防水源、消防设施和器材管理情况	消防水源	☐ 无水或水量不足 ☐ 无水位指示装置 ☐ 合用水池未采取保持消防用水量的措施 ☐ 冬季未采用防冻措施 ☐ 管道阀门关闭不当 ☐ 存在其他问题	
	消火栓系统	☐ 系统处于非正常工作状态 ☐ 消防水泵故障 ☐ 消火栓被遮挡、挤占、埋压 ☐ 消火栓箱内水枪、水带等不齐全 ☐ 消火栓无明显标志 ☐ 消火栓箱上锁 ☐ 水带与消火栓接口连接不严密、漏水 ☐ 消火栓压力显示不正常 ☐ 存在其他问题	
	自动喷水灭火系统	☐ 系统处于非正常工作状态 ☐ 喷淋水泵故障 ☐ 洒水喷头被遮挡、改动位置或拆除 ☐ 报警阀、末端试水装置没有明显标志 ☐ 末端试水装置压力显示不正常 ☐ 自动控制功能异常 ☐ 消防电源不能保证 ☐ 系统被违章关闭 ☐ 存在其他问题	
	火灾自动报警系统	☐ 系统处于非正常工作状态 ☐ 控制器或联动控制装置故障 ☐ 探测器被遮、改动位置或拆除 ☐ 手动报警按钮损坏、遮挡、无标志 ☐ 火灾警报装置损坏、遮挡 ☐ 系统误报警 ☐ 控制中心联动控制设备功能异常 ☐ 消防电源不能保证 ☐ 系统被违章关闭 ☐ 存在其他问题	

检查项目	检查内容	情 况 记 录	发现问题处置情况
	机械防烟排烟系统	☐ 系统处于非正常工作状态 ☐ 送风机、排烟风机故障 ☐ 送风口、排烟口被遮挡、改动位置或损坏 ☐ 自动控制功能异常 ☐ 消防电源不能保证 ☐ 系统被违章关闭 ☐ 存在其他问题	
	灭火器	☐ 灭火器选型不当 ☐ 灭火器被挪作他用、埋压 ☐ 灭火器箱上锁 ☐ 未按指定位置摆放 ☐ 灭火器失效 ☐ 存在其他问题	
消防值班情况	消防控制中心值班情况	☐ 自动消防系统操作人员无岗位资格证书 ☐ 值班人员脱岗 ☐ 值班人员违反消防值班制度 ☐ 交接班不完善 ☐ 未填写值班记录 ☐ 存在其他问题	
	其他重点部位值班情况	☐ 值班人员脱岗 ☐ 值班人员违反消防值班制度 ☐ 未填写值班记录 ☐ 存在其他问题	
防火巡查和火灾隐患整改情况	防火巡查	☐ 巡查频次不够 ☐ 巡查部位、内容不全 ☐ 未填写巡查记录 ☐ 发现问题未及时报告 ☐ 发现问题未采取相应防范措施 ☐ 存在其他问题	
	火灾隐患整改	☐ 火灾隐患内容不清、责任不明、超过时限 ☐ 应立即整改的火灾隐患没有立即整改 ☐ 限期改正的火灾隐患,未按时间向公安消防部门报送整改情况复函 ☐ 对危险部位未落实停业整改要求 ☐ 未及时报告隐患整改进展情况 ☐ 未落实整改期间的防范措施 ☐ 存在其他问题	
消防安全培训教育情况	重点部位人员	☐ 已进行岗前消防安全培训,熟练掌握消防知识 ☐ 未进行岗前消防安全培训 ☐ 无培训记录	

续　表

检查项目	检查内容	情 况 记 录	发现问题处置情况
	其他人员	☐ 已进行(或参加)消防安全培训,熟练掌握消防知识 ☐ 未进行(或参加)消防安全培训 ☐ 无培训记录	
	消防宣传教育活动	☐ 按计划开展 ☐ 未按计划开展 ☐ 未记录消防宣传、教育活动情况	
其他			

检查人员签字：　　　　　　负责人签字：

五、消防安全标志

安全标志是由安全色、几何图形和形象的图形符号构成,用以表达特定的安全信息。使用安全标志的目的是提醒人们注意不安全因素,防止事故发生,起到保障安全的作用。消防标志包括消防安全布局标志、消防设施标志、危险场所标志、消防安全疏散标志和消防宣传标志。消防安全标志应布局在医院主要出人口醒目位置、消防车车道等处。总平面布局标志应标明医院消防水源(天然水源、医院室外消火栓及可利用的市政消火栓)、水泵结合器、消防车通道、消防安全重点部位、安全出口和疏散路线,以及主要消防设施位置等内容。医院专用消防车道附近应设置消防车道标志,标明"消防车道、严禁占用"等警示字样。

医院消防设施、灭火器材所在位置应设置认知标志、操作使用标志、设施使用标志、设施警示标志、建筑自动消防设施检测合格标志。灭火器设置点、灭火器材箱、火灾警报装置、室内(外)消火栓、防火卷帘、防火门、机械防排烟设施风口、逃生设施等消防设施器材的上方、侧方或者设施上应该设置认知标志,并标明消防设施名称。消防设施器材所在位置应同时设置操作使用标志,标明使用方法、维护责任人及检查维护时间等内容,画线标明消火栓、防火卷帘等消防设施的操作空间,室外消火栓顶部应该刷涂反光漆。防火卷帘按钮、防排烟启动按钮和消防水泵远程启动按钮附近应设置认知标志,配电室、发电机间和消防水泵房门上应设置"消防重点部位"等警示标志,墙上应该设置消防安全职责制度、操作规程标志,消防水泵上还应该标明类别、编号、维护保养责任人、维护保养时间。

消防安全疏散标志应该分别设置在安全出口、疏散通道的上方、转角处及疏散通道 1 m 以下的墙面上;在两个疏散出口、安全出口之间,应该按不大于 20 m 的间距设置带双向箭头的诱导标志;疏散通道拐弯处,丁字形、十字形路口处应该增设疏散指示标志;疏散走道两侧墙面上的安全出口,其疏散指示标志应该设于走道吊顶下方指向安全出口;疏散指示标志灯可采用蓄电池作备用电源,其连续供电时间应不少于 60 分钟,工作电源断电后应该能够自动转换到备用电源。

医院的安全出口、疏散楼梯、疏散通道应该设置疏散警示标志,标明"禁止锁闭""禁止堵塞"等警示性内容,常闭式防火门上应设置"防火门请随手关闭"标志,普通电梯应在电梯门或附近设置"火灾时严禁使用电梯逃生"标志。医院各楼层的明显位置应该设置安全疏散指示图,指示图上应标明疏散路线、安全出口、人员所在位置的相关文字说明。

医院还应该在供氧站、高压氧舱、用氧部位、配电房、实验室、手术室、可燃物资仓库等场所设置消防安全警示标志、消防安全管理规程标志、危险设施操作标志。

六、消防安全管理的要点

(1)医院法人代表是单位的消防安全第一责任人,对本单位的消防安全工作全面负责,并承担主要责任,必须让法人有深刻的认识。

(2)消防安全管理应包括人、财、物、信息、时间、事物等6个方面,是一个全面系统工程,而不仅仅是后勤部门的工作。

(3)消防安全管理的依据主要包括法律政策依据和规章制度,所有的施工、改建和任何活动不得违背该原则。

(4)消防安全管理的过程是要依靠科学原理,实现消防安全管理活动的最优化,即高质量、高效率地调整各种消防安全管理资源(或对象)或相互之间的关系,以达到最佳的消防安全管理目标。

(5)消防安全管理的目标是使系统在使用功能、运转时间、投入成本等规定的条件下,使火灾发生的危险性(火灾发生频率)和火灾造成的危害性(火灾人员死亡率、人员负伤率、经济损失率)降至最低程度。

七、消防安全应急疏散预案

单位灭火和应急疏散预案的制订十分重要,不仅关系到单位在紧急情况下是否能快速处置初期火灾事故,减少财产损失,更重要的是关系到人员的安全。尤其是公众人员集聚场所的医院,这是保障人员紧急疏散、最大限度地减少人员伤亡的关键措施。

(一)灭火、应急疏散应急预案的主要内容

列为消防安全重点单位的医院必须制订灭火和应急疏散预案,至少每半年进行一次演练,结合单位实际,不断完善灭火和应急疏散预案。预案内容应该包括:①组织机构,包括灭火行动组、通讯联络组、疏散引导组、防护救护组、后勤保卫组;②报警和接警处置程序;③应急疏散的组织程序和措施;④扑救初起火灾的程序和措施;⑤通讯联络、防护救护的程序和措施;⑥善后处置程序和措施。

(二)应急小组的组织机构和职责

灭火和应急疏散组织应当由消防安全管理人员、部门主管人员、消防控制室值班人员、保安人员和义务消防队员及其他在岗从业人员组成,其职责如下。

1. 指挥员　公安消防队到达之前指挥灭火和应急疏散工作,指挥员由医院在场的职务最高者担任。

2. 灭火行动组　发生火灾后,立即利用医院的消防器材、设施就地扑救初期火灾,配合

公安消防队采取灭火行动。

　　3. 通讯联络组　报告火警,与相关部门联络,传达指挥员命令。

　　4. 疏散引导组　维护火场秩序,引导人员疏散、逃生。

　　5. 防护救护组　准备必要的医药用品,协助抢救,护送受伤人员。

　　6. 后勤保卫组　负责抢险物资、器材(具)的供应和保障,维持火场秩序,阻止无关人员进入现场;灭火后保护火灾现场,并协助公安消防机构开展火灾调查。

(三)灭火、应急疏散应急预案的主要程序

　　1. 报警和接警处置程序　①发现火警信息,值班人员应核实、确定火警的真实性;②确认火灾发生后,应该立即向119报火警,说明着火地点、部位、燃烧物品及火灾情况等,并向医院领导和保卫部门负责人报告,发出火灾声响警报。

　　2. 应急疏散的组织程序和措施　①消防控制室值班人员开启火灾应急广播,说明起火部位、疏散路线。②疏散引导组人员应该组织人员向疏散走道、安全出口部位有序疏散;对不能自主行动或由于病情严重不能移动的病人由医务人员和救护组人员按既定方案疏散、转移,在转移过程中应该采取必要的防护、救护措施。③疏散过程中,应该开启自然排烟窗,启动防排烟设施,情况危急时可利用逃生器材疏散人员。

　　3. 扑救初期火灾程序和措施　①火场指挥员组织人员,利用灭火器材迅速扑救初期火灾;②视火势蔓延的范围,启动相关区域的灭火设施,协助消防人员做好扑救火灾工作。

　　4. 通信联络、安全防护救护程序和措施　①按预定通信联络方式,保证通信畅通;②组织人员协助抢救、护送受伤人员;③抢险物资、器材器具的供应及后勤保障;④阻止无关人员进入现场。

　　5. 善后处置程序和措施:①火灾扑灭后,组织寻找可能被困人员;②保护火灾现场,配合公安消防部门开展调查。

八、消防安全管理发展趋势

　　随着全社会消防安全意识的不断提高,消防安全管理规章制度的条目细则会越来越详尽,对相关负责人的追责制度执行会越来越严厉,对配套建筑、环境、设施的要求会越来越高。因此,在医院繁杂的环境中要做好消防安全工作,一定要充分利用现代化的监控设备,信息网络的贯通对及早发现问题和处置初始火情有极其重要的作用。

> **小贴士**
>
> 　　消防安全工作首先要抓制度,责任制度和检查制度是确保消防安全的第一步;其次,提高所有人员的"四个能力",其中实际操作能力培训是关键;借助完善先进的技防设施是保证,省小钱往往会引来更大损失。建立医院应急消防处置队伍也非常重要。

第三节　治 安 管 理

医院是人员密集场所,是治安管理重点单位,医患纠纷也是社会热点,任何治安事件均会造成一定社会影响。为全面贯彻落实党的十九大精神,牢固树立"以人为本,以病人为中心"的服务理念,以创建"平安医院"活动为载体,按照"预防为主、安全第一"的原则,进一步加强医院安全防范系统建设,预防和减少发生在医院内部的治安事件,及时消除医院安全隐患,有效维护正常诊疗秩序,创造良好的诊疗环境,促进卫生事业健康持续发展。

一、治安管理的职责和岗位制度

1. 健全组织领导机制　医院应当形成法人负总责,分管负责人具体抓,专职保卫机构组织实施,医疗投诉、新闻宣传等职能部门密切配合的良好工作格局。

2. 完善安全防范制度　医院应当结合实际情况,根据国务院于 2004 年 9 月 27 日发布,自 2004 年 12 月 1 日起施行的《企业事业单位内部治安保卫条例》【中华人民共和国国务院令 421 号】相关要求,规范企业、事业单位内部治安保卫工作,保护公民人身、财产安全和公共财产安全,维护单位的工作、生产、经营、教学和科研秩序,制定相应的内部治安管理制度,主要包括完善医院安全防范系统日常管理制度和医务人员安全防范制度,健全门卫值守、值班巡查和财务、药品、危险品存放等安全管理制度。包括(但不限于)以下制度:①门卫、值班、巡查制度;②工作、生产、经营、教学、科研等场所的安全管理制度;③现金、票据、印鉴等重要物品使用、保管、储存、运输的安全管理制度;④单位内部的交通安全管理制度;⑤治安防范教育培训制度;⑥单位内部发生治安案件、涉嫌刑事犯罪案件的报告制度;⑦治安保卫工作检查、考核及奖惩制度;⑧存放传染性菌种、毒种以及管控性物品的单位,还应当有相应的安全管理制度;⑨其他有关的治安保卫制度。

上述制度建立后,还必须加强以下配套机制的建立:①建立安全防范宣传教育的长效机制,推动医院内部对各项制度的认识和理解;②建立快速疏导机制,发现治安苗头,提前做好介入,防止事态扩大;③加强医院治安管理的调查研究,及时发现治安状况,不断完善各类制度;④提升治安管理队伍的人员素质,提高处置突发事件的能力。

3. 建立应急处置机制　完善重大医疗安全突发事件应急处置机制和预案,实现警医联动,做好信息上报;加强舆情引导,规范舆情发布,密切监测舆情;防止恶性突发事件升级,确保恶性突发事件的及时、有效处置。

4. 建立教育培训和定期检查制度　医院应当结合实际情况,建立全员安全生产教育培训制度,对重点岗位和新进员工加大培训力度,确保培训效果。建立定期安全生产检查制度,及时发现隐患,并切实整改。

二、人防系统建设

1. 保卫队伍建设　医院要按照《企业事业单位内部治安保卫条例》的规定设立专职保

卫机构(保卫处、科),根据医院工作量、人流量、地域面积、建筑布局以及所在地社会治安形势等实际情况,配备专职保卫人员和聘用足够的保安员,确保安全防范力量满足工作需要。保安员数量应当遵循"就高不就低"原则,按照不低于在岗医务人员总数的 3%,或 20 张病床 1 名保安,或日均门诊量 30% 的标准配备。专职保卫机构的设置和保卫人员、保安员的配备情况要报当地公安机关备案。

2. 保卫、保安人员培训　　医院要加强保卫人员和保安员的培训、管理,要向正规保安公司聘用保安员,每年至少开展 2 次专门培训和考核。培训内容应当包括必要的法律基础知识和一定的应急处置能力。根据岗位实际需要,掌握安全防范系统的操作和维护技能,切实提高保卫人员、保安员的业务素质和工作水平。

3. 守护巡查管理　　医院要建立门卫制度,严格各出入口的管理,加强对进出人员、车辆的检查,及时发现可疑情况。医院内发生安全事件后要立即报警,在保证自身安全的前提下对实施违法犯罪的人员进行堵截,防止其逃跑。医院供水、供电、供气、供热、供氧、"毒麻精放"药(物)品、易燃易爆物品存放库房等重点要害部位、夜间值班科室,应实施 24 小时值班守护制度,安排专人值守。医院要加强安全防范动态管理,组织保卫人员、保安员定时和随时巡查,第一时间掌握安全总体情况。其中,医院出入口、停车场、门(急)诊、住院部、候诊区和缴费区等人员活动密集场所应针对性地加强巡查,夜间巡查时应当至少 2 人同行,并做好巡查记录。巡查中发现可疑人员、可疑物品要进行先期处置,对违法犯罪行为要及时制止,并立即报警,做好现场保护措施,配合公安机关开展相关工作。

4. 安全宣传教育　　医院要开展全方位、多形式的宣传教育工作,在医院出入口、门(急)诊、住院部、候诊区和缴费区等人员活动密集场所,张贴有关维护医院秩序的法律法规和文件,悬挂加强医院安全防范工作宣传标语。针对医务人员不同岗位,开展有针对性的安全防范教育,提高医务人员安全防范意识和技能。

三、物防系统建设

1. 防护器材装备　　医院要为在岗保卫人员配备必要的通信设备和防护器械。通信设备包括固定电话、移动电话和对讲机等,对讲机为必配设备。医院规模较大、周边治安情况复杂的,可视情况医院重点部位配备安检设备,加大对携带管制刀具等危险物品进入医疗机构的查缴力度。

2. 安全防护设施　　医院的供水、供电、供气、供热、供氧中心,计算机数据中心,安全监控中心,财务室,档案室(含病案室),大中型医疗设备、血液、药品和易燃易爆物品存放点等区域,应当按照《防盗安全门通用技术条件》(GB 17565—2007)的要求,安装防护门等安全防护设施。

3. 安全保险装备　　医院要按《麻醉药品和精神药品管理条例》等有关规定,严格落实毒麻精放药(物)品、易燃易爆物品和财务安全管理制度,将毒麻精放药(物)品、易燃易爆物品存放在符合安全防范标准的专用库房。无法及时送交银行的现金要存放在符合行业标准的保险柜。专用库房和保险柜实行双人双锁管理。

四、技防系统建设

1. 完善4个系统建设 医院要充分发挥技防在构建动态安全防范系统中的技术支撑作用,根据《安全防范工程技术规范》(GB 50348—2004)、《入侵报警系统工程设计规范》(GB 50394—2007)、《视频安防监控系统工程设计规范》(GB 50395—2007)、《出入口控制系统工程设计规范》(GB 50396—2007)及《电子巡查系统技术要求》(GA/T 644—2006)等行业规范,建立完善入侵报警系统、视频监控系统、出入口控制系统和电子巡查系统,实现4个系统的互联互通。

2. 设置安防监控中心 医院要设置安防监控中心,对本单位技防系统的安全信息进行集中统一管理。安全监控中心要实行双人全天值班制,具备条件的,应当与当地公安机关联网。同时,应当设定视频监控图像监视查看权限,设置内部视频和医患隐私图像遮挡功能。应配备通信设备和后备电源,保证断电后入侵报警系统工作时间不少于8小时,视频监控系统工作时间不少于1小时。视频监控图像保存不少于30天,系统故障要在24小时内消除。

3. 设置视频安防监视系统 根据2009年5月8日发布,2009年9月1日起实施的《重点单位重要部位安全技术防范系统要求》(DB 31/329.11—2009)标准要求,医院的供水、供电、供气、供氧中心,计算机数据中心,安全监控中心,财务室,档案室(含病案室),大中型医疗设备、血液、药品及易燃易爆物品存放点,各出入口和主要通道均要安装视频监控装置。可视情况,在医务人员办公室等区域的出入口安装视频监控装置。门卫值班室和投诉调解室要安装视频监控装置,投诉调解室要安装声音复核装置,并加强管理。根据以上要求,医院须在以下区域设置不同功能的视频安防监视系统(表8-1)。

(1)门(急)诊部的公共走道、楼梯口、电梯口应安装视频监控装置,监视和录像应能看清现场人员活动情况;门(急)诊大厅出入口宜安装人脸、人流数据采集装置,能采集出入人员的脸部图片和统计人流数据;门(急)诊预检处、楼层分诊台或护士站、输液室应安装紧急报警装置,并与医院安防监控中心联网。

(2)住院部的公共走道、楼梯口、电梯口应安装视频监控装置,监视和录像应能看清现场人员活动情况;病区护士站应安装紧急报警装置,并与医院安防监控中心联网。

(3)人工挂号缴费处窗口应安装视频监控装置,监视和录像应能看清缴费人员的脸部特征和缴费过程,不应看到操作密码;出入口应安装入口控制装置,应能根据权限控制人员出入;内部应安装入侵报警装置;窗口应安装紧急报警装置,并与医院安防监控中心联网。

(4)自助挂号缴费设备处应安装视频监控装置,监视和录像应能看清缴费人员脸部特征和缴费过程,不应看到操作密码。

(5)化验采血处应安装视频监控装置,监视和录像应能看清采血处现场人员活动情况。

(6)手术室、重症监护室的出入口应安装视频监控装置,监视和录像应能看清出入人员脸部特征;手术室、重症监护室的出入口应安装出入口控制装置,应能根据权限控制人员出入;与外部连接的主要通道应安装视频监控装置,监视和录像应能看清出入人员活动情况。

（7）产房、新生儿室、儿童病房、精神疾病及传染性疾病病房的出入口应安装视频监控装置，监视和录像应能看清出入人员脸部特征；出入口应安装双向出入口控制装置，应能对进出人员进行权限控制；与外部连接的主要通道应安装视频监控装置，监视和录像应能看清出入人员活动情况。

（8）药房、药库、静脉药物配置中心的内部应安装入侵报警装置；出入口和取药窗口应安装视频监控装置，监视和录像应能看清出入人员脸部特征；出入口应安装出入口控制装置，应能根据权限控制人员出入；与外部连接的主要通道应安装视频监控装置，监视和录像应能看清出入人员活动情况；周边应安装实时电子巡检装置。

（9）消毒供应室的出入口应安装视频监控装置，监视和录像应能看清出入人员脸部特征；出入口宜安装出入口控制装置，应能根据权限控制人员出入；出入口与外部连接的主要通道应安装视频监控装置，监视和录像应能看清出入人员活动情况。

（10）大型医用设备检查区域出入口应安装视频监控装置，监视和录像应能看清出入人员脸部特征；出入口应安装出入口控制装置，应能根据权限控制人员出入；与外部连接的主要通道应安装视频监控装置，监视和录像应能看清人员活动情况；周边应安装实时电子巡检装置。

（11）检验科（室）、实验室、动物房的出入口应安装视频监控装置，监视和录像应能看清出入人员脸部特征；出入口应安装出入口控制装置，应能根据权限控制人员出入。

（12）致病微生物、血液、人体标本集中存储场所的内部应安装入侵报警装置；出入口应安装视频监控装置，监视和录像应能看清出入人员脸部特征；出入口应安装出入口控制装置，应能根据权限控制人员出入；与外部连接的主要通道应安装视频监控装置，监视和录像应能看清出入人员活动情况；周边应安装实时电子巡检装置。

（13）麻醉药品、精神药品、医疗用毒性药品、放射性药（物）品、危险化学品等集中存储场所的内部应安装入侵报警装置；出入口应安装视频监控装置，监视和录像应能看清出入人员脸部特征；出入口应安装出入口控制装置，应能根据权限控制人员出入；与外部连接的主要通道应安装视频监控装置，监视和录像应能看清人员活动情况；周边应安装实时电子巡检装置。

（14）医患纠纷接待室（处）应安装视频监控装置和声音采集装置，监视和录像应能看清医患纠纷调解过程，视音频应同步记录，并设置提示标志；应安装紧急报警装置，并与医院安防监控中心联网；应安装人像数据采集装置，宜安装人员身份采集装置。

（15）涉及现金业务的财务室、银库内部应安装入侵报警装置、视频监控装置和与安防监控中心的对讲装置，内部视频监控的监视和录像应能看清人员活动情况；出入口应安装视频监控装置，监视和录像应能看清出入人员脸部特征；出入口应安装出入口控制装置，应能根据权限控制人员出入；与外部连接的主要通道应安装视频监控装置，监视和录像应能看清出入人员活动情况；周边应安装实时电子巡检装置。

（16）档案室（含病案室）的内部应安装入侵报警装置、视频监控装置，内部视频监控的监视和录像应能看清人员活动情况；出入口应安装视频监控装置，监视和录像应能看清出入人员脸部特征；出入口应安装出入口控制装置，应能根据权限控制人员出入；与外部连接的主要通道应安装视频监控装置，监视和录像应能看清人员活动情况；周边应安装实时电子巡检装置。

（17）医院行政办公楼区域的出入口应安装视频监控装置，监视和录像应能看清出入口人员活动情况；出入口应安装出入口控制装置。

（18）消防安防监控中心、计算机网络管理中心、楼宇智能化管理中心、数据存储交换设备机房的内部应安装入侵报警装置、视频监控装置，内部视频监控的监视和录像应能看清人员活动情况；出入口应安装视频监控装置，监视和录像应能看清出入人员脸部特征；出入口应安装出入口控制装置，应能根据权限控制人员出入；与外部连接的主要通道应安装视频监控装置，监视和录像应能看清人员活动情况；周边应安装实时电子巡检装置。

（19）供水、供电、供气（含氧气等医用气体）、供热（冷）、物流传输系统等重要设备机房的内部应安装入侵报警装置、视频监控装置，内部视频监控的监视和录像应能看清人员活动情况；出入口应安装视频监控装置，监视和录像应能看清出入人员脸部特征；出入口应安装出入口控制装置，应能根据权限控制人员出入；与外部连接的主要通道应安装视频监控装置，监视和录像应能看清人员活动情况；周边应安装实时电子巡检装置。

（20）电梯厅、电梯轿厢、自动扶梯区域应安装视频监控装置，电梯厅、自动扶梯区域监视和录像应能看清人员活动情况；轿厢内监视和录像应能看清人员脸部特征。

（21）膳食加工配置区域的内部宜安装视频监控装置，监视和录像应能看清人员活动情况；出入口应安装视频监控装置，监视和录像应能看清出入人员脸部特征；出入口宜安装出入口控制装置，应能根据权限控制人员出入。

（22）太平间门外区域应安装视频监控装置，监视和录像应能看清门外区域情况。

（23）医疗废弃物集中存放场所的出入口应安装视频监控装置，监视和录像应能看废弃物存放过程和人员活动情况。宜安装出入口控制装置，应能根据权限控制人员出入。

（24）运钞车停放、现金交接区域及押运路线应安装视频监控装置，监视和录像应能看清运钞交接全过程的人员活动情况和人员的体貌特征。

（25）医院周界围墙各出入口应安装视频监控装置，监视和录像应能看清出入口人员活动情况和人员体貌特征；出入口宜安装机动车号牌自动识别装置；医院门卫室应安装紧急报警装置和与安防监控中心的对讲装置，紧急报警装置应与所辖公安机关联网；医院周界围墙、栅栏等应安装实时电子巡检装置，可安装视频监控装置。

（26）医院室外主要道路、人员密集区域等公共区域应安装视频监控装置，监视和录像应能看清人员活动情况。

（27）机动车停车场（库）出入口和内部应安装视频监控装置，监视和录像应能看清车辆通行情况；出入口能清晰辨别车牌号、驾驶员脸部图像，应安装停车场（库）安全管理系统；停车场（库）内应安装实时电子巡检装置。

（28）非机动车集中存放处宜安装视频监控装置，监视和录像应能看清现场人员活动情况。

（29）其他自行确定的重点防护部位和区域，根据相应的风险程度应配置一种和（或）多种安防监控装置。

表 8-1　医院重要部位安全技术防范设施基本配置要求

序号	安防子系统	前端设备	安装区域或覆盖范围	备注
1			医院周界	
2			医院出入口	
3			运钞车停放处	
4			运钞车交接款通道	
5			机动车停车场(库)出入口	
6			医院内主干道	
7			机动车停车场(库)内	
8			门(急)诊部、住院楼出入口	
9			门(急)诊部、住院楼各楼层出入口	
10			门(急)诊部、住院楼各楼层电梯厅、自动扶梯口	
11			电梯轿厢内	
12			门(急)诊候诊区域	
13			门(急)诊预检处	
14			门(急)诊大厅内	
15	视频安防监控系统	彩色摄像机	急诊护士台、住院病区护士台	上海技防标准
16			收费窗口处	
17			药房窗口处	
18			门(急)诊补液室内	
19			采(抽)血验血处	
20			手术室外等候区域	
21			重症监护室外等候区域	
22			新生儿病室内	
23			太平间出入口	
24			住院病区膳食加工配制区域	
25			药库、国家管制的麻醉类和精神类药品集中存储场所	
26			病史室、病理室内	
27			重要实验室(含高致病性病原微生物实验、存储场所)出入口	
28			计算机网络管理中心	
29			易燃易爆品集中存储场所	

序号	安防子系统	前端设备	安装区域或覆盖范围	备注
30			医院配电站出入口	
31			医院配电站内	
32			安防监控中心控制室	
33			门(急)诊部、门(急)诊预检处、楼层分诊台或护士站、输液室	
34			住院部、病区护士站	申康最新标准
35			人工挂号(缴费)处	
36			自助挂号(缴费)设备	
37			化验采(抽)血处	
38			手术室、重症监护病房	
39			产房、新生儿室、儿童病房、精神疾病及传染性疾病病房	
40			药房、药库、静脉药物配置中心	
41			消毒供应室	
42			大型医用设备检查区域	
43			检验科(室)、实验室、动物房	
44			致病微生物、血液、人体标本集中存储场所	
45			麻醉药品、精神药品、医疗用毒性药品、放射性药(物)品、危险化学品等集中存储场所	
46			医患纠纷接待室(处)	
47			涉及现金业务的财务室、银库	
48			档案室(含病案室)	
49			医院行政办公区域	
50			消防安防监控中心、计算机网络管理中心、楼宇智能化管理中心、数据存储交换设备机房	
51			供水、供电、供气(含氧气等医用气体)、供热(冷)、物流传输系统等重要设备机房	
52			电梯厅、轿厢电梯、自动扶梯区域	
53			膳食加工配置区域	
54			太平间	
55			医疗废弃物集中存放场所	

续　表

序号	安防子系统	前端设备	安装区域或覆盖范围	备注
56			运钞车、现金交换区域及押运路线	
57			医院周界	
58			医院室外主要道路和人员密集区域	
59			机动车停车场(库)	
60			非机动车集中存放处	
61			其他自行确定的重点防护部位和区域	
62		彩色摄像机、声音复核装置	医患纠纷接待室	
63		处理/控制、记录与显示设备	值班室	
64			安防监控中心控制室	
65		入侵探测器	药库、国家管制的麻醉类和精神类药品集中存储场所	
66			档案室	
67			防盗保险箱(柜)存放场所	
68			重要实验室(含高致病性病原微生物实验、存储场所)	
69			易燃易爆品集中存放场所	
70	入侵报警系统	紧急报警装置	门卫室	上海技防标准
71			院长办公室	
72			门(急)诊预检处	
73			急诊护士台、住院病区护士台	
74			医患纠纷接待室	
75			收费窗口	
76			重要实验室(含高致病微生物实验、存储场所)	
77			病史室、档案室、计算机网络管理中心	
78			安防监控中心控制室	
79		处理/控制/管理设备	独立设防区域	
80			安防监控中心控制室	
81		终端图形显示装置/记录设备	安防监控中心控制室	

序号	安防子系统	前端设备	安装区域或覆盖范围	备注
82	出入口控制系统	识读/执行设备	收费窗口	
83			重要实验室(含高致病性病原微生物实验、存储场所)	
84			计算机网络管理中心	
85			重要设备机房(含锅炉房)出入口	
86			档案室	
87			药库、国家管制的麻醉类和精神类药品集中存储场所	
88			易燃易爆品集中存储场所	
89			安防监控中心控制室	
90		联网显示/编程/管理/控制设备	安防监控中心控制室	
91	机动车停车场(库)管理系统		机动车停车场(库)出入口	
92	通信显示系统		医患纠纷接待室、医院领导办公室、总值班电话	
93	电子巡查系统		重要设备机房(含锅炉房)区域	
94			住院楼各楼层	
95			药库、国家管制的麻醉类和精神类药品集中存储场所	
96			机动车、非机动车停车场(库)周边	
97	实体防护装置	防盗防火安全门/防盗栅栏	收费窗口处出入口	
98			病史室、病理室	
99			档案室	
100			计算机网络管理中心	
101			药库、国家管制的麻醉类和精神类药品集中存储场所	
102			防盗保险箱(柜)存放场所	
103			重要实验室(含高致病性病原微生物实验、存储场所)	
104			易燃易爆品集中存储场所	
105			安防监控中心控制室	

五、医警联网平台建设

医警联网平台由医院安全防范联网应用系统、运维监测及联网安全服务系统、远程传输系统、派出所医警联动决策应用系统等组成。其中,医院安全防范联网应用系统应包括视频安防监控紧急报警联动系统、调解室人员数据采集系统、保安实时巡检系统、本地医警联网服务及应用系统等;运维监测及联网安全服务系统应包括视频安防监控防泄密系统、技防设备监督管理系统、医警视频安全控制子系统等(图 8-1)。

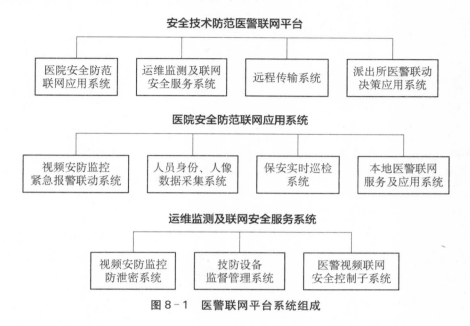

图 8-1　医警联网平台系统组成

医警联网平台是综合应用安全技术防范系统、通信、网络、系统集成等技术,在医院、派出所构建的具有信息采集、传输、控制、显示、处理等功能的综合联网应用平台,能够实现不同设备及系统间互联、互通、互控。

1. 医警联网平台建设基本要求

医警联网平台中所使用的设备应稳定、可靠,除符合相关国家标准、行业标准、地方标准和相关技防管理文件规定外,还应满足以下技术要求。

(1) 医院安全防范系统应实现对所有视频安防监控、入侵报警及紧急报警等系统的本地联网,设置统一的集中控制中心,并在集中控制中心实现医院本地医警联动应用系统的所有功能及应用。

(2) 视频安防监控系统图像应符合 SVAC、ITU-T H.264、H.265 或 MPEG-4 视频编码标准,并支持 ITU-T G.711/G.723.1/G.729 音频编解码标准,接口协议应支持 GB/T 28181、ONVIF 等标准。

(3) 视频安防监控系统应符合 2015 年 5 月 15 日国家质量监督检验检疫总局发布,于 2015 年 12 月 1 日最新实施的《医院安全技术防范技术要求》(GB/T 31458—2015)的规范要求,应能响应公安技防监管平台主动调阅前端实时图片(像)的要求,在设置的时间内接收指令、截取并上传指定通道的图片(像)。

(4) 视频安防监控紧急报警联动系统

1) 视频安防监控系统所使用的数字录像设备应具备视频报警联动功能,实现视频安防监控与紧急报警系统的联动。

2) 所有门(急)诊预检处、急诊护士台、住院病区护士台、医患纠纷接待室、收费窗口等应安装紧急报警装置,发生警情时,应能手动触发并联动所对应的摄像机图像,每路紧急报警装置联动图像数量不大于 4 路。

3) 视频安防监控与紧急报警的联动信息应能即时推送至本地医警联网服务及应用系统。

（5）人员身份、人像数据采集系统

1) 人员身份、人像数据采集装置应具有身份证识读及实时人像摄取功能,应与彩色摄像机、声音复核装置、紧急报警装置,组成人员身份、人像数据采集系统。

2) 每个调解室应安装人员身份、人像数据采集系统,保卫科宜安装人员身份、人像数据采集系统。

3) 人员身份、人像数据采集装置应能获取相关人员信息,包括身份证信息、人像(图片)信息,并对采集信息进行分析、认证,实现事件触发联动控制。

4) 应能将所采集的数据信息通过专用网络与"警综平台"联网及入库,便于公安机关建库与分析。

（6）保安实时巡检系统

1) 应在医院门(急)诊大厅、排队等候区域、人员聚集区域,以及医院各楼层及通道、重要设备机房周边、药房(库)及国家管制的麻醉类和精神类药品集中存储场所周边、机动车及非机动车停车场(库)周边等,安装保安实时巡检系统,以无线传输方式实现识读装置的实时巡检功能。

2) 应能自动对巡检人员的身份、时间、地点等巡更信息,以及区域状态、设备状态等检查信息进行接收、存储、处理和显示,并通过内置模块及专用网络,与"上海保安服务监管信息系统社会信息采集管理终端"联网对接。

3) 应与技防监督管理系统联网对接联动,并将实时巡检所采集的现场应急联动图片推送至本地医警联网服务及应用系统。

（7）医警联网服务及应用系统

1) 医警联网服务系统应能实现所有的信令控制、流媒体及网关服务、数据库服务及功能应用等服务,并满足以下要求。

a. 应配置中心信令控制服务器,对系统内所有支持 SIP 协议的摄像机、数字录像设备、编解码器、用户终端、流媒体服务设备和网关服务设备,提供设备注册、转发服务、路由规划、路由选择以及逻辑控制等服务;应支持数据库服务功能,用于管理和存储医警联网应用系统内所有设备、用户、权限、日志、报警信息等数据。

b. 应配置嵌入式支持 SIP 协议,且具有实时操作系统的流媒体服务及网关服务设备,以长链接方式接入并管理所有视频安防监控图像,实现视频流的集中管理、路由控制、指令转发、接口协议转换、负载均衡管理等功能,提供医警联网应用服务。派出所的音视频流应从流媒体服务设备直接获取。

c. 应配置医院门(急)诊大厅、排队等候区域,人员聚集区域等部位人员密度、徘徊、流量动态分析预警提示设备,实现脸部特征获取、复现自动建库、即时比对提示、人员干涉标注等一种或多种实时智能分析功能及应用,并通过专用网络与"警综平台"联网及入库,便于公安机关建库与分析。

d. 系统用户终端均应经过医警联网系统注册、授权，并支持 SIP 协议；系统与属地派出所联网接口协议应符合 GB/T 28181 的要求。

2）医警联网应用系统应能实现所有的操作、控制及图像的显示、切换、报警联动等应用，并满足以下要求。

a. 应至少配置一台操控显示终端、一台监控显示终端，操控显示终端用于集中配置、控制操作、信息查询、录像回放、GIS 电子地图显示等应用，监控显示终端用于实时图像预览、切换显示、报警联动显示等应用。

b. GIS 电子地图应具有多级多层显示功能，如能显示医院各建筑及楼层，显示所有摄像机、紧急报警按钮的位置。GIS 电子地图的显示分级应不少于 3 级；应能通过对 GIS 地图进行单选、框选摄像机（不大于 16 路），在监控显示终端上显示被选摄像机的实时图像；当紧急报警系统发出报警信号，应能即刻在 GIS 电子地图进行报警提示，并能在监控显示终端自动弹出预设的实时图像（每个紧急报警触发所对应联动弹出图像的路数不大于 4 路）；当接收到多个报警信号时，除应能即刻在 GIS 电子地图上进行报警提示外，操控显示终端还应能自动对报警联动图像进行排列和标注，并能通过手动切换选择需优先查看的联动图像。

2. 运维监测及联网安全服务系统

（1）应安装视频安防监控数据导出防泄密系统，配置对视频安防监控系统获取视频安防监控数据（文件）进行防泄密保护的网间连接及协议控制的防泄密网关，并采用集中用户终端进行视频安防监控系统数字录像、设备录像、文件和截图文件的导出操作。

（2）应安装技防设备监督管理系统，并实现以下功能。

1）自动监测本地技防设施及系统的运行状态，并根据监测情况对数据进行分类；查询本地技防项目基本信息、设备运行信息、图像图片比对、设备故障信息、维护保养信息。

2）处理、分发本地视频安防监控系统和实时巡检系统截取并上传的图像或图片，并将实时巡检所采集的现场应急联动图片推送至本地医警联网服务及应用系统。

3）接收、处理技防监管平台主动调阅实时图片（像）的要求，提供不低于 16 路视频流的实时处理及流媒体服务。

4）应通过远程传输系统直接与"安全技术防范监督管理平台"联网。

（3）应安装医警视频联网安全控制子系统，并实现以下功能。

1）应能直接与派出所"视频资源安全网关"联网，实现外部系统接入公安视频专网提供网络分布式视频应用服务的管理、控制和协调。

2）应具有防火墙功能，应通过国家权威机构的测评认证，取得相关资质证书，并获得公安部计算机信息系统安全专用产品销售许可证，支持 TCP/IP 控制协议传输功能、国标联网协议透传功能、UDP 视频流传输功能、状态监测包过滤与内容过滤等访问控制功能、医院网络至公安视频 IP 专网的 IP 地址转换功能。

3. 远程传输系统

（1）医院本地医警联动应用系统与所属派出所医警联动决策应用系统的远程联网应使用有线方式传输，传输带宽应不低于 30 Mb。

（2）医院本地除满足医警联动应用系统接入的网络带宽外，并应设有不低于 10 Mb 的互联网网络端口，且与"安全技术防范监督管理平台"链接，并绑定 IP 地址。

（3）传输网络应能自动检测线路在线、断线、故障等状态，并具有自动监测报警和故障提示等功能。当监测到传输网络报警和故障时,应即将信息向医院及属地派出所报告。

(4) 采用敷设专用光纤方式联网的,当出现断网故障时,医院和派出所应能立即发出声光报警提示。

4. 派出所医警联动决策系统

(1) 应能实现医院本地医警联网应用系统的所有功能及应用。

(2) 应具有心跳机制,以固定时间间隔(固定时间可在 300 秒以内调整设置)与医院本地医警联动系统进行在线测试,并具有断线提示及自动恢复功能。

(3) 应具有图像研判、视频巡逻等视频警务应用功能。

(4) 图像研判功能应具有多样化录像及回放模式,并能实现快速比对功能。

(5) 视频巡逻功能应具有对所有医院前端视频按时间、部位任意配置进行分组轮巡切换,每组应不超过 16 路,切换时间间隔 15～30 秒可调。自动轮巡时,应能即时进行手动干预。

(6) 应具有主动发现线索、快速处置警情、基础信息登记、监控治安状况、应急录像存储、实时运维保障 6 个互联互通的医警综合决策系统工作模块,并能结合实际需要按"一院一方案、一院一机制"进行集成。可在操作界面上进行统一管理,能同步显示、回放、存储事发地及周边区域的视频图像,也可根据事先设定的应急预案"一事一方案"提供处置流程图。

(7) 应至少配置 2 台监控显示终端、1 台操控显示器和 1 台决策显示器。其中,1 台监控显示终端用于报警联动及摘要录像,1 台监控显示终端用于视频巡逻,1 台操控显示器用于图像研判显示,1 台决策显示器用于医警综合决策系统显示。显示终端的分辨率应不低于 C 级,图像有效显示尺寸应不小于 106 cm(42 英寸);显示器分辨率应不低于 1 920×1 080,显示尺寸应不小于 56 cm(22 英寸);各显示终端、显示器的功能应能任意切换。

(8) 应能对所辖医院的所有视频进行统一调用,当多家医院同时出现报警联动情况时,应能自动弹出对应医院的报警联动图像。联动图像要求同运维监测及联网安全服务系统。

(9) 应能矢量显示医院所在派出所区域的地理位置。

(10) 应配置存储服务设备,存储容量应不小于 8 Tb。

(11) 应具有与医院集中控制中心实时语音对讲功能。

(12) 派出所应能将医院的相关案事件情况及人员身份信息、人像信息通过"警综平台"录入建库。

5. 安装一键式报警装置　医院门卫室、各科室、重点要害部位要安装一键式报警装置,并与医院安全监控中心联网,确保发生突发案事件时能及时通知保卫、保安人员迅速处置。

六、视频监控智能分析

考虑到医院环境的特殊性,根据不同的安装区域,需要对前端摄像机结合安装区域的不同进行人脸抓拍实时比对、人数统计、人员聚集、徘徊检测等智能分析(表 8 - 2)。同时,对于科室、医患调解室等区域的摄像机需要实现纠纷预警功能。主要目的是以先进的技术手段实现纠纷预警,以视频图像为实质验证,在纠纷初步显现时即可提醒值班人员进行干预处置。

表 8－2 视频监控智能分析

序号	视频监控功能	设置区域	功 能 设 置
1	药贩、号贩子、惯偷智能识别	门(急)诊楼主要出入口、主要通道区域、挂号付费区域等	对医院经常出现的医托、药托、号贩子先行抓取图片存入黑名单。当受控对象再次进入识别比对区域时,通过相似度比对,系统在中心自动报警。中心可以通知保安进行现场提前干预,变被动观察为主动预警
2	人数实时统计功能	门(急)诊楼、内科大楼、外科大楼主要出入口	人流统计技术采用先进的智能视频分析算法,通过视频画面分析检测活体的形状,并在设定区域内(如出入口、主要通道等)分析进和出的不同个体数量,实现相关客流数据的统计和记录。利用主要出入口或公共区域架设摄像机,实时采集到客流信息并上传至智能视频服务器,服务器可设置多种规则对视频画面进行分析
3	人员聚集分析功能	门(急)诊大厅、挂号等区域	人群聚集主要针对门(急)诊楼入口大厅、外科楼入口大厅等区域。中心管理软件结合所有出入口摄像机统计的进出人数判定大厅内预计总人数,当总人数超过设定阈值时,系统在中心预警并弹出大厅相应视频。中心值班保安人员可以根据视频画面判断是否大厅人流过于密集并启动相关处置预案。用户按需设置最小的聚集报警面积以及报警时间等参数。
4	突发状况智能侦测	诊室、纠纷调解室等。需结合拾音器、手动、脚挑报警装置	当医患纠纷时医生可以通过手动、脚挑向中心报警。如果因现场环境无法人工报警,系统可以通过拾音器判断现场音频强度,如有突发尖叫、声音超过设定阈值时系统会自动在中心报警并联动弹出视频。中心值班保安人员可以根据画面和现场声音判断是否出现纠纷,了解和控制后续事件的发展。将被动的后续查询变为先期预判,既保护医院工作人员,也为后续纠纷处理提供音视频证据
5	医院重点区域物品拿取	财务室、贵重及特殊药品存放区、危险化学品保管区域	可设定触发时间和触发区域。当有人在非设定时间内取走设置区域内受控物品时,系统会自动报警并在中心联动弹出相关视频。中心值班保安人员可以根据弹出画面进行判断,变被动监看为主动监控。结合报警系统可以做到对区域的"面"和物品的"点"进行点面结合的双重防护
6	徘徊检测功能	医院行政管理区域、自行车车库等区域	徘徊检测功能是指当设定的检测区域内出现人员停留超过指定时长时发出报警提示。通过人工方法划定一个检测区域,对该片区域内人员徘徊进行检测。实时跟踪画面里的人员,当出现目标人员在检测区域内滞留超过指定时长即判定发生了徘徊事件,此时发出报警。中心值班保安人员可以得到提前预警,变被动监控为主动监控
7	非法停车功能	院区主干道	非法停车检测是指当车辆静止在指定的检测区域里超过指定时长时发出报警提示

七、医患纠纷调解与处理机制建设

1. 做好投诉管理工作　医院要认真落实《医院投诉管理办法(试行)》,设立医患关系办公室或指定部门统一承担医院投诉管理工作。通过开设接待窗口、席位等形式,建立畅通、便捷的投诉渠道,认真落实"首诉负责制",在第一时间受理病人投诉,疏导理顺病人情绪,从源头上妥善化解医患矛盾。

2. 定期梳理医患纠纷　医院要明确牵头部门定期对医患纠纷进行摸排,拉出清单,及时研判,特别要认真梳理未解决的医疗纠纷,做到逐件回顾、逐件分析、逐件解决、逐件总结。对摸排梳理中发现的有可能引发涉医案事件的相关人员要主动接触,充分发挥医疗纠纷人民调解的作用,及时化解纠纷或矛盾。

3. 建立涉医案事件防范联动机制　医院的院长办公室、医务、保卫等部门应建立涉医案事件联动机制,对尚未化解的医患纠纷要及时会商研判,对可能发生个人极端行为、风险程度高的科室要布置保卫力量重点值守、巡控,严防发生命案事件。医院在工作中发现的有可能造成现实危害的情况和可疑人员,应及时报告属地卫生行政部门和公安机关。公安机关要与医院建立联系机制,及时会同医院有关部门梳理排查可能影响医院安全的事件苗头,指导医院落实预警防范措施。对发生的各类事件,应迅速出警,依法予以查处。

八、建立治安应急队伍

根据《企业事业单位内部治安保卫条例》和《保安服务管理条例》的要求,医院内部应设立有资质的保安队伍,并在该保安队伍的基础上强化设置特保队伍建设。目的就是为了强化医院内部治安的管控,及时处置医患纠纷过程中的医闹、伤医、号贩、诈骗、乱发小广告等扰乱医疗秩序的行为;同时担负起维护医院内部车辆管理的职责,确保医院内部交通秩序的平稳。

(一)医院治安应急队伍服务内容

1. 治安管理　主要是指做好医院的治安安全防范和维护医疗秩序,包括医疗秩序的维护管理、落实住院登记制度、对探视人员的管理、协助医护人员查房、闲杂人员的清理。具体措施如下。

(1)建立完善的治安管理体系:保安队实行统一调度,统一指挥,统一训练。建立监视系统、对讲系统、消防报警系统;建立"五查"交叉网络式巡逻制(五查内容:查岗位人员、查岗位纪律、查获安全隐患、查消防隐患、查可疑人员出入),做到防患于未然;在医院主要区域(或部位)定岗、定位、定人,实行24小时岗不离人的控制管理;建立应急分队(特保队伍),在医院内任何时间、地点出现险情,应急分队保证最短时间内赶到现场。

(2)采取有效的治安管理措施:针对医院人流量大、医托多、周边治安环境复杂等特点,一般有以下的治安管理措施。

1)楼外楼内每天24小时不间断巡逻:巡视公共设施、设备、车场、闲杂人员以及制止有可能产生安全保卫问题的不当或值得怀疑的行为,破坏医院财产或未经许可移走物品的行为;巡视病区、病房、挂号处、收费处、取药处等人流聚集场所,对有可能产生安全保卫问题的不适当行为。

2) 安全隐患检查:每天由保安队长组织进行一次对医院各区域安全隐患的检查工作,将所查安全隐患有针对性地报告院方。

3) 安全教育宣传:经常对医护人员进行治安防范提醒,如办公室注意关门锁门,发现可疑人员立即通知保安;在挂号处、收费处、急诊科等人流量大的公共区域提醒病人注意保管好贵重物品。

(3) 医患纠纷处置措施:为了保护医患双方当事人的合法权益,维护医疗机构正常秩序,及时预防与处置医患纠纷,根据《中华人民共和国人民调解法》等有关法律法规的规定,结合本单位实际,制订处置方法。其中,司法行政部门负责指导医患纠纷人民调解工作,推进医患纠纷人民调解工作的规范化建设。公安部门负责保障医疗机构正常的医疗秩序,依法及时处置扰乱医疗机构和医患纠纷人民调解场所秩序的违法行为。卫生计生部门负责指导医疗机构建立医患纠纷预防机制,引导医疗机构通过人民调解化解医患纠纷。医院负责接收病患的首次投诉,在赔偿金额≤3 万元内的投诉,可以由医院与其直接协商解决;>3 万元的赔偿,需要医院告知并引导至各区县的医疗调解委员会处置。

2. 车辆管理　要做好车辆的安全和秩序管理,保证医院职工车辆和病人车辆专位专用,检查和维护车辆安全,做好车辆疏导工作。

(1) 车辆的秩序管理主要做好职工车辆与病人车辆的分区停放,划分车位线,按位停车;车辆进出高峰期增加人员疏导车辆;定期对保安员进行车辆管理培训等工作。

(2) 车辆的安全管理要注意做好以下工作:保安员应积极指挥车辆按位停放,防止车辆被刮伤;停车后对车辆认真检查,发现异常情况及时告知车主,提醒车主关好门窗,保管好贵重物品;加强对非机动车的管理,规范非机动车的停放,严禁电瓶车停放在地下空间,严禁电瓶车在院区内从电;停车场配备足够的灭火器材,便于控制初期火险;控制无关人员进行逗留停车场;禁止过载、易燃、易爆及漏油车辆进入停泊;在停车场标明突发事件联系电话,包括火警、匪警、交通事故、派出所电话,保证突发性事件发生时,能及时取得有关部门的支援。

(二) 应急分队人员的岗位职责

1. 一般保安岗位职责　①服从医院领导交给的各项任务,严格履行岗位职责,做好本职工作,做好交接班记录。②维护医院内部正常的营业秩序,尤其是各窗口队列秩序,密切关注收银台周边情况,确保营业款绝对安全。③禁止病人在医院内吸烟,发现吸烟者应当立即劝阻。④严禁酗酒闹事者、收破烂、乞讨者、推销商品者进入医院。⑤负责前门车辆引导停放和人员通往秩序。⑥指挥自行车、摩托车、电瓶车及其他车辆定点停放。⑦严厉禁止医托及其他不法分子在医院活动。⑧每 2 小时一次对医院重点区域进行安全巡逻。⑨负责对影响医院形象的行为进行制止。⑩巡查各楼层各诊室病人就诊秩序情况,防止和减少各类问题的发生。⑪加强夜间巡查,防止失控漏管现象发生。⑫熟悉医院内部环境,消防设施分布,灭火器材的摆放点,防盗防火报警装置的位置,会熟练使用各种灭火器材,发现隐患及时上报,保证消防设施处于良好状态,保证消防通道畅通。⑬协助各部门领导处理各类突发事件。遇突发性事件或紧急报警要沉着冷静,快速将出事地点通知保安和院领导,并对事件现场录像存档。⑭做好值班、交接班记录。

2. 特保岗位职责　①配合医院医患纠纷的接待处置,保证医院工作的正常有序进行。②配合治安受理点民警,维护医院正常医疗秩序和处置医患纠纷突发事件,快速、高效配合打击各种扰乱医院正常医疗秩序的违法行为。③组建仪仗队,负责院内国旗升降。④其他突发事件的处置,包括承担义务消防队的职责。

九、与当地警署和街道的联系与沟通

为了确保医院正常的医疗秩序,维护医护人员的合理诉求。国家和地方出台了一系列保障措施,公安部门加强对医院秩序的维护。当地街道政府也加强与医院的互动,医院方面也应当主动积极地与当地派出所、街道加强横向联系,密切配合,共同构筑起稳定的医疗秩序。

(1) 按照相关规定在医院内设置警务室,即可方便警方在院内接警,提高对犯罪分子的威慑力;同时也起到提升医护人员的安全感,让大家感受到国家、社会对医护人员的关心,更加促使医护人员的工作积极性,形成良性互动。

(2) 医院党工委可以与警方、街道签署精神文明共建协议。发挥各部分自身优势,共同努力创造和谐的医患关系。通过加强宣传教育、提供法律咨询、医疗咨询等方式,为解决复杂的医患纠纷群策群力,稳妥有效地解决一些棘手问题。

(3) 定期开展交流座谈的机制,加强信息沟通,共同打造"平安医院"建设的基石。三方可以结合社会实情,请多部门联合参与,如城管、安监、环保、卫生等,共同指导好医院的安全运营、共同完善重大事件的应急预案等,为构建新时期医院的平安发展,提供强有力的保证。

第四节　危 险 品 管 理

一、什么是危险品及危险品的分类

根据2013年12月4日实施的中华人民共和国国务院令第645号《危险化学品安全管理条例》的规定,危险化学品是指具有毒害、腐蚀、爆炸、燃烧、助燃性等性质,对人体、设施、环境具有危害的剧毒化学品和其他化学品。

依据《化学品分类和危险性公示通则》(GB 13690—2009),我国将危险化学品按照其危险性划分为如下8类:第1类,爆炸品;第2类,压缩气体和液化气体;第3类,易燃液体;第4类,易燃固体、自燃物品和遇湿易燃物品;第5类,氧化剂和有机过氧化物;第6类,毒害品和感染性物品;第7类,放射性物品;第8类,腐蚀品。

二、危险品的危害性

1. **易爆性** 爆炸品在受到环境的加热、撞击、摩擦或电火花等外能作用时,发生猛烈的爆炸而造成人员伤亡、厂房倒塌、设备损坏,损失惨重。

2. **自燃危险性** 有些爆炸品在一定的温度下,可不用火源的作用而自行着火或爆炸。例如,双基火药长时间堆放在一起时,由于火药缓慢热分解释放的热量及 NO_2 气体不能及时散发出去,当积热达到自燃点时便会自行着火或爆炸。因此,这类火药在储存和运输过程中要特别注意安全问题。

3. **静电危险性** 炸药是电的不良导体,在生产、包装、运输和使用过程中,经常与容器或其他介质摩擦而产生静电荷,在没有采取有效的除静电措施时,会使静电荷集聚起来,当静电荷集聚到一定的电位值时会发生放电火花,引起火灾、爆炸事故。

4. **毒害性** 毒性物质有严重的毒害性,当人体接触时则会发生中毒事故;当发生泄漏时,对环境会发生污染事故。

5. **易燃危险性** 许多危险化学品都具有易燃性,如易燃气体、易燃液体、易燃固体和有些毒害物品都具有易燃危险性,当它们所处环境具备燃烧条件时,就会发生火灾。

6. **放射性危险** 放射性物质具有严重的放射性,当人体接触时可造成外照射或内照射,发生电离辐射作用而引起急性或慢性放射性疾病;若发生泄漏,则发生放射性污染事故。

7. **腐蚀性危险** 腐蚀性物质无论是酸性物质,还是碱性物质,或其他腐蚀品都具有严重的腐蚀性,人体接触后可造成化学灼伤,有的还可以引起中毒,如甲醛等还有致癌性。

三、医院危险品管理要求

医院内使用的危险品主要用于科研、药剂、检验及后勤,涉及的主要危险品有乙醇、甲醛、硫酸、氯等。根据医院内实际情况,危险品管理主要分为申购、采购、贮存运输、管理及废物末端处理 5 个方面。

1. **危险品申购** 购置危险品,必须根据生产、科研的实际需要,由使用部门填写危险品申购表,说明用途和所需用量,并由使用部门负责人签字后,报保卫科进行登记备案,由保卫科交保障科,再经保障科科长同意后交由库房购买。

2. **危险品的采购** 危险品采购应由具有危险品管理证的人员进行操作,需在采购前审查供应商的营业执照、危险品销售凭证、危险品运输凭证。在签署购销合同后,需要到上海市公安局危险品管理窗口进行备案后方可由供应商供货。接收危险品时,需记录运送车辆车牌号、运送人员相关证件,由双人在场验收方可进库。

3. **危险品的贮存** 危险品的贮存及院内运输应符合《危险化学品安全管理条例》相关规定。国家规定对贮存剧毒化学品单位的贮存装置每年进行一次安全评价;贮存其他危险化学品单位的贮存装置每两年进行一次安全评价。安全评价报告应当对生产、贮存装置存在的安全问题提出整改方案。安全评价中发现生产、贮存装置存在现实危险的,应当立即停止使用,予以更换或者修复,并采取相应的安全措施。安全评价报告应当报所在地设区的市级人民政府负责危险化学品安全监督管理综合工作的部门备案。

危险化学品必须贮存在经危险化学品安全监督综合管理部门批准设置的专门危险化学品仓库中,经销部门自管仓库贮存危险化学品及贮存数量也必须经上述部门批准。未经批准,不得随意设置危险化学品贮存仓库。

4. 危险品贮存场所的通用要求

(1) 建筑物设计

1) 贮存危险化学品的建筑物不得有地下室或其他地下建筑,其耐火等级、层数、占地面积、安全疏散和防火间距应与其所贮存的危险化学品的火灾危险等级相适应,并符合国家有关规定。

2) 贮存地点及建筑结构的设置,应考虑对周围环境和居民的影响。仓库应与周围建筑、交通干道、输电线路保持一定安全距离。

(2) 消防安全

1) 危险化学品贮存建筑物、场所的消防用电设备,应能充分满足消防用电的需要。建筑高度超过 50 m 的丙类库房,其消防用电设备应按一级负荷供电;室外消防用水量超过 30 L/s的仓库,以及室外消防用水量超过 35 L/s 的易燃材料堆场、甲类和乙类液体储罐或储罐区、可燃气体储罐或储罐区,其消防用电设备应按二级负荷供电;其余可采用三级负荷供电。

2) 根据危险品特性和仓库条件,安装自动监测和火灾报警系统,配置相应的消防设备、设施和灭火药剂,并配备经过培训的兼职和专职的消防人员。

3) 贮存危险化学品的建筑物内如条件允许,应安装灭火喷淋系统(遇水燃烧化学危险品,不可用水扑救的火灾除外)。要求喷淋强度和供水时间:喷淋强度 15 L/(min·m²),持续时间 90 分钟。

(3) 供配电及防雷

1) 化学危险品贮存区域或建筑物内输配电线路、灯具、火灾事故照明和疏散指示标志都应符合安全要求。

2) 贮存易燃、易爆化学危险品的建筑必须安装避雷设备和放静电措施。

(4) 通风和温度调节

1) 贮存危险化学品的建筑必须安装通风设备,通排风系统应设有导除静电的接地装置,并设事故排风装置,未明确规定的按 12 次/小时排风量考虑。

2) 贮存化学危险品建筑采暖的热媒温度不应过高,热水采暖不应超过 80℃。不得使用蒸汽采暖和机械采暖。

3) 通风管道不宜穿过防火墙等防火分隔物,如必须穿过时应用非燃烧材料分隔。通风管、采暖管及设备的保温材料,必须采用非燃烧材料。

四、危险品管理的要点

(1) 医院危险物品管理原则上由安全分管部门负责,实行分级管理,即保卫科管理和使用科室管理,使用科室须有专人管理,有安全管理办法和管理制度。危险物品管理在各环节都要实施安全监督检查,并督促事故隐患整改。协助有关部门做好危险物品事故应急救援的组织协调工作。

（2）危险品领用必须严格控制用量，原则上应需要多少领多少，一般危险品一次领用量最多不得超过两天耗用量。使用单位的保管人员应严格跟踪毒物品的使用消耗，并有详细的使用消耗记录。用剩危险品应及时退回仓库，退库物品必须标签清晰，数量准确。

（3）危险品库房内一般不允许动火。确需动火作业时，必须办理动火审批手续。库房内动火，必须撤离库内和附近可燃物品，在指定地点、按指定项目进行，并有专人监护。进入化学危险品贮存区域的人员、机动车辆和作业车辆，必须采取有效的防火措施。

（4）危险化学品仓库的安全检查，每天至少进行2次。对性质活泼、易分解变质或积热自燃的物品，应有专人定期进行测温、化验，并做好记录。

（5）对使用完成的危险品应由有处理资质的企业回收处理，其要求符合环保规定。

小贴士

实验室是目前医院危险品管理中容易忽略的薄弱点，由于实验室人员进出、人员更替频繁，使用的各种试剂品种繁多，又缺乏专职、专柜负责。因此，建议实验室实行门禁系统，门禁卡的开通、期限、权限医院科研处统一管理；试剂储藏仓库无间断视频监控，取用专人负责登记、剩余药物归库制度、废弃物品处置制度。

第五节　安全管理应急预案与演练

一、应急预案有关知识

（一）应急预案概念

应急是指应对各种紧急事件的策略、计划和措施的总和。在医院后勤管理工作中，常发生影响人员、财产和物品安全的紧急事件。这些事件既有一般社会紧急事件的普遍性，又有其特殊性。例如，医院中发生的停电事故，一般与供电、线路、电器设备故障等有关，但电力是医院正常运行的重要支持，一旦出现故障，将影响到医疗秩序，甚至危及患者的生命。所以，医院后勤保障的应急处置具有特殊性。

医院后勤管理应急预案是指医院在后勤保障工作中，出现如自然灾害、重特大事故、重要设备设施故障、环境公害和人为破坏等紧急事件时，预先规定的应急处置方案。其目的是提供紧急事件规范处置流程，提高应急处理的效率和水平，及时化解危机，尽可能减少突发事件对医院正常运转的负面影响，降低或避免事故和意外事件所产生的不良后果。

(二) 应急预案分类

按涉及层面的不同,医院后勤应急预案可分为综合应急预案、专项应急预案和现场处置方案。

1. 综合应急预案　综合应急预案是在发生各种紧急和突发事件时,医院采取的应急方针和政策的原则概括。内容包括应急组织框架结构及相关应急职责,各项应急行动、措施和保障等基本要求和程序,是医院应对各类突发状况的综合性文件。综合应急预案应全面明确医院管理人员和各职能部门的责任和义务,规定应急处置流程和顺序,体现各环节的关联,以对突发事件的应急处理起到普遍性的指导作用。

综合应急预案一般比较复杂、覆盖面较广,制订及实施需要医院多个部门协作。多数医院有综合突发事件应急预案,以院级响应方式对地震、火灾等影响面大和可能导致严重后果的突发事件作出应急处置规定。综合应急预案的完备性和执行力是医院应急处置能力的一种整体体现。

2. 专项应急预案　专项应急预案是针对医院内发生的具体事故类别、危险源和应急保障而制订的具有针对性的计划或方案,通常包括明确的救援程序和具体的应急救援措施。一般来说,专项应急预案是综合应急预案的组成部分。大多数专项应急预案通常只有应急阶段部分,而不涉及突发事件的预防准备阶段和事件后的恢复阶段。医院后勤保障中常见的停水、停电、燃气泄漏、暴雨及台风等突发事件的应急处理方案,大多属于专项应急预案。专项应急预案对组织结构和应急处置流程的阐述更为详细,操作性强,也更具有针对性,是医院后勤保障培训和演练的重点。

3. 现场处置方案　现场处置方案是针对具体的装置、场所或设施、岗位所制订的应急处置措施。它是在专项应急预案的基础上,根据具体情况需要而编制的,主要针对具体场所和环境,如触电、漫水、气体泄漏或火灾现场。现场处置方案可看作是专项应急预案的组成部分,是应急预案发挥作用的主要平台。所以,现场处置方案应具体、简单、针对性强。现场处置方案应做到相关人员应知应会、熟练掌握,并通过演练做到迅速反应,正确处置。

(三) 应急预案编制

医院后勤保障应急预案的编制一般按以下步骤进行。

1. 明确编制目的　对医院后勤保障工作中可能出现的各种紧急事件均应充分估计和分析,并制订相应的应急预案进行应对,如分别编制应对火灾的应急预案、应对突发停电事故的应急预案、应对触电的现场处置方案和应对高空坠物的现场处置方案等。每项应急预案都有针对性,根据紧急事件的性质和类别不同而有所区别,方便规范和及时处理。

2. 组建编制队伍　预案从编制、维护到实施都应该有医院相关职能部门的广泛参与,并按应急预案所涉及的部门组建编制队伍。在编制过程中或编制完成之后,要征求医院各部门的意见,甚至还要取得医院所在社区、街道及政府主管部门的支持。预案编制人员的选择应具有代表性和专业性,但一般由涉及的主要部门牵头。例如,编制突发停电应急预案时,保障部门为主要负责单位,医院保卫、医务、护理、财务和设备等职能部门也应参与,甚至包括负责对医院供电的电力公司,以求在预案编制过程中做到各部门职责明确,最大限度地发挥其能动性,保障多方合作和协调。

3. 危险源辨识与风险分析　危险源辨识与风险分析是编制应急预案的基础,通过对危险源进行仔细的辨识和认真的风险分析,才能编制出有针对性的应急预案。

(1)危险源辨识:医院后勤保障工作中存在大量危险源,如何辨识这些危险源需要专业化学习和经验积累,为后勤管理人员所必须掌握的重要科目。危险源辨识能力反映了医院后勤管理人员的安全意识和危机处置敏感性,是保障安全和医疗工作顺利进行的重要条件。

医院存在的危险源有以下几类:①锅炉,多为蒸汽锅炉和热水锅炉。②压力容器和管道,如蒸汽管道、热交换容器、消毒压力锅、液氧储罐、医用气体管道等。③供电系统,包括高、低压配电站,供电线路,各类电气设备等。④供水系统,各类水泵、泵站及水箱、供水管道等。⑤危险品仓库及各类易燃易爆物品。⑥消防设施,如消防监控、消防泵站、管道、阀门、消防通道等。⑦空调系统,包括中央空调机组、风机、分体空调等。⑧有毒有害试剂、物品及放射性物质、放射源。⑨医疗废弃物及污水处理。⑩食堂,包括职工食堂及营养食堂。⑪公共区域,包括容易发生人群聚集、意外伤害或盗窃事件的场所,如门(急)诊大厅、厕所、开放型阳(露)台等。⑫建筑物及其附属物,如避雷设施、玻璃幕墙、大型广告牌或指示牌、空调外机、窗台盆景等。⑬其他危险源。

(2)风险分析:对于医院中存在的危险源应进行风险分析。风险分析通常应考虑下列因素。

1)既往经验:本单位及其他兄弟单位以往发生过的紧急情况,包括火灾、大面积停电、停水、危险物质泄漏、极端天气、交通事故、地震、飓风等。

2)环境因素:如单位所处地理位置、周围环境及建筑布局,包括气候状况,医院及周边的人流、交通,市政设施是否完备,供水、供电设施配置等。

3)技术因素:某系统出现故障可能产生的后果,包括通信系统失灵、计算机系统失灵、电力故障、加热和冷却系统故障等。

4)物理因素:包括设施建设的物理条件,如易燃品的贮存、设备的布置、照明、紧急通道与出口、抢修通道、疏散路径等。

5)人为因素:人为失误可能是因为培训不足、岗位设置不当、违规操作、疲劳及离岗、脱岗等。

根据以上因素对危险源可能发生的事故类型、可能性大小和危害结果进行分析,并结合本单位实际情况进行客观评价。例如,地震发生后的危害虽严重,但我国大多数地区发生严重地震的可能性较小,而局部停电或火灾发生的可能性较大;同样发生停电、停水或火灾事件,在不同的医院所产生的后果会有明显差别。对危险源进行分析评价后,因地制宜提出对策和措施,并在应急预案中体现出来。

4. **应急能力评估**　基于危险源辨识和风险分析的结果,要对各类突发事件的应急处置所需要的条件进行研判,评估本单位的应急能力。评估过程中应做到实事求是,既不能盲目夸大,也不能过于保守。应急能力的评估与分析通常应考虑如下问题。

(1)所需要的资源与能力是否配备齐全。对于应当配置的设施、设备及人员,应严格按照法律、法规要求确保投入,使应急能力处于合理水平。

(2)外部资源能否在需要时及时到位。医院应利用好外部资源,对于超出医院能力范围的资源应当通过政府或主管部门进行协调,确保发生应急情况时能及时到位。

(3)是否还有其他可以优先利用的资源。医院应该挖掘潜力、横向联合,增加应急处置中可利用的资源,如社区、设备设施安装及保养单位和兄弟单位等。

医院的应急能力评估是对自身应急系统进行自我剖析、自我评判的过程,不同的医院应急能力不同。如在医院大面积停电事故中,有些医院备有发电机可紧急启动进行供电,而部分医院则需通过供电部门提供临时供电。通过对应急能力的评估与分析,可找出本单位存在的薄弱环节,及时加以强化或消除,并对本单位应急资源进行优化配置。此外,还可结合医院的自身情况通过横向或纵向的联合,争取院外资源,促成联动机制,增强医院抵御风险的能力。应急能力评估的结果,将直接在应急预案的应急处置步骤中得以体现。

5. 应急预案内容　在危险源辨析与应急能力分析的基础上,按预案的目的要求,针对可能发生的突发状况,进行应急预案编制。

(1)制订预案应遵循的原则

1)分工明确:对应急处置团队中的每个人有明确的职责和分工。

2)重点突出:应急处置应该有应对措施的重点,明确首要任务。

3)操作性强:由于各医院的具体情况不同,应急措施也应根据实际情况来制订,力求简明扼要,在应急处置过程中参与人员能够完成操作。

(2)应急预案的内容

1)组织结构及职责:在预案中首先要明确应急组织机构和职责,各组织成员应分工明确、责任清晰。

2)预防与预警:对于危险源进行严密监控,制订管理制度,及时进行分析与评估。出现异常情况,能及时发出预警信号,做到早发现、早报告、早处置。

3)应急预案的启动条件:对突发状况或险情进行定义与识别,确定应急预案启动的条件。

4)应急响应流程:突发状况一旦出现,达到响应条件时,应立即启动应急响应流程。应急响应流程按过程可分为报警、接警、响应级别确定、应急处置、信息发布、保障措施、恢复和应急终止等。

应急响应流程是应急预案中的重点部分,应该有明确的具体目标和行动的优先顺序,必要时确定任务清单和时间表,使医院应急反应各部门和成员在应急处置过程中能反应迅速,任务明确,采取及时有效的措施。

5)响应级别:可分为院级响应、部门响应、班组响应、岗位响应等不同级别,不同的突发状况及影响范围、影响后果对应不同的响应级别。级别越高,应急响应的波及层面越广,处置措施越复杂。

6)信息发布:要明确信息发布的方式与原则,一般由指定的部门进行信息发布,保证信息的统一性,避免出现信息混乱。

7)保障措施:是应急响应过程中物资、资金及其他辅助人员的配置,如防灾资金的配置、抢险物资的准备和供应、后方支援队伍的组成等。

8)应急预案的终止:应急预案原则上要规定紧急状况得到控制或缓解后,终止应急预案执行的条件。

(四)应急预案审查与发布

预案编制完成后应进行审查。可由本单位内部组织有关人员进行审核,也可由上级主管部门或地方政府负责安全管理的部门进行审查。院级应急预案审核后,按规定报有关部门备案,并由医院主要负责人签署发布。部门应急预案经审查后上报医院备案,并在部门内和相关部门发布。

(五) 应急预案培训、演练与修订

对医院发布的应急预案,后勤管理部门应组织培训和进行演练。培训和演练的目的是让后勤部门及相关人员了解危险源及突发事件的发生条件,熟悉各项应急处置流程和要求,熟练掌握应急预案内容,提高应急处置能力,从而保证顺利实施应急措施。防止因对危险源缺乏认识而疏忽,避免在突发事件发生后惊慌失措,延误救援及处置,造成不必要的损失。

1. 应急预案培训对象

(1) 医院的主要负责人、分管负责人及后勤管理部门负责人。

(2) 各相关应急响应部门人员。

(3) 医院院区内人员,包括医院员工,在院工作的临时工作人员、保洁工、护工等,甚至包括病人及家属。

(4) 相关协作部门人员,包括医院设备、设施维修保养人员。

(5) 各应急抢修救援队伍的专项培训。

2. 培训内容

(1) 突发状况的识别与报警。

(2) 紧急状况控制与处置。

(3) 不同层面应急处置培训。主要是针对不同层面的应急责任进行培训,如应急处置指挥人员的指挥流程、现场处置人员的处置程序,以及受突发状况影响的其他人员(如病人或家属)的自救、互救和防护用具的使用等。

3. 应急预案的演练　根据演练组织形式可以分为桌面演练、实战演练;根据内容可以分为单项演练、综合演练;根据目的和作用可以分为检验性演练、示范性演练和研究性演练。

(1) 桌面演练:是应急组织的关键人员按照应急预案及其标准流程,进行口头形式演练活动。旨在压力较小的情况下,检验参与演练人员解决问题的能力,同时进行应急成员职责划分和相互协作。这种演练简便易行、成本低,多用于为功能演练和全面演练做准备。例如,针对突发停电事故,后勤部门进行电路检修的桌面演练,检验高、低压配电值班人员及维修工等不同岗位的处置流程,考察分工与协作。

(2) 单项演练:是针对特定的应急响应功能或流程,由多部门和人员进行的演练活动,多为现场演练。有时还需要进行演练方案设计,主要是检验应急体系的指挥和响应能力。例如,进行模拟锅炉燃气泄漏而进行的现场应急演练,有院外燃气供用单位、医院后勤主管部门、锅炉房、保卫部门、义务消防队等多个部门人员参与,检验控制燃气泄漏的能力及多部门协作情况。

(3) 全面演练:是对应急预案的全部或大部分应急响应功能进行检验与评价的演练活动,演练过程一般尽量真实,调用更多的应急人员和资源,接近于实战。例如,为应对突发火灾进行院级响应的应急演练,参与人员从医院负责人到全院多个部门,包括临床医务人员以及患者、护工等,演练内容包含报警、接警、灭火、救援、疏散、现场调查、恢复、信息发布等多个环节,调动大量应急资源,是对医院应急处置能力的全貌检验。

应急预案的演练是对预案可行性和有效性的检验,在演练之前都应进行认真设计,演练

过程中注意各参与部门和人员的反应、配合以及应急措施执行情况,要有演练观察人员,认真做好记录。演练结束后,进行认真的总结和评价。医院应该定期进行各种形式和内容的演练,切实提高应对突发状况的能力。

4. 应急预案的修订　应急预案一经制订,并非一成不变。如果危险源或人员、技术、设备、设施等医院的实际情况发生了变化,应该对应急预案进行修订。另外,在应急预案的演练或实战中,要善于总结目前所执行应急预案的合理性、实用性,及时发现问题,对应急预案进行修改和补充。经修订完善的应急预案应及时告知所有与应急处置有关的人员。

例如,某医院在进行突发停水的演练中,在供水主管爆裂短时间内无法修复时,应启用消防水管进行临时供水。但因消防水泵设置压力过高,又加上消防水管因年久老化,结果临时供水时消防水管也出现爆裂,导致演练中断。针对演练中出现的这一问题,医院首先迅速投入资金进行消防水管更换,同时启用消防泵对临时供水的压力进行调整(仅满足临时供水需要即可),消除了一大隐患。

二、医院后勤常用的应急预案

(一) 医院突发事件应急预案

为迅速高效地处理好医院突发事件,及时有效地做好应急处置工作,制止事态的扩大蔓延,降低突发事件对医院造成的生命、财产损失,维护医院稳定,特制订本应急预案。

1. 突发事件应急处置领导小组

组长:院长和书记。

副组长:副院长和副书记。

成员:院办主任、党办主任、保卫处处长、保障处处长、医务处处长、计算机中心主任、护理部主任、设备处处长。

2. 指导思想　统一指挥,周密部署,处变不惊,快速反应,果断处置,确保安全,保证全院医疗、教学、科研工作的正常进行。

3. 处置原则　针对各类突发事件发生的不同原因,本着"快速应对,措施及时,各方协调,化解平息"原则,着力将突发事件引起的各类影响与损害减少到最低程度。

4. 应急处置工作小组

(1) 现场指挥组:由领导小组的主要成员组成负责事发现场的应急指挥,会同职能部门采取各类相应措施,控制局面,防止事态扩展。

(2) 安全保卫组:由保卫处负责,收集掌握情报信息,加强对重点要害部位的防范保卫,维护现场秩序和内部治安秩序,确保医院重要设备、重要资料、贵重物品的安全保护,调动联防队,随时做好应急行动准备。

(3) 医疗救护组:由医务处、护理部负责,当突发事件发生后,影响到正常医疗秩序时,应积极组织和协调,调派人员对危重病人的抢救和转移,防止医疗责任事故发生。

(4) 宣传教育组:由党办、宣传部、工会、团委组成,做好突发事件后相应的宣传、解释、教育、疏导工作,统一口径,负责相关的内外报道和媒体接待工作。

(5) 后勤保障组:由保障处、设备物资处组成,负责做好突发事件过程中所需人员增援、车辆调配和物资供应工作。

5. **应急处置指挥体系**　医院突发事件应急处置指挥系统见图 8-2。

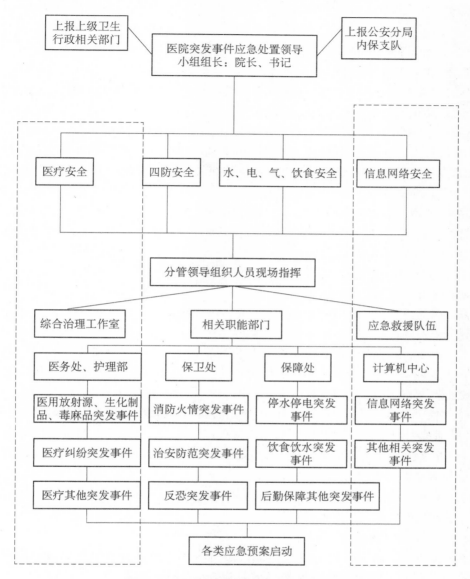

图 8-2　医院突发事件应急处置指挥系统

注：虚框的工作职责由医院其他分管副院长负责。

6. **应急处置流程**

（1）一旦突发事件发生，根据事态状况，由领导小组决定是否启用以下工作预案。

（2）工作预案：①各工作小组负责人应迅速到院部集中，听从指挥，统一调度和工作安排；②各工作小组按照工作职责，迅速投入运行；③各职能部门针对具体情况，启动本部门相应的工作预案（各部门应有职责范围的应急预案）；④各工作小组、各部门随时和指挥组通报事态处置情况，保证通信联络畅通。

(二) 消防应急预案

详见本章第二节消防安全管理。

(三) 保障处应急预案

【水、电、燃气供应故障应急预案】

为应对医院突发性大面积供水、供电及供气(燃气)事故,迅速有序地组织和恢复供应,确保病人生命安全和减少财产损失,保证医院用水充足、用电畅通和燃气安全,促进事故应急工作的制度化和规范化,依据国家相关法律法规,结合医院实际情况,制订本预案。

1. 适用范围　本预案所称"突发性大面积供水、供电及供气(燃气)事故"是指因严重自然灾害、重要设施损坏或遭受破坏等原因造成的突发性全院大面积水、电、气等系统安全防线失效,严重影响医院正常运行的严重事故。

2. 应急原则　突发性大面积供水、供电及供气(燃气)事故处理工作贯彻"预防为主,常备不懈"的方针,遵循"统一领导,完善机制,明确责任,加强合作,快速反应,措施果断"的原则。

3. 组织机构　医院成立水、电、气事故应急领导小组,下设应急抢修队。

(1) 应急处置领导小组成员和职责

组长:院长。

副组长:后勤副院长。

成员:院办、保障、基建等部门负责人。

职责:①保障处要做好日常水、电、气安全供应工作,落实安全生产责任制,防范大面积供水、供电及供气(燃气)事故发生;②发生事故时,领导小组担负事故应急处置工作,尽快恢复水、电、气供应;③根据事故严重程度,决定启动和终止应急预案;④及时向上级报告事故情况,并向社会公布;⑤必要时,请求外力支援;⑥领导小组组长是履行本预案规定的第一责任人,各应急部门及成员应在领导小组的统一指挥下,各司其职,各负其责,通力合作,做好发生事故时的综合应急工作。

(2) 应急抢修队成员和职责

队长:保障处处长(后勤部门负责人)。

成员:维修组、配电站、相关工程技术人员。

职责:发生事故时,组织人员实施救援行动;向指挥小组汇报事故情况,必要时向供电、供水和供气部门发出求援请求;事后总结应急救援工作经验教训。

4. 保障措施

(1) 后勤各班组日常应做好水泵、变压器、配电柜、发电机等的维护与保养工作,保证备用设备随时投入使用。

(2) 后勤各班组平时要掌握水、电、气知识和操作规范,注意操作安全。

(3) 临床科室常规备有应急灯、电筒等照明用物,定期检查,保持完好状态。

(4) 后勤部门要组织进行应急演练,每年1~2次,通过演练,使各部门、各班组熟悉掌握水、电、气事故的应急处置程序,保障医院正常运行,确保病人安全。

5. 应急处置流程

(1) 大面积停水应急处置流程

1）计划性停水：接到供水部门停水通知后，保障处必须及时报告院办，并且将停水通知张贴医院布告栏。院办接通知后协调各病区（临床部门）告知停水的时间，做好停水准备。以内网公示、短信提示等形式在院内告知。保障处做好应急准备，根据停水时间尽量储备水源，已备使用和饮用。长时间停水可联系消防、纯净水供应商支持。

2）突然大面积停水：维修组接到报修电话后立即向保障处汇报，并组织力量查询原因、组织抢修。如设备故障无能力修复，立即向维修班长或保障处领导汇报请求帮助，维修班长应立即安排应急抢修队进行抢修。如情况严重，保障赴及时向供水部门报告，并向后勤副院长汇报后可启用备用供水设备（如经消防管供水）。保障处通过总机向停水影响区域通报情况，各部门向患者做好解释工作，尽量协助患者解决因停水带来的不便。供水恢复正常后，保障处作出调查报告，应急响应结束。

（2）大面积泛水应急处置流程

1）接到泛水报修后维修组人员立即进入现场，查找泛水原因（如水管爆裂、下水道堵塞等），关闭进水闸。若情况严重，需立即向保障处汇报，同时维修组通过总机通知相关部门人员，停止用水；积极采取措施阻止继续泛水，必要时关闭供水阀门。泛水严重，威胁电路、设备安全时，维修组向领导汇报后切断相关电源。

2）泛水区域科室人员应告诫患者，不可涉足泛水区或潮湿处，必要时放置醒目标志，防止跌倒。情况严重时，保障处向院办汇报后通过总机及泛水区域科室指挥引导人员疏散。通知保卫处维护现场秩序，疏散时严禁使用电梯。

3）泛水情况控制后，保障处通知设备、电路检修人员查看泛水影响区域的设备运转情况及电路情况，确保安全。如有损坏应及时修复，并通知保洁人员到达现场，协助维修人员共同清理现场，加强排水，保持环境清洁。

4）泛水情况完全解除后，向受影响区域人员致歉，取得谅解，并做好损失统计。保障处作出调查报告，向院领导汇报，应急响应终止。

（3）大面积停电应急处置流程

1）保障处应急处置流程

a. 计划性停电：配电站在接到供电公司停电通知的电话或以其他形式的停电通知时，必须问清楚停电的时间、停多长时间及停电原因，做好记录。如不在本班次，应在交接班时交接清楚。通知应急领导小组组长（或总值班人员），说明停电的原因、具体停电时间、停多长时间，并做好备用第二电源的准备工作。院办以书面形式向各部门发出通知。如时间紧急，应在接到供电公司的通知后立即通知应急领导小组组长（夜间通知总值班人员），说明情况，由院办向各部门发出通知，重要科室要向科主任、护士长通报停送电的时间，并制订好停送电计划。在停电前30分钟到配电室，做好切换备用第二电源的前期检查。停电时要在15分钟内保证备用第二电源的正常启动和输送。在停电前10分钟，将全部客用电梯停置1楼位置。当外网停电后，启动备用发电机电源，保证手术室急诊科等重点部门的供电。做好备用第二电源运行记录及恢复外网供电后的记录。

b. 临时性停电：出现临时性停电时，配电站应立即电话询问供电公司，问明停电原因及停电时间的长短。通知应急领导小组组长或总值班，说明情况。如停电时间较短（5分钟之内），应等待供电恢复后再送高、低压电。如停电时间较长，应立即准备切换备用第二电源。因各种原因双电源均启动不成，应15分钟之内启动备用发电机，保证重点科室的供电。做好备用第二电源的运行记录。医院内部原因停电时,要查明停电原因,是高压电路还是低压电路。如果高压电路出现故障,医院电工立即导入备用电源,应及时与供电部门联系,尽快恢复,保证用电;如果医院低压电路出现故障时,应快速查明原因,按照操作规定恢复电路。

2) 医院其他部门应急处置流程:各部门接到停电通知后,应该在允许的情况下事先将计算机等设备切断电源,待电路恢复正常后再投入使用。可利用充电设备进行充电,立即做好停电准备。如有抢救病人,应使用备用电源。突然停电后,立即寻找抢救病人及其运转的动力方法,维持抢救工作,并开启应急灯照明等。同时,应及时通知电工或总值班。停电期间医院各岗位职工应坚守岗位,安抚病人,不要惊慌;提醒病人保管好个人物品,让其耐心等待;如接到疏散命令时,有秩序地疏导病人离开。安全保卫部门在接到停电通知后,应立即组织所有在岗警员,加强门卫、大厅、巡逻等岗位,劝阻无关人员进入停电影响区域,维持公共区域秩序,稳定病人情绪。疏导人员离开受影响区域,防止有人乘机破坏捣乱。电梯遇到突然停电后,电梯操作员要做好乘客思想工作,联系救援。为应对电力系统故障,对各岗位均应配备手电、应急灯,在各安全通道安装应急照明,应急指示灯箱。

(4) 燃气泄漏应急处置流程

1) 当发生燃气泄漏、阀门脱落等事故时,立即切断周围电源,断绝火种,迅速向保障处、电话总机报警;报警时应注意要远离事故现场。

2) 保障处接到报警后,立即组织有关人员组成抢险小组,携带必备专用工具到达现场查看;根据具体位置,关闭区域阀门或总阀门;开展抢险工作,同时向应急领导小组组长报告情况。

3) 医院应急领导小组接到报警后,应迅速到达事故现场,了解情况,并根据事故的程度,决定是否立即上报有关部门,决定是否采取有关措施和疏散病人。

4) 安全保卫部门接到报警后要迅速赶到现场,划定警戒区域;严格控制出入人员;如有人负伤,应迅速进行抢救;准备消防器材,铺设消防水带,随时准备扑救火灾。

5) 进入事故现场的所有人员,关闭手机、对讲机;如需用照明,应先将手电、应急灯打开,再进入现场;穿着化纤、毛制品、带有铁掌鞋的人员不准进入现场。区域内严禁动用明火,注意通风,不能启用电气开关。

6) 现场发现伤者应及时通知急诊抢救室和医务处组织伤员救治。

7) 用防爆风扇或消火栓的开花水枪出水,冲淡燃气泄漏气体,避免爆炸。

8) 在排险能力有限的情况下,迅速向119及燃气公司报警,请求协助排险。

9) 抢修结束后,设备人员进行试压合格后方可开启燃气进口阀门。

10) 事故处理后保障处要及时写出书面报告,向上级有关部门报告,应急响应终止。

【特种设备应急预案】

1. 电梯事故应急预案　为保障院区内电梯正常运行,及时处置电梯运行中发生的意外状况如停驶、关人等,特制订本预案。

(1) 应急处置小组及职责

组长:后勤副院长。

副组长:保障处处长。

组员:后勤安全管理人员、工程人员、电梯维保人员。

职责:加强日常管理,保障电梯正常使用;及时应对电梯运行故障,避免伤亡事故,恢复电梯使用。

（2）保障措施

1）医院电梯必须由有专业资质的公司负责管理和维保，定期进行检查、维护、保养，按期向有关部门申报年检。

2）在每次由外包维修单位进行保养时，医院要派专人负责协调监督，查看是否按合同履行维保工作，并要有记录。医院后勤安全管理人员按制度进行检查。

3）电梯保养专职人员，要每天对电梯的主要设备及运行指示灯、照明、应急报警电话等进行检查，并做好值班记录。

4）电梯内按规定安装报警电话或紧急通话设施，保证线路畅通；电梯维修人员 24 小时开通通信工具，保证通信畅通。

（3）应急处置流程

1）总机或监控人员接到电梯故障报警，应立即通知电梯管理人员和维修人员，同时向应急处置小组报告。

2）电梯维保人员接到通知后，须在 5 分钟内到达现场。

3）处置小组（保障处）立即派人（后勤安全管理员或工程人员）到现场了解情况，并按状况决定是否向医院及质监部门报告。

4）遇有停驶、关人、冲顶、蹲底等故障，迅速进行排险，保养单位应查明事故原因，及时修复运行，做好详细记录并存档备查。

5）当电梯出现有人困在梯内的情况下，采取如下步骤：①接警时，要确定是哪部电梯，现在所处的层位；②立即通知保障处、电梯维修人员到达现场；③保障处、电梯维修人员到达现场后，要安抚电梯内被困人员情绪，了解梯内人员数量和情况；④电梯维修人员要认真确定故障电梯所处位置，在确保安全的情况下，方可开门救人；⑤如果现场技术力量不足，应及时联系保养公司或消防部门请求支援。

6）保障处对其他电梯运行进行调度，防止影响医疗秩序。

7）保障处负责调查事故原因，排除故障，恢复运行；故障原因不明时，不得带病运行。

8）保障处及时向电梯事故受影响人员进行解释说明，处理善后，避免事态扩大。

9）事故处理后保障处要及时写出书面报告，向上级报告，应急响应终止。

2. 锅炉异常情况处置应急预案　为保障医院锅炉正常运行，对于锅炉运行中的异常情况及时进行处置，避免产生不良后果或发生事故，特制订本预案。

（1）应急处置小组及职责

组长：后勤副院长。

副组长：保障处处长、保卫处处长、医务处处长。

组员：后勤安全管理人员、锅炉管理及操作人员、消防管理员。

职责：加强日常管理，保障锅炉正常使用。及时发现锅炉运行中异常情况，正确处置故障，避免发生安全事故，保障正常医疗秩序。

（2）应急处置流程

1）当值班员发现锅炉发生异常现象或事故时，要根据异常现象和事故程度采取有效措施，妥善处理直至停炉，同时向保障处、电话总机报警。

2）电话总机接警后要立即通知保障处、保卫处（消防监控室、联防队）以及可能影响的科室,并做好记录。

3) 保障处接警后向主管领导汇报,立即组织有关人员进行排险抢修,做到以下几点:①检查电源、气源、水源是否关闭;②采取通风措施,防止燃气泄漏造成爆燃;③释放锅炉内压力,防止人身伤害;④了解锅炉运行情况,初步判断事故性质,进行设备检查,找出问题原因;⑤排除故障,修复设备;⑥按运行操作程序启动试运行,检查有无问题;⑦恢复运行;⑧故障原因不明或未能确定排除不得运行。

4) 保卫处接警后,立即组织人员到现场,协助工作,做好现场警戒,防止无关人员进入。

5) 应急处置小组组长(后勤副院长)接警后要立即到现场,了解情况,指挥开展排险工作,并根据事态发展下达报告上级和有关政府主管部门的指令,同时协调好可能受影响的科室。

6) 可能受影响的科室接警后,要立即采取措施,减少因锅炉停运带来的损失。

7) 事故处理后,保障处及时写出书面报告,并向上级报告,应急响应终止。

3. 医用气体供应故障应急预案　为保障医院医用气体正常供应,及时处置气体供应各种突发状况,保障医院医疗秩序,特制订本预案。

(1) 应急处置小组及职责

组长:后勤副院长。

副组长:保障处处长、保卫处处长、医务处处长。

组员:后勤安全管理人员、医用气体管理人员、气体工程人员、消防管理员。

职责:加强日常管理,保障医用气体供应。及时发现医用气体供应过程中的异常情况,迅速处置,协调临床部门,保障医疗安全和医疗秩序。

(2) 应急处置流程

1) 压缩空气和负压吸引供应故障的应急处置预案:①工作站人员接到报警后立即查找原因,从电源、设备及管网按顺序进行检查。②如不能立即恢复(5分钟内),应及时向保障处汇报,并通过总机通知院办、医务处、设备处、护理部、手术室、各重症病房,各部门启用手推式负压吸引器及自备空气泵。③保障处安排人员抢修,并通知维保单位立即来院参与抢修,抢修中注意减少所影响的区域。④抢修结束后恢复运转,保障处作出事故调查报告。

2) 氧气供应故障的应急处置预案:①接到氧气供应故障的报警后,氧站工作人员立即进行设备和管道排查,尽快找出原因,进行修复。②如不能立即恢复(5分钟内),应及时向保障处汇报,通过总机通知院办、医务处、设备处、护理部、手术室、各重症病房及各病区,并统计各部门所需钢瓶的数量。③对于管道泄漏点,应迅速关闭该支路阀门,避免事故区域产生明火。加强通风,禁止无关人员进入,并通知保卫处。④保障处安排抢修人员到位,通知设备维保单位,安排人员迅速将钢瓶运送到位,并注意钢瓶的库存与补充。必要时,联系液氧供应方采用紧急方式供氧(液氧车直接供氧或提供大量氧气钢瓶)。⑤故障修复后恢复供氧,保障处作出故障调查报告。

3) 排除故障,供应恢复平稳,响应终止。

【台风、暴雨、雷击事件应急预案】

为应对台风、暴雨、雷击等极端天气的影响,保障医院正常运转,特制订本预案。

1. 防汛指挥小组　成立由后勤副院长领导的防台防汛指挥小组,组员有保障处、基建、保卫及维修组等人员。

2. 保障措施 关注天气预报,安排专人值班。配备必须的防台风、防汛物资,如沙包、潜水泵、疏通器材、电筒、对讲机等,实行专项管理。

3. 防暴风雨、雷击事故处置流程

(1)暴风雨、雷击来临前,保障处安排人员清理屋面垃圾,并对室外招牌、雨棚、设备、设施进行检查,重点检查避雷装置完好性、雨水管道的通畅性和排水设备的完好性,并与上级有关部门保持联系。安排专人进行防汛防台值班,值班人员和保安人员应当在院区内进行巡视。

(2)暴风雨时,若房屋内漏雨,应当切断电源,有秩序地转移室内人员及贵重设备,医院应当关闭所有门窗。

(3)若有雷电,应当尽可能地切断除照明以外重要设施设备的电源,防止电器在雷击时遭到电袭击,强弱电配电房和电气设施周围不要放置可燃物,排险、救护等应急人员应当做好救援准备。

(4)若暴风雨造成房屋进水、医院积水的应急处置预案:①应当切断电源,用抽水泵等器具排水,疏通下水道,询问市政部门排水设施运行情况。②重要位置如配电站、氧站、机房等应设置沙袋等防止水淹,潜水泵布置到位,污水处理站保持低水位。应当尽可能防止厕所进水和溢水,防止水污染。③情况严重时,医院应当组织人员有秩序地转移,避免推挤踩踏,堵塞通道。④房屋积水时,把设备、资料等物品往高处转移。

(5)极端天气时,保卫部门做好医院安保工作,维持秩序。

(6)紧急情况解除后,指挥小组作出总结报告,应急响应结束。

【触电事故现场应急预案】

(1)发现触电事故的任何人员都应当在第一时间抢救触电者,同时向部门领导和单位领导报告,夜间向总值班报告。

(2)触电解脱方法:①切断电源。②若一时无法切断电源,可用干燥的木棒、木板、绝缘强等绝缘材料解脱触电者。③用绝缘工具切断带电导线。④抓住触电者干燥而不贴身的衣服,将其拖开。切记避免碰到金属物体和触电者的裸露身体,并注意预防触电者解脱后摔倒受伤。另外,以上办法仅适用于220/330 V"低压"触电的抢救。对于高压触电应及时通知供电部门,采用相应的紧急措施,以免发生新的事故。

(3)尽快通知医务人员到达现场抢救。

(4)触电事故发生后,单位应立即在现场设置警戒线,维护抢救现场的正常秩序,警戒人员应当引导参与抢救的医务人员快速进入事故现场。

(5)事故现场警戒线必须待医务人员将触电者带离现场、事故调查和排险抢修工作完毕、现场已无事故隐患时方可解除。

(6)事故发生后,医院应立即向上级或有关部门报告。

【保卫处应急预案】

1. 医疗纠纷的处置

(1)接警后保卫人员立即前往,首先保护医务人员人身安全,防止医务人员受到伤害,尽量防止或减少财产损失。

(2)了解情况,宣传政策,开展说服劝解工作。对纠缠不清者,劝其去院纠纷办或政府医调办反映或投诉。

（3）在有关部门接待中,对情绪严重对立、争吵激烈的,保卫人员要留守观察事态,视情况增派力量或报"110"处理。

（4）对伤害院内职工行为的人,保卫人员在尽力阻止的同时要防止事态扩大,快速控制肇事者。同时寻找证人,记录证人证词,采集证据,视伤害情况报"110"处理。

（5）对重大医疗纠纷引发的聚众闹事,严重影响医院的正常秩序的事件,保卫处力争早发现,处置在萌芽状态,并及时报"110",协助公安部门共同处理。

2. 坠楼伤亡、坠物伤人和自杀事件的处置

（1）坠楼伤亡的处置:①接警后,保卫值班人员迅速赶往事故地点,观察情况,拉警戒线,向保卫处处长报告。②保卫处逐级向领导汇报,同时进行抢救或尸体处理。③保护好现场,维护秩序,劝阻围观群众。④配合侦查发现第一现场,注意发现当事人的衣物、鞋袜、遗书和其他相关物品,为侦查工作提供有利条件。⑤报告警方,并协助警方进行处理。

（2）高空坠物伤人的处置:①保卫处值班人员接警后立即赶往现场,划出警戒线,防止物体继续坠落伤人,同时向保卫处长报告。②通知医院急救人员,对受伤者立即进行现场救护。③视事态严重程度,调派现场处置人员,同时报有关部门和领导。④保护现场,采集证据(拍照、录像、录音等),确定目击者。⑤在院领导指挥下,协助进行后续善后工作(救治、安抚、理赔等)。

（3）自杀事件的处置:①医院内发生自杀事件,由保卫部门负责及时通知警方。②通知医务处和保卫部门负责人到现场,立即组织急诊医护人员对自杀人现场体格检查。如尚存活,立即组织抢救,并设法确认自杀人身份;如是院内职工,立即报告院长、书记和所在部门领导等相关科室。对身份无法确认的,布置各病区核对病人去向,搜集线索。③如医护人员确认自杀人已死亡,不准移动现场尸体与物品。尸体用被套遮盖,联防队派队员保护现场、维护秩序,等待警方派员勘查现场。④保卫处应协助警方及时了解现场情况以及寻找目击证人。⑤待警方勘查好现场后,由保卫处通知太平间工作人员及保洁工清理现场。如遇家属询问或媒体采访,应告知由公安机关治安支队受理和答复。

3. 发生抢尸事件的处置　根据有关法规,积极阻止抢尸事件的发生。

（1）发现有抢尸预兆或有抢尸冲动的,及时报告,做好预防工作。

（2）发现已实施抢尸行为的(已准备车辆、人员等),保卫处主动向为首者宣传公安局和卫生局的有关法规。宣传无效时,保卫处组织人员坚决对抢尸人员和运尸车辆等进行强制性阻止,并立即报"110"。通知各通道和门卫设置障碍栏。在阻止抢尸过程中,尽量避免与病人家属发生肢体冲突,要注意自身安全。

（3）发生抢尸突发事件时,在工作时段报保卫处,非工作时段报值班领导和总值班。

4. 发生撬窃、盗窃案件的处置

（1）发现撬窃、盗窃案件时,首先要注意保护好现场,不得让无关人员随意靠近。

（2）及时将情况向保卫处汇报,同时留守观察,防止外人进入。与保卫处同志一起前往案发场所调查,确定有异样情况如抽屉是否拉开、翻动,桌上物品是否凌乱等,切不可随意触摸其他物品,注意保护现场,切勿独自一人进入案发现场。

（3）保卫处根据现场情况,报告上级领导或总值班。

（4）根据现场初步查验情况决定是否报警,并向院领导请示;报警后积极协助有关人员调查现场。

（5）配合公安部门的后续工作，协助寻找嫌疑人，并注意取证。

5. 发现疑似爆炸物的应急处置　为了有效预防、及时控制疑似爆炸物对医院职工和就诊病人造成的危害，保护群众的生命安全和国家财产的安全，特制订本预案。

（1）按统一领导、分级负责的原则，成立领导小组

组长：保卫处处长。

副组长：联防队队长和消防负责人。

（2）巡逻执勤时发现疑似爆炸物或群众举报有类似情况，巡逻队员要及时报告联防队队部。

（3）联防队队部立即指挥封锁现场，拉警戒线，及时疏散周边群众，不准任何人触摸、搬动疑似爆炸物。

（4）进行情况分析后及时报上级主管领导，并报"110"。立即召集联防队救援人员到达，做到早发现、早报告、早处理。

（5）在公安机关的指导下，做好疑似爆炸物的应急处理，加强对应急救援人员的自身安全保护。

（6）妥善处理事后工作。

三、应急预案演练实例

（一）医院消防应急演练

1. 制订演练方案　保卫处根据医院应急预案制订院级响应消防演练方案，细化演练内容，提出需要动用的物资和消防设施，确定参演部门、参演人数和参演人员的分工等。

2. 医院审核批准　演练方案制订完成后，由分管后勤副院长审核，报请医院党政联席会讨论通过，获得批准后进入演练实施阶段。

3. 演练前准备

（1）在应急演练前1周，召开由后勤副院长主持以及各演练部门参加的准备会议。会议内容包括下发应急演练草案、熟悉演练项目内容、讨论演练细节，以及宣布演练时间、地点、参演人员名单和演练流程，布置物资准备和分工任务，听取参演部门意见反馈等。

（2）演练前1天，由后勤副院长负责召开应急演练第二次准备会议，宣布经修改、补充和完善后的最终演练方案，检查各部门演练准备情况，确认演练所需物资如警戒带、担架、消防水枪、消防水带、消防扳手、灭火器、灭火毯、引导棒、防毒面具、湿毛巾、通信设备等物资已经到位，讲解演练注意事项。特别要求对演练所在临床科室对病人及其家属说明演练内容和目的，以免引起不必要的恐慌或导致意外事件发生。进行演练前总动员，以确保演练顺利进行。

4. 实施演练实例

【配餐室火灾应急演练方案】

（1）演练项目：配餐室因电线老化意外火灾的扑救和院级应对。

（2）演练目的：增强医院医务人员应对火灾突发事故的意识和能力，明确医院消防应急预案的可操作性，检验医院各部门在突发事件发生后的总体应对水平。

（3）演练组织指挥系统

1）演练总指挥：主管后勤副院长。工作职责为发布演练开始和结束命令，协调参演部门之间的关系，决策解决演练过程中出现的新问题，进行演练后的总结点评，负责向上级部

门和院长汇报演练情况。

2)现场指挥:保卫处处长。工作职责为指挥义务消防队的灭火行动,现场秩序维持和演练后的现场善后工作。

3)后勤保障组:保障处处长负责。工作职责为担架队的准备和召集,火灾扑救后配餐室的维修、病房电路检查和病房修缮。

4)安全保卫组:由联防队和消防监控室承担。工作职责为负责火灾报警,充当义务消防队进行初期火灾的扑灭,协助医务人员疏散火灾现场病人。

5)医疗救护组:由医务处长负责,由五官科医生和护士执行。工作职责为火灾发现和报警,初始火灾的扑灭行为,自救和火灾现场病人疏散、转移,科室病史和重要财产设备的抢救。

6)宣传报道组:由宣传部负责。工作职责为负责演练过程的现场摄像,应对外界媒体采访。

(4)协作参演部门:医院联防队(义务消防队)、消防监控室、保障处、五官科病房、院办、党办、宣传部。

(5)观察员:医院院长、书记和院办主任。

(6)演练步骤:①总指挥发布演练开始命令。②保卫处工作人员在五官科病房配餐室设立明火烟雾。③病区护士发现火情后,打电话向医院消防监控报警(报警内容包括:着火病区、起火部位、燃烧性质、目前状况、本人姓名、电话号码等)。④病区医护人员到就近灭火器箱内拿灭火器到达着火点灭火。⑤消防监控接火警并确认后,立即向联防队长报告。联防队长在向保卫处长报告的同时,迅速带领消防队员携灭火器赶到现场灭火,并设立现场警戒区。⑥因现场火情一时难以控制,要立即拨打119。保卫处处长向后勤副院长报告火警情况,后勤副院长在向院长汇报后,经医院电话总机向保障处长、医务处长和护理部下达命令,召集后勤保障组和医疗救护组到现场。⑦病区护士长组织能行动病人和工作人员疏散,医务处和护理部以及随后赶到的后勤保障组担架队从安全出口转移行动不便和危重病人,注意行动时在烟层下行走。⑧经努力扑灭火灾后,保卫处负责消防工作人员到现场进行事故原因调查,保障处进行火灾损失评估,并组织抢修人员到现场。⑨后勤副院长在向院长和书记请示后,通知院办和党办向上级部门报告,并要求宣传报道组启动相关的新闻危机应急准备。⑩总指挥发布演练结束命令。⑪召集参演各部门负责人现场开会,听取演练过程汇报,并进行演练点评。

(二)锅炉房天然气泄漏应急演练

1. **演练方案** 以医院制订的燃气泄漏应急处置流程和锅炉异常情况处置预案为基础,由保障处牵头制订锅炉房天然气泄漏应急演练方案,内容包括演练的项目、时间、地点、参加部门和人员、演练流程等。

2. **演练前准备**

(1)演练前1周,举行应急演练第一次准备会议。会议内容为下发应急演练草案,对演练方案进行讨论,并进行修改和补充。作演练动员,向各参加演练部门和人员布置任务,包括人员准备与物品准备。

(2)演练前1天,举行应急演练第二次准备会议。会议内容为下发最终确定的演练方案,检查各部门的演练准备情况,核实参与演练人员对演练内容的熟悉程度,确定演练物品及物质的到位情况。

3. 实施演练实例

【锅炉房天然气泄漏应急演练方案】

(1)演练项目:锅炉进气总阀、燃烧器调节控制部件及其连接部位泄漏及处置。

(2)演练目的:提高司炉操作人员应对突发事故的处置能力,检验锅炉房应急预案实效性,检验各部门在燃气泄漏突发事件中的应急反应性和协调性,确保锅炉安全运行。

(3)演练组织指挥系统

1)总指挥:保障处处长。工作职责为负责决策和全面指挥,调用各种物资、设备、人员,统一指挥抢险工作,做好善后工作及演练结束点评工作;负责向院长及上级部门汇报事故演练情况、抢险过程和演练结束点评情况。

2)副总指挥:保卫处处长。工作职责为协助总指挥工作;负责指挥、协调保卫、消防、联防队具体行动,实施决策。

3)现场调度:安全管理员。工作职责为执行指挥命令,组织现场应急预案实施,负责联系燃气公司、锅炉保养单位并协调抢险工作。

4)现场实施:相关的司炉人员。工作职责为第一时间报警,按应急预案关闭锅炉和保护现场,等待并配合燃气公司、锅炉保养单位进场抢险。抢险完毕,负责锅炉运行和供气。

(4)参与协作部门:燃气公司、锅炉保养单位、医院消防监控室、医院联防队、保障处应急抢修小组、设备物资处等。

(5)观察员:医院后勤副院长、特邀人员(消防局、安监局和安全生产管理协会有关人员)。

(6)演练步骤:①锅炉房司炉人员发现燃气泄漏,进行应急处置。②接到报警后相关人员立刻赶赴现场,开展抢险工作。③保障应急抢险队、义务消防队、联防队、应急医疗救援队到达现场待命。④演练中各参与部门和人员要保持冷静,谨慎行事;锅炉房内人员切记现场不可按门铃、启闭照明灯、开换气扇、打报警电话、使用对讲机以及关闭电闸,也不要脱换衣服,以防静电火花引爆泄漏的气体。⑤指挥部指挥各部门按制订的应急预案指挥抢险工作。⑥配合煤气抢修人员(燃气公司制订燃气泄漏应急预案)进行处置。⑦配合维保单位抢修人员进行检测修理并验收。⑧锅炉启用,锅炉供气。⑨演练时间节点、操作人员、处置流程、物资保障、警戒区域等要求与分工(略)。⑩演练结束,进行演练总结。

(7)演练过程:20××年×月×日×时×分至×时×分,演练总指挥确认参与演练各部门和观察员进入演练位置,做好演练准备后,发布命令,演练开始。

×时×分,司炉人员×××发现锅炉房内燃气泄漏报警灯亮,立刻执行紧急停炉操作,关闭操作台电源,关闭总汽阀,整个过程约4分钟。完成操作后按演练方案扮演者体力不支昏倒(位于1号锅炉燃烧器处)。

另一司炉人员×××立刻打开锅炉房大门,跑到外面用手机向保障处处长报告:"锅炉房发生天然气泄漏事故,请求支援"。同时拨打总机,请求总机向保卫处、消防监控室、联防队报警。整个过程约2分钟。

保障处处长接到报警后两分钟内到达现场。保卫处处长接到报警后3分钟内到达现场。决定以锅炉房对面维修组为临时指挥部,指挥抢险、消防和警戒工作。安全管理员接到报警后于2分钟内到达锅炉房,指挥司炉人员做好现场安全工作,并联系燃气公司(抢修电话××××××××)、维修保养单位(抢修电话××××××××),向指挥部汇报锅炉房现状。

保障抢修应急小组人员(担架员两名)、义务消防队员、医院联防队员接到报警后携带对讲机、灭火器、消防水龙带、担架、警示带、简易防毒面具等4分钟内到达事故现场并向现场总指挥报到、待命。

设备物资处接到报警,指派专人4分钟抵达现场,了解保障和抢险物资供应和需求情况。应急医疗队于接警后携带简易药箱4分钟到达临时指挥部。

指挥部发布命令如下:①保卫处进行警戒区域划分,联防队指挥警戒区域内人员进行疏散。②保障抢修应急小组切断锅炉房区域电力供应。③义务消防队接消防水水龙带,启动维修组将消火栓向锅炉房屋顶喷水,出水时间×时×分~×时×分。④义务消防队佩戴防毒面具后进入锅炉房搜救晕倒司炉工×××,;救出锅炉房,由应急医疗队进行紧急救护后,由担架员送往医院急诊抢救室。⑤安全管理员确认燃气公司和锅炉维保单位抢修队伍进程。

指挥部向观察员汇报现场情况和进程。

燃气公司于接到报警后20分钟到达现场,进行泄漏部位查找和检修,并向指挥部报告故障原因和修复情况,约15分钟后确认故障排除。

维修保养单位于接到报警后20分钟到达现场,由安全管理员协调联系。经指挥部和燃气公司同意后进入锅炉房,参照锅炉保养细则对锅炉进气总阀、燃烧器、调节控制系统进行检测修理。检修时间约8分钟。检修后向指挥部报告,并与锅炉房工作人员进行验收交接。

指挥部同意锅炉启用。通知恢复锅炉房电力供应,通知司炉人员锅炉启用。司炉人员参照锅炉停、启用规程,严格执行锅炉启用点火程序,缓慢升压至锅炉工作压力,整个过程2分钟。

指挥部同意恢复供气。锅炉运行状况一切正常后,锅炉压力已升至工作压力,司炉人员按照蒸汽管道输汽操作规范缓慢打开总气阀平稳供气,整个过程2分钟。

指挥部宣布演练结束,并向观察员汇报。

(8)演练总结:由现场总指挥作演练总结。

(虞 涛 方 强 王 岚 范晓盛 顾一阳)

医院餐饮服务是医院生活服务的重要内容,医院餐饮工作往往是医院后勤管理中受到关注度最高的部分,是医务人员和病人对后勤服务最直接的接触点,也是医务人员和病人对后勤管理满意度影响最大的内容。有道是"众口难调",部分医院的工作人员和病人往往来自全国各地,饮食习惯各有不同,加之住院病人因身体健康原因和治疗因素往往需要低脂、低盐、低糖饮食,使得医院餐饮更加成为后勤管理的难点之一。在国家卫生计生委于2018年1月出台的《进一步改善医疗服务计划(2018~2020)》中特别将提升膳食质量作为加强后勤服务管理两个重点之一,所以医院餐饮服务是医院后勤院长必须重点关注的内容之一。

医院餐饮服务包括员工餐饮和病人餐饮两个主要部分。其中,病人餐饮(即营养室)的管理因涉及医疗范畴,部分医院将营养食堂不列入后勤院长分管范围,故本章医院餐饮管理内容重点为医院员工餐饮(即职工食堂)管理。由于营养食堂在餐饮制作、食品安全、成本控制、厨房管理中有许多与职工食堂有共通之处,也有些医院将营养食堂中营养师作为医技人员纳入医疗管理范畴,由其负责确定住院病人的治疗饮食方案,而将厨房和配膳员管理纳入后勤部门管理。甚至在医院设计中将职工食堂和营养食堂物理空间有意识地建造在同一个或毗邻的物理空间,这样可以节省资源,降低运行成本。

第一节 职工食堂管理

医院职工食堂的职责是为医院职工及其在医院工作的其他工作人员提供卫生干净、价格合理、口味丰富、方便快捷、营养搭配合适的餐饮服务。医院职工食堂往往还承担着医院院务接待、各类学习班用餐等餐饮任务。除此之外,部分医院还在自身条件允许的情况下开设院内咖啡馆、茶座、饮料吧、面包房、家属餐厅等延伸餐饮服务,主要目的是丰富医务人员饮食品种,为医务人员提供相互交流研讨的空间,同时方便病人家属的在院生活。随着医院后勤社会化的深入,越来越多的医院职工餐饮服务以外包形式,由专业餐饮服务企业提供,医院从直接经营餐饮服务和管理者转变为对餐饮服务提供者的监督及管理,包括对食堂的安全生产及食品卫生安全方面的监督管理,对餐饮服务质量的监督和管理,还要对餐饮的成本、价格等进行监督和管理。无论是医院直接经营,还是外包服务,根据《中华人民共和国食品安全法》《中华人民共和国行政许可法》《中华人民共和国食品安全法实施条例》《餐饮服务许可管理办法》,职工食堂必须具有《餐饮服务许可证》。

职工食堂的管理从 5 个方面进行管理:食品安全管理、安全生产管理、服务质量管理、成本管理和应急管理。

一、医院食堂(餐饮)建筑布局

1. 功能分区　医院食堂(餐饮)一般包括用餐区域、厨房区域、公共区域。

(1) 用餐区域:餐厅为主要区域,包房为辅助区域。

(2) 厨房区域:是食品加工和出售区域。厨房区域包括仓库区、冷藏区、切配区、白案(面点)区、蒸饭区、红案(热菜)区、熟食区、备餐区、消洗区、更衣区等。

(3) 公共区域:包括公共通道、电梯间、卫生间等。

2. 布局要求

(1) 用餐区域与厨房区域要相对独立,用餐人员的行走路线和工作人员的行走路线尽量避免交叉。

(2) 厨房面积与餐厅面积比例一般为 1∶1～0.8∶1。一般厨房面积设定:餐厅设置 250 座,则厨房面积为每座 1.7 m^2;餐厅设置 251～500 座,则厨房面积为每座 1.5 m^2;餐厅设置 500 座以上,则厨房面积为每座 1.3 m^2。餐厅餐位的设置一般不能低于就餐人数的 1/3。

(3) 医院食堂(餐饮)尽可能设置在建筑物底层,并且方便与各单体的连接。厨房与餐厅不在一个层面时,备餐区与餐厅要尽量设置在同一层面。

3. 厨房设计要点

(1) 厨房包括进货储存、原料切配、食品烹饪、菜品出售等部分,做到生进熟出,避免出现交叉。

(2) 厨房不同功能的布局应尽量优化员工的行走路线,避免回旋和交叉。

(3) 厨房吊顶不低于 3 m,一般不做吊顶,若有吊顶,应防潮、防积尘,表面不易脱落。

(4) 厨房应设置排水明沟,上设盖板,排水口处应设网罩。

(5) 地面材质要防滑和便于清洗,为防止积水,地面应有 1‰～2‰的坡度,低处连接排水明沟。

(6) 食品仓库应能够容纳食堂 1 个月的消耗(按照 1 吨占地 1 ㎡计算),尽量设置自然通风。

(7) 有条件食堂要设置固定冷库,冷库容量按照就餐人数确定(一般 200 人为 1 吨)。

(8) 洗涤池分设素菜池、荤菜池、浸泡池、污洗池。

4. 餐厅设计要点

(1) 食堂餐厅布局要考虑整个环境的协调性,以宽敞舒适为原则;同时注意挖掘医院内在的文化特征,在食堂餐厅装潢布置中加以应用。

(2) 食堂餐厅布局还要考虑经营的实用性,要考虑售卖窗口区、就餐通道、就餐区、餐盘回收区、洗手区域和卫生间等空间的合理布局。

(3) 餐厅的颜色尽量选取明快的淡暖色调为主。

(4) 餐厅地面材料要防滑和便于清洁,内墙应选用易清洁材料做成裙墙,高度不低于 1.5 m。

（5）餐厅应尽量使用自然采光,同时要有良好的自然或人工通风条件。

（6）餐厅应配置音响装置。

（7）空调尽量不再用落地柜式空调,以减少空间的浪费。

二、医院食堂(餐饮)的人员配备

医院厨房人员配备按照餐位比例确定。一般的比例为:100:(9~11),200:(12~18),300:(15~20),400:(20~26)。以上所列人员均为熟练技术人员,不包括脱产的厨师长等管理人员,也不包括帮工或学徒、清洁工和勤杂工。

如果厨房配备人数为30人,基本安排如下:厨师长1名(不脱产),后锅厨师5名,打荷厨师5名,冷菜厨师2名,冷菜厨工2名,砧板厨师4名,面点厨师2名,砧板厨工2名,面点厨工2名,上什厨师2名,水台厨师1名,杂工2名。

三、医院食堂(餐饮)的设备配置

食堂厨房区域的主要设备分为加工设备、加热设备、冷藏设备、包饼制备设备、排风设施、清洗设备等;餐厅区域的主要设备为就餐及辅助设备。主要根据医院食堂(餐饮)规模的大小、餐饮供应的特点进行配置。

（1）加工设备:绞肉机、切片机、去皮机、搅拌机、蒸饭车、加工台、存货架等。

（2）加热设备:炉灶、汤灶、油炸炉、开水炉、烤箱、保温柜等。

（3）冷藏设备:冷冻柜、冷藏柜等。

（4）包饼制备设备:和面机、压面机、面团分割机、包饺机等。

（5）排风设施:排风管道、排油烟罩等。

（6）清洗设备:洗碗机、消毒柜、滤水台、洗涤池等。

（7）就餐及辅助设备:餐桌、餐椅、刷卡机、电风扇、空调等。

（8）其他设备:各种工具橱柜、各种食品橱柜、工作台等。

四、运行管理模式

无论是医院自行管理职工食堂,还是委托社会企业经营,首先必须要对食堂运行模式进行设计。医院职工食堂的经营模式按价格水平,可分为市场型餐饮服务、福利型餐饮服务和介于两者之间的半福利型餐饮服务;按外包服务程度,可分为全承包、半承包和劳动力外包(清包)模式。各种模式之间各有优缺点,医院管理者应根据自身的现状、需求和餐饮提供者的能力选择最适合的管理模式。

一般而言,医院职工食堂和病人餐饮均以非营利为目的,而社会餐饮服务企业都是营利性的。因此,医院常常通过对食堂的补贴,或减免其部分成本,或提供面向社会的盈利资源,满足餐饮服务企业的营利需求。因此,科学合理地设计补贴方案,对医院餐饮服务质量的提升至关重要。

五、餐饮服务质量管理

1. 提供餐饮食物管理　餐饮服务提供者必须按照约定的餐饮标准(餐饮品种规格、数量、价格)提供食品,明码标价售卖。不得擅自更改餐饮标准和随意提高价格。

2. 餐饮时间管理　一般医院职工食堂都设定早、中、晚三餐供应时段。由于医院工作的特殊性,根据医院需求,有时会为因工作错过就餐时间的职工提供餐饮服务,比如因手术、门诊、抢救等等而错过用餐时间的职工。有些还提供夜点心服务,在提供餐饮服务时间上做到人性化、个体化服务。

3. 售卖窗口服务管理　窗口工作人员应做到准时上岗,严格遵守操作规范,做好个人卫生,工作服整洁并穿戴整齐,语言文明,分装售卖食品时公平。

4. 餐厅卫生环境管理　良好的卫生环境能给就餐职工提供清洁、卫生、舒适的就餐环境,让职工在愉悦的心情下用餐。按照餐厅卫生管理制度,售餐前对就餐区和操作区进行清洁消毒,保持餐厅内的卫生,保持地面、天花板、墙面、玻璃、桌椅的整洁、无油腻,保证餐具洁净卫生。

六、成本管理

职工食堂成本管理是一项十分重要的工作,首先需要根据所提供餐饮的标准,计算所需成本,而后在不降低餐饮标准的同时,加强管理,达到降低采购、储存、加工、管理(包括人员管理)过程中的成本。

(一)食堂经营成本

(1) 原料成本:主料、辅料、调料以及一次性餐具。

(2) 人力成本:餐饮员工和管理人员工资、奖金、社保费用、培训费用。

(3) 能耗成本:水费、电费、燃油费、燃气费、蒸汽费等。

(4) 维修成本:设备大修、检测、常规维护等。

(5) 其他成本:低值易耗品、场地租金、设备折旧费、布草洗涤费、管理费。

(二)食堂原材料采购管理

1. 建立原材料采购计划和审批流程　厨师长或食堂的部门负责人要定期根据食堂的经营收支、物质储备情况确定物资采购量,并填制采购单报送采购计划人员。采购计划人员根据采购需求,结合采购计划制订采购订单,并报送采购部门负责人并批准后,向供应商采购。主要原料要设定最高储备量和订货点量。最高储备量设定要考虑仓库面积、流动资金、订货周期、原料的日均消耗量、供应商规定的订货批量等因素。订货点量是指定期订货中安全库存的最小需存量。

2. 建立严格的采购询价报价体系　要定期对日常消耗的原料、辅料、调料进行广泛的市场价格咨询。坚持货比三家的原则,对物资采购的报价进行分析反馈,发现差异应及时督促纠正。对于每天使用的蔬菜、肉、禽、蛋、水果等原材料,要根据市场行情,定期由使用部门负责人、采购员、物价员、库管人员组织供应商进行公开报价比选,公开、公平地选择性价比高的供应商提供服务。

3. 建立严格的采购验货制度 仓库管理人员要对物资采购实际执行过程中的数量、质量、标准与计划以及报价进行严格的验收把关。拒收不需要的超量进货、质量低劣、规格不符及未经批准采购的物品,对于价格和数量与采购单上不一致的应及时进行纠正。

七、员工用餐管理

(1) 职工不能穿工作服(白大褂等)进入食堂用餐,应当把工作服脱下后挂在食堂门口的衣架上。

(2) 职工用餐时须保持良好的用餐秩序及餐厅卫生。

(3) 职工用餐时必须保持安静,不得大声喧哗影响他人用餐。

(5) 职工用餐后须将残物倒入垃圾桶内,并把餐具按指定位置分类放置整齐。

第二节 | 厨房安全管理

一、食品安全管理

(一) 相关法律法规

依据《中华人民共和国食品安全法》《中华人民共和国食品安全法实施条例》《餐饮服务食品安全监督管理办法》,国家食品药品监督管理局主管全国餐饮服务监督管理工作,地方各级食品药品监督管理部门负责本行政区域的餐饮服务监督管理工作。医院对餐饮服务提供者进行监管,餐饮服务提供者必须具有《餐饮服务许可证》。按照许可范围依法经营,在就餐场所醒目位置悬挂或者摆放《餐饮服务许可证》。

(二) 建立健全食品安全管理制度

要求餐饮服务提供者,从食品采购、储存、加工烹调、留样、餐具清洗消毒、设备管理、人员管理、病媒生物预防控制制度等各方面制订相应制度,配备专职或者兼职食品安全管理人员。食品安全管理制度涉及内容主要包括以下几个方面。

1. 食品和食品添加剂采购索证验收管理制度

(1) 餐饮服务提供者应建立食品、食品原料、食品添加剂和食品相关产品(食品容器、包装材料和食品用工具、设备、洗涤剂、消毒剂等)的采购查验和索证索票制度,确保所购原料符合食品安全标准,并能方便追溯相关产品来源。各种来源的采购,均须索取留存有效购物凭证(发票、收据、进货清单等)。

(2) 必须到许可证照齐全有效、有相对固定场所的食品生产经营单位采购。在固定供货商处采购食品的,须签订采购供货合同。

(3) 餐饮服务提供者从食品生产单位、批发市场采购的,须查验留存供货商资质证明

(许可证、营业执照)和产品检验合格证明(生肉禽类应有检验合格证明);从固定供货商采购的,应查验留存供货商的资质证明、每笔供货清单等;从合法超市、农贸市场采购的,须留存购物清单;使用集中消毒式餐饮具的,应索取供货厂家营业执照及消毒合格证明。证明资料为复印件者,应有供应者盖章或签字确认。

(4) 应当建立台账(采购记录),按格式如实记录产品名称、规格、数量、生产批号、保质期、供货者名称及联系方式、进货日期等内容,或者保留载有上述信息的进货清单或票据。应当按照产品品种、进货时间先后次序有序整理、保存采购记录及相关资料,记录、票据的保存期限不得少于规定年限,一般为 2 年。

(5) 采购食品和验收环节应进行感观检查,不得采购腐败变质、掺杂掺假、霉变生虫、污染不洁、有毒有害、有异味、超过保质期限的食品及原料,以及外观不洁、破损、包装标签不符合要求或不清楚、来源不明、病死或死因不明的畜禽、水产及其制品加工食品。预包装食品及食品添加剂标签要求应符合《中华人民共和国食品安全法》第 42、47、48 和 66 条的规定。

2. 食品贮存管理制度

(1) 食品与非食品不能混放,食品仓库内不得存放有毒有害物质(如杀鼠剂、杀虫剂、洗涤剂、消毒剂等),不得存放个人物品和杂物。

(2) 设专人负责管理,并建立健全采购、验收、发放登记管理制度。做好食品数量和质量出入库登记,做到先进先出,易坏先用。腐败变质、发霉生虫等异常食品和无有效票证的食品不得验收入库。及时检查和清理变质、超过保质期限的食品。

(3) 各类食品按类别、品种分类、分架摆放整齐,做到离地 10 cm、离墙 10 cm 存放于货柜或货架上。宜设主食、副食分区(或分库房)存放。散装食品应盛装于容器内,并在贮存位置标明食品的名称、生产日期、保质期、生产者名称及联系方式等内容(供应商提供)。

(4) 肉类、水产、蛋品等易腐食品需冷冻或冷藏储存。用于保存食品的制冷设备,须贴有明显标志(原料、半成品、成品、留样等)。肉类、水产类分柜存放,生食品、半成品、熟食品分柜存放,不得生熟混放、堆积或挤压存放。

(5) 仓库内要用机械通风或空调设备通风、防潮、防腐,保持通风干燥。定期清扫,保持仓库清洁卫生。设置纱窗、排风扇、防鼠网、挡鼠板等有效防鼠、防虫、防蝇、防蟑螂设施,不得在仓库内抽烟。

(6) 应有满足生熟分开存放数量的冷藏设备,并定期除霜、清洁和保养,保证设施正常运转。

(7) 贮存、运输和装卸食品的容器、工具和设备应当安全、无害,保持清洁,防止食品污染,并符合保证食品安全所需的保温和冷藏设施,不得将食品与有毒、有害物品一同运输。

3. 食品添加剂使用管理制度

(1) 食品添加剂的使用必须符合《食品添加剂使用卫生标准》(GB 2760—2011)或卫生部公告名单规定的品种及其使用范围、使用量,杜绝使用《食品中可能违法添加非食用物质和易滥用的食品添加剂品种名单》中物品的现象。

(2) 餐饮服务提供者应和医院签订《餐饮服务食品添加剂安全承诺书》和《食品质量安全承诺书》。认真履行食品安全主体责任,严格执行食品安全法律法规和标准,严格落实餐饮服务食品采购索证索票规定,严格规范食品添加剂采购、储存和使用行为,依法诚信经营,不采购和使用食品添加剂以外的任何可能危害人体健康的物质,不采购和使用标识不规范的、来源不明的食品添加剂。严格遵守食品安全法,严格执行食品安全管理制度,确保食品质量安全。

（3）不得以掩盖食品腐败变质或掺杂、掺假、伪造为目的使用食品添加剂,不得由于使用食品添加剂而降低了食品质量和安全要求。餐饮经营单位加工经营食品为现制现售模式,尽可能不用食品添加剂,确须使用的,应在限量范围内使用。

（4）采购使用的明矾、泡打粉、小苏打、臭粉等食品添加剂包装标签上应注明中文"食品添加剂"字样,食品添加剂的具体标签要求应符合《中华人民共和国食品安全法》第47、48和66条的规定。

（5）购入食品添加剂时须索证索票并登记台账。应索取生产许可证明和产品检验合格证明,食品添加剂生产企业须取得省级卫生行政部门发放的《食品生产许可证》。

（6）严禁违法使用硼酸、硼砂、罂粟壳、废弃食用油脂、工业用料等非食用物质和滥用食品添加剂。禁止餐饮业服务单位（包括食堂、食品摊贩等）及个人购买、储存、使用亚硝酸盐。含柠檬黄、日落黄等合成色素的吉士粉、油性色素等不可用于面点、糕点、肉类加工。

（7）常用的泡打粉含铝膨松剂,应严格控制用量,以防止铝含量超标;应首选使用不含铝的酵母粉、塔塔粉等食品添加剂。糕点禁用苯甲酸、苯甲酸钠等防腐剂。

（8）严格落实食品添加剂专人采购、专人保管、专人领用、专人登记、专柜保存"五专"管理制度,并做出食品添加剂安全承诺。

（9）餐饮业使用食品添加剂的人员需经过专业培训。使用食品添加剂应配备专用称量工具,严格按限量标准使用。存放食品添加剂,必须做到专柜、专架,定位存放并上锁,标示"食品添加剂"字样,不得与非食用产品或有毒有害物品混放。

4. **从业人员食品安全知识培训管理制度**　餐饮服务提供者须组织从业人员参加食品安全培训,学习食品安全法律、法规、标准和食品安全知识,明确食品安全责任,并建立培训档案;加强专（兼）职食品安全管理人员食品安全法律法规和相关食品安全管理知识的培训。

5. **从业人员健康卫生管理制度**　餐饮服务提供者须建立并执行从业人员健康管理制度,建立从业人员健康档案。每年进行健康检查,取得健康合格证明后方可参加工作。操作人员应当保持良好的个人卫生。

6. **设施设备卫生管理制度**　用于餐饮加工操作的工具、设备必须无毒无害、标志或者区分明显,并做到分开使用,定位存放,用后洗净,保持清洁;接触直接入口食品的工具、设备应当在使用前进行消毒;应当保持运输食品原料的工具与设备设施的清洁,必要时应当消毒。运输保温、冷藏（冻）食品应当有必要的且与提供的食品品种、数量相适应的保温、冷藏（冻）设备设施。所有设备设施须有运行状况、定期维护记录和故障维修记录。

7. **餐饮具清洗消毒保洁管理制度**　应当按照要求对餐具、饮具进行清洗、消毒,并在专用保洁设施内备用,不得使用未经清洗和消毒的餐具、饮具;购置、使用集中消毒企业供应的餐具、饮具,应当查验其经营资质,索取消毒合格凭证。

8. **食品安全综合检查管理制度**　定期对餐饮服务提供者进行食品安全综合检查（自查和接受上级部门检查）,检查一般包含下列内容。①餐饮服务许可及其经营范围;②从业人员健康证明、食品安全知识培训和建立档案情况;③环境卫生、个人卫生、食品用工具及设备、食品容器及包装材料、卫生设施、工艺流程情况;④餐饮加工制作、销售、服务过程的食品安全情况；⑤食品、食品添加剂、食品相关产品进货查验和索票索证制度及执行情况、制定食品安全事故应急处置制度及执行情况；⑥食品原料、半成品、成品、食品添加剂等的感官性状、产品标签、说明书及储存条件；⑦餐具、饮具、食品用工具及盛放直接入口食品的容器的清洗、消毒和保洁情况；⑧用水的卫生情况。

9. 其他管理制度　食品安全管理制度中还包括粗加工管理制度、烹调加工管理制度、专间食品安全管理制度、食品留样制度、餐厨废弃物管理制度、食品及相关物品定位存放制度、病媒生物预防控制制度、餐厅卫生管理制度、面食糕点制作管理制度、预防食品安全事故制度等等。医院管理部门根据相应的制度规定进行管理监督。

二、安全生产管理

1. 消防安全管理　食堂是医院消防安全管理的重点部门之一。首先因为食堂是医院燃气和明火使用部门，应定期检查灶具燃气泄漏情况，并且应安装燃气泄漏报警装置；其次，食堂大功率电器具较多，一旦线路老化极易引发火情；第三，中式餐饮的油烟脱排装置易集聚油垢，若疏于日常清洗，遇灶台明火常易引燃管道内部油垢，有条件的单位应安装油烟净化前置处理装置；此外，煎炸食物油锅若温度控制不善起火也是常见事故。医院应加强管理，配置相应的消防灭火设施设备，员工必须掌握应对各种火情发生时的处置方法。

2. 安全操作制度　制定食堂安全操作制度和操作流程规范，工作人员在工作中要严格执行操作规范，合理使用各种设备、工具，不能违规使用和强行操作。食堂的一切设备、设施、餐具、厨具均要建立物品台账，专物专用，注重设备维护保养，保持安全装置的可靠性。定期对食堂排烟管道进行清洗，消除火灾隐患。排烟管道风机应定期保养，出现故障时及时修理，保障食堂油烟的排出。食堂地面易沾染油水，存在跌倒风险，防滑措施和清洗地面非常重要。医院安全部门定期对食堂进行安全生产检查，及时发现安全问题，及时整改，避免发生人员伤亡事故和重大财产损失事故。

3. 卫生安全制度　严格执行食品卫生制度，按照操作规范工作，在食品采购、加工、烹调、储存、厨余处理各个环节把好食品卫生关。每个工作段落后，洗菜池、工作台、案板、砧板等必须打扫干净，机械和刀具必须清洗干净并放到指定位置，货架、售卖台、箱柜及时清洗，保持整洁。库房物品堆码整齐，一物一签，能加盖的要加盖。门窗、玻璃、天花板、墙面保持整洁，无积尘，无蛛网。地面整洁无油腻，桌面整洁无残留物、无油腻。冰箱冰柜保持清洁，无霉烂臭等异味。食堂内外下水管道通畅，隔油池和污物池及时打扫，保持周围整洁。食堂工作人员严格执行个人卫生制度，上班时工作服穿戴整洁，配备必要的防护用具，每年体检。做好防鼠、防蝇、防盗、防潮、防食物中毒的五防工作。

4. 安全保卫制度　加强对食堂人员进入的管理，在重点部位按规定安装摄像头。非工作人员不得随意进入食堂工作区，必须出示有效证件或经批准及由食堂工作人员陪同方能进入，并做好访问登记。定期做好食堂水电气管线的检修维护工作，保证能源供应。做好食堂值班保卫工作，做到防火、防盗、防破坏。

三、职工食堂的应急管理

制定各类应急预案,明确应急处置流程和操作规范,公布各类应急通信联络方式。

1. **群体性食物中毒的应急处理**　一旦出现食品中毒的征兆,炊管人员无论谁先发现,应立即停止可疑中毒食品的食用和销售,防止中毒面扩大,并立即上报公司及医院,然后向区卫生执法监督所报告,简要说明中毒地点、发生食物中毒的时间、人数、有无死亡、引起中毒的可疑食品。如果有中毒人员死亡,应立即报告公安机关。同时,组织人员协助抢救和安置中毒病人,将中毒病人尽快送往医院进行抢救治疗,以减轻病人的痛苦和控制局势。

(1)食物中毒的现场处理:在卫生部门未到达之前,应保护好中毒现场或可疑食物,对剩余的可疑中毒食品不要急于销毁或倒掉,应妥善保管,接触或盛放食品的工具、容器,如刀、墩子、抹布、菜筐、盆等不要急于清洗消毒。若有病人呕吐或排泄物应保留,以供采样检验,查找中毒原因。

(2)原因调查:在卫生部门到达现场进行调查时,有关人员有责任协助卫生部门人员调查,如实反映与本次食物中毒有关的情况,详细说明供应食品的种类、品种,病人进餐的食物、进餐时间、就餐人数、已知发病人数、可疑中毒食品的来源、食品质量情况、保藏条件、烹调操作方法、回执温度与时间、食品是否烧熟、烧好后用何容器盛放、容器的卫生状况、是否专用、吃前存放多长时间、食品烧好后有无经过改刀、改刀时的操作卫生状况,必要时由当时操作的有关人员按可疑中毒食品的实际操作方法进行模拟操作,共同分析判断可能造成食物中毒的原因。

2. **不慎被热汤烫伤的应急处理**　餐饮公司及食堂工作人员无论谁在现场,都应立即采取措施,迅速用冷水冲洗。若烫伤严重,应立即安排人员送往医院治疗。

3. **炊管人员意外事故的应急处理**　主要是指炊管人员在操作时遇到手指被刀切伤,开合开关时触电,被蒸汽、开水灼、烫伤,油锅起火,碰电引起失火的应急处理。

(1)若刀伤轻微,应及时采取止血、救治措施,同时提醒该职工8小时内伤口处不能沾水,伤口未痊愈不得从事直接入口食品工作岗位;若刀伤较重,需立即到医院处理,同时报告上级主管部门。

(2)发生触电时,发现者应立即关掉电闸,或用干木棍等绝缘体分开导体与人的导电接触部位,对触电者进行急救或送往医院救治,报告主管部门。对引起触电的设备设施进行安全检查。

(3)发生烫伤后,如果可能,马上将贴在身上的衣物掀开或脱下,及时到医院治疗,同时报告主管部门。

(4)油锅起火时,立即用锅盖或灭火毯覆盖油锅,再将火源灭掉,进行自救。切不可用水灭火。如火势不能控制,立即报警,并立即报告相关主管部门。

(5)电器失火时,立即关闭电源,取下灭火器进行灭火。如火势不能控制,立即报警,并立即报告相应主管部门。

第三节 餐饮外包管理

一、餐饮服务公司的选择

对于餐饮服务公司的选择,要注意 3 个环节,即质量认证环节、招标比选环节、日常管理环节。被选择的餐饮服务公司必须具有《餐饮服务许可证》、从业人员《健康证》和《卫生知识培训证》,同时还需经环保审批(噪声、排污),检验合格后方可承接医院餐饮服务项目。

1. 质量认知环节 对于餐饮服务招标,至少要有半年以上的充分准备时间,应对所在区域的餐饮服务公司(尤其有为医院服务经验的)进行评估,包括该服务公司的专业化程度、服务的客户群,以及该公司的品牌、信誉、质量等;要广泛动员职工参与,请职工福利小组成员等对参与竞争的公司进行实地明察暗访,包括该公司在实际服务中的人员配备、服务质量、菜品特色等,同时听取就餐人员的满意度评价。

2. 招标评选环节 此类项目的评标专家一般由少量外请专家与医院相关人员共同构成,医院内部一般有财务、护理、审计、工会、后勤等部门人员参加,纪委全程参与见证。主要针对招标文件设定的要求进行评价,如成本控制、采购配送管理、食谱管理、人员配备、员工培训、食品卫生、服务质量和满意度承诺、设备维保等。招标不能一味追求低价竞标,要选择合理的性价比。

在招标过程中,尤其要注意所配厨师长的选择。因厨师长是烹饪生产的主要管理者,是厨房各项方针政策的决定者。厨师长配备的好坏,直接影响到厨房生产质量的好坏和厨房生产效益的高低。要从所配备厨师长的思想品质、业务精通程度、人际交往能力、开创精神等方面进行考核。

3. 日常管理环节 选择好餐饮服务公司以后,要及时跟踪食品安全和作业安全管理、采购价格和支出成本的控制、人员配备以及各类满意度(相关职能部门、一线医务人员)等数据和问题,并通过分级的会议制度对该餐饮服务公司进行管理。如由一线管理人员召开的周会,由中层管理干部组织召开的月度会议,由主管院领导参加召开的季度分析会,就日常管理过程中出现的问题进行及时分析和有效解决,以使得服务公司获得不断纠偏的机会,服务达到持续改进。

二、满意度评价

从服务、环境、菜品 3 个方面进行评价,主要包括员工服务是否态度亲切、员工仪容是否整洁、菜品价格是否合理、菜品是否美味可口、菜品是否花样多且经常更新、菜品是否安全卫生、餐具是否破损、出菜速度是否及时、结账是否快速、就餐环境是否宽敞舒适、餐厅是否清洁卫生、营业时间是否合理、标识是否显而易见、菜单说明是否通俗易懂等。一般医院食堂(餐饮)满意度若能不低于 80 分,即为比较出色的餐饮服务。所以在设定奖惩约束时,评价指标和评价分数的设置尽量要客观、合理。

三、餐饮外包服务日常管理的要素控制

1. 绩效导向　医院应当允许餐饮外包服务企业有适当的盈利,盈利的多少应与营业额和满意度同时挂钩,防止餐饮外包企业以单纯利润为导向,发生损害就餐者利益的情况。在保证基本餐饮服务需求的前提下,鼓励餐饮服务企业大胆创新,提供更优质、更多样化的服务。

2. 价格约束　首先对采购价格按照双方约定的方法进行比对;其次按照合同约定的利润空间,计算菜品出售价格的合理性。

3. 满意度约束　尽量由餐饮服务公司和医院部门管理代表共同采集满意度测评表,比照合同约定的分值进行奖惩,或将餐饮服务人员的绩效奖金与满意度挂钩。这种做法能够促使餐饮服务公司不断加强与医院员工和工会的沟通,主动不断提高服务质量。

4. 食品安全约束　对每日进货质量进行抽检,抽检内容包括原料产地、等级、性能、色泽等;对库存物品有效期等进行抽检;对留样食品进行抽检,对餐盘、熟食砧板以及配餐员手进行大肠杆菌检测培养,出现培养超标,按约定进行处罚。食品安全中存在问题时必须处以严厉处罚。

5. 人员配备约束　对比合同约定,人员是否配备到位,人员是否按照要求进行健康体检,相应人员是否有相应的上岗证书等。餐饮服务提供者如有厨师等人事变动情况,应备齐新进人员档案(健康证、身份证等)上报到总务科。

6. 作业安全约束　对和面机、脱排油烟机、燃气燃油管道法兰接头、阀门等部位进行不定期的安全操作检查,防止出现安全生产事故,避免由此造成的人身和财产损失。

7. 餐饮服务提供者的监管　总务科与餐饮公司管理层应定期举行工作会议,协调解决工作中的问题。餐饮服务提供者应当每月向院总务科提供月度工作报告。

第四节　餐饮服务创新

一、医院餐饮信息化管理的意义

随着移动互联网的发展,在传统的医院后勤服务和管理层面融入电子信息化的科学管理,能大大提升管理效率并改善就餐者的体验,有其重要意义。

(1) 为医院提供更有效的物资保证,节省了人员的调度,又可加快在各部门之间的信息流通,能在最短的时间内提供充足的物资保障。

(2) 提高效率,降低成本。通过科技应用,将分散在各地或各部门的信息进行总体处理,再及时分发到各地或各部门,大大节省了后勤管理的时间与人力消耗。

(3) 由于供需双方信息的不对称,易造成备餐和消费的不匹配。借助科技手段,可避免不必要的浪费及配餐服务的不及时。

(4) 通过智能设备,可随时随地管理事务,全方位实时查看进度和记录。

二、手机智能 APP 服务平台

以手机智能点餐 APP 为例,很多医院的饭卡管理比较松散,无法实现后台精准化管理,医护无法方便获知卡内金额变动信息。通过医院食堂和手机 APP 服务平台的深度对接,手机 APP 服务平台在对之前饭卡信息进行平移并导入新系统后,可实现以下功能。

(1)实名管理:方便院方后勤对全院正式工和临时工进行分类管理。

(2)充值便捷:通过手机端微信或支付宝直接充值到饭卡,优化了线下充值人员的工作,节约了医护排队充值等待的时间,降低食堂运行成本。

(3)收支清晰:卡内金额可区分为院内充值、现金和线上充值。

(4)消费同步:可以线下刷卡消费和手机端扫码支付消费。

(5)随时查询:随时随地通过手机端查看饭卡消费的相关信息,及时提示充值和消费信息。

(6)丢卡挂失:若就餐卡丢失,持卡本人可通过手机端 APP 自行操作挂失,及时避免损失,且不影响线下手机端扫码支付和线上订餐消费支付。

(7)误餐无忧:适时为因手术、抢救病人而造成误餐的医护人员提供餐饮保障。

(8)缩短排队:利用手机 APP 服务平台实现线上预约点餐订餐、线下定时送餐的升级服务。通过手机 APP 服务平台提前预知食堂每日供应的菜品,通过手机端 APP 下单预订确认,由专职配送人员根据有效订单准点配送,从而有效地节约了医护的就餐时间,提升医护工作效率,减少窗口排队的等候时间,提高医护的满意度。

(9)减少浪费:食堂可根据提前收集的预约点餐信息,了解就餐需求,更为精准地准备餐食数量,尽可能避免不必要的浪费。

三、机器人

随着国内外工业机器人制造业的蓬勃发展,有的医院已经开始尝试使用 AGV 机器人来送餐,甚至炒菜机器人也已开始使用。基于医院的餐饮服务人群的特殊性(饮食时间不定时),医院也可以引进此类机器人,结合手机 APP 服务平台,可以随时为辛勤工作的医务人员提供餐饮服务,也可进一步降低食堂运行成本。

小贴士

职工餐饮服务是医务人员感知度最高的后勤服务,餐饮服务的质量往往左右医务人员对后勤服务(后勤院长)的整体评价。作为后勤管理者,要关心因手术、抢救等任务加班或值班而造成的医务人员误餐问题,若能及时提供热饭热菜,则可解决一线医务人员的后顾之忧。

(姜 桦 方 强 盛 锋 桂 律 罗玉琪)

第十章
医院后勤信息化管理

医院的中心任务是提供医疗服务,而医院后勤服务则是围绕这一中心,对医院的能源供给、物资供应、物流运输、房屋设施、维修保养等工作进行计划、组织、协调和控制,以保障医院工作的顺利进行。后勤管理系统是医院整体运行中的一个子系统,是医院进行医疗、教育、科研活动的基本条件,也是构成医院基础质量的重要组成部分。随着医院的发展和科技的进步,后勤工作已经摆脱了简单的体力劳动,其设备的先进程度和相应的技术含量有些堪比先进的医疗设备,这也对医院后勤的科学管理提出了更高的要求,需要其能够优质、高效、安全、经济、标准化地为医院各项工作提供保障。

近数十年来,随着信息技术的高速发展,我国医疗卫生行业信息化建设经历了最初的单机系统、内部局域网系统到网络信息系统、远程医疗等多个阶段,目前已进入到整体规划、全面建设和广泛应用的新阶段。各种医疗信息与管理系统的大规模应用,极大地提高了医务人员的诊疗效率,促进了医院管理的规范化和精细化。而我国医院后勤的信息化建设由于前期重视程度不够、投入不足等原因发展滞后,大多还处于初步建设和发展完善的阶段。近年来,上海等省市在后勤信息化智能化建设方面进行了积极有益的实践,取得了显著成效。

第一节 概 述

一、信息化的概念

"信息化"的概念是从 20 世纪 70 年代后期开始普遍使用的,我国 1997 年首届全国信息化工作会议对信息化的定义是:"信息化是指培育、发展以智能化工具为代表的新的生产力,并使之造福于社会的历史过程"。信息化的生产工具,也称为智能化工具,一般具备信息获取、传递、处理、再生、利用等功能。它同以往生产力中的生产工具不同的是,它不是一件孤立分散的东西,而是一个具有庞大规模、自上而下、有组织的信息网络体系。根据国家信息化发展战略,信息化是充分利用信息技术,开发利用信息资源,促进信息交流和资源共享,提高经济增长质量,推动经济社会发展转型的历史进程。

二、后勤信息化的概念

后勤信息化是指利用计算机技术、网络通信技术、自动化技术等信息技术,改善后勤管理模式,为医院提供优质高效、绿色节能、以人为本的后勤保障服务,进而提高后勤管理的创新能力和管理水平。

后勤信息化不是简单的计算机化,也不仅仅局限于后勤管理部门内部,而是以信息共享为核心,包括后勤管理、临床科室、医院管理,甚至卫生行政等部门相互之间的信息共享,最大限度地利用医院资产,提高工作效率,并形成标准化流程,方便各层次管理人员的分析决策,充分发挥信息技术在后勤管理中的应用价值,提升后勤管理的服务水准。

三、后勤信息化的目的和意义

医疗卫生事业关乎国计民生,医院运营情况体现国家医疗卫生事业的水平,后勤信息化则是医院能否在信息时代更好地服务于病人、服务于社会、节约资源的重要因素。后勤信息化是实现医院科学管理、提高社会经济效益、改善服务质量的重要途径,是医院内涵建设的重要组成。其目的和意义可归纳为如下 5 点。

1. 合理利用资源,提高经济效益　由于国内医疗需求不断增加,医院的数量不断增加,规模也不断扩大,医院的资产一般数亿,有的已经达到数十亿,有些特大型医院的建筑面积达到甚至超过 50 万平方米。这些都对管理提出了新的要求,仅依靠人力对如此庞大的资产和房屋是无法进行有效管理的。只有通过信息化手段,才能使这些资产得到充分的利用,降低医院运营成本。

2. 优化工作流程,提高工作效率　后勤管理涉及面广,各种设施设备的使用和维修各有不同,要实现对水、电、气使用量的监控就需要有人定时进行抄表读数,还需要手工对比。如果通过信息化系统,不仅可以减少工作量,而且可以实时监控,及时发现问题。又比如物品运输,包括标本运送等,都是每天在医院内发生的。如果通过信息化进行流程规范,就可以提高人员工作效率,降低成本。

3. 深化细节管理,提高工作质量　细节决定成败,特别是后勤保障的工作更是需要关注细节。不论是设备设施的维护保养,还是物业保洁或是物流运送,都对工作细节提出更高的要求。通过信息化建设,不仅可以建立标准化流程,而且可以强化对细节的管理。在标准化的基础上,可以逐渐推广细化的绩效考核手段,提升后勤服务质量。

4. 提供决策依据,提升管理水平　适时的物品采购、合理的人员配置都是节约成本的重要因素。对后勤数据的收集和分析,是对上述决策提供数据的基础。比如,对医院各级库房的物品进出库进行精确的信息化管理,就可以了解耗材的实际消耗,合理及时地进行物品采购,提高医院的管理水平。

5. 了解运营情况,实施节能手段　绿色环保是现代医院管理的趋势,也是先进管理理念的体现。利用信息化手段对各项能源的使用进行及时监控,就可以及时发现症结所在,采取各种节能措施,进行针对性处理,达到节能减排的效果。

第二节 后勤信息化管理内容

医院后勤是为医疗、教学、科研、预防提供服务保障的系统,是医院整体结构中不可或缺的重要组成部分。后勤服务工作涉及医院内部所有的工作、生活的各个方面,不仅涵盖范围广、门类繁杂、工种多样,而且基础性强,应急性和安全性要求高,大量的保障工作都是医院后勤服务机构的日常工作。虽然不同医院后勤部门所分管的内容不尽相同,但是基本任务主要包括:物业管理(园林绿化和环境保洁,设施设备的管理、运行和维修保养,餐饮服务,房屋管理)、交通通信工具的运行管理、物资供应(医用物资和办公物资供应,被服供应)、环境保护(污水污物和医疗废弃物的无害化处理)等。后勤管理中的很多内容都可以结合信息化建设更上一层楼。

由于后勤管理的内容很多,所以完整的后勤信息化系统包含的模块也很多,其框架见图10-1。在建设过程中可根据医院的具体情况整体或分步建设。但是,在分步建设时一定要考虑到各模块之间的联系和数据共享,以免将每个模块建设成一个信息岛,对信息的统计利用带来不利影响。此外,在医院信息化建设的过程中也应注意信息共享,后勤信息化系统只有整合在医院整个系统之中才能发挥更大的作用。

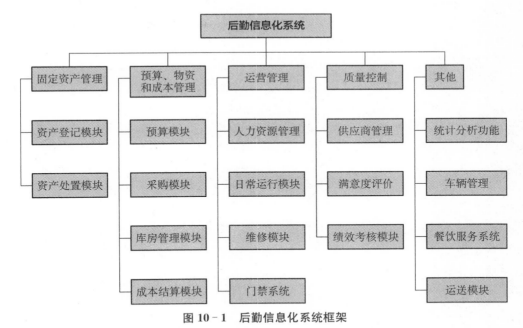

图 10-1 后勤信息化系统框架

一、固定资产管理

固定资产管理是医院运营的基础。在进行信息化建设时,首先应收集医院的基础数据,作为管理的出发点。比如,医院房屋信息、设施设备的基本信息等,建立台账,并登记相关使用人员或管理人员的信息。对于房屋信息应至少储存医院建筑的平面图,并在此基础上统计医院所有的房屋资源以及使用情况。这样,可以为医院房屋资产进行长期有效的管理提供基础,可以促进医院房屋资产的充分利用。有条件的单位,还应当将相关的建筑图纸,包括空调管线、弱电系统等进行三维处理,可以对今后房屋的修缮和改建提供原始的基础资料。同时,在固定资产登记的基础上进行固定资产调拨、折旧和相应的报废流程。由于固定资产的采购流程和成本核算的方式同其他物资类似,可建立在预算、物资和成本管理模块中。

二、预算、物资和成本管理

物资供应是后勤部门的重要工作之一,有效地为医疗、教育、科研工作及就医病人提供及时、准确且价格合理的物资,是后勤部门的应尽职责。医院物资管理的内容主要包括预算、实物和成本管理。

1. 预算　与后勤有关的预算包括设备、物资采购预算和外包服务类预算等,这些都是国有非营利性医院编制的单位预算中的重要组成部分。在预算模块中,需要包括预算计划的编制、使用部门的落实以及预算执行情况,同时还能实时追踪预算剩余量。

2. 采购　医院采购的内容包括固定资产、医用耗材、办公物资和维修配件等。在采购过程中,应根据相关规定制订相应的采购流程,在预算范围内进行论证、市场调研、招投标或比价、合同谈判、签署、执行、付款等。通过信息化系统可以了解采购进展、规范操作,确保采购的及时性和规范化。

3. 库房管理　医院运营中需要后勤部门供应的物资种类非常多,如果仅仅依靠原始的方法进行管理,不仅要求较大的库房面积,还会导致供应不及时。如果采用智能物流系统,监控总库房和各科室二级库房的库存和使用情况,可以最大限度地减少库存,缩短库存周转时间,及时采购必需的物资,还可以自动监控用量的变化,有利于控制医用耗材的使用。如果能将该系统同医院日常的 HIS 收费系统进行整合,还可以避免耗材的浪费,提高医院经济效益。

4. 成本结算　成本结算是任何运营单位管理中所必需的。对于该模块应建立在财务管理系统中,还是在后勤管理系统中,各医院可根据实际情况决定。该模块应当至少包括采购、维修、服务、能源等成本的分摊,更进一步还可以囊括工程费用、固定资产折旧等内容,有些医院还提出支持二次分摊等更加细化的要求。合理的成本结算对于医院实施全成本核算是必须的。

三、运营管理

后勤部门需要保证医院环境质量和设施设备的运营,运营管理工作在后勤日常工作中占有很大比重。

1. 人力资源管理　现在后勤相当部分的服务内容都推行了社会化管理。如果医院对保洁、保安、物业(设施)、被服、运送、绿化等内容都外包的话,这部分人员的数量一般占所有在医院工作人员的 20% 以上。由于这些人员流动性大,对其的信息化管理有时比正式员工的管理更加复杂。不过该系统可以参考人力资源管理系统,只是需要更频繁地予以更新。

2. 日常运营　后勤大型设施设备较多,还有较多的特种设备,包括压力容器、电梯、锅炉、机械停车库等,这些设备都需要定期维护保养以确保其安全工作。在建立上述基础系统的基础上,可通过信息化手段对其维修保养进行更好的管理,如可以设立提示手段来提醒这些设备的保养期限,使之得到及时、有效的保养。可安装实时监控设备,以了解设施设备的运行情况。比如,安装远程氧站监控系统,可以实时了解氧站的供气情况,还可以减少值班人员,仅需定期巡视即可;可安装远程抄表系统,对水、电、气等能源消耗情况进行实时监测,同时可以生成报表,进行分折,有利于医院开展节能减排工作。

3. 维修　设备设施在使用过程中难免会发生故障,及时高效的维修有利于提高设备的利用率。如通过信息系统完成维修任务分配、结果监测等流程,可以减少相应的人力成本,同时可以监控维修的及时性和评估后续效果。

4. 门禁系统　医院无可避免地存在毒性和成瘾性药物、放射性物质、感染性和腐蚀性物质等,这些都需要严加管理,以免被人不当取用。医院的儿科患者,特别是新生儿病房中要防止患儿的丢失。医院中还需防止外来人员随意出入医疗区域,以及医院财产的保护,这些都需要医院内部有较好的门禁系统来管理人员的去向。门禁系统不仅包括联网的电子门禁,还包括相应的分区和授权,并对授权的时限进行相应的管理。一个好的门禁体系有利于加强医院的安全,减轻管理的强度。

四、质量控制

后勤的质量控制系统包括内、外两个部分。对内是人员服务、设备运行等的质量,其中包括餐饮、被服、保洁等各类服务的满意度;对外主要是对于设备和物资供应商的管理。同时,可以根据上述的质量结果进行绩效考核,落实激励措施,提高服务质量。

五、其他

由于各医院的情况不同,还会有一些系统不能纳入上述几项中。但是,不论医院需求如何,统计分析功能是必不可少的。通过统计分析,可以对医院资产运营效率、物资使用、维修费用及效率及相关信息进行统计分析,供医院发展决策使用。

由于医院里后勤工作不是孤立存在,很多时候相关的数据和信息需要与医疗、财务或其他系统的信息进行共同的统计分析。因此,在后勤信息系统中应当有数据导入和导出功能,随时可以进行数据的处理,以便进行分析。另外,数据检索功能也是必要的。信息系统处于不断升级的过程,在使用过程中会不断提出新的需求。如果有了强大的检索功能,可以在系统尚未更新完毕的时候对所需要的数据进行提取,有利于及时分析信息。

现在的医疗系统可以将检验报告、影像资料和医嘱等直接通过电脑传输,但在临床上还是经常需要运送人员或物品的情况,如将病人运送至手术室或做一些大型的检查、运送血液标本或病理标本等。以往的传统是在每个临床单位配备运送人员,也有的医院是实施中心配送,通过运送中心安排运送人员的工作。虽然后者已经较大程度地提高了效率,减少了人员,但是仍存在人员安排不合理的情况。上海市第六人民医院通过运送软件的建立,发挥电脑的统筹安排能力,对运送人员进行精确的调控,进一步提高了效率。

第三节　后勤信息化管理系统

一、后勤信息化管理系统

1. 后勤服务管理系统　通过规范流程、细化制度、系统固化,建立集中式后勤综合管理信息系统,包括外包业务。

(1) 具体实现的目标:①以信息化手段规范医院后勤服务流程;②以技术性工具提升医院后勤服务内涵;③整合资源,构建一体化后勤管理体系。

(2) 系统业务功能组成:①独立任务管理系统;②车队管理系统;③订餐管理系统;④被服管理系统;⑤运送管理系统;⑥医废管理系统;⑦保洁管理系统;⑧品质管理系统;⑨基础档案管理系统及服务台等。

2. 后勤基础管理系统　后勤基础管理系统是医院后勤业务管理和执行的专业系统,后勤管理面广,综合性强,系统建设需要统筹安排。在各个部门之间建立起完善的信息共享和沟通机制,可提高互动的效率和效能。系统建设应"以过程控制为主,以结果控制为辅",促使组织结构扁平化,减少管理层次;以逻辑流程为主线,把握数据的来龙去脉。

(1) 具体实现的目标:①结合已有的 ERP、HIS、OA 等系统,使医院各个部门之间的信息交流在网络中完成,这样不但减少了不必要的资源浪费,不再依靠传统方式传递信息,而且减少了操作的环节,为工作人员节省了时间,从而能更好地为病人服务;②整个管理更加规范化、科学化,提高了工作效率,降低了管理成本,从而整体提高了全院的服务质量,使医院综合实力和核心竞争力得到明显增强。

(2) 系统业务功能组成:①合同管理系统;②库存管理系统;③工程项目管理系统;④成本管理系统;⑤基础档案管理系统。

3. 后勤运行设备管理系统　运行设备管理系统是为医院机电维修的管理设计的,是科学化管理方式的一种实现形式。

(1) 具体实现的目标:通过系统化、流程化的管控平台,科学管控基础运行设备的维修运营。系统结合了运行设备的管理流程和特点,以"量身定制"为切入点,遵循"总体规划、分步实施、先进适用"的指导思想,形成贯穿一线的运行设备管理通畅垂直体系和运行设备管理信息化系统。该系统应满足决策支持层、管理控制层和业务执行层 3 个层次的需求。

(2) 系统业务功能组成:①设备台账管理系统;②巡检管理系统;③保养管理系统;④维修管理系统;⑤基础档案管理系统;⑥后勤知识库管理系统。

4. 能源智能监测系统　能源智能监测系统(能源管理系统)是专门针对医院建筑能耗构成复杂、能源形式多样且能耗普遍偏大的现状,对医院建筑的能源种类进行能耗统计、能源审计、能效公示、定额管理的信息化系统。能源管理系统不仅提高了医院能源的利用率,还能够帮助医院实现制度化和指标化的能源管理,真正做到节约能源。

(1) 具体实现的目标:能源管理系统采用先进的采样监测技术、有线通信、无线通信技术和计算机软硬件技术等,采用集散式结构、模块化设计,以空调冷热能量、水、电、气等能源介质为监测对象,将每个智能终端包括数字式电能表、数字式水表、数字燃气表、冷热量计等的数据通过通信线连到对应的网关设备,并通过通信协议转化,实现末端仪表与数据中心之间通信,对用能进行实时采集、计量、统计分析和集中调度管理,实现对能源的全方位监控和管理。

（2）系统业务功能组成:①基本信息系统;②能源消耗统计系统;③能源消耗分析系统;④能耗报警系统;⑤设备信息与维护管理系统。

5. 后勤机电运维智能管控系统　机电运维智能管控系统又称为智能建筑集成管理平台。

（1）具体实现的目标:该系统由管理软件、智能模块及各类传感器组成,运用标准化、模块化、系列化的开放性设计,基于信息平台实现将医院机电运营管理的各信息系统进行功能整合,乃至数据整合,把各自独立分离的设备、功能和信息集成为一个相互关联、完整和协调的综合网络平台。能够完成对设备的多种监控、数据监测采集以及运行管理,从而保障后勤机电设备的安全、可靠、稳定、高效运行。

（2）系统业务功能模块:①系统管理模块;②楼宇智能控制模块(含供配电、给排水、暖通、通风、净化等);③GIS/BIM 模块;④移动应用模块;⑤环境检测模块;⑥其他机电智能管控模块(医用气体、物流运输等);⑦设备集成模块系统。

二、后勤智能化管理平台

医院后勤智能化管理平台又称为后勤运营智能管控平台,是基于现代医院后勤管理理念,结合后勤业务管理特点,通过智能化管理平台将后勤管理业务予以系统化、规范化和智能化,形成的一套成熟完善的后勤智能化管理体系,是后勤各智能化、信息化系统的综合集成,并可在此体系上充分挖掘智能管控潜力,以提高工作效率、加强有效沟通、降低管理成本、辅助管理决策。平台可以集成上述后勤服务管理系统、后勤基础管理系统、运行设备管理系统、能源智能监测系统、机电运维智能管控系统等功能。上海申康医院发展中心自 2010年起,在市级医院中试点建设和推广应用医院后勤智能化管理平台,取得了良好的社会效益和经济效益。

1. 定义　后勤智能化管理平台(intelligent logistics management system,ILMS)是指通过现代通信技术、网络信息技术、行业技术与智能控制技术的集成,对医院支持保障系统相关设施和业务的动静态数据进行定期采集、录入和分析,并在此基础上建立的集医院建筑设备与能源监控、后勤业务管理与决策支持功能于一体的运营管理平台。

2. 平台建设内容　包括传感器、计算机、服务器等硬件系统和监控分析软件系统。

（1）医院平台:覆盖 11 类建筑设备系统,即锅炉、电梯、空调系统、照明系统、医用气体系统、空压系统、负压系统、生活水系统、集水井系统、配电系统、计量系统;包含 8 个管理模块,即基建信息、设备信息、数据通信、实时监控、设备告警、能效分析、权限控制、系统管理。

（2）申康中心平台(集团平台):包含市级医院建筑维护信息、后勤设备信息和用能信息三大数据分析模块。

3. 平台功能定位

(1)"摸家底":即建立医院建筑、设备基础数据库,包括图纸、照片、文字资料,供后勤管理人员查询和维护。

(2)"管运行":即对后勤设备的运行状况进行实时动态监控、安全告警和故障诊断。

(3)"降能耗":即通过设备运行的能效分析和智能管理,提高设备的工作效率,减少能源浪费。

通过对平台静态数据的动态管理、动态数据的对标管理、对标数据的智能管理,最终实现医院建筑设备的安全、高效、舒适、节能和精细化运行管理目标。

4. 平台设计原则

(1)总体设计,分层建设:依据国家、地方及行业标准,结合技术层、操作层、管理层、专家层、领导层人员的实际需求,一次完成平台架构的顶层设计,分为医院平台(总院、分院)、区域平台、申康中心平台(集团平台)3层架构(图 10 - 2)。

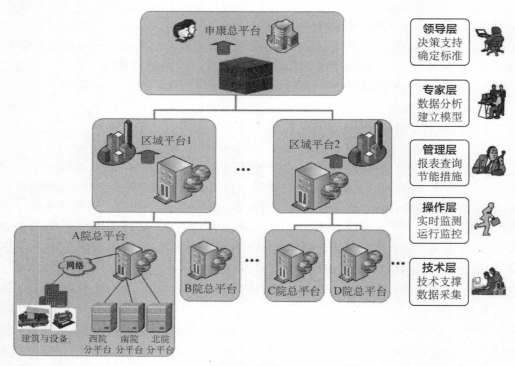

图 10 - 2 医院后勤智能化管理平台架构

注:第一层为医院平台(A、B、C、D 医院);第二层为区域平台;第三层为申康中心平台(集团平台),分别提供不同层级人员的管理需求。

(2)整体部署,分步实施:根据医院既有建筑数量、设备种类、楼宇自动化(BA)系统建设程度、院区分布、资金筹措能力、施工条件等情况,分医院、分阶段、分内容部署推进建设。

(3)统一标准,灵活扩展:依据平台软硬件建设标准,包括点位采集标准、系统软件标准、硬件配置标准等,并根据医院实际需求增加功能模块。

5. 平台建设的意义

（1）实现后勤支持系统的信息资源整合与利用：医院后勤智能化管理平台是一个开放的系统，具有适应各种政策、技术、业务发展的能力，遵循信息标准化的软件系统都可以接入到平台，并通过平台实现数据集成和应用集成，将原先分布在各业务系统中的信息交换整合到平台，实现医院后勤各部门信息的互联互通，提升服务品质，方便各类后勤管理人员的运营管理和分析决策。

（2）实现后勤运营管理一体化与智能化：通过平台实现后勤运行管理系统和机电运维管控系统的集成，实现一体化管理与可视展现，通过智能化手段促进过程决策支持、自动控制、安全管理和结果分析。

（3）实现后勤运营数据中心化共享：基于信息平台，建设后勤运营数据中心，通过数据中心实现不同应用系统、应用部门间信息资源整合，保证数据信息的高效利用，达到一处采集多处利用，实现后勤业务数据实时更新，满足管理决策、科学研究、信息共享。

（4）实现后勤运营管理决策支持：通过平台整合各应用系统，让信息资源充分流转；利用先进的信息化手段，促进后勤服务管理的规范化，掌握工作的主动权，把传统的事后处理转为实时监控；通过商业智能技术和工作流引擎，提高数据一次利用能力和管理决策支持，有效提升后勤整体管理水平。

（5）基于传感技术的物联网应用：主要是各类信标技术的应用和电子设备互连、腕带等应用。例如，苏州科技城医院的室内导航系统通过蓝牙定位信标发送数字信号，就诊患者只要挂完号即可自动导航到目的地就诊，结束就诊后还可以自动导航至停车位取车，不用费心寻找。又如，医疗废弃物追溯系统，响应国家号召，严格管理监控危废垃圾。从医疗废弃物的产生到销毁做到了全流程在线透明的业务流程。从人员管理、重量比对、医废建档3个方面使用电子化手段实现闭环式管理，永久记录每一袋医废的信息（类型、重量、交接责任人）。

6. 平台建设发展趋势　物联网、云计算、虚拟化、WEB2.0等技术正带来信息架构体系的变革，新技术的融入使医院后勤管理实现全方位、全对象、全流程的精细化管理成为可能。医院后勤智能化管理平台是医院后勤信息化建设的高级阶段，其未来发展趋势为集成化、智能化、可视化、多元化、虚拟化、移动化、区域化与标准化。

（1）集成化：就是异构系统的融合、功能的整合、数据的共享，实现互联互通，后勤信息应用领域基于平台的集成化程度必将越来越高。

（2）智能化：就是基于物联网技术和数据挖掘分析的逻辑判断、决策支持，实现自动化过程控制、任务管理、智能导航、安全警示、机电设备运行优化等。

（3）可视化：就是利用3D技术、B1M技术、GIS技术、VR技术，实现后勤运营环境、运营设施、运营状态的可视化，实现后勤设备全生命周期运维的三维实时动态管理，保障建筑系统安全性，提高设备管理效率，降低后勤运营成本。

（4）多元化：实现后勤信息化应用领域多元化。

（5）虚拟化：就是利用云计算、虚拟化技术，实现基于云端的平台资源存储、平台部署和应用系统管理。

（6）移动化：就是将WIFI、ZIGBEE、RFID、蓝牙乃至4G、5G、NB-10T等技术不断引入实际应用领域，医院后勤信息平台的应用掌上化、移动化、互联网＋的应用将日益丰富。

（7）区域化：就是指医院之间的后勤服务互联与信息共享，区域运维协同、服务支持、数据集成。

（8）标准化：就是指后勤领域信息相关标准将越来越健全，数据乃至平台建设将向标准化程度越来越高的方向发展。

第四节 后勤信息化建设与管理要点

后勤信息化的建设是医院整体信息化建设的一个部分，其建设和实施应符合医院的发展。

1. 统筹规划，稳步推进　由于后勤信息众多，而且许多后勤信息之间以及其同临床信息之间有密切联系，因此，在实施初期应当有一个整体的规划。如果没有规划，只是跟着临床或者上级部门的指令，或者想到一个模块做一个模块，各个模块之间的联系难免不能估计，也不能实现数据共享。因此，作为医院后勤管理人员或者信息部门在考虑信息建设时一定要整体规划，如果能在医院整体信息化进程中考虑到后勤的需求，那实施起来会更有效率。信息化进程绝不只是买几台服务器、电脑，或者加上一些软件制作。如医疗信息系统建立之初，需要统一病案格式、统一疾病和手术编码等。后勤信息系统建设之初也需要进行相当多的准备工作。如固定资产管理，就要收集相关信息，如房屋图纸、设施设备的基本信息等；而对于物流系统而言，由于医院使用的物资种类繁多，也需要进行统一编码，建立数据字典。即使是门禁系统，也需要对区域、位置等进行一一编号。

2. 明确目标，加强监控　不同人员对信息系统的要求不同，对其期望也不同。因此后勤信息系统建设，应当征询包括院长、分管副院长以及所有后勤相关管理人的要求，由他们对信息系统提出目标。这些目标提得越明确，越有利于信息系统的开发，也有利于后期的使用。从某种意义上来讲，这些要求是建设信息系统中最关键的，其决定了信息系统今后的作用。医院后勤信息系统是通过软硬件建设来实现具体目标的。硬件多数根据信息系统建设的要求予以配置，包括电脑、服务器、网络建设等；软件通常是由软件公司承担，所以后勤管理者的工作就是要监督上述设备和软件是否达到了前面所提到的要求。在此基础上，还应着重建设相应的监控系统，能监控设备运营情况及监控能耗情况，并在实时监测的条件下，实现自动报警，及时处置。

3. 加强培训，持续优化　后勤信息系统建设完毕并不意味着信息化的完成，真正的信息化是要利用这些系统加强医院后勤运行管理，提升安全系数，减轻人员工作量，提高工作质量。信息化建设并不能替代人的作用，只是通过数字化、远程化来提升管理力度，提高工作效率。因此，程序完成后一定要进行人员的培训，使每一位后勤员工能够了解信息化的内容，至少能够操作同自身日常工作有关的程序，把信息化融入日常工作。由于信息化往往没有一个现成的模式，特别是后勤信息化更是牵涉面广，很难做到一步到位，那就需要在今后的日常工作中不断发现信息系统中的缺陷并不断弥补。只有不断改进，才能确保后勤信息系统的有效运行，也有利于医院各项工作的开展。

（朱永松　唐靖一　吴雪良）

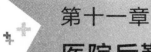

第十一章
医院后勤人力资源管理

随着社会主义市场经济体系的建立,计划经济时期的传统医院后勤管理体制、机制已不能适应现代化医院的改革与发展。在医院后勤服务社会化的改革大潮中,医院后勤人力资源管理也从传统的计划模式向市场化、社会化的模式转变,医院后勤队伍建设向医院后勤管理团队建设转变。

第一节 后勤人力资源管理的演变

一、社会主义市场经济体制对医院后勤管理的影响

1993 年,党的十四届三中全会通过了《关于完善社会主义市场经济体制若干问题的决定》,标志着我国从计划经济体制向社会主义市场经济体制改革的开始,这一重大决定影响了我国政治、经济、社会的方方面面,从此进入了新的解放思想、转变观念、推进改革的时期。传统医院后勤管理体制、机制在市场经济体制改革中显现出许多矛盾和问题:缺乏竞争和改革意识、缺乏成本效益意识。表现为医院后勤在保障体系的建设上由国家投入;工作人员岗位数量及工资水平也比较固定;医院后勤很少会考虑投入的合理性、运行的成本和工作效率等问题;后勤队伍臃肿、成本过高、效率低下;追求"大而全""小而全";影响了医院资源使用效益。

按照市场经济体制的要求,必须改革医院后勤管理体制和机制,改变医院后勤管理环境,面向社会,建立起开放、竞争的医院后勤服务市场,才能使医院在市场竞争中增强活力、提高经营水平、增强竞争能力、赢得更大的发展。

二、按照政府要求,推进医院后勤服务社会化改革

1. 推进后勤服务社会化 2017 年,国务院办公厅发布了《关于建立现代医院管理制度的指导意见》(以下简称《意见》)。《意见》明确指出:"健全后勤管理制度。……探索医院'后勤一站式'服务模式,推进医院后勤服务社会化。"可见,医院后勤服务社会化是医院发展的

大势所趋。

2. 初期改革试点要求　2000 年,国务院办公厅转发《关于城镇医疗卫生体制改革的指导意见》中提出:"实行医院后勤服务社会化,凡社会能有效提供的后勤保障,都应逐步交给社会去办,也可通过医院联合组织社会化的后勤服务集团。"各地卫生行政部门和医院积极贯彻精神,开展改革试点。

2001 年国务院在青岛召开会议,进一步推进深化城镇医疗卫生体制改革,会议指出:"要加快医疗机构后勤社会化改革,具备条件的后勤部门应尽快从医院中剥离出去,可以组建后勤服务企业或企业集团,引入竞争机制,实行社会化服务,成为面向多家医院和社会的法人实体。"会议明确了推进改革的具体做法,全市医院在学习贯彻国务院会议精神的指导下,积极研究推进改革方案,管理为甲方,服务为乙方,成立后勤服务中心,部分医院联合成立后勤服务企业。

3. 上海市的改革做法　2000 年 10 月,上海市卫生局制定下发了《关于深化本市公立医疗机构后勤服务社会化改革的意见》,确定了上海医疗卫生机构后勤改革的目标、指导思想和原则,对后勤社会化改革的内容、组织领导及相关问题提出了指导性意见,对上海市的医院后勤服务社会化改革起到了引导和积极推进作用。针对改革中碰到的困难,2001 年 8 月上海市卫生局又下发了《关于后勤人员分流安置的暂行意见》,提出了转制补贴、保留编制、内部提前退养、买断工龄、委托代管、改制后养老金分段计发的"老人老办法、新人新办法"等措施,为推进改革提供了政策上支持,使上海的改革推进加速。

4. 改革创新,模式探索　上海市级医院积极贯彻国家和市政府指导意见及改革要求,各级医疗卫生机构不断改革、创新模式,从 2000 年开始的 10 多年后勤服务社会化改革,坚持政府主导、试点引路、分步实施、后勤管理服务规范分离,建立起新型医院后勤保障体系。从后勤服务中心到后勤服务企业,从单个医院到多个医院,出现了区域性后勤服务企业,如"川沙模式"。由浦东新区人民医院等 4 家医院联合成立的"上海伟康卫生后勤服务有限公司",为浦东地区 80% 的医疗机构提供物业、物流等后勤服务,员工达 2 000 余人,年服务产值达 2.5 亿元人民币,医院原有的后勤、工勤人员都成为企业员工。同时,也出现了系统性运作的后勤服务企业,如上海复医天健医疗服务产业股份有限公司(前身为上海复旦医院后勤服务有限公司),在 10 余年的市场竞争中不断发展壮大,积累了牢固的市场优势,为数十家医疗机构提供后勤服务,员工上万人。随着社会服务业的快速发展,也使医院后勤服务企业在服务和竞争中不断提高为医院专业化服务的水平,有的还办起了专业培训机构。目前,上海有多家社会后勤服务企业,例如吉晨卫生、益中亘泰、西部长征、爱玛客、索迪斯等企业。

另外,在后勤社会化改革初期,不少医院成立的后勤服务中心发挥了积极作用。随着后勤老职工的退休,又由于服务中心体制依附于医院而非独立法人,不能直接参与市场竞争,给后勤服务的效率和长远发展带来了困难和问题,加上新劳动法对用工规定等原因,使得大部分医院后勤服务中心撤并或委托企业进行管理。

三、医院后勤人力资源变化

医院后勤服务社会化改革近 20 年的探索和实践,已逐步建立了新型社会化、市场化服务体系,成效显著,得到社会广泛认同,医院后勤人力资源管理也发生了很大变化。以前医院各类技术工人和普通工勤人员全部是医院职工。自从后勤社会化改革后,医院不再招收后勤工人,医院后勤岗位主要由社会服务企业提供。在 2012 年开业的 4 家上海郊区新建三级医院,政府明确规定:后勤服务岗位零编制,全部通过公开招标委托社会后勤专业服务公司提供后勤外包服务,医院后勤只保留管理团队为医院员工。随着深化公立医院改革,医院后勤人力资源管理范围、内容、对象以及后勤人才培养都发生了根本变化。因此,后勤人力资源管理重点是后勤管理团队建设。原有的后勤岗位设置标准、设置办法和后勤人员的配置和使用等管理仅作为编制后勤服务外包招标文件和合同谈判时的参考。同时,后勤服务外包工人的培养、培训主要由外包公司负责,医院后勤管理部门仅参与涉及医疗卫生、安全和医院管理专业的特殊培训。

第二节 医院后勤管理团队建设

随着医院后勤社会化改革的推进,医院后勤人力资源管理发生了深刻变化。医院后勤管理部门的处长(科长)、副处长(副科长)及相关管理干部按照医院管理岗位设置要求确定;专业技术岗位主要指非卫生专业的技术人员、工程师、经济师、会计师等岗位也由医院人力资源部门根据有关规定要求设置;工勤技能岗位承担技能操作和维护、后勤保障、服务等职责的工人岗位实行服务外包,不再按原有岗位设置。因此,原有工勤技能岗位的设置方法作为后勤服务外包招标时的参考计算办法。

一、医院后勤管理团队建设的重要性

医院后勤管理团队建设是医院管理的重要组成部分,是医院医疗、教学、科研正常运转的基础。随着经济社会健康发展,政府重视改善民生;伴随着人口增长、老龄化等社会需求,医疗业务快速增长,医学科学、医疗技术和设备等快速发展以及后勤服务社会化改革,对后勤管理、保障、服务都提出了更高要求。如何提高后勤管理能力、加强后勤科学管理,已成为医院后勤院长的重要职能,因此,医院后勤管理团队建设显得格外重要。

二、医院后勤管理团队的状况

由于客观原因和历史原因,医院后勤管理和技术人才缺乏,国内大学缺少为医院后勤培养既懂管理又懂技术的复合型后勤管理人才等,后勤管理团队普遍存在以下问题。

1. 管理者对医院后勤专业化管理认识不全面 医院后勤服务容易受到忽视。医院后勤管理作为医院管理的重要内容之一,管理者在进行管理的过程中没有做到有效管理,在一定程度上造成后勤管理效果降低。对医院后勤管理重要性认识不足,对后勤管理可产生社会效益和经济效益不认同。医院后勤管理的绩效,直接影响医院的服务水平和品牌形象,影响医院的经济效益和社会效益。医院的主要工作是医疗工作,但后勤保障直接影响医疗护理质量,试想一个暖气不热空调不凉,或服务很差的医院医疗水平再高,也大大削弱了医疗服务的核心竞争力。因此,后勤必须保障医疗单位的客观环境,后勤管理在医院整体管理中

十分重要,可直接产生社会效益,间接产生经济效益。

2. 当前后勤管理水平专业化程度不够 现在大多数医院后勤工作人员的专业知识水平偏低、专业技能薄弱、技术人才较少。而且,一些部门的管理者本身也没有经过专业知识的培养和先进技能,管理方式有待提升。工作人员的再培训工作没有落实,很多后勤工作人员不符合现代技术人员的理论考核。但是,随着社会科学的发展和医疗机构管理的完善,需要后勤工作人员不仅仅能有稳定的基本素质,而且需要科学专业的理论素养。技术考核和职业等级、薪酬以及晋升渠道都是相互作用的,不协调的运转方式,不仅影响了后勤团队的工作能力和工作品质,还影响了现在医疗机构团队建设的整体能力与水准。

3. 医院的后勤人力资源缺少规划 目前医院后勤管理团队人员大多是从医技、护理等岗位转到后勤管理岗位,尽管有一定管理经验,然而对医院后勤建筑、机电设备等的专业技能知识缺乏,很难通过短期培训掌握相关技能;同时后勤管理中缺乏中高级技术人员,也影响了后勤保障服务管理水平的提高。很多医疗技术的迅速成长和大量的创新医学器材被使用,导致对医院的后勤维护服务品质的需求也慢慢变高,尽快成立一系列完备的医院后勤管理人力资源开发与管理的新系统、尽快成立和培养优异的医疗机构后勤团队已经刻不容缓。

三、医院后勤管理团队的组成和素质要求

医院后勤管理团队是医院管理中重要组成部分,随着医院规模扩大和医学科技的快速发展以及后勤改革的不断深入,医院对后勤管理、保障、服务的要求越来越高,要建设一支精简、高效、保障有力的后勤管理队伍就显得十分重要。因此后勤管理团队成员应具有一定的政治素质、知识和技术素质、能力素质。

1. 良好的政治素质 包括思想素质、道德品质;要有强烈的事业心和高度责任感;既有改革创新精神,又热爱本职工作;在繁重的后勤管理工作中讲效率、干实事,遵纪守法,不断提高后勤管理水平。

2. 知识和技术素质 后勤管理工作涉及面广,要求管理团队人员具备相应的基础理论和业务水平:不但应具有自然科学、技术科学、管理科学的基本知识,还应该包括管理学、卫生经济学、建筑学、机电设备、环境保护、信息技术等专业知识理论,去观察分析处理管理工作中的问题。

3. 能力素质 后勤服务社会化改革后,医院缺少后勤技术人才的问题更加突出。由于医院后勤工作的特殊性和复杂性,管理团队不但应具有一定的理论知识,还必须有较强的组织协调能力,团队负责人还应具备计划决策能力、预见和创新能力、沟通协调能力。尤其在对后勤外包服务企业的合作与管理中,既要敢抓敢管,又要善抓善管;关心外包企业员工的工作生活,调动各方积极性,使外包企业员工在医院后勤管理团队领导下团结合作,共同完成医院后勤各项保障任务。

同时,医院后勤管理团队中必须有一定技术管理人员,制订相关技术制度,解决技术难题,提出后勤设施、设备的发展规划和计划。为满足后勤保障服务的技术需求,可招收机电、建筑等中高级工程师,在管理团队中可设置后勤技术总监,加强医院后勤管理团队的能力建设。

四、后勤管理团队建设的主要方式

医院后勤目标的实现,需要医院后勤管理团队的努力。团队建设的现代管理学理论和方法很多,对医院后勤管理团队建设有着很好的指导意义。但医院后勤工作有其特殊性,应当结合管理工作采取有效的方式来建设好医院后勤管理团队。

1. 制定明确的目标　医院后勤管理团队的目标来自于医院的发展方向和后勤管理团队成员的共同追求。它是医院后勤管理员工努力奋斗的方向和动力,当面临挑战时能充分调动团队成员的干劲和行动热情。目标制订时,团队成员应充分参与,发挥民主集中制原则,得到大家的认同。目标制订后,应该让所有团队成员都充分理解团队目标,清楚地知道怎样努力去实现团队的目标。

2. 培育管理团队成员,采取合理的考核激励手段　人才培养工作是团队建设中非常重要的一个环节。建立一支训练有素的骨干队伍能给团队带来重要意义,如提升个人能力、提高整体素质、改进管理质量、稳定工作业绩等。针对目前各医院后勤管理人才紧缺的现状,上海健康职业技术学院与上海复医天健医疗服务产业股份有限公司合作开办了医院设施工程技术与管理方向的《机电设备维修与管理专业》大专班,为加快后勤人才培养探索了一条新路。

3. 培训管理团队成员的专业技能　要确保团队成员都能采用专业方式完成医院后勤保障任务。因此,后勤副院长要对每一个管理团队成员在培训、技能方面提出专业要求,制订相应发展计划。例如,为适应现代医院建筑快速发展的需要、培养医院基本建设高级管理人才,同济大学开办了《医院建筑与管理 EMBA 研修班》,主要面向医疗卫生机构从事医院建设相关工作的中高级管理人员进行招生,学员在规定时间内(学制两年,学分可保留 4 年)完成同济大学 EMBA 核心课程等模块,修满学分,撰写硕士学位论文并通过答辩,可获得国务院学位委员会颁发的、由同济大学授予的高级管理人员工商管理硕士(EMBA)学位。应该让每一个团队成员认识到学习的重要性,尽力为他们创造学习机会,搭建成长平台,并通过短期培训、研讨会、交流会等方式营造学习氛围,使团队成员在学习实践中成长。

4. 发展团队的互补性,保证组织团队科学有效　团队成员的互补非常关键,建设"完整"的团队,使整个团队掌握满足要求和期望所需要的全部要素。注意以下两点:团队成员的个性互补、能力互补。一个组织一定要让各类能力的人才组合在一起才更科学更有效。有的人善管理、有的人偏技术、有的善公关等,只有因才施用、因人制宜,团队才能发挥最大效用。

5. 做好医院后勤文化建设,培育团队精神　团队精神是指团队的成员为了实现团队的目标和任务而互相协作、尽心尽力的思想作风,包括团队的积极性、凝聚力、合作意识等。团队精神要求成员要有大局意识、合作精神和服务精神,其核心就是协同合作。通过文化建设,使个体利益和整体利益很好地协调统一,发挥全体成员的向心力、凝聚力、执行力,从而推动团队的高效运转。文化建设是医院管理的最高层次,后勤管理团队通过搞好文化建设能发挥成员真正的内心动力,有力提升团队能力,确保成员共同完成任务目标。

五、医院后勤管理团队建设的要点

(1)团队建设应该从领导者做起,要以身作则,用实际行动去感染、带领每位成员做好本职工作;要关心成员工作、生活和发展成长,让成员感到家庭的温暖,形成团结协作氛围;分工负责,各司其职。

(2)注意及时"补台"。医院后勤工作系统庞大,任务重、时间紧、突发事件多;成员个人的经历和能力有限,需要整个后勤管理团队共同努力、以主人翁的工作态度来实现目标和任务。

(3)培养团队成员除了知识、能力外的各项关键技能,包括理论技能、操作技能、沟通技能和掌握现代科技的手段等。

第三节　医院后勤人力资源的开发与管理

人力资源开发与管理是指为实现组织的战略目标,组织利用现代科学技术和管理理论,通过不断地获得人力资源,对所获得的人力资源的整合、调控及开发,给予他们报偿并有效地开发和利用之。随着后勤服务社会化改革的推进,医院用工模式发生了彻底改变,从以前医院后勤员工提供小而全的服务模式,到花钱买服务,由社会专业化服务团队提供全方位的后勤运行和保障,对人力资源的开发与管理也越来越重要。

一、医院后勤人力资源与开发管理创新的意义

医院后勤人力资源开发创新是在当下所有医疗行业以及医疗机构的每项规章制度的制约下,逐步地解决医院后勤人才建设和整个医疗机构内在的人才资源调配来作为统一目标和出发点的主要经过。进行人力资源开发,能够开创一系列崭新的、更有成效的人员配置方式,可以实现完善的人员协调,用来建设医院的预期目标。然而,很多的管理优质行为都会受到好与坏的双重影响,医疗机构的后勤人力资源创新要取得初期的建设性成果,就是在这两重力量之间需找到一种很好的协调和均衡。

想要让医院后勤人力资源创新,就要改革管理思维,在创新环节中从每种措施当中完善,将负面影响局限到一定的范围。因此,就一定要选择明确专业的创新思维。

二、医院后勤人力资源开发与管理的路径

1. 加强后勤职能部门负责人的培训　医院后勤工作单位的管理人是指医疗机构后勤主要管理人员,他们对人力资源管理创新的理解深度以及自身的管理素质和专业技术能影响整个团队的管理水准、工作效果和未来发展。所以,后勤管理人员要先深化自我的管理思维,逐步地强化各方面的能力,包括后勤技能环节、医疗基本常识和管理基础等。而且,还要在医疗机构之间的一些交流活动和报告会议中积淀管理能力,强化对社会资源合作平台的

理解和学习,保证医院的后勤管理水准的提高。

2. 加强后勤人员培养和引进　目前医院随着时代的变化也在飞速发展,渐渐地引入越来越多的先进医疗器械,医疗机构在后勤专业维护方面需要电力、工程和设备维护等有能力、有资质的专项技术人员。优质技术人才团队的成立可以从多个角度开始,其中包括从在职人员中培养、引进社会人才、招聘对口专业毕业生等。优秀的后勤管理人才队伍,要保证稳定、科学的发展和提升,要达到长期有效的培养发展。所以,后勤管理人力资源开发要提前展开工作,用前瞻性的视野去发现人才、引进人才,并且努力开创良好的工作环境。

3. 建立学习型后勤团队　把后勤队伍提高到专业人力资源程度的时候,就要将建立学习型队伍的主题加入到后勤管理的主要工作方式当中。美国著名管理专家彼得提出的"水桶学"表示,组成集体的每个构成往往品质不同,而品质低下的却能够作用并影响整个集体的水准。在后勤团队当中,整体技术品质低下的工作人员将成为整个后勤的拖累。建设优秀的学习型后勤专业队伍,需要付出努力和辛劳。针对学历问题、素养问题、专业知识缺乏问题的后勤工作人员,要倡导其提高自身的修养,进行全面、多方位的专业技能学习。而且,也应该认真地探索当下后勤工作认识的培养理论和方式,展开各类专业的培养,包括理论知识、培训课程、技术交流等,发扬老员工的经验和技巧,起到资源人才共享的目标,提升全体后勤队伍的学习能力和自我提高能力,更好地应对医院后勤智能化管理的发展。

4. 优化后勤人力资源的考评体系　建立一种完善、先进、有效的人员考核体系是后勤团队人力资源开发管理的主要环节。考核体系应具有明确的方向引导和领头作用,充分体现当下后勤团队在恪守职责规章和医疗制度及工作先进性管控,或者在教育等方面应达到的水准。但是,人员考核体系的建设是否先进、优质,将会影响搭配这样作用力的成效。所以,在树立考核体系时,第一要明白状况,第二规划管理目的,囊括主要目的和必要目的、最终目的和成长性目的。在这样的前提下,研究一系列既能代表成效也能代表专业的人员考核评定体系。关于医疗机构后勤人员的考核评定不能墨守成规,要目的准确,且非常稳健,还要依据现实状况不断地改善和补充。因此,优化后勤人力资源考评体系,不仅是实现医疗机构后勤人员管理模式主要发展目标的基础,也是后勤人力资源连续创新的动力。

随着医疗事业的发展,教育观念的转变,要求具有高文化素质、高技术水平的后勤人员已成为一种必然趋势。人才已成为医院竞争力的源泉和决定医院兴衰的决定性因素,医院想在竞争中取得优势,唯一途径便是开发和管理好人力资源。坚持以人为本,做好人力资源的开发和管理,依照医院的发展特色,提高医院后勤管理绩效质量,使医院健康持续发展。

(陈　梅　唐靖一　诸葛立荣　沈　伟)

第十二章
招标投标管理

医院招投标必须严格按照国家和地方有关招投标的法律、法规进行,按照公开、公平、公正的原则择优选择。医院应加强招投标管理,重视制订招标采购计划,选择具有法定资质的招标代理机构,编制招标文件,签订的采购合同必须与招标文件技术参数、数量、单价一致。同时,在招投标过程中强化廉政防控建设。

第一节 概 述

一、国家和地方政策

医院招投标必须严格按照国家和地方有关招投标的法律和法规进行,按照公开、公平、公正的原则择优选择。

根据《招投标法》《工程建设项目招标范围和规模标准规定》《上海市 2017~2018 年政府采购集中采购目录和采购限额标准》的规定:大于 200 万元(含 200 万元)工程项目、大于 200 万元(含 200 万元)的采购项目和大于 200 万元(含 200 万元)的服务项目应当委托有资质的专业代理机构进行公开招标。涉及政府采购非招标采购方式的有竞争性谈判、单一来源采购、询价和竞争性磋商,具体规定见《政府采购非招标采购方式管理办法》[中华人民共和国财政部令第 74 号]及《政府采购竞争性磋商采购方式管理暂行办法》。

根据《上海市政府采购管理办法》规定,国家机关、实行预算管理的事业单位,以及预算单位以外接受财政性资金投入或补助的有关单位,按政府采购管理办法实施。医院在整体运行中,涉及各方面的采购行为,包括工程建设、设备物资采购、服务项目采购等,应该按照招标采购的相关法规规定实施。

为理顺机制、规范程序,加强后勤在基建工程、物资采购、后勤服务项目上的招投标管理,小于上述范围的项目医院可根据管理制度自行制定招投标管理规定。

二、招投标管理要点

1. 制订采购计划　医院应重视招标采购计划的制定，每年年底编制第二年采购预算。编制预算时采购部门与科室应进行反复多次沟通，严格审核论证采购的必要性和经济性，开展各项成本分析，从源头杜绝重复采购的现象发生。同时，应实行"二上制"审核预算，即科室预算汇总提交至财务部，财务部进行最终汇总，院务会一审；责任科室调整后再次申报，院务会最终审批。

2. 强化采购前期流程　医院在招标过程中，首先严格选定招标代理机构，选择具有法定资质的招投标代理公司作为医院的合法招投标代理机构。在采购活动开始前与其签订委托协议，保证采购活动的合法性。招标文件编制过程强调依法、合规、全面，按照国家相关要求，编制所需招标的种类、数量以及技术参数等，明确投标单位的资质、信誉、技术能力、质量保证体系等相关要素，使各项参数指标符合采购要求，杜绝不具备资质的供应商来参加采购活动。同时，还需要排除以往服务质量欠佳以及兄弟单位不良信誉或受通报的列入黑名单的企业参与。招标文件编制完成后，在院内 OA 系统进行相关科室及院领导流转，最终各负责人确认后，医院敲章并通知代理公司进行发售。

3. 签订采购合同　合同的签订主要依据招标文件发售稿、投标文件（响应文件）、评标专家意见汇总，合同主要款项包括技术参数、数量、单价等，要求与招标资料一一对应。合同要素一经评标委员会确认，不得更改。

三、采购方式

按照项目招投标管理规定，采购方式有以下 5 种，分别为公开招标、邀请招标采购、直接询价采购、单一来源谈判采购和竞争性谈判。

1. 公开招标采购　凡招标范围及规模标准达到法定要求的项目必须依法进行招标。其主要流程为：被委托的招标代理机构以招标公告的方式进行公开招标，符合资格条件的投标人都可投标。这也是医院主要的采购方式。

2. 邀请招标采购　属于技术复杂、有特殊要求或者受自然环境限制，只有少量潜在投标人可供选择或者采用公开招标方式的费用占项目合同金额的比例过大的项目，可以由招标代理机构发出招标邀请书，邀请特定的法人或其他组织投标。

3. 询价采购　采购的货物规格、标准统一、现货货源充足且价格变化幅度小的采购项目适用于询价方式采购。由招标代理机构发布询价公告，询价小组根据询价文件的具体要求，在满足医院使用需求的前提下，采购最低价评分办法确认供应商的一种采购方式。

4. 单一来源采购　凡只能从唯一供应商处采购的，发生了不可预见的紧急情况不能从其他供应商处采购的或必须保证原有采购项目一致性或者服务配套的要求，需要继续从原供应商处添购，且添购资金总额不超过原合同采购金额 10％ 的项目，可采用单一来源方式采购。

5. 竞争性谈判采购　凡招标后没有供应商投标，重新招标未能成立的，技术复杂或者性质特殊、不能确定详细规格或者具体要求的，采用招标所需时间不能满足用户紧急需要的,不能事先计算出价格总额的项目可采用竞争性谈判方式进行采购(详见参考样本:竞争性谈判文件)。

6. 其他 属于政府采购目录或集中采购招标范围的按规定委托公开招标采购。

第二节 基建工程招投标管理

基建工程项目一般投资大、时间长、内容多,招标内容涉及勘察、设计、咨询、施工、监理及与工程建设相关设备、材料采购的招标活动。

一、基本工程招标方式

按照建设项目招投标管理规定,根据工程造价(概算)分为公开招标、邀请招标、比价遴选方式等。

(1)工程造价(概算)≥200万元以上的建设项目、专业分包项目,应委托专业招标代理公司采用公开招标方式招投标。

(2)工程造价(概算)<200万元以下,≥30万元(可根据医院实际情况确定)以上的建设项目、专业分包项目,可委托专业公司公开招标,也可医院自行组织公开招标或邀请招标,需三家以上有效标。

(3)工程造价(概算)<30万元以下的建设项目、专业分包项目,可以采用议标、比标、询价方式。

二、工程投标单位的资质管理

(1)承包建设工程的相关单位应当持有依法取得的资质证书并在其资质等级许可的业务范围内承揽医院建设项目。

(2)工程招标时,依据相关规定应对投标单位进行资质审核(预审),为证明投标单位符合投标合格条件和履行合同的能力。投标单位应提供如下资料:①有关确定法律地位原始文件的副本(包括营业执照、资质等级证书、法人证书、诚信手册)。②过去3年内完成的与本工程相似的工程的情况。③提供管理和执行本合同拟在施工现场管理人员的情况。

三、基本建设项目招标程序

1. 基本建设项目公开招标程序(工程造价≥200万元项目) 根据市、区招投标管理办公室的有关条例,由招标代理负责办理,后勤基建部门作相应配合,编制招标文件并经医院分管领导批准后报招投标审议小组审核批准,按市、区招标办规定程序进行招标。

2. 基本建设项目招标程序(工程造价<200万元,≥30万元) 预算金额<200万元的基本建设项目,可采用邀请或公开方式招投标。由后勤基建部门报分管院长批准后后勤基建部门负责招标,程序如下。

（1）项目备案：在建设项目的立项批准文件或投资计划下达后，后勤基建部门应根据医院有关规定向招投标审议委员会申报备案。

（2）编制招标文件和发布招标信息：后勤基建部门自行组织或按规定委托有代理招标资质的服务机构，要求编制资格预审条件、招标文件和评标办法，经招投标审议委员会审查同意后发出招标信息。

（3）资格预审：由招投标审议委员会对投标人送交的文件进行分析，确定合格的投标单位；若报名单位过多，以资格预审的办法选择入围单位。

（4）发放招标文件：将招标文件、图纸和相关技术资料发放符合资质的投标单位，投标单位收到招标文件图纸和有关资料后，应以书面形式予以确认。

（5）勘察现场：后勤基建部门组织投标单位进行施工现场勘察，了解施工现场环境情况，以获取投标单位认为有必要的信息。

（6）招标答疑会：招标答疑会的目的是澄清招标文件中的疑问，解答投标单位对招标文件和勘察现场中所提出的疑问和问题。

（7）工程量清单编制：根据施工图编制实物工作量清单。

（8）投标文件的接收：投标单位根据招标文件的要求编制投标文件，并进行密封加盖单位公章后在规定的时间和地点递交给后勤基建部门，接收投标文件后应将其秘密封存。

（9）开标：在投标截止时间，由医院后勤基建部门、监察审计共同举行开标会议，按规定的议程进行开标。

（10）询标和考察：由招标代理（财务监理）对商务标进行分析、审核、甄别，并可要求投标单位澄清投标文件的含糊概念和不确定因素。根据要求可对投标单位进行考察，要求投标单位提供类似的在建工程或已竣工项目的原始施工合同、施工质量评定资料及施工项目管理人员名单作为参考。

（11）评标：评标小组由招投标审议委员会组成，依据评标原则、评标方法，对投标单位报价、工期、质量、主要材料用量、施工方案或施工组织设计、以往业绩、优惠条件、询标和考察结果等方面进行综合评价，公正选择中标单位。

（12）定标：经评标小组评选的中标单位报医院党政班子备案，由后勤基建部门代表医院发出中标通知书。

（13）签订合同：后勤基建部门代表医院与中标单位进行合同谈判，由分管院长签订工程承包合同。

3. **基本建设项目邀请招标程序（工程造价＞3 万元，＜30 万元）**　预算金额＜30 万元的基本建设项目，可采用邀请或遴选方式招投标。由后勤基建部门报分管院长批准后后勤基建部门负责招标，程序如下。

（1）项目备案：在医院年度计划内项目，由后勤基建部门向分管院长申报备案。

（2）编制招标文件和发布招标信息：后勤基建部门自行组织编制入围条件、招标文件和评标办法，经分管院长审查同意后发出招标信息。

（3）工程量清单编制：由后勤基建部门根据施工图编制实物工作量清单。

（4）发放招标文件：将招标文件、图纸和相关技术资料发放符合资质的投标单位，投标单位收到招标文件图纸和有关资料后，应以书面形式予以确认。

（5）投标文件的接收：投标单位根据招标文件的要求编制投标文件，并进行密封加盖单位公章后在规定的时间和地点递交给后勤基建部门。

(6)开标:在投标截止时间,由院后勤基建部门、监察审计共同举行开标会议,按规定的议程进行开标。

(7)评标:由招投标审议委员会依据评标原则、评标方法,对投标单位报价、工期、质量、主要材料用量、施工方案或施工组织设计、以往业绩、优惠条件等方面进行综合评价,公正选择中标单位。

(8)定标:由招投标审议委员会评选出中标单位,由后勤基建部门代表医院发出中标通知书。

(9)签订合同:后勤基建部门代表医院与中标。单位进行合同谈判,由医院法人签订工程承包合同。

第三节　物资采购

一、采购方式

医院采购项目包括基建工程、医疗器械、办公家具及设备、低值易耗品等。凡达到公开招标数额的项目必须依法进行招标,未达到公开招标数额的项目,根据其资金来源参照相关法律法规进行采购。医院根据实际情况,通过"三重一大"程序,确定未达到公开招标数额项目的采购方式;原则上未达到公开招标数额的项目也需委托专业代理机构进行招标。通过"三重一大"程序,确定一定数额以下的,医院才可自行组织招标、比价或遴选。

二、采购部门管理

医院需确定负责采购的具体部门。采购部门在收到货物后应办理好验收、入库、仓储及出库手续,固定资产应贴上带条形码的标签。现场安装时影响临床工作的,应事先与临床做好协调工作;安装中涉及用水用电等配套要求,应提前通知后勤管理处。

三、采购程序

物资采购对象主要是医疗设备、通用设备、医疗器械、印刷品、五金、被服、消耗性物资等,需要根据不同的特点和性质采用不同的采购方式。如医疗设备、通用设备等具有价值高、使用周期长的特点,实行专项采购;医疗器械、低值易耗品具有品种规格多、需求频繁、单价低但用量大的特点,可实行周期性采购。

1. 专项采购

(1)专项采购项目立项后由采购部门会同使用科室共同出具具体方案,方案应包括数量、规格、材质、图纸、技术标准、市场参考价等内容。

(2)方案预估总额不得超过预算,涉及日后维修项目的需使用部门对方案出具书面意见。

（3）涉及需配套供应水、电、气的采购项目的需医院负责基建大修专业人员对方案出具书面意见。

（4）方案需经申请部门负责人签字确认。

（5）方案确认后由采购部门进行采购。

（6）根据"三重一大"确定的采购方式，委托代理机构负责相关招投标事宜。

（7）采购过程结束后，代理机构负责把《招投标资料汇编》交至采购人，采购人保存相关资料至少 15 年。

（8）采购人根据评标、谈判、询价及磋商的结果进行院内公示。

（9）采购人应当在 30 天内和被采购人依据采购文件、投标/响应文件、评审结果依法签订书面合同。

2. **周期性采购**

（1）原则：①对医院常规使用的物资可按医院相关采购制度进行周期性采购。②参加投标的植入性、介入类医疗器械必须具备符合要求的条形码。

（2）医疗器械、低值易耗品的采购程序

1）制定需求：收集相关医疗器械技术参数并征求使用科室意见，确认本期采购需求。

2）采购方式：根据"三重一大"确定的采购方式，委托代理机构负责相关招投标事宜。

3）采购文件制作：按《招标投标法》规定要求制作。

4）采购公告发布：发布在政府指定的媒介上，公告期限依据采购方式按相关法律法规执行。

5）采购投标、响应：潜在投标人、响应人根据采购文件的要求，编制交提交投标或响应文件。

6）采购开标：采购方、潜在响应人按采购文件确认的时间和地点全部到场进行开标活动。

7）采购评审：依法建立评标委员会，依据采购文件的规定和要求，对响应文件进行资格性审查、评审和比较。

8）中标/成交：评标委员会从推荐的中标或成交候选人中确定最后的中标人或成交人，并向其发出中标或成交通知书，同时将中标或成交结果以书面方式告知未中标或成交人。

9）发布公告：发布在政府指定的媒介上，公告期限依据采购方式按相关法律、法规执行。

10）签订合同：公告期结束后，采购人应当在 30 天内和被采购人依据采购文件、投标/响应文件、评审结果依法签订书面合同。

第四节　外包服务招投标管理

服务，是指为集体（或别人的）利益或为某种事业而工作。在招标领域涉及的服务是指以招标方式进行的服务采购。服务是一种无形商品，是服务提供者向采购人提供的某种活动，通过提供这种活动满足采购人的需求。

一、采购方式

凡达到公开招标数额(以年度同类项目的累计值计算,计算周期不能以月或季度计算)的项目必须依法进行招标;未达到公开招标数额的项目,根据其资金来源,参照相关法律、法规进行采购。医院根据实际情况,通过"三重一大"程序,确定未达到公开招标数额项目的采购方式,原则上未达到公开招标数额的项目也需委托专业代理机构进行招标。通过"三重一大"程序,确定一定数额以下的,医院才可自行组织招标、比价或遴选。

二、医院后勤服务项目分类

1. 物业服务类　①保洁运送,包括病区保洁、外环境整体保洁、病人检查运送、标本送检、手术室保洁和手术病人运送服务等;②安保服务,包括消防管理、治安管理等;③绿化养护;④物业维修,包括动力设备操作与维护、设备设施维修等;⑤设备运行,包括配电、锅炉、冷冻机、电梯、医用气体等安全运行操作。

2. 生活服务类　①餐饮服务,包括职工餐饮、病人餐饮、医院内其他人员用餐等;②护工服务,病人生活看护;③车辆外包服务;④被服洗涤服务。

3. 技术支持类：①专业设备维护保养,包括电梯、空调、锅炉、冷却塔、水泵、污水处理等维修、维护、保养;②信息系统软件维护。

4. 咨询服务类　①设计咨询;②财务监理咨询、施工监理咨询等;③代建管理、招标代理等;④法律咨询服务;⑤各类评价、检测等。

5. 其他服务类　①合同能源管理;②停车库管理;③太平间服务(由于太平间服务具有特殊性,涉及医疗医政管理内容,后勤部门应着重于场地和设备的维护工作,应以医务部门为主、后勤部门为辅进行招标);④虫害控制服务;⑤废弃物清运服务;⑥便民服务等。

外包服务招投标工作一般由后勤管理部门按照相关规定实行。操作过程中可以按物业管理类、生活服务类、技术支持类、咨询服务类、其他服务类等,将项目招投标分为几个标的,分别招标。

三、服务项目的特点及招标要点

1. 物业服务类　从物业服务各专业来说,每个项目有其特性,服务内容不一样,服务标准也不一样,考核标准更不一样,因此招标内容即使在一个标的内,也应分开编制。其中,保洁服务招标考核重点是院内卫生消毒工作,安保服务招标考核重点是消防安全管理工作。由于服务具有延续性,一旦招标确定服务公司,以加强管理为主,不宜经常更换公司,一般合同3年一签,每年进行综合评议。

2. 生活服务类　生活服务类主要涉及为职工、为病人提供生活上的便捷。餐饮是为保障在医院用餐的群体所有人的生活保障,食品卫生、价格控制、花色品种、供应时间等都是需要关注的,因此,招标时要突出上述重点。护工服务作为病人生活护理,关键明确护士与护工的职责差别,在招标时明确护工服务的内容、职责,以及护工公司的作用、承担风险范围等。

3. 技术支持类　技术支持是指进行技术上的维护和进行服务上的沟通。医院采购的设备、设施等需要有生产厂家或特约维修商对设备设施进行全生命周期的管理。技术支持涉及医院后勤运行设备的安全、节能、高效运行,是确保医疗安全与质量的基础,因此在进行技术支持类服务招标时,对于维护商的资质、公司规模、信誉、技术力量、响应时间、应急处置等作为综合考虑因素。

4. 咨询服务类　医院咨询服务是通过实际效果评价其服务质量,没有统一的评判标准。对于咨询服务类项目招标更应注重应标公司的资质、类似项目经验、公司的整体实力、管理能力、具体项目实施负责人的责任心等。

5. 其他服务类　合同能源管理、停车管理等都是新兴产业,目前政府对此类服务没有明确的规定。如果看作是单位经营行为,医院可以找合作方,通过医院"三重一大"程序实施。涉及固定资产出租等,需要报财政审批。

四、服务项目招标程序

(1) 信息收集:收集被服务对象需求,服务商信息。

(2) 制定招标方案:在充分收集信息、征求意见的基础上召开招投标小组会议,确定招投标方案。

(3) 招标文件的制作:标书制作中必须明确医院的需求,一般包括医院(项目)简介、工作要求、工作范围、工作内容、工作时间、服务准则、考核标准、投标格式等。

(4) 招标邀请及招标文件的发布。

(5) 投标:服务商在规定时间内按招标文件要求投标。

(6) 开标及信息整理:统一开标并汇总每位服务商的投标条件。

(7) 向投标方进一步了解情况。

(8) 谈判:提出医院服务要求、考核要求等。

(9) 决标会议:确定最终服务商。

(王　岚　陈　梅　姜　桦　谭　军)

【附件】 招投标文件参考样本

〔竞争性谈判文件〕

采购单位：

采购项目：

竞争性谈判文件

采购编号：

采购单位：

代理单位：

年　月

目　录

项目邀请

1. 项目概况

1）项目名称：

2）招标内容：

2. 投标单位资格

1）投标人有年检合格的工商行政管理部门核发的《营业执照》《税务登记证》《组织机构代码证》。

2）具有独立承担民事责任的能力。

3）具有良好的商业信誉和健全的财务会计制度。

4）具有履行合同所必需的设备和专业技术能力。

5）有依法缴纳税收和社会保障资金的良好记录。

6）法律、行政法规规定的其他条件。

3. 报名时需提交的资料

1）企业营业执照原件及复印件。

2）企业税务登记证原件及复印件。

3）企业组织机构代码证原件及复印件。

4）企业资质证书原件及复印件。

5）法定代表人授权委托书原件。

6）法人代表或委托代理人身份证原件及复印件。

注：以上报名资料复印件必须加盖公章，原件审阅后退回。如有缺漏，招标代理单位将拒绝接受其报名。

4. 招标文件发售

1）发售时间： 年 月 日(上午 ，下午)，投标报名单位按上述第 2 条"投标单位资格"，持第 3 条"报名时需提交的资料"，前来领取招标文件(事前需联系)，过时不候。

2）发售地点：

3）招标文件售价：每本 元，售后不退。

5. 投标截止时间及开标时间： 年 月 日 点 分，招标代理单位将于截至时间前半小时开始接收投标文件，逾期收到的投标文件恕不接受。

6. 开标地点：

7. 招标单位：

详细地址：

联系人：

联系电话：

招标代理单位：

详细地址：

电话号码：

传真号码：

联系人：

前附表

项号	内 容 规 定
1	项目名称： 采购内容：
2	应谈单位资格要求： 1）投标人有年检合格的工商行政管理部门核发的《营业执照》《税务登记证》《组织机构代码证》 2）具有独立承担民事责任的能力 3）具有良好的商业信誉和健全的财务会计制度 4）具有履行合同所必需的设备和专业技术能力 5）有依法缴纳税收和社会保障资金的良好记录 6）法律、行政法规规定的其他条件
3	项目费用：本项目预算限额____万元，凡供应商报价超过预算限额的应谈文件将被采购人拒绝
4	项目周期：____天
5	领取竞争性谈判文件：　　年____月____日
6	应谈文件递交至： 地址： 请各应谈单位携带法定代表人授权委托书或法定代表人证明、被委托人身份证或法定代表人身份证（原件及复印件）
7	应谈文件正本 1 份，副本 3 份，同时需提交电子版 1 份
8	应谈文件递交截止时间：　　年____月____日
9	应谈时间：　　年____月____日 地点：
10	应谈保证金金额：不收取
11	投标有效期为 90 天（日历天）
12	投标人谈判时需携带资料：法定代表人授权委托书或法定代表人证明、被委托人或法定代表人身份证（原件及加盖公章的复印件）

续　表

项号	内容规定
13	招标单位： 详细地址： 联系人： 联系电话： 招标代理单位： 详细地址： 电话号码： 传真号码： 联系人：

　　如本表内容与谈判文件其他相关内容不一致时，以本表内容为准。

第一章　应谈须知

一、总则

（一）项目概况

（二）综合说明

1. 采购单位：

2. 资金来源和落实情况：

3. 采购方式：

4. 应谈单位：系指向采购单位递交应谈文件且具有与本项目相适应的资格条件的单位。

（1）应谈单位应遵守有关法律、法规和本竞争性谈判文件的规定。

（2）应谈单位应具有独立法人资格和履行合同能力。

（3）应谈单位必须对整个应谈范围进行响应，只对其中的部分进行应谈者将予以拒绝。

（4）本项目接受应谈单位以联合体形式响应。

二、竞争性谈判文件

（一）主要组成

本竞争性谈判文件是阐明所需服务内容及编制、递交应谈文件和应谈程序、评审依据、中标条件的文件，主要由以下部分组成。

1. 项目邀请；

2. 应谈须知；

3. 采购需求；

4. 应谈文件格式；

5. 评审办法。

除此之外，采购单位在招标期间发出的其他正式文件或函件，均是本竞争性谈判文件的组成部分。

（二）具体内容

1. 竞争性谈判文件各组成部分之间有不一致的，以发出时间较晚者为准。

2. 应谈单位应认真审阅竞争性谈判文件。应谈单位递交的应谈文件不能符合竞争性谈判文件的要求，责任由应谈单位自负。实质上不响应竞争性谈判文件要求的应谈将被拒绝。

3. 竞争性谈判文件的澄清与修改

（1）要求澄清竞争性谈判文件的应谈单位应按照相关要求以书面传真的形式通知采购代理单位。采购单位将以书面形式发给所有获得竞争性谈判文件的应谈单位，届时采购代理单位未予发送的，应谈单位须主动联系采购代理单位，否则责任自负。采购单位认为应谈单位提出的问题不属于竞争性谈判文件应明确的内容时，可以不作解答。

（2）采购单位认为需要对竞争性谈判文件进行补充修改的，修改文件将以书面形式发给所有获得竞争性谈判文件的应谈单位。

（3）应谈单位可以对现场情况及其周围环境进行考察，以便获取为编制应谈文件和签订合同所需的有关资料，但须提前联系采购代理单位，应谈单位对现场情况及其周围环境的了解和对有关资料的理解、引用自行承担责任(本项目不组织统一现场考察)。

（4）如有考察期间，非采购单位原因所造成应谈单位的人身伤亡、财物或其他损失，采购单位均不负责。

三、应谈文件

(一) 应谈要求

1. 应谈文件的语言：应谈文件以及应谈单位和采购单位之间的来往文件均用中文书写。若需要使用其他文字时,也应有中文对照,其解释以中文为准。

2. 应谈费用：应谈单位自行承担因准备、参加应谈等产生的任何费用。

3. 应谈文件的内容：应谈单位应认真阅读本竞争性谈判文件,根据竞争性谈判文件的规定来编制应谈文件,并且保证所提供的全部资料是真实、有效和准确的,使其应谈文件可以对竞争性谈判文件做出实质性响应,且这种响应是唯一的。否则,其应谈文件有可能被拒绝。应谈文件至少应包括以下商务、技术和资格内容(内容按序,精简概要)。

A. 商务内容(包括但不仅限于)

(1) 应谈承诺书；

(2) 应谈函；

(3) 法定代表人授权委托书；

(4) 应谈报价一览表及附表；

(5) 应谈单位应谈保证金缴纳证明(如需要)；

(6) 应谈单位情况介绍和社会信誉；

(7) 应谈单位认为需要补充的其他材料。

B. 技术内容(包括但不仅限于)

(1) 对本项目投标货物/服务的介绍；

(2) 项目具体实施方案和标准规范依据；

(3) 技术规格响应/偏离表；

(4) 服务管理体系和后续服务的内容；

(5) 服务周期、质量的承诺和保证措施；

(6) 项目成员情况(配置和工作简介)；

(7) 应谈单位认为需要补充的其他材料。

C. 资格内容(包括但不仅限于)

(1) 应谈单位的营业执照或事业单位法人证书、税务登记证、组织机构代码；

(2) 应谈单位资质证明材料和认证证书(如有)；

(3) 类似项目的业绩(以项目合同复印件为准)；

(4) 接受联合体响应；

(5) 应谈单位认为需要补充的其他材料。

4. 应谈文件的数量及签署

(1) 应谈文件正本 1 份、副本 3 份,正本、副本必须清楚地在封面上标明。正、副本有差异的,以正本为准。

(2) 应谈文件的正本和所有的副本均须打印,装订成册。应谈文件、报价书及反映企业情况的内部统计资料须由应谈单位加盖公章和法定代表人或委托代理人印章。

(3) 全套应谈文件应无涂改和行间插字,除非这些删改是根据采购单位要求进行,或者是应谈单位造成的必须修改的错误。但所修改处应由法定代表人或授权委托人签字证明并加盖印章。

5. 应谈报价：请应谈单位自报综合单价,一经中标,即为合同价格,不作修改。

6. 应谈保证金：见前附表。

7. 应谈文件的递交

(1) 递交应谈文件的截止时间和地点见前附表的内容。

(2) 应谈单位应将应谈文件正本和副本统一密封装袋,封口处加盖应谈单位公章和法定代表人或其正式授权代理人签字或盖章。

（3）应谈单位应在封套上标明应谈项目名称、应谈单位名称、详细地址和邮政编码，应谈文件的"正本"和"副本"应有标记。不论中标与否，应谈文件均不退回。

（4）应谈单位应根据前附表规定时间递交应谈文件，采购单位拒绝接受应谈截止时间以后递交的应谈文件。

8. 应谈文件的修改和撤回

（1）应谈单位在递交应谈文件后，可以修改或撤回其应谈文件。但只有采购单位在规定的应谈截止期之前收到修改或撤回的书面通知方有效，该通知须经法定代表人正式授权的应谈单位代表签字。

（2）应谈单位的修改或撤回通知应按照竞争性谈判文件规定对应谈文件的有关规定制作、密封、标注和发送，采用邮寄的邮戳和到达时间均不得迟于应谈截止时间。

（3）应谈单位不得在应谈截止期以后修改应谈文件，除非采购单位在谈判之后要求的修改。

（4）应谈单位不得在递交应谈文件的截止时间至应谈有效期满前撤回应谈文件。

9. 应谈有效期

（1）本次应谈有效期为递交应谈文件的截止时间起90天，应谈文件应在整个有效期内保持有效。应谈有效期比本规定短的，将被视为非响应应谈而予以拒绝。

（2）在特殊情况下，采购单位可以要求应谈单位延长应谈有效期。采购单位既不要求也不允许同意延长应谈有效期的，应谈单位不得修改其应谈文件。

（二）投标

投标时间和地点：详见前附表相关条款。本项目不举行公开开标仪式，届时请应谈单位法定代表人或法定代表人授权委托人进场签到。

（三）以下情形之一的，采购单位不予受理

1. 开启标书前，应谈单位存在下列情况之一的，其应谈文件将被招标人拒绝：

（1）应谈单位法人代表（或法人代表授权委托人）未按竞争性谈判文件要求参加谈会议，或未按竞争性谈判文件规定提交谈判时需携带资料的，或提交谈判时需携带资料不全或错误的。

（2）应谈文件未能于投标截止之前递交至指定地点。

（3）应谈单位提交多个投标报价的应谈文件。

（4）应谈文件未按要求密封。

（5）法律、法规规定的其他情况。

2. 开启标书后，经评标小组确认有下列情况之一的为无效应谈文件。

（1）应谈文件或应谈文件中关键内容未经法人代表（或法人代表授权委托人）签署、未加盖应谈单位公章。

（2）应谈文件不符合竞争性谈判文件规定的数量、质量标准、技术规格、技术标准或其他实质性要求。

（3）应谈文件未按竞争性谈判文件规定格式编制，重要内容或关键字迹模糊不清。

（4）投标项目周期超过竞争性谈判文件要求的。

（5）应谈单位应提交的应谈文件数量不符合竞争性谈判文件要求的。

（6）应谈单位报价高于预算限额的或经评标小组确认低于成本价的。

（7）应谈文件中存在招标人不能接受的其他条件或提供虚假文件。

（8）竞争性谈判文件及法律法规规定的其他情况。

3. 无效应谈文件将被作为否决投标处理。

四、谈判、定标及签订合同

（一）谈判、定标

详见第四章《评审办法》。

（二）签订合同

1. 中标单位按中标通知书记载的时间、地点与采购单位签订合同。

2. 本竞争性谈判文件、中标单位的应谈文件及其澄清或补充资料等均为签订合同的依据。因中标单位原因不按规定时间签订合同，或者提出新的条件而使采购单位不能接受，致使合同不能签订，采购单位将取消其中标资格。

五、项目费用

本次竞争性谈判的代理服务费和专家费由中标单位直接支付。收费标准参照中华人民共和国国家计划委员会发布的[计价格(2002)1980号文]，关于印发《招标代理服务收费管理暂行办法》的通知，以中标金额为计费基数(100万以下)×1.5%收取。如按标准收费不满3 000元的，按3 000元计取。另收取单次评审专家费(按实结算)。如出现非招标代理原因的流标情况，重新招标产生的专家费由中标单位承担。

第二章　采购需求(略)

第三章　应谈文件格式

附件一　应谈承诺书
（本承诺书装订于应谈文件首页）

本公司承诺：

遵循公开、公平、公正和诚实守信的原则,参加＿＿＿＿＿＿＿＿项目的应谈。

1. 所提供的一切材料都是真实、有效、合法的。

2. 不与采购单位、其他应谈单位或者采购代理单位串通应谈,不损害国家利益、社会利益或他人的合法权益。

3. 不向采购单位或评审委员会成员或相关人员行贿,以牟取中标。

4. 不以他人名义应谈或者其他方式弄虚作假,骗取中标。

5. 不进行缺乏事实根据或者法律依据的投诉。

6. 不在应谈中哄抬价格或恶意压价。

7. 不接受任何形式的挂靠,不扰乱招标应谈市场秩序。

8. 本公司若违反本应谈承诺,愿承担相应的法律责任。

9. 其他承诺：＿＿＿＿＿＿＿＿＿＿＿＿＿＿＿。

应谈单位(盖章)：＿＿＿＿＿＿＿＿＿＿

法定代表人(签字或盖章)：＿＿＿＿＿＿＿＿＿

拟任项目负责人(签字或盖章)：＿＿＿＿＿＿＿＿＿

拟任项目负责人手机：＿＿＿＿＿＿＿＿

年　　月　　日

附件二　应谈函

致：＿＿＿＿＿＿＿

我们已详细审核了全部竞争性谈判文件，包括竞争性谈判文件的澄清、修改(如有)、参考资料及有关附件。现正式授权下述签字人＿＿＿＿＿＿＿(姓名和职务)代表应谈单位＿＿＿＿＿＿＿＿＿＿＿＿＿＿＿(应谈单位的名称)参加应谈。经踏勘项目现场(如有)和研究上述竞争性谈判文件及其他有关文件后，我方愿按以下应谈价格并按应谈文件所述的工期、质量要求承包本项目，并承担任何质量缺陷责任。

按照竞争性谈判文件规定提供服务的应谈总价为：人民币＿＿＿＿＿＿＿元(大写)，人民币＿＿＿＿＿＿＿元(小写)，详见应谈报价明细表。

项目周期承诺：＿＿＿＿＿＿＿＿＿＿＿＿＿＿＿＿＿＿＿＿＿＿＿＿＿＿＿＿＿＿＿＿＿。

质量服务承诺：＿＿＿＿＿＿＿＿＿＿＿＿＿＿＿＿＿＿＿＿＿＿＿＿＿＿＿＿＿＿＿＿＿。

1. 我们完全接受贵方发布的上述竞争性谈判文件及其澄清、修改的所有内容，包括但不限于其中的合同技术要求、合同供应条件。

2. 我方同意所提交的应谈文件在竞争性谈判文件的应谈须知前附表中规定的应谈有效期内有效，在此期间如果中标，我方将受此约束。

3. 我们同意向贵方提供贵方要求的与本应谈有关的任何证据或资料。

4. 我们完全理解贵方不一定接受最低报价的应谈或收到的任何应谈。

5. 除非另外达成协议并生效，贵方的中标通知书和本应谈文件将成为约束双方合同文件的组成部分。

6. 与本应谈有关的一切正式往来通信地址请寄：

地　　址：＿＿＿＿＿＿＿＿＿＿　邮　编：＿＿＿＿＿＿＿＿＿＿

电　　话：＿＿＿＿＿＿＿＿＿＿　传　真：＿＿＿＿＿＿＿＿＿＿

手　　机：＿＿＿＿＿＿＿＿＿＿　电子邮件：＿＿＿＿＿＿＿＿＿＿

法定代表人或授权代表(签字或盖章)：＿＿＿＿＿＿＿＿＿＿

应谈单位名称(公章)：＿＿＿＿＿＿＿＿＿

日　　期：＿＿＿＿＿＿＿＿＿

附件三 法定代表人授权委托书

致_____（采购单位名称）：

兹委派我公司_____先生/女士（其在本公司的职务是：_____，联系电话：_____

手机：_____ 传真：_____）。代表我公司全权处理：_____项目应谈的一切

事项。若中标则全权代表本公司签订相关合同，并负责处理合同履行等事宜。

本委托书有效期：自20 年 月 日起至20 年 月 日止。

特此告知。

应谈单位（公章）：_____

法定代表人（签字或盖章）：_____

签发日期：20 年 月 日

身份证复印件

附件四　应谈报价一览表

项目名称	
投标报价	投标总价 人民币(大写)： (小写)：
项目周期	
质量及服务承诺	
备　注	

说明：

1. 所有费用以投标总价报列，闭口包干。包括所有人工、材料、设备、机械、运输、措施、调试、验收、管理协调、保险、利润、税金、规费等一切费用。

2. 若有报价优惠，可在投标总价中体现并在备注中说明。

3. 本应谈书及其所附文件涵盖了我方要约的全部内容。

(1) 我方要约有效期按竞争性谈判文件所规定之应谈有效期；

(2) 在应谈有效期内，我方受应谈书之价目表上我方要约金额的约束。

4. 根据具体情况而拒绝任一或所有标书完全取决于你方。你方没有义务一定要接受所报报价最低的标书或某一特定标书，也无需为拒绝某一标书作出任何解释。

5. 我方承诺还将就你方所要求的进一步信息提供给你方。

应谈单位(盖章)：_____

法定代表人或授权代表(签字或盖章)：_____

日期：____年____月____日

附件五　应谈单位信息

项　　目	叙述/提供
1. 一般情况 （1）公司名称（包括：母公司/附属公司/办事处） （2）公司地址 （3）公司成立时间 （4）公司主业 （5）业务范围 2. 管理能力与经验 （1）服务人员的数量、资历 （2）与本项目类同的案例 3. 法人授权委托书 4. 营业执照复印件 5. 相关资质证明 6. 其他内容	

应谈单位（盖章）：＿＿＿＿＿＿＿＿＿

法定代表人或授权代表（签字或盖章）：＿＿＿＿＿＿＿＿＿

日期：＿＿＿＿＿＿＿＿＿

附件六　项目成员情况

姓名：_____　年龄：_____　其他情况：_____
拟在项目组中的岗位：_____
教育背景：

期间	大学/培训
_____	_____
_____	_____

工作简历：

时间　　　　　　　　　　　　项目及项目内职务　　　　　　　　　　业绩

应谈单位(盖章)：_____
法定代表人或授权代表(签字或盖章)：_____
日期：_____

附件七　技术规格响应/偏离表

项目名称：　　　　　　　　　　　　　　　　　　　　　采购编号：＿＿＿＿＿＿

序号	竞争性谈判文件条目号	竞争性谈判文件规格（技术指标）	应谈文件规格（技术指标）	响应/偏离	说明

注：对"响应/偏离"一栏，填写"响应"或"偏离"。凡填写"偏离"的需详细说明偏离情况。

应谈单位（盖章）：＿＿＿＿＿＿＿＿＿＿

应谈单位代表（签字）：＿＿＿＿＿＿＿＿＿＿

日期：＿＿＿＿＿＿＿＿＿＿

第四章　评审办法

综合本项目的特点,根据《中华人民共和国政府采购法》《中华人民共和国政府采购法实施条例》及有关规定,本着保护竞争,维护采购工作公开、公平、公正原则,特制定本评审办法,作为选定本次采购成交候选人的依据。

1. 谈判程序

1.1　成立谈判评审小组。

1.1.1　采购人、采购代理机构将根据采购货物/服务的特点,依法组建谈判小组,人数为 3 人以上单数,其成员由技术、经济等方面的专家和采购人的代表组成,其中外聘专家人数不少于谈判小组总人数的 2/3。谈判小组对应谈文件进行审查、质疑、评估和比较。

1.1.2　谈判小组履行下列职责

(1) 按谈判文件确定的有关规定对各应谈文件进行初步评审(应谈单位资格要求)。

(2) 审查应谈文件是否符合谈判文件要求,作出书面评价。

(3) 要求报价人对应谈文件有关事项作出解释或者澄清。

(4) 向采购人或者有关部门报告非法干预评审工作的行为。

1.2　根据采购项目实际情况以及报价人的应谈文件制定谈判文件。谈判文件应当明确谈判程序、谈判内容、合同草案的条款以及评定成交的标准等事项。

1.3　本项目不唱标,直接谈判。谈判前,报价人如系法定代表人出席的,则须交验法定代表人证明及本人身份证;如系委托代理人出席的则必须交验法定代表人委托书及本人身份证。

2. 谈判要求(详细评审)

2.1　谈判顺序按报价人递交响应文件先后顺序,后到先谈。

2.2　谈判小组所有成员与报价人逐个进行谈判。谈判内容包括要求提供的商务文件、技术文件等。谈判文件有实质性变动的,谈判评审小组应当以书面形式通知所有参加谈判的报价人。

2.3　谈判小组与报价人进行谈判的内容,报价人除当场答复外,还应对谈判中所涉及的澄清、达成的修改或报价资料等在规定的时间内以书面形式提交至谈判小组。否则以上资料视为无效报价。

2.4　谈判的结果以书面为准,应答文件必须由报价人的法定代表人或其委托代理人签字或盖章,经报价人和谈判小组确认后,替代应谈文件中相应的内容,并构成谈判文件的一部分和选择成交的依据。如成交,则作为合同的组成部分。

2.5　谈判小组根据谈判的最终情况推荐 1 名供应商为本项目成交候选人。

3. 评审总则

3.1　本项目谈判小组分别于各报价人进行谈判后,各报价人满足谈判文件要求的最终报价作为评审价,由低到高的顺序排列,并按最低评标价法确定成交候选人。

3.2　如果谈判小组经过评审认为最低评标价报价人的报价或者某些分项报价明显不合理或者低于成本,有可能影响商品质量和不能诚信履约时,将要求其在规定的期限内提供书面文件予以解释说明,并提交相关的证明材料。如果该报价人不能在规定的期限内作出合理的解释说明并提交相关的证明材料,谈判小组可以取消其被评定为成交候选人的资格。

3.3　中小企业划型标准按照《关于印发中小企业划型标准规定的通知》〔工信部联企业(2011)300号〕的相关规定认定。

3.4　对小型和微型企业产品的价格给予 6% 的扣除,扣除后的价格作为评审价格。

3.5　参加政府采购活动的中小企业应当按"关于印发《政府采购促进中小企业发展暂行办法》的通知〔财库(2011)181 号〕"的规定提供《中小企业声明函》。

　　3.6　根据政府采购法律法规的有关规定,出现下列情形之一的,谈判评审小组将否决供应商的报价或取消采购活动。

　　(1) 出现影响采购公正的违法、违规行为的。

　　(2) 因重大变故,采购任务取消的。

　　(3) 报价人的报价超过了采购预算,采购人不能支付的。

　　(4) 谈判小组经谈判、评议认为有应谈文件不符合谈判文件要求的。

第十三章
JCI 认证中的医院后勤管理

国际医疗卫生机构认证联（Joint Commission International，JCI）是目前世界卫生组织（WHO）认可的全球评估医院质量的权威评审机构。加强医院质量管理是全面提高医院各项管理水平的重要环节和手段，建立有效的质量管理体系，是加强医院质量管理的根本途径。JCI 认证围绕医疗质量和病人安全，对医院后勤管理提出 8 项要求：医院消防安全、治安管理、有害物质管理、公共设施设备安全、医疗设备安全、物资供应管理、后勤外包服务安全、灾害应急准备。在医院 JCI 认证咨询准备中，后勤应针对上述 8 项要求，完善制度规章，反复检查，不断整改，确保认证评审不扣分。

上海市已通过 JCI 认证的医院有复旦大学附属华山医院、上海交通大学医学院附属上海儿童医学中心、复旦大学附属儿科医院、上海市浦东医院、上海市质子重离子医院、上海市长宁区妇幼保健院等。

第一节 JCI 认证概述

JCI 作为国际上历史最为悠久、最广为推崇的医院质量标准，其模式受到 WHO 的高度认可，是世界上公认的医疗服务最高标准。JCI 标准的理念是最大限度地实现可达到的标准，致力于帮助世界各地医疗机构提高其医疗、护理、行政及公共决策的管理水平，以病人为中心，以病人安全为关注焦点，为病人提供满足其健康需求的服务，协调各服务流程，以提高病人的治疗效果，最大限度地利用医疗资源，从而做到以病人为中心，使各项流程和制度标准化、精细化，为病人及家属提供一个安全可靠的医疗环境。

一、JCI 简史

对医院的评价最早起始于 1917 年，当时美国外科医师学会（ACS）提出了 5 点医院评价标准。按照这 5 点标准，1918 年调查了全美 692 家医疗机构，仅有 59 家通过了医院评价。之后，对医院的评价标准不断修改完善，到 1951 年，由 ACS 与美国医院学会（AHA）、美国内科医师学会（ACP）、加拿大医学会（CMA）、美国医学会（AMA）共同组成美国医院评审联合委员会（JCAH），制定了相对完善的医院评审标准并在 1953 年正式出版。

1965 年，美国的《医疗法》明确规定：只有通过认证的医院才有资格从联邦和州政府得到 Medicare(老年人及残疾人的医疗照顾计划)和 Medicaid(穷人医疗援助计划)两大保险计划的偿付，大大加强了医院评价的权威性，推进了美国的医院接受医院评审。

1987 年，美国医院评审联合委员会更名为美国医疗机构联合评审委员会(JCAHO)，并成立了为国外提供医疗评价服务的 JCI，它是目前 WHO 认可的全球评估医院质量的权威评审机构。

二、JCI 认证的特点

《美国医疗机构联合委员会国际部医院评审标准》(以下简称《JCI 医院评审标准》)是 JCI 与评审通过的医疗机构、质量与安全方面的专家联合制定完成并发布的国际标准。《JCI 医院评审标准》中包含了标准、含义、衡量要素、关键评审政策和词汇表。旨在帮助医院发现最为迫切的安全风险，推进持续质量改进目标。自 1999 年第一版《JCI 医院评审标准》发布以来，几经修改，不断更新完善，2017 年 1 月发布了第六版(表 13-1)。

表 13-1 《JCI 医院评审标准》各版发布时间

版次	发布时间	开始执行时间	备注
1	1999 年		
2	2003 年 1 月		2005 年 3 月引入我国
3	2007 年 7 月	2008 年 1 月 1 日	
4	2010 年 7 月	2011 年 1 月 1 日	
5	2013 年 9 月	2014 年 4 月 1 日	
6	2017 年 1 月	2017 年 7 月 1 日	

目前，JCI 医院评审标准涉及 3 个主要领域：提供病人医疗服务相关的标准；提供安全、有效且高水平管理相关的标准；提供医学专业教育和人体受试者研究项目相关的标准(这项标准仅针对学术型医学中心医院)。标准适用于整个医疗机构及机构内的每个部门、单元和服务团队。

JCI 认证是一个严谨的体系，强调"以病人为中心"的医疗质量和安全。评审时，通过文件回顾、约见访谈和追踪法调查等手段，收集整个医疗机构对标准的依从性信息，评审专家组根据医疗机构对标准的依从性程度进行评判，讨论需要改进的环节并得出结论。评审过程强调真实、可靠和客观。

第二节 JCI 认证对医院后勤管理的要求

JCI 认证的核心是质量与安全，在全院范围内，绝不放过任何可能影响病人和员工安全的隐患。医院后勤工作是实现这个目标的基础保障，医院的安全运行和人财物的安全，后勤部门承担着十分重要和不可或缺的责任。

"安全工作无小事",结合目前严峻的安全生产形势,医疗机构需要有医院后勤的运行和安全年度计划,包含医院消防安全、医院公共设施设备安全、医院有害物资的安全、医院医疗设备安全、医院物资供应安全、医院治安安全、医院后勤外包服务的安全等,以及发生突发事件和自然灾害时的应急预案,并在资源配置上(人力、物力、财力)提供保障以确保完成计划目标。在实施过程中进行督导、协调,针对出现的医疗质量问题和安全风险因素进行持续改进。各个部门各司其职、相互协同,就医疗质量和安全工作密切配合,推进医疗质量及安全管理。

因此,JCI 认证中,对医院后勤管理提出了一些需要特别强调的要求,部分内容略高于国家卫计委的评审标准要求。

一、JCI 认证对医院消防安全的要求

(1)建筑与消防设施:强调建筑要符合防火分区设计,所有的消防设施必须完好,随时可用;穿墙洞必须完全封堵,防火门的耐火等级必须标明,如何检测防火门耐火时间需提供依据;消防通道和设备机房严禁违规堆物和违规占用。

(2)消防安全管理:消防培训要求做到全覆盖,人人关注消防,人人参与消防,包括医院正式职工,在院的医学生(实习)、研究生、进修生,在院区的外包服务单位员工、院区内出租商铺员工等,新职工入职前应做好消防安全培训。消防应急演练应结合实际情况,比如针对ICU 区域:火警发生时 ICU 病人的疏散,设备的安全撤离。预案应细化任务,明确责任,逐项落实,有针对性,实用可行,并有专门针对夜间消防应急演练的预案。

(3)防火风险评估:针对医院实际情况进行防火风险评估,包括烟雾防范、火灾防范、安全出口、动力保障、气体和负压系统、厨房油脂烹饪设备、手术室、建筑设施危险区域、洗衣房垃圾房等 9 类必要的信息及措施。根据这些评估中得到的信息,制作成各类巡检表,从紧迫性、重要性、可行性、危险性 4 个方面确定年度监测指标。对风险高的场所、设备等加大巡查力度和频度。

(4)消防安全出口标志:消防安全出口指示标志必须清晰明了,在公共区域内任意位置,必须 360°视野内可见安全出口指示标志。

二、JCI 认证对医院治安的要求

根据 JCI 评审的要求,医疗机构必须制订年度《治安防范计划》以及各类《治安安全管理制度》。《治安防范计划》根据具体实施情况每年进行更新,所保护的适用人群为院区内所有人员,包括患者、家属、探视者、医院职工及来院联系公司工作人员等,确保他们在一个安全可靠的医疗环境中进行就诊与工作,也为医院安全防范工作提供了有效的保障和依据。医疗机构楼宇错综,出入口多,分布区域散,人员复杂,治安管理难度大,现就以下几个方面着手管理来确保治安防范工作的正常开展。

(1)楼宇的出入管理:在医院职工通道、手术室、危险化学品库房等医疗机构重点部位区域设置安保人员或安装门禁系统,通过规范门禁使用权限,控制无关人员进出医院高风险

区域。

（2）人员的身份识别：随着患者照护理念的不断进步，JCI鼓励患者家属陪伴就医，共同决策。但是，进入院区内人员，需接受必要的身份识别。工作人员佩戴统一的工作证件，进出核定区域。对外来联系工作及施工人员进行身份核实后发放《临时出入证》。对来院就诊的人员，由医疗机构安保人员通过观察、巡视进行简单的人员身份识别，对于可疑人员进行询问和盘查。住院病人通过腕带进行身份识别，探视者统一发放《探视陪护证》进行身份识别。

（3）重点区域的监控：通过高清数字摄像设备，监控医疗机构内的相关区域及重点部位（门急诊公共区域、病区、实验室出入口、配电间、药库出入口、危险品仓库等）进行多方位监控，如设置门禁、监控、声音复合、红外探测装置等，以便及时发现治安风险并及时处置。

（4）制订防爆、防盗、防恐等事件的应急预案并开展演练。

三、JCI认证对有害物质管理的要求

（1）制订有害物质管理计划：医院必须制订对有害物质管理的计划，编制包含医院内所有有害物质的清单，严格控制所有有害物质（包括放射性物质）的使用、储存、处理，并且安全有效地处置废弃物。把9类危险化学品及一般化学试剂材料等均列入有害物质管理计划，详细陈述有害物质管理时对储存、使用场地及人员资质要求；所有涉及有害物质的人员必须接受相关培训，了解受到伤害后紧急处理的办法和流程。每个储存、使用有害物质的部门必须配备溢出包。

（2）院级存放要求：医疗机构内的院级有害物质的存放库房必须独立设置，尽量远离院区内其他建筑物。电器开关等裸露电器设备必须设置在库房外，所有电线加装金属套管、通风窗设置铁丝隔离网采用防爆材质。同时，为了加强危险化学品库房的消防安全，可在库房内安装烟雾探测器和独立喷淋水箱、增设喷淋装置等。进出库房采用门锁及门禁双重管理，24小时实时监控，红外线入侵设防装置，由专人负责对库房进行进出库登记及部门的领用管理。

（3）部门存放要求：针对医疗机构内各存放、使用有害物质的部门，要求必须将有害物质放在专业危险化学品储存柜内（分易燃及易腐蚀），进行登记管理。每个存放点必须按规定配备危险化学品使用手册（MSDS）以及溢出包（危险化学品泄漏、溢出应急处置包）。对于一般化学试剂，要求设置独立上锁安全的储存地存放，防止人员触碰误食。

（4）有害物质的废弃：有害物质的废弃应由环保部门确认有专业资质的相关机构收集，做进一步处理。化疗药物废液的管理必须按已制订流程，统一由医疗废弃物专业厂家进行回收与处置，不得私自保存销毁。制订化疗药物溅洒及泄漏应急预案。

四、JCI认证对公共设施设备安全的要求

医院公共设施设备主要包括医院建筑、水、电、气等基本设施，如建筑物、高低压供电系统、给排水系统、医用气体系统、热水系统、空调通风系统、电梯系统、病房呼叫系统、污水处理系统、电信系统、厨房系统等，涉及的范围大且广，是医院开展医疗工作的基础。对医院公

共设施设备实行科学管理,是医院实现安全、优质、高效后勤服务的关键。

1. **制度管理**　根据国家相关法律、法规及政策,并结合医院实际现状制订公共设施设备日常维修和管理的相关制度,包括制订各类设施设备的安全操作规范;根据设施设备的设计、安装和维修,确定相关的安全标准,制订日常维修保养计划;建立定期维修、检测和检查制度,使设施设备管理制度化、规范化,提高设施设备使用寿命,使公共设施设备始终处于良好的技术运行状态。

建立评估制度,通过各部门对设施设备的反馈意见及各类专业第三方检测的反馈评估,对公共设施设备的运行状态、运行效率进行科学全面的了解,评估设施设备的安全运行系数,为进一步制订阶段性维修及设备更新计划提供依据。

2. **人员管理**　维修人员需做好岗前培训,根据制度、操作规范开展工作,并及时规范做好记录。特殊岗位工作人员必须按照法律法规持证上岗。后勤管理人员通过督查,发现安全和质量风险,通过持续改进,全力保障公共设施设备安全运行。确立以"预防为主、安全第一、教育在先"的全员培训目标。对医院全体员工进行设施设备安全知识普及的培训,对在岗工作人员应进行设施设备经常性安全教育专项培训,包括安全生产知识、安全生产法律法规、设施设备安全操作规范、工作场所和工作岗位存在的危险因素、重特大项目实施前中后的防范措施及事故应急措施、事故案例分析等。

3. **台账管理**　对重大事件的可行性研究、决策依据、决策过程及重要数据应记录完整。公共设施巡查及维修的记录做到准确、齐全、清晰,所有台账资料妥善保管,及时归档。督查记录及发现的问题、处理过程和结果、整改的效果评估等记录完整,完成闭环管理。

4. **应急预案管理**　对设施设备可能发生的紧急事件进行分类管理,制订停水、停电、停气等应急处置方案,定期对各类突发、紧急事件从发生的可能性、风险等级、影响程度等方面进行评估,定期进行停电、停水、停气等突发事件的应急演练,发现风险点,不断完善和修改应急预案,提高医院应急处置能力。

五、JCI认证对医疗设备安全的要求

1. **对医疗设备进行全过程的管理**　制订并实施全院性的医疗设备管理计划,包括医疗设备的购置计划、论证、采购、验收、供应、维修、预防性维护、应用分析、计量、调配、归档、报废等管理工作。收集所需购置的各类医疗器械的各种资料,掌握最新医疗器械发展动态,给院领导及各使用部门提供有价值的技术信息、工程技术支持及新型医疗技术方案,医工结合,确保医疗器械的质量安全及有效使用。

2. **预防性维护(PM)计划**　列出全院所有医疗仪器的清单,定期检查所有医疗仪器并测试新的医疗仪器,根据仪器寿命和使用情况或制造商的使用说明,定期测试。实行三级保养制度,制订预防性维护计划(图13-1)。

3. **医疗器械不良事件的应急处置**　建立相应医疗器械不良事件应急处置制度(图13-2,图13-3),用于监测医疗设备危险警报及设备召回,并报告事件、问题和故障,及时采取相应措施。

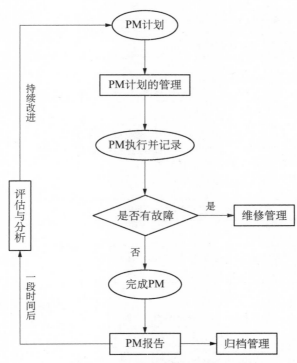

图 13-1 设备预防性维护流程

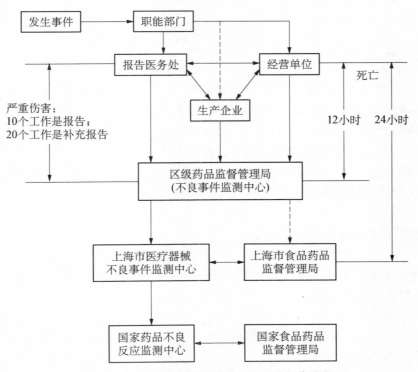

图 13-2 医疗器械不良事件应急处置报告流程

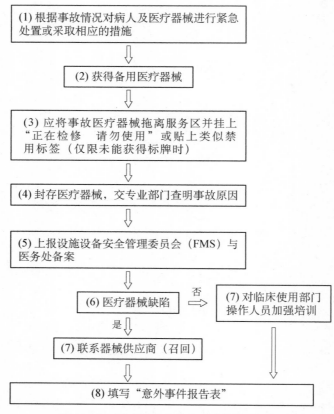

图 13-3 医疗设备意外事件应急处置程序

4. 冰箱管理

（1）医疗冰箱：主要用于化验标本、试剂药品、血浆等物品冷藏保存。需要设定预防性维护周期，一般设定为每年 1 次。冰箱内、外应放置温度计，各部门专人每天监控温度并记录，定期对冰箱清洁。医用冰箱严禁储存食物及其他生活用品。污染性物品和清洁物品必须分开放置。放入冰箱内的药品须注明病人姓名、床号、住院号，每日由专人检查。

（2）生活冰箱：仅用于储藏食物。放入冰箱内的食品应贴上保质期，各使用部门安排专人清洁冰箱，保持食品新鲜。污染性物品不得放入生活冰箱。

六、JCI 对医院物资供应管理的要求

1. 物资供应链的管理　确保医院所使用的物资有效并且安全可靠，特别是药品、试剂、医疗耗材中的重点物资，采购前需要对产品做充分的调研，了解生产商的资质、产品质量、销售渠道，对产品的制造生产过程及包装、消毒、灭菌过程、运输储存过程等进行考察核实，确保产品到医院前的运送过程是安全可靠的。对于重要物资的供应，需与几家供应商签订供货紧急情况合同（或协议），预防当前主供货商无法供货时能及时替代，确保重要物资的供应。

2. 医院内部的物资管理　物资申请、准入、采购的管理流程规范统一，验收、出入库信息记录客观、完整，物资保管、盘点、领物、送货均按照相应的制度流程执行，库房的配置及安全措施严格执行规范，做好防火、防爆、防鼠、防水、防潮等。

3. 应急物资的储备　建立全院保障装备应急调配机制及应急物资清单，清单包含物资名称、规格型号、数量、有效期、存放点、管理部门或责任人等内容，定期盘点，及时调整更新，确保应急物资的随时可用。

七、JCI 认证对医院后勤外包服务安全的要求

国务院体改办等 8 部委在《关于城镇医疗卫生体制改革的指导意见》中明确提出："为了加强医院的经济管理，成本核算，有效利用人力、物力、财力等资源，提高效率、降低成本，必须实行医院后勤服务社会化"的要求。医院后勤可供外包的项目大致有环境保洁、一般废弃物清运、医疗废弃物清运、园艺、污水处理与污水设备维护、餐饮、被服洗缝、医疗设备保养与维修、专业设施设备保养与维修、警卫、停车场管理、交通车、救护车、物资仓储、医疗信息软件设计与维护、勤务工作、日用品贩售等。JCI 评审标准中对后勤外包服务的安全管理也有要求。

1. 严格执行后勤"三基"制度

后勤"三基"制度指的是基本岗位职责、基本工作制度、基本工作流程。后勤管理部门应以岗位说明书、上岗须知、操作规程、安全责任书等形式告知员工，并在日常工作中由班组长、部门主管不断强化"安全第一、预防为主"的思想，不断完善和巩固安全操作程序，起到积极预防安全生产事故的作用。

2. 定期对外包服务人员进行培训　医院后勤管理部门应组织外包服务公司人员参加除最基本的岗位操作证以外的各类安全教育及安全技能培训。培训内容可包括手卫生、生命支持、锐器伤害处理、消毒液使用防护、消防安全等。培训方式可采取通俗易懂、灵活多样、易于接受的形式，如工间讲评、集中学习、老师讲课、观摩操作、技能比试等。通过制度化、规范化、流程化的培训增强员工专业技能，增加员工安全防护意识和责任。

3. 多部门联动，全过程督查考核外包服务　以后勤部门为主，联合审计、财务、院办、院感、临床、医技、护理等一线科室协抓共管，对外包服务公司的服务水平及服务质量进行全过程考核评估，督促提高外包服务的质量与安全。

4. 建立外包服务公司质量监管体系　医院后勤外包服务种类繁多，既有半托管式，又有全托管式；工作中既有共性，又有特殊性。医院后勤管理需不断总结，挖掘共性及个性，制定和完善对各外包服务公司的考核标准、监管方式及相关规章制度。将外包服务公司的服务质量考核与服务费、管理费等经济指标挂钩，督促其保质保量、安全高效地为医院的正常运行完成服务工作。

5. 将医院文化植根于外包服务公司，实现合作共赢　医院应将自身的管理理念和管理文化植根于外包服务公司，明确和外包服务公司的伙伴关系。定期组织双方管理层会面，将医院管理理念传递给外包服务公司。定期组织医院各相关部门对外包服务公司进行评估，针对业绩良好、表现突出的公司也应给与一定的精神和经济方面的鼓励，促进其在社会上的影响力，有效地激励其更好地为医院服务，提升整体服务质量，实现医院和服务公司双赢的

局面,共同保障医院安全运行。

八、JCI 认证对灾害应急准备的要求

1. 医院必须制订应急管理预案　特别是灾害的应急准备,并加以维护、测试,以应对可能发生的突发事件。制订灾害应急预案时,首先要针对医院所处地理位置和环境,确定各种主要的内部、外部灾害类型,比如台风、海啸、地震、特大暴雨、洪水、恐怖袭击、战争等。其次,一旦发生灾害,判定灾害影响同样非常重要。正确判定灾害对医院建筑物的影响及对病人医疗服务环境的影响,可以为制订应急措施提供重要依据。

医院及各部门制订各类应急预案计划时需要包括下列内容:①明确各种危害、威胁和突发事件的类型、发生的可能性与后果;②判定现有病人服务环境结构的完整性,灾害发生时病人服务环境会如何响应;③明确医院在此类灾害事件中的作用;④明确应对灾害事件的通信策略;⑤灾害事件期间对各种资源的管理,包括后备资源;⑥灾害事件中对临床医疗活动的管理,包括备用医疗场所;⑦灾害事件中如何确定和分配员工承担的角色与责任;⑧员工个人职责与员工在医院提供医疗服务的职责冲突时的应急管理。

2. 应急管理预案的内部测试　每年进行一次完整的灾害应急管理预案的内部测试,或者作为社区应急测试的一部分进行测试。每年对预案中(3)~(8)的关键要素进行测试。如果遭遇过真正的灾害并启动应急预案,灾后进行了总结可等于同年度测试。

第三节　上海通过 JCI 认证医院的经验与体会

截止 2017 年年底,上海市共有 6 家医院通过 JCI 认证。按认证通过的时间顺序,在此介绍其中 5 家医院概况及后勤院长对医院 JCI 认证的经验与体会。

一、复旦大学附属华山医院

(一)复旦大学附属华山医院概况

复旦大学附属华山医院创建于 1907 年,是国家卫生计生委委属医院、复旦大学附属医院和中国红十字会冠名的医院,是国内最著名、最具国际化特征的医教研中心之一,也是全国首家通过 JCI 认证的部属公立医院,在国内外享有较高声誉。

华山医院认为,随着医疗服务行业的国际交流日益频繁,国内医疗机构要想加强与国际医疗的交流与合作,就要执行国际行业标准。在综合比较了 ISO 9000、英国保柏(bupa)和 JCI 等标准体系后,医院认为 JCI 标准是最切合国内医院走向标准化、高质化的有效管理体系。因此,华山医院的领导层决议向 JCI 总部递交 JCI 认证的申请,全面引进 JCI 标准。

2006 年 10 月,医院成立 JCI 医院认证工作小组和综合目标管理小组,开展 JCI 认证工作。

2010 年 1 月,医院以 98.18 的高分顺利通过了 JCI 第三版标准正式评审,并于 2010 年 4 月 2 日获得授牌。

2013 年 1 月，华山医院通过 JCI 复评审，并成为全球首家获得 JCI 教学医院（Academic Medical Center Hospital）认证的医院。

2016 年 1 月，华山医院第三次通过 JCI 评审。

（二）复旦大学附属华山医院后勤院长谈 JCI 评审体会

自 1998 年起，JCI 编制了《医疗机构认证标准》第一版，开始了对海外医疗机构的认证。2003 年 1 月启用第二版，2008 年 1 月启用第三版。《医疗机构认证标准》包括 14 个方面、323 个标准和 1 161 项测量要素。其理念是最大限度地实现医疗服务"以病人为中心"，建立相应的政策、制度和流程，以鼓励持续不断的质量改进，规范医院管理，为病人提供周到、优质的服务。

作为一家百年老院，华山医院要看齐国际医疗服务的水准，避免 JCI 标准在中国水土不服，最重要的就是解决陈旧的设施设备带来的隐患，建立完善的制度和规范流程，改变员工原有的不良操作习惯，营造安全的诊疗环境。

1. 打破瓶颈，克服硬件条件所限带来的安全风险　华山医院地处市中心，基础设施陈旧落伍，因此，当时很多建筑、设施无法满足医院感染管理和其他诊疗流程的安全要求。为此，医院先后完成了传染病大楼和静脉配置中心的建设，完成了 DSA、营养科、病理科、急诊、眼科手术室、口腔科等科室的大修改造，医疗用房、医疗环境、医疗流程、医疗安全和效率均得到了明显改善。

2. 改变原有习惯，缩小中外管理理念差距　华山医院的 JCI 之路也并非一帆风顺，也曾有过受阻，主要原因就是员工的意识。要改变原有的习惯，特别是那些已经从业几十年之久的员工，谈何容易。因此，医院清醒地认识到，JCI 要改进的不仅是医院的硬件条件，还有员工的习惯和跨部门协作的意识。

为此，医院于 2008 年成立项目推进的专职部门——JCI 认证办公室，并成立了 8 个功能小组，院领导任组长，职能部门负责人和临床医技科室负责人任组员，定期开会讨论；每个科室设置一名 JCI 联络员，这些联络员在接受培训后再回到科室培训科室的相关人员。在此基础上，医院的院周会形成了每周必讲 JCI 的惯例，以此营造气氛，让 JCI 的理念深入人心。对于那些改进不甚努力的科室，医院主管部门还制订了科室点名制度。反复地请 JCI 专家来医院进行培训，多次派骨干走出国门，参加国际医院质量改进与认证学习班接受培训。

3. 整章建制，建立持续改进机制　华山医院后勤部门于 2006 年建立了 ISO 9001：2000 质量管理体系，在 JCI 认证的推动下，对原有的质量管理文件进行了逐一梳理，建立了一整套符合国情并满足国际医院管理理念体系的文件，包括岗位职责 101 项、部门制度 59 项、操作规程 66 项、应急预案 34 项、管理计划 6 项，这些体系的建立彻底完成了从"人治"到"法治"的转变，成为员工的工作指导书。

此外，为提高员工的依从性、让员工掌握必备的技能，医院对每名员工包括外包服务员工均建立了档案，除了人事传统意义的基本信息外，还增设了岗位培训、岗位考核等栏目，要求每位员工必须通过心肺复苏（CPR）、消防救援（RACE）、医院感染、手卫生等基本项目考核；同时，以岗位职责为依据，建立量化考核标准，定期开展员工岗位考核，以确保每名员工有能力从事其工作。

任何管理体系的建立不是一劳永逸的，医院管理人员需要有风险评估意识，通过对各个流程的不断剖析,查找不足并加以完善,从而达到持续改进的目的。因此,综合考虑法规要求、设施运行状况、人员操作习惯等因素,医院先后建立了医疗废弃物追溯、安全用电、危险化学品管理、耗材供应链等 QPS 质量改进项目,并于 2015 年建立安全问题库,对院内潜在风险进行危险源管控,形成了一系列持续改进机制。在华山人眼中,JCI 不仅仅是一项标准,更是一种思维行为模式。华山医院以 JCI 标准为依据,结合我国医疗行业现状,探索适合我国医疗机构的管理模式,促进医院管理的精细化、标准化,正走向一条不断提高医疗服务质量的探索之路,创新之路。

二、上海交通大学医学院附属上海儿童医学中心

(一)上海交通大学医学院附属上海儿童医学中心概况

上海市儿童医学中心作为综合性的儿科医疗、教学、研究中心,共设置床位 1 000 张,开放床位 634 张,2017 年门急诊病人数 171.9 万,出院病人数 3.5 万,手术病人数 2.15 万,均创历史新高。在病人增加、工作负荷加重的情况下,医院仍坚持以"一切为了孩子"为信念,以质量安全为工作重点,克服了评审过程中的诸多挑战,以高品质的医疗服务顺利通过了 3 次 JCI 评审。2016 年 12 月,4 位来自全球具有丰富临床经验和国际工作经验的评审专家,在为期 1 周的 JCI 国际医疗质量复评审中,依据难度增加的 JCI 最新标准(2014 年第五版)对上海儿童医学中心进行全方位的评估考察。最终我院在 300 多项评审标准的共 1 200 多条要素中完全达标率占 98.3%,顺利通过此次复评审,这是继 2010 年、2013 年后连续第三次获得 JCI 认证,成为国内首家 3 次通过 JCI 评审的学术型儿童专科医院。

(二)上海交通大学医学院附属上海儿童医学中心后勤院长谈 JCI 评审体会

1. **迎接挑战,不忘初心,励志前行**　早在 2008 年,医院领导班子就把医院发展的关键点落在了"抓医疗质量,保病人安全"这 10 个字上。院领导及管理层一致认为,未来只有质量坚实的医疗机构,才能真正赢得病人的信任,才能有实力在学科建设中占领高地,才能在医院发展的道路上走得稳健而长远。抱着这样的决心和信心,我院踏上了 JCI 认证的征程。

2. **围绕 FMS 篇章准则,做好设施管理及安全工作**　我院致力于为病人、家属、员工及来访者提供安全、功能齐备的支持性设施,应对治疗环境中的风险进行管理,并且需要就员工的工作环境制定计划。为实现这一目标,后勤部门根据 FMS 篇章的"设施管理及安全"——安全防护、有害物质、应急管理、消防安全、医疗技术、公用系统等 6 个方面,积极探讨并落实相应条款及要求,从确立总体目标、收集资料并分析、风险评估、再到绩效监控、培训教育和总体评价,经过一系列管理方法与流程上的尝试和突破,制定了一个总体纲领计划以及 6 个方面的具体实施计划,对医院基本建设、医疗设备、公用设施以及工作人员进行有效管理,并确保计划可以得到全面实施。

3. **建章立制,借助管理工具,实行科学化管理**　在国际医疗卫生机构认证联合委员会、医院质控办的政策指导以及护理部、医院感染办公室、医务部等职能部门的通力协作下,后勤部门全面开展 FMS 篇章专项梳理工作,累计查找并参考相关法律法规 13 条,制定并修改规章制度 90 余条,应急预案 18 条,实施应急演练 10 余次。同时,组织编写《上海儿童医学中心化学危险品安全说明书》,涉及全院 6 个危险品使用科室,共计 90 余项化学品的防护、

急救及消防等应急措施。

另外,为了持续提高后勤管理的科学化与精细化,后勤部门开展了共计 4 个品管圈(QCC)、4 个 PDCA 以及 16 个质量监测指标项目。旨在借助科学管理工具,纠正已经发生的问题,并寻找改进的机会,预防问题的发生,形成质量持续改进的良性循环。

4. 后 JCI 时代,继续加强后勤保障,助力医院发展　JCI 绝非一劳永逸之事,JCI 的精神在于持续不断地改进服务质量。通过 JCI 认证,是一个良好的起步和一种科学的管理方法。后 JCI 时代,医疗质量和安全是医院未来发展紧抓不放的重中之重。后勤部门也会以此为契机,大力推进后勤管理改革,持续改善后勤管理和服务质量水平。

在这个艰难而有意义的过程中,无论是医生还是护士,管理人员还是后勤保障人员,大家携手共进,克服各种困难,这股强大的凝聚力和勇往直前的坚定信念无比空前。大家始终把医院的荣誉感放在首位,在 JCI 标准的引领和指导下,努力提高后勤保障部门的整体实力,为医院的发展、为国家儿童医学中心的建设加足马力,保驾护航。

三、复旦大学附属儿科医院

(一) 复旦大学附属儿科医院概况

复旦大学附属儿科医院创建于 1952 年,系国家卫生计生委预算管理单位、三级甲等医院,是集医、教、研、防为一体的综合性儿童专科医院,全国儿科学重点学科、国家"211 工程"和"985"工程建设单位,2017 年 1 月获批成为国家儿童医学中心。

2008 年 2 月 29 日,医院主体从枫林路搬迁至坐落于上海市闵行区万源路 399 号的新医院。新医院占地 153 亩,现有建筑面积 10 万平方米。截至 2016 年年底,在职职工 1 686 人,高级职称专家 157 人,博士生导师 32 名,硕士生导师 31 名。目前医院开放床位 800 张,年门急诊服务量逾 225 万,出院病人 4.2 万人次,住院手术 2.8 万例。医院拥有 7 个国家临床重点专科。

2014 年 7 月,医院首次通过 JCI 认证(第五版),2017 年 12 月通过 JCI 复评审(第六版)。2016 年 11 月医院通过 HIMSS EMRAM 6 级国际认证。

(二) 复旦大学附属儿科医院后勤院长谈 JCI 评审的体会

从 2013 年到 2017 年,经历了 JCI 认证的基线评估、积极准备、初次评审、持续改进,直到通过复评审,5 年中感受了医院在医疗质量和安全方面的巨大变化,把以人为本、以病人为中心的理念通过具体细化的工作标准和流程体现出来。尤其在后勤管理方面,通过"质量与安全"这个抓手,提高了主动服务意识;通过标准化的建设,提高了后勤服务的专业能力,规范了操作流程和各类应急能力,对后勤管理的要求却越来越高。总之,相比 JCI 认证以前,医院后勤管理的工作目标明确了,办事流程清晰了,应急能力加强了,专业技能提升了,管理要求更高了。

JCI 的精髓在于医院围绕一个目标(医疗质量与安全),通过制定计划、标准并规范化操作,把各类风险降至最低,通过内部的机制能发现问题并查找原因,加以整改达到持续改进。事实上,JCI 认证与我国的各种质量、服务方面的检查,无论从理念、管理要求、方法学上都十分相似。由于 JCI 标准比较具体细化,经过多年的运行和修订形成了完整的医院评价体系,

具有很强的实用性。用四句话来表述 JCI 认证:

(1) 凡事预则立,不预则废。JCI 强调凡事确立目标,先制定计划,想好要做什么。

(2) 没有规矩,不成方圆。JCI 强调凡事要有标准与规则,要明确怎么做。

(3) 说得好,不如做得好。JCI 强调事实、客观,各项工作必须要执行、落实。

(4) 逆水行舟,不进则退。JCI 强调质量和安全工作要长期保持并不断完善,持续改进。

四、上海市浦东医院

(一) 上海市浦东医院概况

上海市浦东医院暨复旦大学附属浦东医院,是区域医疗中心。始建于 1932 年,位于浦东"两港一区"——上海国际航空港、洋山深水港和上海国际旅游度假区战略发展的核心区,是集医疗、教学、科研、预防、保健和康复为一体的大型综合性公立医院,是上海国际旅游度假区(迪士尼乐园)官方医疗保障单位,是浦东新区首家获得"区长质量奖"的医疗机构。

医院占地面积 150 亩,建筑面积 9.1 万平方米,核定床位 1 000 张,实际开放 1 020 张。设临床医技科室 32 个,年门急诊量 195.97 万人次,住院量逾 4.07 万人次,手术量逾 2.01 万例。拥有德国西门子 1.5T 核磁共振、美国 GE 64 排 CT、荷兰飞利浦 16 排 CT、荷兰飞利浦血管造影系统、德国 STORZ 数字一体化腔镜手术系统、超声聚焦肿瘤消融机、德国 VELA XL 铥激光治疗机、荷兰飞利浦乳腺 X 线机系统、胶囊胃镜等国际、国内先进的医疗设备。

2015 年 9 月 7 日至 11 日通过 JCI 认证,是上海第一家通过 JCI(第五版)认证的综合医院。

(二) 上海市浦东医院后勤院长谈 JCI 评审体会

医院的后勤保障是医院工作的重要组成部分,JCI 专门用一个章节(如 FMS)对此进行规定和要求,而在其他章节或多或少也都涉及后勤保障方面的内容。所以说,按照 JCI 的标准做好医院的后勤保障工作对医院通过 JCI 认证起着非常重要的作用。

1. 安全保障能力全面提升　理论是行动的先导,要想按 JCI 标准做好后勤保障工作,首先是要通过解读、培训,让全体后勤员工认同并接受 JCI 的理念,使之具备 JCI 理念。

JCI 标准下的后勤保障要求医院致力于为病人、家属及广大员工提供安全可靠、功能齐全的就医和工作环境,这就要求后勤工作应有效管理各种硬件设施、设备和外来服务人员,做好医院设施管理与安全的全过程、全方位风险防范与安全监控,以降低和控制危害和风险,防止事故和伤害。针对这一目标要求,我们参照 JCI 评审标准和相关法律法规的要求,制订并落实六大安全计划,即安全与保卫、有害物质、紧急事件、消防安全、医疗设备和公用设施。

医院是由诸多互相关联、不可分割的子系统组成的,如果其中一个子系统出了问题,就有可能影响到整个系统,甚至导致整个系统瘫痪。大多数医疗问题都可以从系统性上找到根源。JCI 正是从安全管理的功能要求出发来设计标准,要求医院鼓励员工上报不安全事件,找到系统问题并进行改进,以完善系统的安全性。

2. 制度流程建设规范有效　JCI 标准要求医院所有方面的管理制度都应建立在标准之上,依据国家法律和地方法规,形成周密的制度体系和服务流程,并定期进行修改。JCI 标准的很多内容及检查评估方式与我国不同,它不仅要求医院管理达到一定水平,更看重客观评价医院质量和医疗安全和客观依据。JCI检查专家的注意力,绝非放在文件、台账甚至医院的硬件建设上,而是注重医院的制度建设,医疗流程及质量的不断改进,注重医疗安全。JCI认证的"魅力"在于考察的是细节,查证的是制度建设及制度是否得到有效落实。总体要求就是"做你所写的,写你所做的"。面对这样的检查是来不得半点马虎和虚假的。

制度和流程是管理的重心,是质量改进的起点。对制度和流程的重视,促使全体后勤人员更新观念,特别是对于差错的正确认识,以往后勤人员发生差错后会千方百计隐瞒不报。实施JCI标准后,大家逐步认识到,很多差错的原因源于服务流程上的问题,重要的是要分析原因,找出缺陷,不断改进。

纵观后勤保障的各种制度和流程,其核心都是以病人安全为中心。尤其是水、电、气,全年24小时不间断的供应系统,这是非常重要的基础制度。另外,包括物流供应系统、食品卫生的管控、废弃物的管理、污水的管理、应急的预案、消防、特殊危险品等各个方面,都要求医院有一套十分清楚和明确的制度和流程。

因此,医院后勤保障切不可随便了事,或者是出现一个问题解决一个问题,也不是习惯怎么做就可以怎样做。它要求有一套科学、客观的制度流程,对医院后勤管理的方方面面都有要求,这些要求必须严格执行,才有后勤的标准化建设。

3. 质量持续改进不断提高　品管圈管理工具中PDCA循环是从客观普遍规律中总结提炼出来的一种科学系统的思维方法,成为质量改进不可缺少的工具,应用于医院后勤管理中可显著提高后勤管理工作质量和满意度。JCI标准所要求的质量改进是持续性的,所以使用PDCA循环的方式进行医院后勤工作质量改进非常适用,具有源源不断的动力。具体可按计划-执行-检查-处理4个步骤来操作。

在实施医院后勤管理的具体工作中,为确保各类设备设施的安全正常运转,我们制订的各种设备保障计划38份,制作各类检查表单148种,按类型分为每天、每周和每月进行定期检查,发现问题及时分析处理,不断改进质量,确保各类设备设施的安全高效运行。比如,JCI要求应当对在用设备类医疗器械的预防性维护、检测与校准、临床应用效果等信息进行分析与风险评估。我们根据强检器有漏检现象,具有一定的安全风险,故选定了"降低计量类设备的漏检率"为主题的品管圈课题,重点改善对象为浮标式氧气吸入器及水银血压计,在制度、计划、执行、反馈、改进等环节进行PDCA循环。经过6个月的努力,浮标式氧气吸入器及水银血压计的漏检率从之前的6%和2%,下降为0.5%和0.3%,大大降低了漏检的安全风险。

此外,在对外包服务单位的监管上,我们也采用质量监控并持续改进的方法实施精细化管理。后勤外包精细化管理的精髓就是标准化的质控流程加精细化的表单,通过医院的后勤管理部门建立精细化的后勤服务标准,且转化为具体的各种管理表单,并严格落实检查、分析和整改等环节,确保对后勤外包单位的管理工作落到实处,在医院JCI认证过程中发挥了关键性的作用。

在实施JCI标准的过程中,只有不断培养广大职工的主人翁意识,有效地发挥他们的主观能动性和创造力,树立以病人为中心、以医疗安全为目的的服务意识,不断持续改进,才能全面提高后勤工作人员服务水平,更好地促进医院后勤保障工作向更高层次发展。

五、上海市质子重离子医院

(一)上海市质子重离子医院概况

上海质子重离子医院,暨复旦大学附属肿瘤医院质子重离子中心,是一所集医疗、科研、教学于一身,为具有国际尖端肿瘤放射治疗技术——质子重离子放射治疗技术为主要治疗手段的现代化、国际化肿瘤中心,也是国内首台、世界上第三台同时具备质子和重离子两种技术的尖端肿瘤治疗系统。医院地处上海市浦东新区国际医学园区内,总占地150亩,共设床位220张。医院于20世纪90年代开始筹备,2003年项目正式启动。在上海市委、市政府的鼎力支持和国家各相关部门的积极配合之下,医院历经10年的磨砺,于2015年5月8日正式开业运行。

2017年9月25日至29日医院开展了JCI评审,JCI认证官分别对JCI涵盖的368个标准、1 033个衡量要素进行逐条审核和员工访谈,对全院各部门和区域进行实地巡查追踪。2017年10月,医院正式通过了JCI(第六版)的认证。

(二)上海市质子重离子医院后勤院长谈JCI评审体会

JCI医院评审是将医院看成一个整体,从病人就诊或入院就开始强调部门间的协作,主动建立一个医疗行为规范的医院流程,行医过程中处处体现"以病人为中心",给病人提供安全保障的服务宗旨,通过良好、周到的服务满足病人所需,同时又创造一个有利于医院发展的医院文化和社会良好氛围的环境。通过此次评审,医院后勤管理形成了一套结构完整、运行有序且独具特色的质量管理体系。

1. 修订完善,建立质量管理体系　JCI评审期间,医院后勤管理部门在原有质量管理体系文件的基础上,按照JCI评审标准,经过多轮反复修改,不断推敲,共计更新近70项科室管理制度及预案,如医院风险评估管理制度、门禁系统管理制度、应急电源管理制度、医院停水与停电应急预案、火灾事件处理及疏散预案等。做到所有制度都按实际情况来制定,"写我们所做的,做我们所写的",每个制度都有很强的可操作性,进一步理顺了后勤安全质量管理体系,为开展科学有效的管理打下了良好的基础。

2. 全员参与,提高安全管理意识　医院质量管理体系的建立与维护工作应由一个独立的医院质量管理部门负责,也是医院全体员工配合的过程,包括外包服务人员都应积极参与才能完成达标的工作。医院的质量管理部门不仅要教育和指导临床医务人员树立服务意识,改进医疗作风,提高医疗质量,保证医疗安全;同时对于重大医疗、护理质量问题进行定义和鉴定,发现安全质量中存在的问题,应及时进行风险评估并提出整改意见和要求。

对于后勤管理职能科室,要配合医院的质量管理部门,定期向质量管理部门汇报后勤质量安全管理报告,接受质量管理部门的监督和检查。保证非临床活动如安全保卫、医疗设备、有害物质、消防、公用设施和灾害应急等保障工作的质量安全。通过JCI评审,医院全体人员均具备较强的全员质量意识。

3. 注重细节,提升精细化管理水平　本着做实做细做精的工作目标,结合科学规范的管理方法,从国家法律与JCI要素为出发点,深入分析医院后勤管理工作的特点与现状,在应急演练、急救培训、消防安全、控烟检查、病人安全、医院感染、医疗设备管理等多项工作中进一步规范了操作流程。针对应急演练要求,结合医院的特点、地理环境等因素,开展了 HVA 脆弱性风险评估,确定内部和外部灾害以及发生风险极高事件的风险评估体系;针对控烟管理要求,后勤和外包服务单位共同研究,提出"控烟品管圈"管理方法,提升了精细化管理水平,为医院日常运营和病人安全提供了强有力的重要保障。

4. 持续改进,促进可持续发展　按照 PDCA 管理要求,重视持续的流程改进,前瞻性预防问题的发生。JCI 非常重视工作流程的规范,对任何一项工作都设计合理的流程,对员工进行流程实施前的培训,收集和分析流程运行方面的资料,并运用某种流程改进模式持续地改进后勤管理工作和所提供的服务。如提高医务人员手卫生的依从率,通过制度强化、组织培训、增设快速消毒液和监督抽查等改进措施,使医务人员的手卫生依从率从 48.9% 提升到了 82.9%。通过有效的管理工具,改进有问题的系统或流程,使员工的工作流程变得更简单和高效是管理者的重要职责之一。

(盛　锋　靳建平　王　岚　张马忠　胡高强　赵　勇)

第十四章
医院后勤新技术新设备

　　随着电子技术和信息网络的日益发达，智能设备在医院基本建设和后勤管理中也得到了越来越系统的应用，对医院管理、安全运行和流程再造带来了新的机遇。例如，视频人脸识别技术的应用，使得医院的防盗安全、防"黄牛"医疗秩序安全、防"药贩"廉洁行医安全得到了质的提高，系统再配以警方联动，对医院的人流鉴别更是起到了如虎添翼的效果。同时，为了改善医院外环境，彻底做到人车分流，越来越多的医院开始建造大型停车场，从坡道式地下车库，到机械式车库，目前更是可以信息技术为核心打造智能化停车系统，让地上和地下空间得到最大的利用，让停车做到最大程度的便捷。另外，随着人工智能技术的成熟，医院智能化物品传输系统、洁净物仓储式垂直水平运送系统、耗品管理系统、手术室材料准备系统等都开始得到了运用，让医院后勤变得更智慧。而在医疗上，精准控制技术使得质子重离子等大型治疗设备进入临床运用，这也让精准医疗不再是梦想，而成为现实。

第一节　视频识别技术在医疗行业中的应用

一、视频识别技术概述

　　视频识别是一种通过计算机运算分析从视频中提取有用信息的技术。按识别类型可以分为人脸识别、人体识别、人群分析、车辆识别、物品识别、事件检测等，其中最重要、应用最广泛的是对人的识别。在对人的识别中，常用的是人脸识别算法。其基本原理就是利用大量的配对数据进行模型训练。数据量越大，涵盖越多不同的人，得到的模型预测精度越高，识别也就越准确。

　　视频识别技术应用于公共场所信息采集的优点在于自然性、非接触性、非强制性，可使被采集人员更有尊严。所谓自然性，是指进行视频采集和内容识别的过程中，目标处于一个自由活动的状态不受影响；所谓非接触性，是整个采集过程中不需要接触目标；所谓非强制性，是在进行采集识别过程中，目标人员难以觉察。但也有如下缺点：如视频图像展现的场景、内容复杂，世间万物百态难以通过简单的计算机建模进行完整描述；计算机对视频内容识别的准确性容易受到各种环境因素影响；通过视频识别产生的数据量大，信息零散，难以构建价值应用等问题。

二、视频识别技术分类

视频识别技术根据不同的功能应用,可分为以下三大类。

1. 行为分析　主要是通过对视频画面中的目标和背景分离,检测目标人员或物体的特征信息,通过对目标的检测,判断其行为跟预定的规则是否一致。如果出现违背规则的行为,则发出报警信息。行为分析主要包括拌线入侵、区域入侵、物品遗留、非法聚集等。

2. 特征识别　主要是对视频画面中的目标人员或物体分析、检测、定位、跟踪,并抓取目标的图片,提取特征值,对特征值信息进行深度分析,将抓拍的目标结构化,提取属性信息。特征识别主要体现在人脸识别和车牌识别。随着深度学习算法的发展,其他物品的识别也会应用于实际场景中。

3. 运维诊断　主要是对视频画面质量检测分析,保证监控视频画面的正常。检测的内容包括视频画面中出现信号丢失、偏色、模糊、干扰、抖动等,在一定程度上能对视频画面的异常进行修复或优化,并将相关的视频异常以报警的形式推送给用户,使其了解整个系统画面的质量情况,避免在调取录像时,发现录像文件视频画面质量不达标的问题。

三、人脸识别技术与应用

近年来随着相关领域的突破,以深度学习为代表的人工智能技术已成为视频识别领域的革命性新技术。2014 年,基于深度学习的人脸识别准确率达到了 99.5%,首次超过了人类的肉眼识别能力。在视频智能分析领域中,人脸识别作为后起之秀,成功应用于各个行业和场景中,在诸多领域发挥越来越重要的作用。

人脸识别,又称面部识别,特指利用分析比较人脸视觉特征信息进行身份鉴别的计算机技术。广义的人脸识别包括构建人脸识别系统的一系列相关技术,包括人脸图像采集、人脸定位、人脸识别预处理、身份确认以及身份查找等;而狭义的人脸识别特指通过人脸进行身份确认或者身份查找的技术或系统。

人脸识别是一项热门的计算机技术研究领域,它属于生物特征识别技术,是根据生物体(一般特指人)本身的生物特征来区分生物体个体。目前人脸识别的算法有以下 5 种:①基于人脸部件的多特征识别算法(MMP-PCA recognition algorithms);②基于人脸特征点的识别算法(feature-based recognition algorithms);③基于整幅人脸图像的识别算法(appearance-based recognition algorithms);④基于模板的识别算法(template-based recognition algorithms);⑤利用神经网络进行识别的算法(recognition algorithms using neural network)。

人脸识别的优势在于其自然性和不被被测个体察觉的特点;面临的技术难点在于人脸结构外形的相似性,以及人脸的外形不稳定,通过脸部的变化产生很多表情,而从不同观察角度,人脸的视觉图像也相差很大。另外,人脸识别还受光照条件(如白天和夜晚、室内和室外等)、人脸的很多遮盖物(如口罩、墨镜、头发、胡须等)、年龄等多方面因素的影响。

目前人脸识别已广泛应用于平安城市(社区)、金融社保、教育考试、交通管理、医疗卫生、行政管理、智能商业、海关边检、智能办公、智能监狱、建筑施工等领域,在智慧城市建设中发挥越来越重要的作用。

四、人脸识别在医疗行业的应用

(一) 医疗场所管理

医院是安全防范的重点单位,人员密集,并且流动性大,传统安全技术防范对于来访人员的管理一直存在难点和漏洞。对于重点管控人员缺乏感知防范和追溯举证的手段,属于典型的"事后查证+亡羊补牢"的被动式防御。人脸识别系统通过人脸照片采集、动态比对、布控报警、人证核验、人员轨迹分析、大库检索等功能,在医疗服务场所安防管理中取得了良好效果。

1. 重要部位出入口控制　对于重症监护病房、手术室、中央控制室、信息机房、实验室等需要身份识别、严格管控的医院重要部位,可以采用人脸识别门禁系统(图 14-1)。

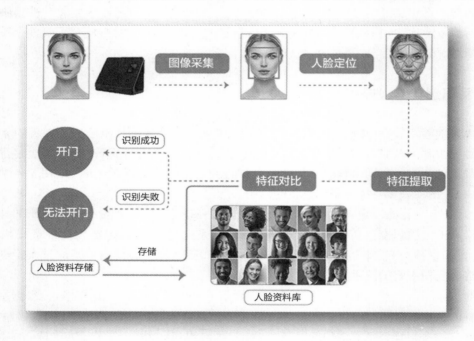

图 14-1　人脸识别门禁系统

2. 重点人员管控　针对偷盗嫌疑人、"医闹"、"药贩"、"号贩"、"医托"等重点防范人员,可通过视频人像截取和拍照导入方式建立重点管控人员人脸数据库,当此类人员进入人脸识别监控布防区域,经人脸识别系统实时比对确认后即可发出报警,提醒医院监控中心和安保人员采取进一步措施,起到了事前预警和事中介入的安防效果。针对门诊疑似"号贩"人员,可在挂号窗口视频监控系统中应用人脸识别技术,捕捉反复出现、逗留的可疑人员并进行预警,将有效防范大医院的"号贩"现象。

3. 可疑人员追溯分析　通过精心选择前端摄像机的安装位置,使人脸采集点位覆盖医院院区和建筑主要通道、关键出入口,实现对进出医院和重点监管区域所有人员的全记录。输入目标人员照片,即可查询此人是否来过医院,到过哪些地方;可统计该人员来院频次,在地图上还原其行动轨迹;同时实现关联图片和录像的快速调取,用于嫌疑人行为研判和事后追溯取证。

4. 人员密度和异常行为分析　针对医院门急诊大厅、人员通道等人流密集区域,采用基于视频识别的人群分析、事件检测等手段。对场景的人数和密度进行统计,对人群中发生的拥挤、聚集、滞留、混乱、逆行、奔跑、打架等事件进行检测和报警,使管理人员能够及时介入,防止出现踩踏、斗殴等恶性事件,实现事中管控。

5. 住院病人安全管理　针对医院住院部的一些特殊病人,如精神疾病、传染性疾病、智力障碍等病人,可建立特殊病人人脸库。一旦这些病人走出建筑出入口或医院大门时,系统识别后报警,提醒监控中心人员立即启动病人走失确认或寻人预案,避免病人在住院期间发生走失意外,减少不必要的医患纠纷。

(二) 智慧医疗应用

1. 人脸识别就诊　通过挂号就诊系统中的人脸识别与身份证配匹配查验功能,可使整个就医过程(从挂号、缴费、就诊、住院、检查、取药、治疗等)更为方便、快捷、精准,减少人为差错的发生,也有效杜绝了不法分子冒充病人就医牟利的现象。

2. 智能关怀照护　随着人工智能的快速发展,可以对人脸表情、身体状态等进行识别和分析。例如,通过表情识别和肢体运动监测进行婴幼儿睡眠自动监测,提高护理工作效率。该技术还可应用于聋哑、老弱、重症等特殊病人的护理和关怀。基于人脸识别系统的行为分析技术还可应用于精神疾病、恶性传染病等高危病人的异常行为管控。

第二节　物流智能化传输系统

一、医院物流智能化传输系统发展历史

物流传输系统是指借助信息技术、光电技术、机械传动装置等一系列技术和设施,在设定区域内运输物品的传输系统。

物流传输系统装置起源于 20 世纪 50 年代的战后工业化大生产时期,其目的是提高劳动生产率,当时主要的应用领域是在电子、汽车等这类大规模工业化生产的企业。随着技术进步,世界发达国家和地区的医院开始引入物流传输系统。截止到 20 世纪末,欧洲就有超过 1 万套物流传输系统在使用,日本有 3 000 家以上的医院装备有物流传输系统。我国医疗卫生系统引入物流传输系统相对较晚。据统计,截止到 2010 年底,国内有 2 000 余家医院采用了各类物流传输系统。

现阶段我国大部分医院物流发展的现状仍然是"专职递送队伍＋手推车＋多部电梯"。这样的物流传输方式有着明显的弊端:人流与物流混在一起,病人和职工在电梯楼上、楼下

跑动,多处排队等候,大大增加了垂直交通等方面的压力,也增加了交叉感染或疾病传播的危险性,同时还增大了医护人员的工作量。目前,以医用气动物流传输系统等为代表的医院物流传输系统引起了越来越多医院管理者的关注。

二、医院物流传输系统的分类与作用

(一)医院物流传输系统的分类

常见的医院物流传输系统包括医用气动物流传输系统(PTS)、轨道式物流传输系统(ETV)、高载重自动导航车传输系统(AGV)等。各系统作用原理、组成、功能、运输物品的重量和体积等均有很大差异。广义的来说,医院物流传输系统还可以包括全自动或半自动药房、自动包药机、全自动库房、全自动检验标本分拣流水线、全自动检验流水线、无人载货电梯等物流产品。由于医用气动物流传输系统在医院物流传输系统中最具有代表性,也最常用,所以多年以来,人们常常把它作为医院物流传输系统的代名词。

医院物流传输系统的核心功能就是用于医院内部各种日常医用物品的自动化快速传送。采用不同的物流传输系统,既可传送药品、小型医疗器械、单据、标本、血液、血样、X线片、敷料、处方、办公用品等小型物品,也可传送输液、餐车、医疗废弃物等中等或者体积较大的物品。

(二)医院物流传输系统应用的价值

1. 提高效率

(1)高效可靠:与人工物品传送相比,物流系统具有传输速度快、准确、可靠等特点,可以做到"更卫生、更安全、更快捷"。

(2)永不停歇:物流传输系统可提供不间断工作,为医院的 24 小时医疗活动提供了基础条件,避免了因取送物品而产生的排班困难和找人问题。

(3)加快流转。

2. 节省时间　科技手段的运用使高效的自动化系统取代了低效率的人工劳动,节省了医护人员的时间。物流系统的快速传递,要比人工快十几倍以上,也意味着急救绿色通道更为通畅,有助于进一步提高抢救成功率。

3. 减少差错　传统的物流模式,即由专门的工勤人员承担物流传递工作的模式。由于工勤人员知识层次普遍较低,无法理解很多专业问题,容易导致一系列差错,包括送错目的地、没有及时送达、没有及时分类导致延误等。有些差错的发生是医务人员自身原因所造成的,如填写错误、填写不完整、标本留置不当等,运送人员限于专业知识不能及时发现这些差错,从而延误正常诊疗工作。物流传输系统由于减少了中间环节,沟通更直接,可以大大降低差错率。

4. 有利于控制成本

(1)控制了人力资源成本:物流传输系统的使用可以大大节约运送的人力成本,尤其是把时间还给了护士、把护士还给了病人,让护理人员有更多的时间来为病人服务。

(2)节约了电力资源的消耗:应用物流传输系统后,医护人员不再忙于取送物品的工作,减少了院内人员的流动量,在一定程度上减轻了电梯的工作量,节省了电能资源。

（3）降低了库存成本：使用各类物流传输系统后，可以降低二级库存量，从而降低库存成本。配合完善的医院信息系统，使物品的网上领用优势更为明显。当然，物流传输系统使用后，物流差错的降低也能很大程度减少相应医疗风险成本的支出。

5. 优化流程　①优化了物品递送流程，变得更快捷、更方便；②优化了抢救绿色通道的流程，变得更为顺畅；③优化了门诊工作流程，可以在专科诊区内完成抽血送标本等工作，无需病人多处跑动，也理顺了院内秩序；④优化了感染性疾病科等部门的物品转运方式，减少院内感染的风险，改变原有烦琐的流程；⑤优化了标本及无菌物品的运送方式，减少污染；⑥优化了垂直交通运行的内容构成，降低对垂直交通的压力，尤其避免了供应室等部门某些时段对部分电梯垄断使用造成的矛盾。

6. 提升管理水平　物流方式的改变带来了医院运行一系列的变革，如效率的提高、成本的节约、服务模式的变化、院内感染的控制、医疗护理业务流程的优化、垃圾运送干净高效等，从而有利于提高医院整体运营管理水平和医院整体运营效益。同时，物流系统的使用也与当前的医院数字化建设方向是一致的，医院物流传输系统是医院后勤保障信息化、智能化的重要体现之一，是数字化创造价值的又一重要例证。当然，物流系统与医院信息系统无缝集成以后，也可以使医院管理者更好地了解医院物流的传输情况。

三、医院物流传输系统的构成

（一）医用气动物流传输系统

医用气动物流传输系统（PTS）是目前最常用的医院物流传输系统，以压缩空气为动力，借助机电技术和计算机控制技术，通过网络管理和全程监控，将各科病区护士站、手术部、配药中心、检验科、消毒供应站等数十个乃至数百个工作点，通过传输管道连为一体。在气流的推动下，通过专用管道，实现药品、病历、血浆、X线片、标本、化验单、现金、文件、票据、信件、卡片、传真、图纸、工具、零配件和仪器，甚至手术用品等各种可装入传输瓶的物品，在站点间智能双向点对点传输。在物流产品中，气动物流传输系统一般用于运输相对重量轻、体积小的物品，其特点是造价低、速度快、噪声小、运输距离长、方便清洁、使用频率高、占用空间小、普及率高等。气动物流传输系统的应用可以解决医院主要的，并且是大量而琐碎的物流传输问题。该系统的构成与功能说明如下。

1. 工作站　嵌入式工作站与内部装饰风格完全吻合，是操作者的使用终端，由装在金属箱体内的发送装置、接收装置和电气控制部分组成。消除了分离的传输瓶接收筐，便于更好地控制和管理到站的传输瓶，为一体化设计模式。该类型设计非常符合人们的使用习惯，将操作、发送、接收、捡取等动作整合在一个平面内。站点内部的传输瓶存放架采用不锈钢材料，可收集存储 4 个传输瓶，图 14-2。

工作站的表面应采用氟碳喷涂的环氧涂料，配有显示屏（图 14-3），可显示目的站地址和系统状态，并提供操作信息、操作提示等，操控键盘上可编写发送地址、发送模式、删除错误的输入等基本操作命令。目前该领域的高端公司已开发和使用中文界面和触摸屏技术。

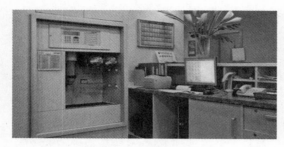

图 14-2　PTS 工作站

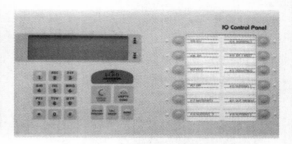

图 14-3　PTS 工作站的显示屏

该系统还应具有同时发送与接收功能,以保证大传送量的科室可以在更短时间内完成传输任务,提高医院周转率。某些厂家的产品在接收血液制品时需要调成低速并使用较长滑道进行接收,用以保证血液制品的物理和化学性质不发生改变。因降低传输速率,造成等待时间过长。还有些厂家已经可以在全速情况下进行血液制品的传输,且得到了国际第三方血液制品传输安全机构的认证。

2. 风机　是整套系统的动力来源装置。一套可靠的气动设备中必须有一整套稳定且动力充足的风机系统,用以推动传输瓶在管道内行进。气动物流系统的风机系统主要由风泵与空气换向器组成。风泵即多阶空气压缩机,提供系统风力。空气换向器可改变管道内的风向,使得管道内存在吸与吹两种风向。

部分厂家的风机系统配备具有隔离和吸收声音功能的消声器,使得空气压缩机系统在运转时的噪声低于 45 dB。风机应具备节能模式,当有传输进程时其风机启动,当传输进程结束后其风机自动停止运行。一般风机入口处均配有空气过滤器,防止异物等进入压缩机损坏叶轮。从设计的合理性角度来讲,风机数量使用越多其效率越高,越能符合医院每天大量的传输任务,从而提高医院整体的周转率。

3. 转换器　转换器使传输管道的连接从一根管道连到多根管道,为传输瓶在不同工作站点之间的传输路径提供通道,即传输瓶通过转换器的不同路径进入相应工作站点。目前比较先进的连接方式是站点直接与转换器相连,而不是站点和站点之间相互连通。

4. 传输管道　传输管道是整个系统连接的纽带。传输瓶在密闭的管道中走行,进而传输物品,其在整个系统中扮演了重要角色。目前就材质而言,主流管道用材包括 PVC 材质与合金材质的钢管。当前国内市场也出现了不锈钢材质、铝合金材质的管道,但尚没有使用案例。

(1) PVC 材质:要求防火阻燃、防腐耐磨、光滑降噪,早年在国内曾被普遍使用。但近年来,随着医院对于防火等级、传输安全性能的要求提高以及自身寿命的原因,该材质的应用范围正在逐渐缩小。不过,其低廉造价还是匹配一些小医院的购买能力。

(2) 合金材质的钢管:近 5 年来开始在医院内普遍使用,其不磨损、无静电、不吸附灰尘、不燃烧、够强度、使用寿命长、不释放有毒气体等优势正逐步体现。并且此类管道采用承插式的连接方式,有效避免了建筑物沉降以及室外安装时漏水等情况对系统安全产生的影响。

5. 传输载体　用于装载需传送的物品,是唯一可在系统管道内传输的载体。目前国内、国际市场的传输瓶开启方式主要分为两大类,即侧面开启和顶部开启。PTS 的站点、传输瓶见图 14-4。

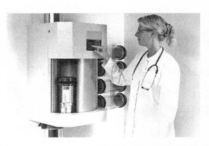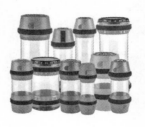

图 14-4　PTS 的站点、传输瓶

　　相对于顶部开启式的传输瓶,侧面开启的方式使得操作者的接触面积更大,更易于清洁,更好地避免将小件物品遗漏在传输瓶中。另外,部分厂家在此基础上又开发了无泄漏传输瓶,保证所有液体不会被漏到管道或是站点内部,密闭的传输瓶也可以降低其在管道内传输的噪声。

　　在医院使用时,可针对各科室对于颜色的要求将传输瓶进行分类,如标本使用透明瓶体、药品使用黄色、紧急物品使用红色瓶体,这些都是厂家针对医院量身定制的服务。

　　6. 控制软件　系统控制软件对物流系统的整个运行过程进行控制管理,其功能主要包括监控中心、可控制系统部件、可检测系统,可记录所有收发记录、统计数据、分析系统传输量及各工作站点工作量,可显示区域及故障代码,实现故障分析查询功能,可作加密级传送并拥有安全接收功能等。

　　7. 系统应用流程　气动物流传输系统以风机抽取及压缩空气为动力,以传输瓶作为载体,在密闭管网中进行物品的传输。各工作站相当于系统的终端,操作者只需键入目的站代码即可完成一次发送任务,随之目的站点的终端便完成一次接收任务。

(二) 医用轨道式物流传输系统

　　轨道式物流传输系统(ETV)是指在计算机控制下,利用智能轨道载物小车在专用轨道上传输物品的系统(图 14-5)。

　　该系统的发明和应用已有近 40 年历史,应用领域包括医院、图书馆、政府大楼、工厂、商业大厦、鞋店、餐饮店等。近 10 多年来在医院的应用逐渐增多,欧美、日本、新加坡、中国台湾等地的医院均可见到。

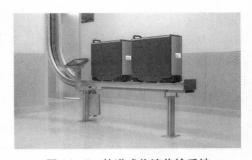

图 14-5　轨道式物流传输系统

　　轨道式物流传输系统的主要优势是可以用来装载重量相对较重和体积较大的物品,一般装载重量可达 10~15 kg,对于运输医院输液、批量药品等具有一定优势。当然,一般物品也能够传输,且能够进行三维立体传输。该系统相对气动物流传输系统而言其传输速度慢,平均速度仅为气动物流传输系统的 1/8。该系统的主要构成与功能如下。

　　1. 收发工作站　收发工作站为物流传输系统的终端,用于轨道载物小车的发送和接收。除收发轨道外,还包括操作面板、显示屏、嵌入式软件、网络通信等。依据工作站的容量

(如停靠站点的数量和单位小时发车次数)、结构组织以及建筑需要的考虑,有如下几种类型的工作站。

(1)直通式工作站:由一根轨道构成。该轨道通过进出转轨器连接到系统的主干轨道。因为工作站只有一个传输方向,先到站点的载物小车就最早离开本站点。

(2)带返回转轨器的直通式工作站:有两根轨道。该工作站通过一个或两个转轨位置的转轨器来连接到系统的主干轨道。每辆载物小车经过入口轨道进入工作站内,通过轨道末端的返回转轨器返回到出口轨道。这种类型工作站也是先到站点的载物小车先离开本站点。

(3)往返式工作站:有一根轨道。该工作站通过一个转轨器连接到系统的主干轨道,先到站点的载物小车最晚离开本站点。

2. 智能轨道载物小车 智能轨道载物小车是轨道式物流传输系统的传输载体,用于装载物品。利用智能轨道载物小车运输血、尿标本以及各种病理标本时,部分系统还考虑到会因振荡和翻转而引起标本破坏,故配置了陀螺装置,使陀螺装置内物品在传输过程中始终保持垂直瓶口向上状态,保证容器内液体不因此而振荡和翻转。智能轨道载物小车、站点控制屏见图 14-6。

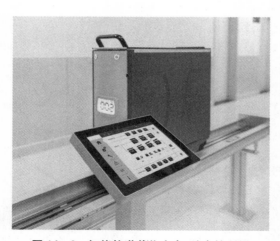

图 14-6 智能轨道载物小车、站点控制屏

3. 专用轨道

(1)物流轨道:物流轨道相当于铁路轨道,一般为双轨,载物小车可以悬挂。轨道一般架空,轨宽根据车宽而定,材料多为铝合金。轨道的类型包括有齿轮条和无齿轮条的直线轨道。

(2)轨道转轨器:转轨器相当于铁路扳道的功能单位(图 14-7)。用于将载物小车由一条轨道变换到另一条轨道,转运过程是由转轨架的平行移动来完成的,由安装在转轨器前边和后边的编码识别器控制载物小车和转轨器间的交互作用。

4. 自动隔离门 用于隔离轨道井与进入房间轨道的安全防火门(图 14-8)。一般由驱动装置和钢板构成,主要功能是当载物小车接近隔离门时,隔离门自动打开;当载物小车驶离隔离门时,隔离门自动关闭。防火门的控制电压由备份电池提供,万一中心电源停电,防火门区域由于有电池供应而不会出现中断(电池处于充电状态)。

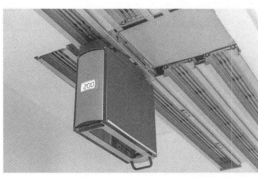

图 14-7　轨道转轨器

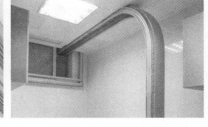

图 14-8　自动隔离门

5. 隔风门　安装隔风门一般由于以下几方面的原因：中断空气流通、减少噪声、改善工作站的外观布局、密封空调房间等。隔风门类型有 3 种：隔风帘、一边固定的隔风门（铰链）、电动隔风门。隔风门由安装在隔风门前和后的位置编码器控制，到来的载物小车停在编码位置，等待隔风门已完全打开的信息；一旦载物小车通过了隔风门后面的位置编码器，隔风门即将关闭。

6. 空车存储区　空车存储区用于集中存放空车（图 14-9）。存储区存放当前在系统中暂时没有传输任务的载物小车，载物小车将自动通过转轨器从主干轨道转入存储区。若是需要，会自动地派运到某工作站。工作站存储区位于紧邻位置，并提供一定数量为本站专用的载物小车。中央存储区接收所有当前未处工作之中的载物小车，并为系统内的工作站提供这些载物小车进行传输。工作站存储区可以在许多地方与工作站转轨器的空位相接，中央存储区通常平行安装于系统的主干轨道。

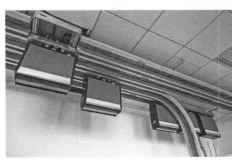
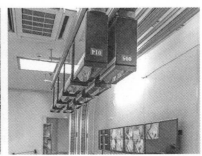

图 14-9　空车存储区

7. 中央控制设备　包括控制器和控制终端。中央控制站实行权限控制和管理，通过电脑可图形化显示整个系统运行状况，以实时监控整个系统的运转状态；可记录所有收发记录，作出统计数据；可实时打印或存储打印，有各种报表和统计等功能。具有自动报警功能，可显示区域及故障代码，若某一车站、换向器、隔离门有故障，可关闭此设备，不影响整个系统的运行；可实现故障分析查询功能，可与医院局域网连接，具有远程在线故障诊断功能。

另外，通常应用在大型医院或特大型医院的大型轨道车传输系统，即在计算机控制下，利用智能滑动吊架悬吊推车在专用轨道上传输物品的系统，最大载重可达60 kg。该系统利用服务通道（如地下通道）实现推车（如餐车、被服车等）快速、高效的长距离输送，工作原理与轨道式物流传输系统类似。由于传输的物体较大、重量较重,因此轨道一般为钢质轨道,不设换轨器,主要用于点对点的大批量物品传送,成本相对较高。该系统目前在医院使用还较少。

(三) 高载重自动导航车传输系统

高载重自动导航车传输系统(AGV)又称无轨柔性传输系统、自动导航车载物系统(图14-10),是指在计算机和无线局域网络控制下的无人驾驶自动导引运输车,经磁、激光等导

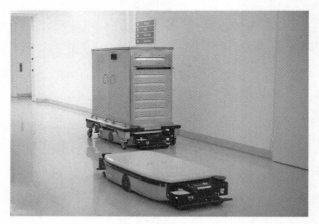

图14-10 高载重自动导航车传输系统

向装置引导,并沿程序设定路径运行、停靠到指定地点,完成一系列物品移载、搬运等作业功能,从而实现医院物品传输。AGV将自动导向、自动装卸、通信、安全和管理系统等技术相结合,可准确、快速、大运载量地将物品送至指定区域,而无需人工操作。国外医院相对使用案例较多,价格较为昂贵,主要用于取代劳动密集型的手推车,运送病人餐食、衣物、医院垃圾、批量供应室消毒物品等,能实现楼宇间和楼层间的传送。国内已经有部分医院使用了该系统进行院内大批量计划物资的运输。

1. AGV特点

(1) AGV自动导航车以蓄电池为动力;是一种提升型运载车,它可以1.2 m/s左右的行走速度,自动运送重达500 kg不同类型的推车到达设定目的地。

(2) 自动导航车可实现无人驾驶的运输作业,运行路径和目的地可以由管理程序控制,机动能力强。而且,某些导向方式的线路变更十分方便灵活,设置成本低。工位识别能力和定位精度高,具有与各种加工设备协调工作的能力。每次任务结束后,小车自动返回停车场进行智能充电,无需操作人员值守(图14-11)。

(3) 自动导航车装备多种声光报警系统,能通过车载障碍探测系统在碰撞到障碍物之前自动停车。当其列队行驶或在某一区域交叉运行时,具有避免相互碰撞的自控能力,不存在人为差错。因此,AGV比其他物料搬运系统更安全。到达指示灯能够提示有自动导航车到达,导航车上的额外侧面指示灯能够发出警告声音,如"自动导航车来了"或"请躲开"。导航车的安全区域和警告区域是可调节的(如进入电梯时)。

(4) 自动导航车的载物平台可以采用不同的安装结构和装卸方式,能满足不同产品运

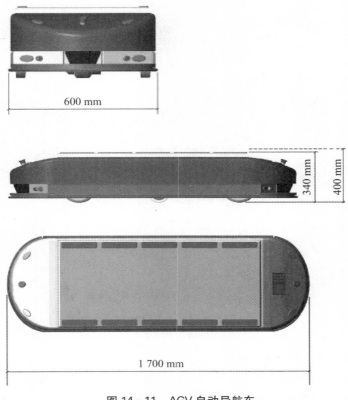

图 14 - 11　AGV 自动导航车

送的需要。因此该物流系统的适应能力强。医院不锈钢推车可根据各种不同的传输用途进行设计制作,这些推车将由自动导航车的载物平台驮着(图 14 - 12),沿着规定的过道运行。

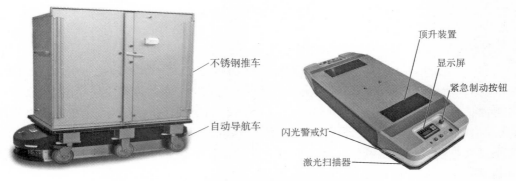

图 14 - 12　自动导航车驮着不锈钢推车运行

（5）与物流系统中常用的其他设备相比,AGV 的活动区域无需铺设管道、轨道、支座架等固定装置,不受场地、道路和空间的限制。AGV 组成的物流系统不是永久性的,与其他系统在空间内固定设置且不易变更相比,该物流系统的设置与更改更加灵活。目前最先进的小车已经可以原地自转,该功能可极大减少导航车对医院建筑结构的空间需求。

2. 推车　由于不同的使用者需运输的物品不同,因此有不同类型的推车以满足医院不同运输的需求,如带加热和冷藏功能的餐车,洗衣部门的网眼推车,运送文件和病历档案的特别抽屉,运送药品、生物垃圾或普通储备物的专用推车等(图 14 - 13)。不同类型的推车与自动导航车配合适合不同的应用。只要有合适的推车设计,各种不同种类物品的自动化运送都是可以实现的。

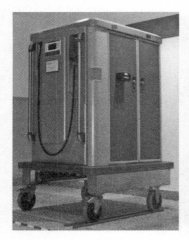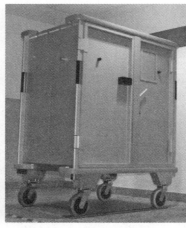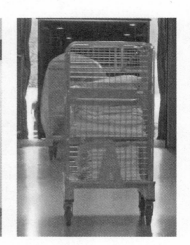

图 14 - 13　AGV 推车

每辆推车都安装了一个 ID 无线电收发器以鉴定不同的推车,ID 无线电收发器稳固地安装在推车上,可替换,不需电源。所有的信息编码存储在标签内,也可以清楚地标注在标签外(标签是密封和防水的)。

3. 工作站　通常有 3 种不同类型的工作站,即发送工作站、接收工作站、发送/接收工作站。控制中心与自动导航车之间的通信是在通信单元(CU)的协助下,通过远红外线或无线电进行的。此外,中央控制系统也可以与楼宇管理系统、语音寻呼系统(如寻呼机、短信息发送或语音邮件)相连接。

(四) 医院垃圾/被服动力收集系统

国外尤其是欧美及东南亚许多国家的医院,普遍采用垃圾/被服动力收集系统(AWLS),实现垃圾从非压缩式转运向压缩式转运、开敞式转运向密闭式转运、分散转运向集中转运方式发展,即无论新医院的建设,还是旧医院的现代化改造建设,在医院内要实现"零污染"。近年来,国家有关部门正在制订绿色医院建设的相关标准,国内有些医院已经率先安装污物回收处理系统,这是必然的发展趋势,也势在必行。目前不少正在新建与改扩建的医院对污物收集处理系统尤为重视,有条件的也将考虑采用这种新型设备。

1. 分类

(1) 管道式垃圾收集系统:从垃圾投入、输送、破碎、除臭、消毒、压缩、贮存、排出等,全程智能化控制,24 小时无人管理。改变传统的垃圾处理模式,实现垃圾的全封闭、不落地处理。

(2) 管道式被服系统:实现直接投放、封闭输送,管道可连接至消毒室、洗衣房,有效屏蔽污染源。

2. 系统原理与基本构成

（1）动力式系统（又称负压/真空式）

1）构成与工作原理：通过预先铺设好的管路，利用负压技术将生活垃圾抽送至中央垃圾收集站，再由压缩车运送至垃圾处置场。这种负压气动收集是一种自成体系的收集系统，是由倾卸垃圾的通道、通道阀输送管道、机械中心、收集转运站等构成的垃圾收运系统，是实现垃圾绿色化处理的一次飞跃。

2）动力式自动化垃圾收集处理系统的主要流程：在垃圾收集区域设置室内或室外垃圾投放口，垃圾被投入垃圾投放口后（可以通过增设投放口或智能识别控制实现垃圾分类），系统风机运行产生真空负压，所有垃圾以 60～120 km/h 的速度，在风力的作用下经管道被抽运至收集站。在收集站与空气分离，经压缩后进入集装箱，由专用车辆运往处理厂。传送废物的气流经过除尘、除臭装置后排出。整个垃圾清空过程通过电脑程序控制，完全实现自动化操作。动力式系统适用于医院规模大、楼群分布广、管道系统多的环境。

（2）重力式系统（又称自由落体式）：重力式系统管道收集是一种自成体系的收集系统，是由垃圾输送管道、倾卸垃圾通道、中央控制中心、压缩收集车等构成的垃圾收运系统。重力式系统适用于单栋楼单管道楼宇，且对收集站而言存在较为严重的环境污染风险。

3. 系统的特点

（1）洁净环境，避免污染：垃圾及污衣被服气动管道输送系统采取完全密闭的方式对垃圾及污衣进行运输与收集，在运输收集过程中不会对人员及环境造成任何污染；通过智能收集系统的应用，可在院区内取消垃圾车，避免人力车等垃圾运输工具穿行于医疗工作及生活区；此外，可以取消小垃圾房等垃圾缓存处，进一步避免垃圾对环境和人员的二次污染，保持医院内清洁卫生的生态环境。

（2）占地小，运输及时：通过智能收集系统可以对垃圾及污衣等进行及时清运，系统不占用人员活动面积，减少原来垃圾公共区域的占地面积，有效避免院内垃圾堆积对环境的破坏，改变原来垃圾存在区域的脏乱状态。

（3）美化环境，减少人流量及物流量：无论是气力式或是自由落体式管道垃圾及污衣被服智能收集系统，都会显著减少垃圾车在建筑物内或者生活区域间的穿行，减少垃圾污物的显性存在，美化环境；同时，降低垃圾收集劳动强度，提高收集效益，减少医院内的工作人员穿行及污物流通。

（4）灵活方便，稳定可靠：智能气动管道污物收集系统有多种实际应用形式，可与医院的实际结合，进行灵活设计，满足医院不同的建设要求。此外，垃圾投放口可任意设在垃圾投入附近地点，进行不同布局，方便投放，系统可全天候工作，不受任何天气及客观环境的影响。

（五）医院智能化存储系统

智能化存储系统与导航车类似，原本广泛在工业领域内使用，近年来随着医院的发展，医院也出现了扩展空间不足、效率低下、劳动损伤较大、人工送取凌乱、出错率较高等问题。因此在医院内通过使用智能化存储系统来解决以上问题就成为了有效手段。该系统的最大优点就是通过有效利用医院空间，增加存储面积，并且能够极大地提高物品的出入库效率。

1. 医院智能化存储系统的特点　该类设备种类较多，特点也比较鲜明。

（1）均可以实现"货物到人"操作。在使用传统的层板货架、医疗柜等装备的库房中，入库物料由医护人员送到指定货位进行存储，出库时再由医护人员到指定货位将物资取出，两者均通过作业人员在库房中的移动实现物料在货位上的出入库作业。

智能化存储系统的工作模式是医护人员只需站在固定的操作台前。入库操作时，空货位（或料斗）自动到达操作台，医护人员将物料放入即可；出库时，相应的货位自动到达操作台并带来需要的物料，医护人员将物料从相应的货位取出即可。因此大幅度地降低了医护人员的劳动强度。配合专用管理软件，还可大大提高物料存取的准确性。"货物到人"的操作模式（图 14 - 14）使医护人员的工作效率相对于传统货架提高 2 倍以上。

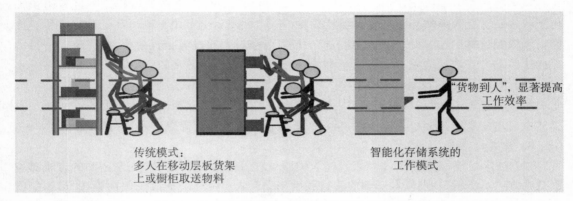

图 14 - 14　智能化存储系统的"货物到人"操作模式

（2）充分利用医疗场所的高度空间，提高单位建筑面积的存储密度。在部分医疗用房、中心库房、手术中心等场所，建筑的高度一般都在 4 m 以上，部分场所可利用的高度可达到 5 m，甚至更高。常规的仓储设备，如货架、储物柜等可操作高度一般在 2 m 以下。如需要使用顶部的空间时，一般采用搭建平台等方式才能实现高度空间的利用。

使用智能化存储系统可以充分利用房间高度，将设备高度设计成与房高几乎相等，相对于普通层板货架（一般高度 2 m 左右）可节省占地面积 80％以上。

（3）可实现跨楼层使用。系统可在不同高度设置作业提取口，可实现一台设备的跨楼层使用，实现不同作业区域物料的共享使用。

（4）提高存储物料的防护程度。该类设备外层采用金属进行防护，具有一定的防尘效果。同时，通过设置带锁门，实现基本防盗功能。如果需要，可在控制系统配置设置操作口令或者通过指纹、RFID 等技术，实现对作业人员的权限控制，也可实现对特殊物料的存取限制。

（5）设备可配置多种自动识别技术，提高设备性能。可以配置按灯拣货（pick to light，PTL）系统、条形码、小件称重系统、高度自动测量、图像识别等技术，降低作业出错概率，减少发错件、发错数量等问题，提高作业质量。

2. 分类　目前在国内已使用的系统包括水平回转系统、垂直回转系统、垂直提升系统（即手术室供应室一体化系统），用以在医院不同的科室空间内进行物品的存储与提取，突破了传统摆放概念，不仅为医院手术室、中心库、供应室、病案室等科室带来了工作模式的变化，也为医院节省了大量的空间，提高医院的空间转化率。

（1）水平回转系统：由安装椭圆形轨道的回转式箱柜组成（图14－15），箱柜中安装货架，随着箱柜的回转运动，将物品送至医护人员面前。该系统充分利用房间内的水平空间，实现迅捷、可靠和高效的快速拣选。

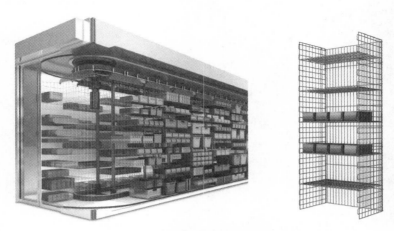

图14－15　智能化水平回转存储系统

（2）垂直回转系统：是一种高密度的动态垂直回转存储系统（图14－16）。系统工作基于"货物到人"的原则，显著提高存取效率。该系统充分利用天花板高度，在占用最小的地板面积的同时，实现最大的存储容量。同时，对存储在内的物品提供有效的保护，防尘、防污、防潮。基于选配内置存货管理数据库或外部计算机的存货管理软件，智能控制系统可提供快速和准确的物品存取。

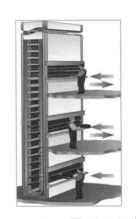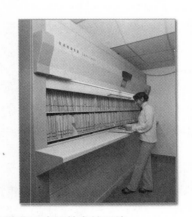

图14－16　智能化垂直回转存储系统

（3）垂直提升系统：是一种模块化的封闭式系统，类似于立体停车库（图14－17）。将存取物品等放置于托盘上，托盘从设备入口进入系统，通过设备中间的提取器存放于不同高度的位置上。该系统紧凑灵活、高效精准。

不同于工业产品，在医院应用时会出现30 m以上的设备使用需求，这对于工业及一般存取产品是无法想象的。国内医院大多数使用该系统连通手术室与中心供应室，有的医院已经使用达38 m的高度。

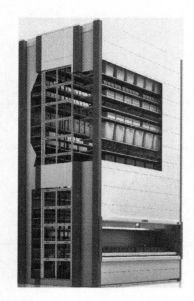
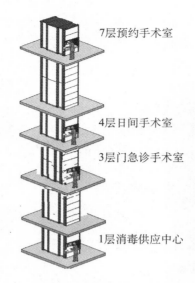
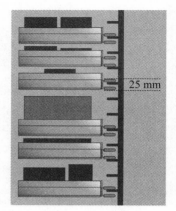

7层预约手术室

4层日间手术室

3层门急诊手术室

1层消毒供应中心

25 mm

图 14-17 智能化垂直提升存储系统

四、物流自动传输系统的管理要点

(一) 不同物流传输系统在中国医院实际使用情况的对比

1. 经济型 PVC/专用钢管气动物流传输系统(PTS)

(1) 系统优势：①设计和安装比较简单，无须专门的井道间；②物品的传输速度快，达到 5～8 m/s；③安装灵活，管道可在不同楼层穿越。

(2) 系统劣势：①属于简易型的系统，使用功能有较大的局限性，主要用以解决少量的医院物品的传输要求，该系统的功能和作用比较有限；②由于传输需要使用传输瓶，传输瓶的容量很小，单次最大传输载重量只有 5 kg；③由于通常采用经济型设计，同一时刻可传输的通路选择较少，因此传输效率较低，传输等待的时间较长；④由于传输瓶堵塞、空压机故障、直通式站点出错等容易引起整个系统故障瘫痪；⑤专用钢管材质气动物流传输系统造价较高。

2. 轨道式物流传输系统(ETV)

(1) 系统优势：①轨道式物流传输系统占用建筑空间小，新建/改造项目均适用；②智能化程度高，中央监控系统可监控各重要组件的工作状态，并可实时故障报警；③传输路径设置灵活，轨道可在不同楼层、楼宇间穿越，站点可就近科室安装；④系统运行高效，可连续发车且一次运载物品多；⑤安全性高，小车运行时与轨道不可分离、箱盖关闭，同时可设置电子加密传输；⑥系统整体能耗低，故日常运营成本较低；⑦标准化的系统设计及施工安装，与建筑环境可完美融合；⑧符合国内消防法规要求。

(2) 系统劣势：对于小部分体积较大的物品(如大型手术器械包)，运载小车不适合运输。

3. 高载重自动导航车传输系统(AGV)

(1) 系统优势：①需新建大楼时充分考虑载物小车的运行路线，与病人无交叉，只走员工通道及电梯;②最大 500 kg 有效载重负荷,能适用医院各部门的大件物品运输需求;③导航车适用范围广,可服务于院内各个科室;④激光导航设置线路,保证 7 天、24 小时的运输需求;⑤全自动出发和返回以及载物筐自动实现交付和对接,完全实现无人化的运输过程,避免了人为作业可能出现的差错和风险;⑥多形式的警告装置,在运输过程中保证了安全;⑦运营成本低,从国外及国内医院的运行情况看,运行多年的耗材仅涉及电瓶的更换。

（2）系统劣势:由于造价高,国内尚未普及,但未来医院使用 AGV 将成为必然趋势。

4. 其他物流系统（中型箱式物流系统）

（1）系统优势:中型箱式物流系统由传输箱承载物品通过传输带/辊筒传输,载重较高（25～50 kg）,体积较大,故一次传输物品较多。

（2）系统劣势:因系统由工业物流产品衍生而来,应对医疗领域,该系统存在诸多问题:①系统对建筑空间的要求极高,无法用于改造项目;②传输带及传输箱均为开放式,传输过程中无任何安全保障;③循环式和往复式提升机的工作效率极低;④传输带无法任意延伸,设计灵活性差;⑤受限于外观等因素,系统与建筑环境融合度低;⑥能耗大,运营成本高;⑦智能化程度低;⑧噪声大,对医院环境产生影响;⑨无法满足国家消防法规要求。

（二）结论

医院建立物流传输系统的好处显而易见,现代化的物流传输系统已经成为国外密集型现代化医院所广泛采用的工具,选择适合我国国情和医院实际传输需求的物流传输系统,可以有效降低综合成本,提高医院竞争力,提高医院整体运营效益。需要重点提出的是,目前常用的医用物流传输系统,如医用气动物流传输系统（PTS）、轨道式物流传输系统（ETV）、自动导航车传输系统（AGV）、垃圾/被服动力收集系统（AWLS）等,其系统的作用原理、组成、功能、运输物品的重量、体积和建筑等均有很大差异（表 14 - 1）。因此,就医院使用而言,上述各类单一系统都无法完成医院的所有物流传输问题,应依靠组合功能、优势互补来完成医院物流体系的整体解决方案。从国内外经验看,很多大型/超大型医院均使用 ETV＋PTS＋AGV＋AWLS 的组合,有效解决医院内所有物品的传输,实现真正的全院物流自动化,目前这种整体解决方案已经是国内医院物流建设模式选择的一种趋势。

表 14 - 1 各类物流系统比较

系统类型	血液样品	粪便、尿样品	病理标本	药品、大输液	血袋	单据	消毒包	手术器具	被服	餐食	垃圾	批量药品及大宗物资
ETV	全部	全部	全部	全部	全部	全部	中小型	中小型	×	×	×	部分
PTS	部分	部分	部分	紧急使用	紧急使用	全部	微小型	微小型	×	×	×	×
AGV	×	×	×	×	×	×	全部	全部	全部	全部	全部	全部
AWLS	×	×	×	×	×	×	×	×	污被服	×	生活、厨余垃圾	×

现代"存储"的概念也已经不是传统意义上的"仓库""仓库管理"的概念，而是在经济全球化与供应链一体化背景下的存储，是现代物流系统的存储，表示一项活动或一个过程，是以满足供应链上下游的需求为目的。通过医院的不断建设，多部门智能化存储系统结合智能化物流系统，最终形成后勤补给整合，成为医院内部的物流网。

第三节　智能立体车库系统

随着人民生活水平的不断提升，人们对于健康的需求越来越大，同时，城市小汽车保有量大幅提高，医院的停车难矛盾十分突出。国家发展和改革委员会、国家住房和城乡建设部以及各地方城乡建设和交通委员会等连续发文，明确要求加强城市停车设施建设与管理。

对于医院来说，规范要求停车位设置标准也在不断提高，而床均土地面积标准中不包括停车设置。如何在满足医疗、教学、科研用房的基础上拓宽视野，利用先进的停车技术和设施，解决停车难问题，运用智能停车解决供需矛盾，缓解"停车之痛"。随着智能技术、云计算以及大数据的迅猛发展，集约化程度高、适应性强的立体停车库的优势在于实现停车空间的纵向合理分布，提高单位土地面积的"车容率"。此外，立体停车库还可实现智慧交通的基础设施和信息系统的顶层搭建，形成统一的停车信息管理、查询平台，减少因排队或寻车位产生的静态拥堵。

一、智能立体车库的特点

智能立体车库系统即平面移动立体车库，利用搬运器以及升降机存取车，搬运器的数量相对灵活，主要根据客户存取车的流量及客户的需求设计，搬运台车在巷道轨道上运行，用于运送汽车，使之到达预定停车位置，是高科技智能化系统，具有优越的使用性能、方便的操作方式、快捷的存取速度等特点。

二、智能立体车库的规划选型

根据《平面移动类机械式停车设备标准》（JBT10545—2006），智能立体车库按停车位载车方式可分为梳状架式、链板式、载车板式和无载车板直接承载式。随着通信技术的发展和电池技术的成熟，无载车板直接承载式更是首选，能减少层高、节约空间。

车库形式有单层单列、单层重列、多层单列、多层重列等，多层单列和多层重列的车库增加一台冗余电梯，能更有效减少停取车时间。智能车库规划选型应综合考虑以下因素。

1. 合理规划，做好需求分析　根据医院建设和发展规划以及病人就诊、探视、职工停车需求，因地制宜，合理布局停车设施，确定停车规模；同时应结合医院周边交通设施情况，积极争取社会资源，使病人能方便、快捷地到达医院就诊。主要考虑容车参数、泊位总数、小时进出库数量、进出库高峰时段、固定停车与临时停车比例、蓄车场地等；做好空间规划，做到占用平面面积与空间体积最优化。

2. 论证策划，做到空间利用　医院建设车库需要多方论证，掌握市场动态，了解新技术、新工艺、新设备，结合项目做到资源共享、节省投资。采用立体车库能最大效益地发挥土地作用，特别是医院，在规划建设医疗、教学、科研等各类用房时，尽可能利用地下空间。另外，车库的出入口设置在策划时最大限度地利用地面一层和地下一层的空间，以缓解停车密度高引起的出入口堵塞。有条件的可以在地下一层设置出入口，并将地下一层停车位作为蓄车场地。

3. 创新模式，力争提高效益　医院停车库建设可以利用社会资源，通过采用政府和社会资本(PPP)模式推进建设停车设施；也可采用建设-经营-转让(BOT)模式交由第三方建设管理，充分发挥效率，提高效益。目前对公立医院政府投资建设的停车库，政府同意以车库租赁模式由第三方投入设施并运行管理，车库租期为 8 年。由于院区内土地及房屋属于国有资产，对于 BOT 模式的实施目前尚无实施细则。

三、智能立体车库的构成与操作系统

智能立体车库由升降机、横移台车、搬运器等装置构成，在智能控制系统的指挥下，协同动作，完成车辆出入库的搬运程序。

(一)智能立体车库的构成

1. 升降机　负责车辆垂直方向的运输，将车辆送达不同停车层。
2. 横移台车　在同一停车层对车辆进行横移搬运。
3. 搬运器　在同一停车层对车辆进行纵向存取搬运，分有线和无线两种。

(二)智能立体车库的操作系统

保证系统正常高效运行，智能立体车库包括出入库系统、安全系统、操作系统及其他系统。

1. 出入库系统　智能车库的出入口有贯穿式出入口和同口出入的形式。出入口设置自动感应快速滑升门，具有防夹保护功能，由联锁机控制。在自动门处于开启状态时，相应设备不应动作。出入室内具备完善的安全检测功能和声、光导向提示装置，确保人和车出入库的安全。

2. 安全系统　车库一般设有电视监视系统，在中央控制室可以通过监视器看到库内的运行及停车状况，车库内在正常运行时有自锁装置防止人员入内。

(1)入口处有车辆长宽高和重量检测装置，当有超规格车辆时应发出报警信号，禁止进行存取车操作。

(2)当停车设备在运行中出现故障时，相应设备立即停止运行，并发出报警信号。

(3)停车设备的升降机机构配置防坠装置、制动装置及缓冲器。

(4)车库的操作盘设紧急停机按钮，当出现紧急情况时按下紧急停机按钮，全部设备可立即停止运行。

(5)入口进车方向设置不低于 80 cm 高的挡车安全装置，防止进车时发生撞车或掉落升降机井道事故。

3. 操作系统　操作系统具备以下 4 种操作模式。

(1) IC 卡自动操作模式(正常运行模式):根据卡号进行存取车辆。

(2) 控制室自动操作模式(触摸式操作):根据库位号进行存取车辆。

(3) 步进操作模式:在触摸式操作盘上,仅用于调试及维修等操作情况。

(4) 手动操作模式:在触摸式操作盘上,仅用于维修及车库紧急状态下的操作。

4. 其他系统　①光电检测功能能保证车辆存放位置的准确;②停车操作系统简便,有故障自诊断系统,能显示故障码,以利于维修;③停车系统有防重叠存车的自动检测装置;④管理收费系统具有外部兼容性,能显示当前状态,可以实时显示车库泊位空置情况,当有车辆出库时,可以提示准备入库的车辆不要驶向入口过近的位置;⑤停车设备控制系统以PLC 自动程序控制为主。

四、智能立体车库采用的标准

医院智能立体车库的建设,其设备应符合国家相关标准规范,主要包括《机械式停车场安全标准总则》(JG 5106—1998)、《机械式停车设备类别、型式与基本参数》(JB/T 8713—1998)、《机械式停车设备分类》(JG/T 5105—1998)、《机械设备安装工程施工及验收通用规范》(GB 50231—2009)、《特低电压(ELV)限值》、(GT/T 3085—2008)、《低压电器外壳防护等级》(GB/T 4942.2—1993)、《起重机设计规范》(GB/T 3811—2008)、《机械式停车设备通用安全要求》(GB 17907—2010)、《汽车库、修车库、停车场设计防火规范》(GB 50067—2012)、《高层民用建筑设计防火规范》(GB 50045—1995)、《自动喷水灭火系统设计规范》(GB 50084—2001)、《火灾自动报警系统设计规范》(GB 50116—2013)、《民用建筑电气设计规范》(JGJ/T 16—2008)《平面移动类机械式停车设备》(JB/T 10545—2016)。

五、智能立体车库的优势

与立体仓库类似的原理和结构,在系统的每一层都有至少一台横移车负责本层的车辆存取,由升降机将不同的停车层与出入口相连,车辆只需停到出入口,存取车全过程均由系统自动完成。具有以下优势。

(1) 自动化程度高,快速处理,连续出入库,停车效率高,可实现多人同时存取车辆。

(2) 停车容量大,可实现上百台到上千台规模的大容量停车。

(3) 可以用于地上及地下车库,存取车速度快,且均向前开,无需倒车、掉头等。

(4) 具有节省空间、设计灵活、造型多样、投资少、成本及保养费用低、控制操作方便等特点。

(5) 全封闭式建造,设有多重安全防护措施,确保人车安全。

(6) 操作简便,既可集中管理,又可由客户自己操作。

(7) 不排出汽车废气,清洁环保。

(8) 最大容车重量达到 2.8 吨,可满足大型及豪华车辆停车需求。

六、智能立体车库案例介绍

(一) 基本情况与现状

某大型综合性医院,核定床位 1 766 张,实际开放 2 400 张,门急诊量年 400 万人次,出院病人 10.5 万,手术 11.68 万,建筑面积 20 万 m²,占地 8.5 万 m²,职工人数 3 600 人。该院 1 周车流量及工作量情况见表 14-2、表 14-3。

表 14-2　白天外来车辆停车收费车次统计(不包括职工停车)

时间段	周一	周二	周三	周四	周五
7:00~8:00	151	160	135	153	157
8:00~9:00	182	159	115	123	126
9:00~10:00	152	124	137	140	99
10:00~11:00	106	105	116	144	101
11:00~12:00	95	98	76	71	65
12:00~13:00	78	62	112	96	75
13:00~14:00	100	102	128	119	127
14:00~15:00	110	112	125	108	108
15:00~16:00	113	83	92	76	95
小计	1 087	1 005	1 036	1 030	953

表 14-3　日门(急)诊人次、出入院人次统计

时间段	周一	周二	周三	周四	周五
日间门诊量	10 270	9 831	9 609	9 087	9 397
日间急诊量	1 214	1 111	1 107	1 051	996
日间办出院人次	312	241	289	252	251
日间办入院人次	331	246	259	257	252

根据现状调查,医院日出行总人次约 2.9 万人次(含医院职工出行、患者出行及住院探视人员出行等)。考虑到医院职工一般以通勤交通为主,小汽车平均载客量取 1.2 人/车,就诊人员及家属的平均载客量为 1.7 人/车,住院探视人员小汽车平均载客率取 1.4 人/年,则医院日均机动车出行需求约为 4 800 pcu。

根据对医院的现状停车情况的调查,机动车周转率约为 5.2,即需要配置 923 个机动车停车泊位,而医院实际停车位 329 个,无法满足停车需求。

从目前医院的进出条件来看,其出入口基本位于主干道上。由于医院内部机动车泊

位不足,导致周边马路停车屡禁不绝,占用道路情况严重,主干道路的通行状况极为恶劣。

(二) 方案策划

原计划在医院中心花园下建设拥有 300 车位的地下二层停车场。但是,中心花园已建成 20 余年,树木长成林,有湖有假山,小桥流水,成为病人栖憩场所。如果开挖中心花园,上覆 2.5 m 土层,会造成乔木类植物无法生长,达不到景观要求,还会破坏生态。若医院中心土地全部利用,则无发展用地。

根据医院总体情况(图 14 - 18),利用新建建筑与老建筑间的空地,与新建大楼同步开挖。从建筑造价上,开挖围护费用可省却二次围护;从面积使用角度,统筹考虑一次建设地下车库,综合利用出入口、车道、停车位等(图 14 - 19)。另外,将新建建筑地下二层功能设为设备用房及停车库(表 14 - 4),作为智能车库蓄车场地,可缓解主干道路候车交通压力以及院内车辆等候对医疗环境可能带来的安全隐患。

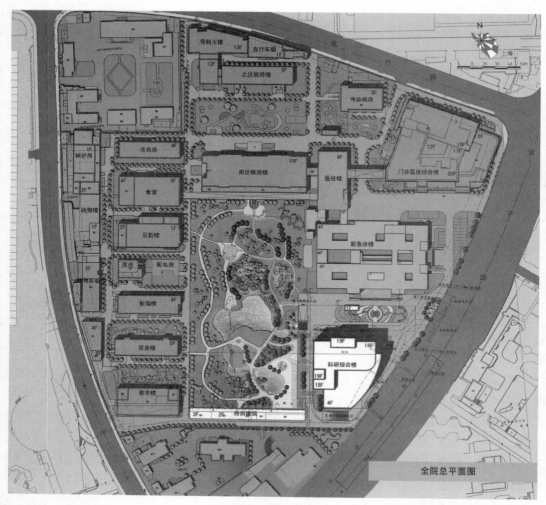

图 14 - 18　全院总平面图

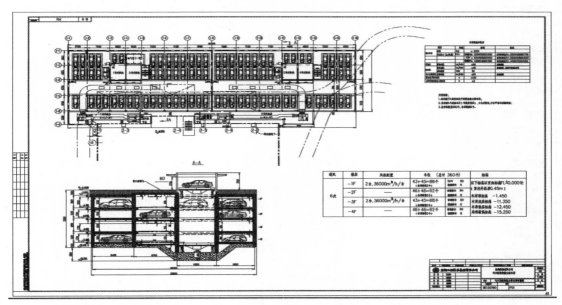

图 14-19　车库平面图

表 14-4　智能立体车库各层面积一览表

层数	功能	面积（m²）	层高（m）	车位数（辆）
地下四层	停车库	2 360	2.2	88
地下三层	停车库	2 580	2.85	92
地下二层	停车库	2 360	2.2	88
地下一层	停车库	2 580	2.65	92
底层	出入口	230	3	

（三）选型——停车密度与速度优先

停车有效车位数≥300个，适停车辆满足重量最大2 500 kg，适停车辆满足最大尺寸：①轿车5 300 mm×2 200 mm×1 550 mm（长×宽×高）；②SUV 5 300 mm×2 200 mm×2 050 mm（长×宽×高）；横移小车运行速度≥50 m/min；升降装置运行速度≥40 m/min；搬运装置运行速度≥70 m/min；单次存车平均时间≤75秒，单次取车平均时间≤120秒。设4个贯穿式出入口，系统设置不少于4台平移车＋搬运器、4台出入口升降机。

整个系统结构紧凑、先进实用、安全可靠、运行平稳、操作简便、性能优良、管理方便、故障率低、耐久性好（表14-5）。

表 14-5　车库选型的相关因素

特点	一般产品	选用产品	设备优势
有无升降备用	无	有	可以随时调用备用系统
平均取车时间(分钟)	2	1.5	基于相同数量设备对比,搬运器数量可按需调整
出入口数	10	4	出入口少,节省地面空间,秩序良好
抛停可能性	有	无	升降系统有备用,能协同工作
机构复杂程度	较复杂	简单	每个车位上无机械交换机构,效率高
维护成本	较高	较低	
故障率	较高	很低	机械机构与电气系统复杂
搬运器通信方式	有线	无线	
车位土建施工	较复杂	简单	无需预制安装固定车位机构
产品使用寿命(年)	8~10	>30 年	

七、城市医院配建车位要求

上海市:2015 年,0.8 车位/100 平方米。
重庆市:2015 年,1.92 车位/100 平方米。
深圳市:2015 年,1.4~2.0 车位/平方米。
南京市:2015 年,1.2~1.5 车位/100 平方米。
宁波市:2015 年,1.2 车位/100 平方米。

第四节　质子重离子系统设备简介与辅助系统保障的技术难点

质子重离子系统(以下简称"PT")设备是一种能够产生质子重离子束来杀死肿瘤细胞的肿瘤治疗装置,其提供的质子重离子束在人体中的能量衰减呈现 Bragg 峰趋势,使得肿瘤处受到最大的照射剂量,肿瘤前的正常细胞只受到 1/3~1/2 的峰值剂量,肿瘤后的正常组织细胞基本上不受到伤害,其物理剂量分布和生物效应较常规的医用直线加速器更好。因此,质子重离子放射治疗是目前国际上公认的最先进的放射治疗方法。上海市质子重离子医院引进一套 PT 治疗系统,2014 年开展了临床试验,2015 年 3 月获得国家食品药品监督管理总局 PT 设备注册批复,2015 年 5 月正式投入使用。

一、PT 设备

上海市质子重离子医院拥有的 PT 设备装置主加速器采用的是同步加速器,整个加速器系统设备由离子源、低能束流传输段、直线加速器舱段、中能束流传输段、同步环、高能束流传输段、治疗室等构成(图 14 - 20),全长共 190 m。其系统又分为离子源系统、粒子加速系统、粒子输运系统、粒子诊断系统、射频系统、真空系统、患者输送定位系统、治疗计划系统及辅助个人安全防护系统、工艺冷却水系统、供电系统和暖通系统等。

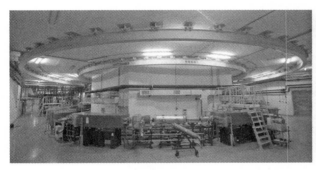 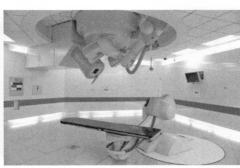

加速器设备　　　　　　　　　　　　　　　　治疗室

图 14 - 20　质子重离子系统的加速器及治疗室

二、PT 设备管理基本要求及技术难点

由于质子重离子治疗设备庞大、技术复杂,涉及医学工程、放射物理、生化学、加速器、电力、空调、辐射防护、计算机及智能控制等多个学科。为了保障 PT 设备的正常运行,确保病人治疗安全,质子重离子治疗系统对配套的电气、工艺冷却水、HVAC 等系统的控制和精度提出了苛刻的要求,后勤管理工作要求高技术、高性能、高安全、高可靠,保障难度较大。其中,电气设备要求超大电源容量,高稳定性和高可靠性,两路 3.5 kV 电源,停电后切换时间必须小于 150 毫秒;雷电或电网干扰、电网暂降等原因引起电压波动,都会引起 PT 设备的停机。工艺冷却水的温度波动不能超过正负 1℃,个别系统甚至不能超过±0.5℃。压力下降不能超过 10%。发生轻微泄漏、补水超过规定时间都会触发防灾系统启动,从而停机。治疗室和质控机房房间温度不能超过规定值正负 1℃,湿度也必须在规定的范围内,任何温度的偏差都会影响到主系统的日常质控测量,影响治疗的准确度和精度,甚至会引发 PT 设备的停机。

医院后勤保障特别重视 PT 设备的运行保障工作,实施多项研究攻关,解决了电压补偿、自动切换和应急恒压等多项技术难题,医院开业以来 PT 系统设备开机率始终达到 97%以上。

第五节　人 工 智 能

20 世纪 30 年代,由于数理逻辑、数字功用以及计算机处理三者的结合,人工智能(artificial intelligence,AI)学科正式诞生,用于实现所有目前必须借助人类智慧才能实现的任务,其具体研究、开发用于模拟、延伸和扩展智能的理论、方法、技术及应用系统。到了 20

世纪 60 年代,科学家已经用生物模仿构建起了强大的算法,主要包括进化算法。1992 年,美国学者 Bezdek 首先提出了计算智能的概念。但那时的计算智能只能算是低层次的认知。今天,计算智能已经涉及神经网络、模糊逻辑以及人工生命等各个领域,未来多学科交叉的趋势将更为明显。

一、人工智能在医学领域的应用

人工智能自 20 世纪 50 年代起就开始应用于医疗健康领域,到 90 年代,有人工智能雏形的医疗专家系统逐渐兴起,它的存在是为了解决理论上难以解决,实际又必须解决的问题,以提高医生的工作效率。今天,人工智能如此引起众人的关注,还是和谷歌 DeepMind 公司的 AlphaGo(阿法狗)有关。2016 年底,阿法狗以 4 比 1 打败了围棋世界冠军李世石,轰动了全世界,人们为计算机超高速的运算能力所震惊。然而,2017 年 10 月 18 日该公司公布最新的研究成果,第二代阿法狗,阿法零(AlphaGo Zero)问世。在没有任何先验知识前提下,通过完全自学,70 小时后完全击败最强版本阿法狗。由此,人工智能在医学上的应用变成了热词。今天,人工智能经过不断地完善,它在某些领域已经具备了媲美专家的解题能力,通过模拟医生诊断疾病的思维过程,能够帮助医生解决复杂的医学难题。从某种层面来说,医疗专家系统能够起到继承和发展医学专家宝贵经验的作用。

人工智能从字意上看可以分为"人工"和"智能"两部分。"人工"就是用人类之力所能做到或是改变的事情,而"智能"涉及的领域相对比较广泛,它可以对人的思维和意识进行模拟和加工,从而得出更加科学合理的结论。

医生的诊疗行为涉及医学、人文、心理、经济、社会等方面的复杂因素,对病人信息进行综合判断,才能制订最为适宜的治疗方案。在整个医疗服务链上,人工智能可以有效地将医生从一些费时费力的工作中解放出来,从而更好地聚焦于核心业务,或者在较短的时间内提高医生的诊疗能力。具体而言,人工智能在医疗领域的应用如语音识别和电子病历等,将医生从繁重的病历记录工作中解脱出来,同时将传统病历和病人的病情描述这些非结构化的数据,通过人工智能结构化记录,为进一步的大数据分析奠定基础。

人工智能在影像学、病理学等辅助诊断方面的作用也正在得到挖掘。影像检查是临床医生进行诊断的重要依据,海量的数据和复杂的读片,使得结果的准确性依赖于医生的经验,导致经常会发生漏诊。而人工智能通过有效地利用大数据,建立数学模型并予以高效分析,从而为准确诊断提供参考。而且,建立在大数据基础上的人工智能诊断,伴随着数据的进一步增多,其对于数据的分析和总结会更加全面,决策模型也更加准确,可以实现本身不断优化的良性发展路径。同时,人工智能在费用监控和药品开发中也起到了非常重要的作用。

二、人工智能在医院后勤管理上的运用

在以往的人工智能开发中,人们往往关注的是医疗和辅助医疗领域。但是,随着人工智能开发的深入,其与医院管理相关的系统也开始进入应用阶段。

人工智能对医院后勤管理最大的功效就是充分利用互联网和高效芯片将以往传统的后

勤管理模式加以整合,提升效率,提高了病人就医的满意度。通过移动互联网和 AGV 小车,医院可以实现餐饮自动配送餐;通过人工智能设计的医院导航 APP,病人到医院后,无论是从医院大门还是到停车场,只要预先做好设置,导航系统就可以便捷地帮助病人找到就医的诊室;通过人工智能还可以大大提升医院后勤设备智能化系统的效率,将以往的监控升级、进行成本分析、风险点预判等。随着人工智能技术的不断深入,医院运行整体化、系统化、移动化也必将得到不断提高。

（罗　蒙　朱永松　陈　梅　王　岚）

国家和上海市相关法律、法规文件

一、后勤管理

文件名称	颁布单位	颁布文号	实施日期
（一）节能环保			
上海市建筑节能条例	上海市人民代表大会常务委员会	—	2011 - 1 - 1
上海市医疗废物卫生管理规范	上海市卫生局	沪卫监督〔2007〕6 号	2007 - 4 - 9
关于加强本市医疗机构使用后的一次性塑料（玻璃）输液瓶（袋）集中回收处置的通知	上海市卫生局 上海市环境保护局	沪卫监督〔2009〕51 号	2010 - 1 - 20
上海市人民政府关于修改《上海市餐厨垃圾处理管理办法》的决定	上海市人民政府	上海市人民政府令第 98 号	2013 - 3 - 1
上海市医疗废物处理环境污染防治规定	上海市人民代表大会常务委员会	上海市人民政府令第 65 号	2007 - 3 - 1
上海市市容环境卫生管理条例	上海市人民代表大会常务委员会	上海市人民代表大会常务委员会公告第 56 号	2009 - 2 - 24
上海市环境保护条例	上海市人民代表大会常务委员会	上海市人民代表大会常务委员会公告第 43 号	2016 - 10 - 1
上海市节约能源条例	上海市人民代表大会常务委员会	上海市人民代表大会常务委员会公告第 12 号	2009 - 7 - 1
国家危险废物名录	中华人民共和国环境保护部	中华人民共和国环境保护部令第 39 号	2016 - 8 - 1

文件名称	颁布单位	颁布文号	实施日期
关于自 2011 年起全国医疗卫生系统全面禁烟的决定	中华人民共和国卫生部 中华人民共和国中医药管理局 总后勤部卫生部 武警部队后勤部	卫妇社发(2009)48 号	2009 - 5 - 20
上海市河道管理条例(2011 年修订)	上海市人民代表大会常务委员会	上海市人民代表大会常务委员会公告第 43 号	1998 - 3 - 1
上海市排水管理条例(2010 年修订)	上海市人民代表大会常务委员会	—	1997 - 5 - 1
上海市人民代表大会常务委员会关于修改《上海市实施〈中华人民共和国大气污染防治法〉办法》的决定	上海市人民代表大会常务委员会	—	2008 - 1 - 1
城市生活垃圾管理办法(2015 年修订)	中华人民共和国住房和城乡建设部	中华人民共和国住房和城乡建设部令第 24 号	2015 - 5 - 14 2007 - 7 - 1
环境监测管理办法	中华人民共和国环境保护总局	中华人民共和国国家环境保护总局令第 39 号	2007 - 9 - 1
中华人民共和国环境保护法	全国人民代表大会常务委员会	中华人民共和国主席令第 9 号	2015 - 1 - 1
中华人民共和国固体废物污染环境防治法(2016 年修订)	全国人民代表大会常务委员会	中华人民共和国主席令第 58 号	1996 - 4 - 1
中华人民共和国环境噪声污染防治法	全国人民代表大会常务委员会	中华人民共和国主席令第 77 号	1997 - 3 - 1
中华人民共和国节约能源法(2016 年修订)	全国人民代表大会常务委员会	中华人民共和国主席令第 90 号	1998 - 1 - 1
城市市容和环境卫生管理条例(2017 年修订)	中华人民共和国国务院	中华人民共和国国务院令第 101 号	1992 - 8 - 1
公共机构节能条例(2017 年修订)	中华人民共和国国务院	中华人民共和国国务院令第 531 号	2008 - 10 - 1
废弃电器电子产品回收处理管理条例	中华人民共和国国务院	中华人民共和国国务院令第 551 号	2011 - 1 - 1

续 表

文件名称	颁布单位	颁布文号	实施日期
危险废物转移联单管理办法	中华人民共和国环境保护总局	中华人民共和国环境保护总局令第 5 号	1999 - 10 - 1
医疗废弃物集中处置技术规范	中华人民共和国环境保护部	环发[2003]206 号	2003 - 12 - 26
医疗废物分类目录	国家卫生和计划生育委员会	卫医发[2003]287 号	2003 - 10 - 10
医疗卫生机构医疗废物管理办法	中华人民共和国卫生部	中华人民共和国卫生部令第 36 号	2003 - 8 - 14
中华人民共和国放射污染防治法	全国人民代表大会常务委员会	中华人民共和国主席令第 6 号	2003 - 10 - 1
中华人民共和国水污染防治法	全国人民代表大会常务委员会	中华人民共和国主席令第 70 号	2018 - 1 - 1
医疗机构水污染物排放标准	中华人民共和国环境保护总局 中华人民共和国国家质量监督检验检疫总局	GB 18466—2005	2006 - 1 - 1
电离辐射防护与辐射源安全基本标准	中华人民共和国国家质量监督检验检疫总局	GB 18871—2002	2003 - 4 - 1
关于在机关事业单位实行废弃电子产品集中交投回收处理的通知	上海市经济委员会 上海市财政局 上海市环境保护局 上海市人民政府机关事务管理局	—	2007 - 5 - 23
全国人民代表大会常务委员会关于修改《中华人民共和国水污染防治法》的决定	全国人民代表大会常务委员会	—	2018 - 1 - 1
医疗废物行政处罚办法	中华人民共和国环境保护部	中华人民共和国环境保护总局令第 21 号	2004 - 6 - 1
医疗废物管理条例(2011 年修订)	中华人民共和国国务院	中华人民共和国国务院令第 380 号	2003 - 6 - 16
放射性同位素与射线装置安全许可管理办法(2017 年修订)	中华人民共和国环境保护部	中华人民共和国环境保护部令第 3 号	2008 - 12 - 6
(二) 劳动保障			
上海市劳动合同条例	上海市人民代表大会常务委员会		2002 - 5 - 1

续　表

文件名称	颁布单位	颁布文号	实施日期
全国人民代表大会常务委员会关于修改《中华人民共和国劳动合同法》的决定	全国人民代表大会常务委员会	—	2013 - 7 - 1
上海市防汛条例	上海市人民代表大会常务委员会	上海市人民代表大会常务委员会公告第 17 号	2014 - 8 - 1
上海市社会保险费征缴实施办法	上海市人民政府	上海市人民政府令第 117 号	2002 - 4 - 10
上海市工伤保险实施办法	上海市人民政府	上海市人民政府令第 93 号	2013 - 1 - 1
上海市女职工劳动保护办法	上海市人民政府	上海市人民政府令第 52 号	2010 - 12 - 20
上海市实施《劳动保障监察条例》若干规定	上海市人民政府	上海市人民政府令第 52 号	2010 - 12 - 20
上海市企业职工最低工资规定	上海市人民政府	上海市人民政府令第 125 号	2002 - 8 - 21
工伤认定办法	中华人民共和国人力资源和社会保障部	中华人民共和国人力资源和社会保障部令第 56 号	2011 - 1 - 1
非法用工单位伤亡人员一次性赔偿办法	中华人民共和国人力资源和社会保障部	中华人民共和国人力资源和社会保障部令第 9 号	2011 - 1 - 1
注册安全工程师管理规定	中华人民共和国国家安全生产监督管理总局	中华人民共和国国家安全生产监督管理总局令第 11 号	2007 - 3 - 1
特种作业人员安全技术培训考核管理办法	中华人民共和国国家安全生产监督管理总局	中华人民共和国国家安全生产监督管理总局令第 30 号	2010 - 7 - 1
中华人民共和国合同法	全国人民代表大会常务委员会	中华人民共和国主席令第 15 号	1999 - 10 - 1
中华人民共和国突发事件应对法	全国人民代表大会常务委员会	中华人民共和国主席令第 69 号	2007 - 11 - 1

文件名称	颁布单位	颁布文号	实施日期
中华人民共和国劳动争议调解仲裁法	全国人民代表大会常务委员会	中华人民共和国主席令第 80 号	2008 - 5 - 1
中华人民共和国劳动合同法实施条例	中华人民共和国国务院	中华人民共和国国务院令第 535 号	2008 - 9 - 18
工伤保险条例	中华人民共和国国务院	中华人民共和国国务院令第 375 号	2004 - 1 - 1
国务院关于修改《工伤保险条例》的决定	中华人民共和国国务院	中华人民共和国国务院令第 586 号	2010 - 12 - 31
中华人民共和国国务院关于修改《全国年节及纪念日放假办法》的决定	中华人民共和国国务院	中华人民共和国国务院令第 644 号	2014 - 1 - 1
职工带薪年休假条例	中华人民共和国国务院	中华人民共和国国务院令第 514 号	2008 - 1 - 1
女职工劳动保护特别规定	中华人民共和国国务院	中华人民共和国国务院令第 619 号	2012 - 4 - 28
电离辐射防护与辐射源安全标准	中华人民共和国国家质量监督检验检疫总局	GB 18871—2002	2003 - 4 - 1
放射性同位素与射线装置安全和防护条例	中华人民共和国国务院	中华人民共和国国务院令第 449 号	2005 - 12 - 1
放射工作人员职业健康管理办法	中华人民共和国卫生部	中华人民共和国卫生部令第 55 号	2007 - 11 - 1
(三) 物资管理			
上海市计量监督管理条例	上海市人民代表大会常务委员会	上海市人民代表大会常务委员会公告第 39 号	2001 - 1 - 1
中华人民共和国招标投标法	全国人民代表大会常务委员会	中华人民共和国主席令第 21 号	2000 - 1 - 1
全国人民代表大会常务委员会关于修改《中华人民共和国招标投标法》《中华人民共和国计量法》的决定	全国人民代表大会常务委员会	中华人民共和国主席令第 86 号	2017 - 12 - 28
中华人民共和国政府采购法	全国人民代表大会常务委员会	中华人民共和国主席令第 68 号	2003 - 1 - 1
危险废物经营许可证管理办法	中华人民共和国国务院	中华人民共和国国务院令第 408 号	2016 - 2 - 6

续 表

文件名称	颁布单位	颁布文号	实施日期
（四）资产管理			
上海市市级事业单位国有资产使用管理暂行办法	上海市财政局	沪财教〔2011〕43号	2011-4-21
上海市空调设备安装使用管理规定	上海市人民政府	上海市人民政府令第79号	2008-2-1
上海市市级事业单位国有资产处置管理暂行办法	上海市财政局	沪财教〔2011〕44号	2011-4-21
事业单位国有资产管理暂行办法	中华人民共和国财政部	中华人民共和国财政部令第36号	2006-7-1
企业国有产权转让管理暂行办法	中华人民共和国国务院国有资产监督管理委员会 中华人民共和国财政部	中华人民共和国国务院国有资产监督管理委员会、中华人民共和国财政部令第3号	2004-2-1
企业国有资产评估管理暂行办法	中华人民共和国国务院国有资产监督管理委员会	中华人民共和国国务院国有资产监督管理委员会令第12号	2005-9-1
中华人民共和国企业国有资产法	全国人民代表大会常务委员会	中华人民共和国主席令第6号	2009-5-1

二、基本建设

文件名称	颁布单位	颁布文号	实施日期
（一）项目管理			
关于实行建设工程竣工验收备案制度的通知	上海市城乡建设和交通委员会	沪建交〔2000〕870号	2001-1-1
上海市建筑工程质量和安全管理条例	上海市人民代表大会常务委员会	上海市人民代表大会常务委员会公告第42号	2012-3-1
上海市无障碍设施建设和使用管理办法	上海市人民政府	上海市人民政府令第1号	2003-6-1

续　表

文件名称	颁布单位	颁布文号	实施日期
综合医院建设标准	中华人民共和国住房和城乡建设部 中华人民共和国国家质量监督检验检疫总局	建标〔2008〕164 号	2008 - 12 - 1
上海郊区新建三级综合医院建设标准	上海申康医院发展中心	—	2009 - 2 - 18
上海市市级医院基本医疗建设标准指导意见(试行)	上海申康医院发展中心		2006 - 7 - 19
建设工程竣工验收的基本程序和内容(试行)	上海市建设工程质量监督总站	沪建质监总〔2001〕74 号	2001 - 7 - 2
上海市建设工程报建管理办法	上海市城乡建设和交通委员会	沪建交〔2011〕1034 号	2012 - 3 - 1
关于实施建筑玻璃幕墙结构安全性论证的通知	上海市城乡建设和交通委员会	沪建交〔2012〕100 号	2012 - 2 - 3
上海市建设工程合同备案管理规定	上海市城乡建设和交通委员会	沪建交〔2012〕947 号	2012 - 10 - 1
对《上海市建设工程抗震设防管理办法》的修改	上海市人民政府	上海市人民政府令第113 号	2018 - 1 - 4
上海市建设工程监理管理办法	上海市人民政府	上海市人民政府令第72 号	2011 - 12 - 1
上海市建筑玻璃幕墙管理办法	上海市人民政府	上海市人民政府令第77 号	2012 - 2 - 1
上海市建筑工程质量监督管理办法	上海市人民政府	上海市人民政府令第88 号	1997 - 12 - 19
综合医院建筑设计规范	中华人民共和国住房和城乡建设部 中华人民共和国国家质量监督检验检疫总局	GB 51039—2014	2015 - 8 - 1
医用气体工程技术规范	中华人民共和国住房和城乡建设部 中华人民共和国国家质量监督检验检疫总局	GB 50751—2012	2012 - 8 - 1

文件名称	颁布单位	颁布文号	实施日期
综合医院建设标准 2008	中华人民共和国住房和城乡建设部 中华人民共和国国家发展和改革委员会	建标〔2008〕110 号	2008 - 12 - 1
建设工程质量检测管理办法	中华人民共和国住房和城乡建设部	中华人民共和国住房和城乡建设部令第 141 号	2005 - 11 - 1
房屋建筑工程和市政基础设施工程竣工验收备案管理暂行办法	中华人民共和国住房和城乡建设部	中华人民共和国住房和城乡建设部令第 78 号	2009 - 10 - 19
分布式供能系统工程技术规程	上海市城乡建设和交通委员会	DG - TJ 08—115—2008	2008 - 7 - 1
上海市深基坑工程管理规定	上海市城乡建设和交通委员会	沪建交〔2006〕105 号	2006 - 4 - 15
上海市建设工程文明施工标准	上海市城乡建设和交通委员会	沪建交〔2010〕1032 号	2010 - 11 - 1
关于进一步加强本市基坑和桩基工程质量安全管理的通知	上海市城乡建设和交通委员会	沪建交〔2012〕645 号	2012 - 6 - 14
上海市建设工程材料管理条例	上海市人民代表大会常务委员会	上海市人民代表大会常务委员会公告第 21 号	2000 - 1 - 1
上海市城市道路与地下管线施工管理暂行办法的补充规定	上海市人民政府	上海市人民政府令第 53 号	2004 - 7 - 1
上海市设备监理管理办法	上海市人民政府	上海市人民政府令第 76 号	2012 - 3 - 1
上海市禁止和限制使用粘土砖管理暂行办法	上海市人民政府	上海市人民政府令第 90 号	2001 - 1 - 1
上海市城市道路与地下管线施工管理暂行办法的补充规定	上海市人民政府	上海市人民政府令第 97 号	2001 - 1 - 9
建设工程消防监督管理规定	中华人民共和国公安部	中华人民共和国公安部令第 106 号	2009 - 5 - 1
城市建筑垃圾管理规定	中华人民共和国住房和城乡建设部	中华人民共和国建设部令第 139 号	2005 - 6 - 1

续　表

文件名称	颁布单位	颁布文号	实施日期
实施工程建设强制性标准监督规定	中华人民共和国住房和城乡建设部	中华人民共和国建设部令第 81 号	2000 - 8 - 25
建筑工程施工许可管理办法	中华人民共和国住房和城乡建设部	中华人民共和国建设部令第 18 号	2014 - 10 - 25
中华人民共和国建筑法	全国人民代表大会常务委员会	中华人民共和国主席令第 46 号	2011 - 7 - 1
建设工程质量管理条例	中华人民共和国国务院	中华人民共和国国务院令第 279 号	2000 - 1 - 30
建设工程勘察设计管理条例	中华人民共和国国务院	中华人民共和国国务院令第 662 号	2015 - 6 - 12
建设工程安全生产管理条例	中华人民共和国国务院	中华人民共和国国务院令第 393 号	2004 - 2 - 1
（二）招标投标			
上海市建设工程承发包管理办法	上海市人民政府	上海市人民政府令第 37 号	1997 - 3 - 1
上海市建设工程施工分包管理办法	上海市城乡建设和交通委员会	沪建交[2012]948 号	2012 - 10 - 1
上海市建筑市场管理条例	上海市人民代表大会常务委员会	—	2014 - 10 - 1
房屋建筑和市政基础设施工程施工分包管理办法	中华人民共和国住房和城乡建设部	中华人民共和国建设部令第 124 号	2004 - 4 - 1
建筑业企业资质管理规定	中华人民共和国住房和城乡建设部	中华人民共和国建设部令第 159 号	2007 - 9 - 1
建筑业企业资质管理规定实施意见	中华人民共和国住房和城乡建设部	中华人民共和国建设部令第 159 号	2007 - 10 - 18
房屋建筑和市政基础设施工程施工招标投标管理办法	中华人民共和国住房和城乡建设部	中华人民共和国建设部令第 89 号	2001 - 6 - 1
（三）环保节能			
上海市实施《中华人民共和国环境影响评价法》办法	上海市人民政府	上海市人民政府令第 24 号	2004 - 7 - 1
进一步加强上海民用建筑工程项目建筑节能管理若干意见	上海市城乡建设和交通委员会	沪建建[2005]212 号	2005 - 5 - 15

续　表

文件名称	颁布单位	颁布文号	实施日期
建设项目竣工环境保护验收管理办法	中华人民共和国环境保护总局	中华人民共和国国家环境保护总局令第13号	2002-2-1
建设项目环境影响评价文件分级审批规定	中华人民共和国环境保护部	中华人民共和国环境保护部令第5号	2009-3-1
中华人民共和国环境影响评价法	全国人民代表大会常务委员会	中华人民共和国主席令第48号	2016-9-1
建设项目环境保护管理条例	中华人民共和国国务院	中华人民共和国国务院令第253号	1998-11-29
民用建筑节能条例	中华人民共和国国务院	中华人民共和国国务院令第530号	2008-10-1

三、安全

文件名称	颁布单位	颁布文号	实施日期
（一）安全生产			
上海市安全生产条例	上海市人民代表大会常务委员会	上海市人民代表大会常务委员会公告第37号	2012-1-1
上海市电梯安全监察办法	上海市人民政府	上海市人民政府令第22号	2004-8-1
上海市危险化学品安全管理办法	上海市人民政府	上海市人民政府令第44号	2017-1-1
特种设备质量监督与安全监察规定	中华人民共和国国家质量技术监督局	中华人民共和国国家质量技术监督局令第13号	2000-10-1
中华人民共和国安全生产法	全国人民代表大会常务委员会	中华人民共和国主席令第13号	2014-12-1
生产安全事故报告和调查处理条例	中华人民共和国国务院	中华人民共和国国务院令第493号	2007-6-1

文件名称	颁布单位	颁布文号	实施日期
中华人民共和国国务院关于修改《特种设备安全监察条例》的决定	中华人民共和国国务院	中华人民共和国国务院令第 549 号	2009 - 5 - 1
危险化学品安全管理条例	中华人民共和国国务院	中华人民共和国国务院令第 591 号	2011 - 12 - 1
安全生产许可证条例	中华人民共和国国务院	中华人民共和国国务院令第 397 号	2004 - 4 - 13
安全标志及使用导则	中华人民共和国国家质量技术监督局	GB 16179—1996	1996 - 10 - 01
中华人民共和国特种设备安全法		中华人民共和国主席令第 4 号	2014 - 1 - 1
(二) 食品安全			
餐饮服务许可管理办法	中华人民共和国卫生部	中华人民共和国卫生部令第 70 号	2010 - 5 - 1
中华人民共和国食品安全法	全国人民代表大会常务委员会	中华人民共和国主席令第 21 号	2015 - 10 - 1
餐饮服务食品安全监督管理办法	中华人民共和国卫生部	中华人民共和国卫生部令第 71 号	2010 - 5 - 1
(三) 消防安全			
上海市消防条例	上海市人民代表大会常务委员会	—	1996 - 1 - 1
上海市社会单位消防安全"四个能力"建设导则	上海市质量技术监督局		
医院消防安全管理标准	上海市消防局	—	2006 - 7 - 1
中华人民共和国消防条例	全国人民代表大会常务委员会	中华人民共和国中华人民共和国主席令第 6 号	2009 - 5 - 1
中华人民共和国消防法	全国人民代表大会常务委员会	中华人民共和国中华人民共和国主席令第 6 号	2009 - 5 - 1
(四) 治安保卫			
中华人民共和国道路交通安全法实施条例	中华人民共和国国务院	中华人民共和国国务院令第 405 号	2004 - 5 - 1

四、其他

文件名称	颁布单位	颁布文号	实施日期
医院会计制度	—	财会[2010]27 号	—
医院财务制度	—	财社[2010]306	—
关于印发《事业单位岗位设置管理试行办法实施意见》的通知	中华人民共和国人力资源和社会保障部	国人部发[2006]87 号	2006 - 8 - 30
关于印发《关于卫生事业单位岗位设置管理的指导意见》的通知	中华人民共和国人力资源和社会保障部	国人部发[2007]35 号	2007 - 3 - 19

参考文献

［1］诸葛立荣. 医院后勤院长实用操作手册. 上海：复旦大学出版社,2014.

［2］刘晓勤. 医院后勤管理实用手册. 北京：金盾出版社,2001.

［3］刘晓勤,王树峰. 医院管理学后勤管理手册,第2版,北京：人民卫生出版社,2011.

［4］应向华,陈英耀,陈洁,等. 医院风险管理中风险的范畴. 中国卫生质量管理,2005,12(4)：3-5.

［5］谭西平,刘明健,陈海勇,等. 医院基建管理工作之要点. 建筑科学研究,2007,33(6)：265-266.

［6］崔勇. 浅谈医院基本建设管理模式. 中国管理信息化,2010,13(7)：98.

［7］邢晓进. 浅论医院基建管理若干要素. 上海铁道科技,2003,4：45-46.

［8］马孝民. 新建医院医疗工艺设计要点. 中国医院建筑与装备,2012,6：26-29.

［9］朱鸿章. 台湾医院建筑设计侧重点. 中国医院建筑与装备,2010,12：18-20.

［10］王岚,吴锦华,赵忠涛,等. 浅析市级医院基本建设超投资原因及对策. 中国医院建筑与装备,2007,8(3)：11-15.

［11］张正惠. 医院建设项目现场管理要点分析. 现代医院管理,2010,396(6)：65-67.

［12］王海燕,高悦,吕志新,等. 市级医院基本建设中的实践和成效. 中国医院建筑与装备,2010,11(11)：15-18.

［13］陈凌云. 论医院整体改建工程项目现场管理. 中国医院建筑与装备,2011,8：58-60.

［14］马剑平. 医院后勤部门建设管理规范. 南京：东南大学出版社,2006.

［15］张少军,洪学仁. 对医院废弃物管理的思考. 中国医院管理,2004,24(1)：26-29.

［16］梁洪蒙,单淑娟. 国内医院医疗废物管理中存在的问题及建议. 中国护理管理,2011,11(12)：77-78.

［17］王书杰,李健,李彦彪. 北京市51家三级医院医疗废物管理现状分析. 中国公共卫生管理,2012,28(6)：833-835.

［18］倪学勇,袁晓宁. 多科室合作规范医疗废物管理. 中国医院管理,2011,15(2)：47-49.

［19］周益众,顾爱清,秦婉婉. 上海市医疗废物集中处置现况调查与分析. 环境与职业医学,2009,26(3)：280-282.

［20］卢丽,范亦明,马静,等. 医疗废物管理存在的问题及对策. 中华医院感染学杂志,2007,9(17)：1134.

［21］樊运晓. 应急救援预案编制实务——理论、实践、实例. 北京：化学工业出版社,2009.

［22］朱永庚. 后勤流程管理. 天津：天津大学出版社,2009.

［23］《应急救援系列丛书》编委会编. 企业、政府应急预案编制实务. 北京：中国石化出版社,2008.

［24］孙华山. 安全生产风险管理. 北京：化学工业出版社,2006.

［25］张喜红. 完善我国行政问责制的几点思考. 中国行政管理,2009,(10)：44-47.

［26］浦佳静. 加强对医院三产经营管理的几点体会. 中外医学研究,2011,9(8)：35-36.

［27］刘杏芝. 浅谈医院经营性资产管理. 中国医学工程,2006,(5)：548-549.

［28］劳伦斯·S·克雷曼著. 吴培冠译. 人力资源管理获取竞争优势的工具. 北京：机械工业出版社,1999.

［29］薛迪. 医院管理理论与方法. 上海：复旦大学出版社,2010.

［30］赵锦辉. 做好医院基本建设政府采购招标的几点建议. 卫生经济研究,2010,273(4)：47－48.

［31］罗运湖. 现代医院建筑设计. 北京：中国建筑工业出版社,2002.

［32］［英］托尼·蒙克. 医院建筑. 大连：大连理工出版社,2005.

［33］刘加平. 建筑物理. 第 9 版. 北京：中国建筑工业出版社,2009.

［34］Stephen HK. Open building：a systematic approach to designing change-ready hospitals. Healthcare Design, 2007,(5)：27－33.

［35］光俊杰,涂光备,曹国庆. 关于医院内部改建工程中有效控制医院感染的几点建议. 中国医院建筑与装备,2005,(5)：49－53.

［36］解娅玲. 传染病负压隔离病房的设计与管理. 中华医院感染学杂志,2007,17(12)：1544－1545.

［37］王广斌,张洋,姜阵剑,等. 建设项目施工前各阶段 BIM 应用方收益情况研究. 山东建筑大学学报,2009,(10)：438－442.

［38］邢玉斌,刘运喜,魏华,等. 医院建筑的科学设计与使用. 中华医院感染学杂志,2009,(21)：2942－2944.

［39］李恒,郭红领,黄霆,等. BIM 在建设项目中应用模式研究. 工程管理学报,2010,24(5)：525－529.

［40］克里斯托弗·纽曼. 医疗工艺设计"三段论". 中国医院建筑与装备,2012,(6)：23－25.

［41］罗志华. 基层医院建设整体策划操作方法探析. 南方建筑,2012,(2)：66－70.

［42］袁闪闪,徐伟. 绿色医院建筑能源系统评价方法研究. 建筑科学,2014,(10)：1－7.

［43］贺灵童. 不只是精益——BIM 与精益建造. 工程质量,2014,32(2)：20－25.

［44］黄琼. 医院建筑开放体系及其适应性策略研究. 建筑与文化,2014,(12)：76－78.

［45］袁闪闪,徐伟,张时聪,等. 国际绿色医院建筑评价体系研究及借鉴. 建筑科学,2014,30(2)：99－103.

［46］王江,董芙志,师国靖,等. 复杂环境制约下医院建筑的原型空间设计. 工业建筑,2013,(10)：42－45.

［47］住房城乡建设部信息中心. 中国建筑施工行业信息化发展报告(2015)BIM 深度应用与发展. 2015 中国建设行业年度峰会,2015.

［48］张春阳,彭德健. 医院建筑总体规划与设计. 中国医院建筑与装备,2015,(5)：25－28.

［49］张春阳,张文宇. 医院改扩建总体规划设计的绿色理念. 城市建筑,2012,(5)：35－37.

［50］李英,何彩虹. 大型综合医院门诊大厅建筑声环境现状研究. 建筑技术,2015,(9)：810－813.

［51］薛晓林,陈建平. 中国医院协会医院管理指南. 北京：人民卫生出版社,2016.

［52］余雷,张建忠,蒋凤昌,等. BIM 在医院建筑全生命周期中的应用. 上海：同济大学出版社,2017.

［53］沈崇德. 医院智能化建设. 北京：电子工业出版社,2017.

［54］朱永松,诸葛立荣,吴锦华,等. 公立医院后勤智能化管理平台建设与应用. 中华医院管理杂志,2015,31(8)：607－610.

［55］国务院法制办公室. 中华人民共和国环境保护法注解与配套. 北京：中国法制出版社,2017.

读后随思

2017 年深秋,诸葛院长告诉我,他决定联合各位编委,对《医院后勤院长实用操作手册》进行修订再版。那一刻起,我便充满期待。

读一本好书,仿佛在与一位老师对话交流,可从中汲取养分、提升能力。我有幸在最早拜读《医院后勤院长实用操作手册》第一版的 4 年后,又能最早拜读第二版。

《医院后勤院长实用操作手册》第二版应运而生的背景,是当前医院后勤领域正面临双重改革的压力。

一是随着医药卫生体制改革的不断深化,中国的医院在最近几年取得了长足的发展,现代医院制度已然进入了全面实施阶段,管理体制、补偿机制、分配制度都在不断深化。而这一全方位的改革,对医院的后勤运营提出了高效、优质、低耗的客观要求。

二是在科学技术革命的浪潮中,医院引入了大量新技术、新设施、新设备。大数据、互联网、物联网、工业机器人、人工智能、新支付手段等正快速向医疗领域渗透。与此同时,大中型城市的人口红利逐步消失,普通岗位的人力资源供给问题逐步成为新的瓶颈。这些先进生产力的发展与社会变革,对医院后勤提出了科学化、信息化、生态化的崭新要求。

此时,一本与时俱进的"升级版"好书能帮助我们适应上述两方面的变化。本书在第一版的基础上,增加了后勤标准化管理体系、JCI 认证中的后勤管理、后勤人力资源开发管理、基于 BIM 技术项目管理、医院基建管理模式创新、新技术新设备应用和后勤设施设备全生命周期管理、信息化和智能化后勤等内容,不仅顺应了近几年来的行业变革,也必将更好地指导今后的医院后勤现代化工作。

好书总是百看不厌。偶尔翻阅,可能会发现有些经验在书中早已提及,自己却在实践中忽略了,进而就会把此书置于床头案边,时常翻阅,温故知新。而好书不断推陈出新再版,更印证了其在读者心目中的地位和分量。

我愿与各位读者,继续像一个虔诚的学生,紧跟本书和中国医院后勤的未来,一起成长,一路向前。

复旦大学医院管理研究所　章滨云
2018 年初春于复旦枫林园

图书在版编目(CIP)数据

医院后勤院长实用操作手册/复旦医院后勤管理研究院编;诸葛立荣主编. —2 版.
—上海:复旦大学出版社,2018.5(2019.1 重印)
ISBN 978-7-309-13648-7

Ⅰ. 医…　Ⅱ. ①复…②诸…　Ⅲ. 医院-后勤管理-手册　Ⅳ. R197.32-62

中国版本图书馆 CIP 数据核字(2018)第 077067 号

医院后勤院长实用操作手册(第 2 版)
复旦医院后勤管理研究院　编　诸葛立荣　主编
责任编辑/宫建平

复旦大学出版社有限公司出版发行
上海市国权路 579 号　邮编:200433
网址:fupnet@ fudanpress.com　http://www.fudanpress.com
门市零售:86-21-65642857　　团体订购:86-21-65118853
外埠邮购:86-21-65109143　　出版部电话:86-21-65642845
上海华教印务有限公司

开本 787×1092　1/16　印张 23　字数 531 千
2019 年 1 月第 2 版第 3 次印刷

ISBN 978-7-309-13648-7/R · 1685
定价:98.00 元